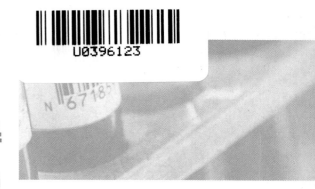

体检阳性结果
解读和处理指导

汤士忠　强亚玲　主编

东南大学出版社
SOUTHEAST UNIVERSITY PRESS
·南京·

图书在版编目（CIP）数据

体检阳性结果解读和处理指导 / 汤士忠，强亚玲主编. — 南京：东南大学出版社，2024.10. —ISBN 978 - 7 - 5766 - 1634 - 7

Ⅰ. R194.3

中国国家版本馆 CIP 数据核字第 2024MT3856 号

责任编辑：胡中正　责任校对：子雪莲　封面设计：毕　真　责任印制：周荣虎

体检阳性结果解读和处理指导

主　　　编	汤士忠　强亚玲
出 版 发 行	东南大学出版社
出 版 人	白云飞
社　　　址	南京四牌楼 2 号　邮编：210096　电话：025 - 83793330
网　　　址	http://www.seupress.com
电 子 邮 件	press@ seupress.com
经　　　销	全国各地新华书店
印　　　刷	江阴金马印刷有限公司
开　　　本	787 mm×1092 mm　1/16
印　　　张	25.5
字　　　数	620 千字
版　　　次	2024 年 10 月第 1 版
印　　　次	2024 年 10 月第 1 次印刷
书　　　号	ISBN 978 - 7 - 5766 - 1634 - 7
定　　　价	98.00 元

＊ 本社图书若有印装质量问题，请直接与营销部调换。电话(传真)：025 - 83791830。

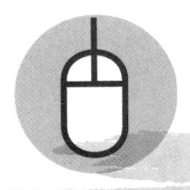

在快节奏的现代生活中,健康已成为人们最宝贵的财富之一。随着医学科技的飞速发展与健康意识的普遍增强,定期体检已成为维护个人及家庭健康不可或缺的重要环节。体检不仅能够帮助我们及时发现身体的潜在问题,还能为疾病的早期干预和治疗提供宝贵的时机。然而,面对体检报告中可能出现的阳性结果,许多人往往会感到困惑、焦虑甚至恐慌,不知如何正确解读与应对。为了给体检报告的出具者、解读者,尤其是接受体检者提供一份科学、全面、实用且易于理解的健康体检知识手册,我们邀请了具有丰富健康体检实践经验的医学专家和全科医师,共同编写这本《体检阳性结果解读和处理指导》。

本书共分五章,涵盖了内科、外科、眼科、耳鼻咽喉科、口腔科、皮肤科、妇科、心电图、检验、医学影像等近 900 多个体检阳性结果的相关词条,系统地介绍了每个阳性结果的含义、可能的健康影响、是否需要立即就医和就医时机,以及需要进一步检查的项目。在处理指导上,特别给出了运动、饮食和心理调适方面的建议,旨在通过本书的引导,帮助人们建立起更加健康的生活方式,从根本上预防疾病的发生。

在本书编写过程中,不但参考了最新的疾病防治专家共识和指南,也参阅了众多相关专家的著作文献,并得到了东南大学出版社的大力帮助,在此一并表示由衷的感谢!

由于我们学识水平有限,恳请读者对书中的不足之处提出宝贵意见,以便我们修订和完善。

汤士忠
2024 年 5 月

《体检阳性结果解读和处理指导》
编写委员会

主　　任　朱惠明/无锡市长广熙门诊部健康管理中心

委　　员　张开金/东南大学公共卫生学院

张炽敏/东南大学附属中大医院

朱永坚/无锡市锡山人民医院

主　　编　汤士忠　强亚玲

副 主 编　谢　波　黄　雷　钱　晨　姜亦伦　徐　静

编写人员（以姓氏笔画为序）

汤士忠/东南大学附属中大医院

庞艳军/黑龙江鸡西妇幼保健院

姜亦伦/无锡市锡山人民医院

钱　丹/江南大学附属医院

钱　晨/无锡市锡山人民医院

徐　静/南京市中医院

陶鎏洲/中国人民解放军 63680 部队医院

黄　雷/南京市胸科医院

强亚玲/无锡市长广熙门诊部健康管理中心

谢　波/东南大学附属中大医院

曾建明/无锡市惠山区人民医院

主　　审　张开金　张炽敏　朱永坚

[目录] 体检阳性结果
解读和处理指导

CONTENTS ✦ ✦ ✦

第一章
物理体格检查

第三节　外科检查

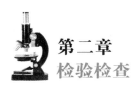

第二章
检验检查

第三章
心电图检查

第四章
超声显像和影像学检查

第一节　头颅

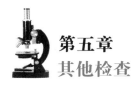

第五章
其他检查

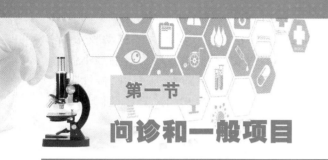

第一章　物理体格检查

第一节
问诊和一般项目

一、遗传和家族病史

遗传病是指由遗传物质发生改变而引起的或者由致病基因所控制的疾病,具有先天性、终生性和家族性特征;而一个家族中多个成员患有同一种疾病,称为疾病家族史。

体检时应通过问诊尽量采集到相关信息,如明确或疑有遗传和家族病史的受检者,应结合体检结果,综合判断后进行健康指导。

📑 **处理指导**

(1) 有单基因疾病(如多囊肾、多发性家族性结肠息肉、抗维生素 D 缺乏病、遗传性慢性肾炎、原发性视网膜色素变性、慢性进行性舞蹈症等)家族史者,建议受检者到相关专科接受遗传学咨询,进行相关检查,以确定是否存在发生同种疾病风险,或及早发现同种疾病的发生。

(2) 有遗传度比较高的多基因遗传病(如少年型糖尿病、重度肌无力、原发性癫痫、躁狂抑郁精神病、先天性哮喘、原发性高血压、冠心病等)家族史者,建议受检者尽量减少和控制可能诱导疾病发生的相关因素,并定期进行相应检查和监测,以及早发现同种疾病的发生。

(3) 有由于生活、环境和其他因素类同(如高盐、高糖、缺乏运动、消化道肿瘤等)家族史者,应与受检者共同分析致病原因,并通过健康教育方式,提高认知,改变生活方式,控制不良因素对健康的伤害。

(4) 对肿瘤易发家庭的受检者,可建议进行肿瘤易感基因的检测,并指导肿瘤预防和定期筛查方法。

二、不良生活习惯

生活方式和习惯与人的健康和许多疾病发生密切相关。体检时,应对受检者生活方式和习惯进行充分了解,并与受检者一起分析不良生活习惯与检出的健康问题的关系,以提高其认知水平,增强其改变不良生活习惯的意愿和动力。

1. 吸烟

必须告诫受检者吸烟不仅有害自己的身体健康,而且会导致周围人的被动吸入,危害他人的健康。让受检者知道,香烟中含有 60 多种致癌物(是一级致癌物),抽烟不仅增加患肺癌的风险,与其他肿瘤的发生也有一定关系,还可增加患肺炎、肺气肿、慢性阻塞性肺病(慢阻肺)、动脉硬化、脑卒中、心脏病、主动脉瘤、猝死等疾病的风险;对肌肉、骨骼系统等也会造成损伤。

📄 **处理指导**

(1) 利用社会、家庭和单位平台,采用多种形式,营造吸烟有害健康的宣传氛围,让吸烟者自觉、不自觉地接受戒烟教育,逐步增强戒烟的意识。

(2) 结合体检中已发现的健康问题,分析哪些健康问题与吸烟有关,强调继续吸烟将促使健康问题进一步加重和对身体造成继续伤害的后果,以增强戒烟的意愿和意志力。

(3) 告诉戒烟方法,包括注意力转移法、零食替代法和同伴戒烟经验互相分享法,需要特别注意的是,对香烟依赖比较严重者,应采用逐渐减少每日的香烟量,以减少和避免戒断综合征。

(4) 如果戒烟特别困难,必要时可在医生指导下使用尼古丁替代药物,帮助戒烟。

2. 过度饮酒

过度饮酒是指饮酒超出了适量饮酒的标准或可接受程度,必须明确告知受检者,不管是一次过度饮酒,还是经常酗酒,都会对神经系统、肝脏、胃肠道、心血管系统造成严重危害。

📄 **处理指导**

(1) 对经常酗酒者,应结合体检中已发现的健康问题,分析哪些健康问题与过度饮酒有关,强调过度饮酒将促使健康问题进一步加重和对身体造成继续伤害的后果,以增强控制过度饮酒的意愿和意志力。

(2) 告知受检者每天酒精摄入量,男性应 $<25\,g$,女性应 $<15\,g$。建议选择低度数的葡萄酒和啤酒,避免高度数的烈酒。

(3) 一旦饮酒过量出现不适,要多喝温开水或蜂蜜水,以促进新陈代谢,帮助酒精排出体外,达到解酒效果。严重者出现醉酒症状时,要立即转送至医院治疗。

(4) 对有肝脏疾病史或对体检结果已显示脂肪肝、肝功能异常等情况的受检者,必须明确告诫其禁酒,必要时服改善肝功能的药物。

3. 偏食

偏食是指只喜欢吃某几种食物,往往由于家庭、父母、心理等原因造成,从小养成不良的饮食习惯,部分可能与体内微量元素缺乏有关。必须明确告诉受检者,偏食不但易导致营养失衡、体重减轻、体力缺乏,而且会使机体免疫功能低下,容易导致疾病发生。

📄 处理指导

(1)饮食多样化,以摄入比较全面的营养素,每日食物种类至少达到 12 种,每周至少 25 种。餐前不随意吃零食,以免影响食欲。

(2)增加运动,合理有效的运动,可促进胃肠蠕动,促进消化,从而达到增加食欲的效果。

(3)严重偏食者,建议医院就诊,进行包括微量元素、心理测试等方面的检查,查明原因。根据具体情况,可以补充微量元素和进行中药调理,增加食欲,对存在心理原因的,建议进行心理干预治疗。

4. 缺乏运动

缺乏运动是指习惯久坐、不运动或很少运动,机体缺乏运动应激刺激,是高血压、糖尿病、高血脂、肥胖等现代生活方式病的一级危险因素。缺乏运动不但会引起骨骼、肌肉、心肺功能减退,还可导致身体免疫力下降等,引起人体诸多健康问题。

📄 处理指导

(1)选择自己喜欢并有条件进行的项目开展运动,相对年轻的人,可进行包括快跑、俯卧撑、引体向上等无氧运动;年龄相对大的人,宜进行包括慢跑、步行、游泳、瑜伽、骑自行车、打太极拳、跳健身舞、做韵律操等有氧运动。

(2)运动应有规律,每周尽量保持 5 次,并根据自己的体质和健康状况,达到一定的时间和强度。

(3)开展运动应循序渐进,如步行,每次可从 10~15 分钟开始,逐渐增加至 30~40 分钟;从每千米 12~11 分钟开始,逐步增加到每千米 10~9 分钟完成(达到健走状态)。

(4)运动前应注意放松心情,做好包括松颈松肩、扩胸转体、弓步压腿和活动膝、手、腕、踝关节等热身放松准备。

(5)老年人及有心脑血管和关节等基础疾病者,运动方式和运动量应在医生充分评估后进行选择,并根据运动后的反应进行调整。

(6)运动时间根据自身情况,如果天气允许,尽量选择室外日光比较充分的时候。原则上应在进食后半小时到 1 小时后运动。运动过程中如出现体力不支、胸闷、头昏、接不上气、冒冷汗等应立即停止运动。有糖尿病者,运动时应备些糖果等;有心血管疾病者,应备速效救心丸等在口袋,以防不测。

5. 熬夜

熬夜是指深夜还不睡或者一夜不睡,一般是指因事通宵或者到深夜忍困不眠的现象。熬夜所致内源氧不足对身体各器官都会有损害作用,经常熬夜可导致生物钟紊乱、血压波动、免疫功能低下,出现胃肠功能紊乱、胸闷气短、腰膝酸软等症状,又容易导致皮肤衰老。

📄 **处理指导**

(1)提高认知,深刻意识到熬夜对身体的伤害,形成主动克服熬夜习惯的强烈意愿。

(2)分析引起熬夜的原因,并坚决加以改正不良习惯,例如看手机、打游戏。

(3)制订为期两个月的规律作息计划,早睡早起,每日睡眠时间6~8小时最好,逐渐形成规律。

(4)调整睡眠时间后,为保障较好入睡,建议在睡前喝些热牛奶,听舒缓的音乐,或用热水泡脚,避免喝浓茶、咖啡、功能饮料等刺激性的饮料,同时避免白天过度补觉,使睡眠习惯进入一个良性循环。

(5)如由于工作和其他原因不得不熬夜时,应将伤害降到最低程度,方法包括:① 白天睡个午觉,时间控制在30分钟。② 多吃清淡的食物,但应适当增加优质蛋白摄入,补充富含维生素(尤其是B族维生素)的食物,以及摄入膳食纤维,有助于促进排毒,推动新陈代谢。③ 适当喝茶,茶叶可能具有预防和缓解昼夜节律紊乱的潜力,从而减少氧化应激和炎症。

三、睡眠障碍

睡眠障碍是指各种原因引起的睡眠节律紊乱所导致的睡眠质量异常,以及睡眠中的行为异常所造成的临床综合征。睡眠障碍导致头昏、精神不振、全身乏力等症状,影响工作、学习以及社会生活。

📄 **处理指导**

(1)睡眠障碍可以是独立疾病,也可以是其他躯体疾病或精神障碍疾病的伴随症状,应到医院就医,以明确诊断,必要时药物治疗。

(2)睡眠障碍会造成一定的心理压力,应得到家人更多的关心和理解。

(3)科学合理、营养均衡的饮食不仅能保证机体的正常生理机能,还能帮助身体抵御疾病的侵袭,促进疾病的恢复。应忌食辛辣食物,睡前少饮水,以免刺激胃肠道,导致夜间频繁上厕所,影响睡眠质量。

(4)创造一个良好的睡眠环境,如一张软硬舒适的床,适宜的温度和光线,睡前洗个热水澡或者用温水泡脚,都可帮助入睡。避免睡前长时间接触电子设备。

四、亚健康状态

问诊时受检者诉说存在疲乏无力、肌肉及关节酸痛、头晕头痛、胸闷、睡眠障碍、食欲减退、怕冷怕热、易于感冒等不同表现,或存在情绪低落、心烦意乱、焦躁不安、易怒、记忆力下降、注意力不集中等不同神经精神方面异常,进行比较全面体检没有发现明显异常,并经专门医学检查排除器质性疾病后,应考虑受检者身体处于亚健康状态。所谓亚健康是指人体处于健康和疾病之间的一种状态,表现为一定时间内的活力降低、功能和适应能力减退的症状。根据异常表现程度或经亚健康量表测试,可将亚健康分为轻、中、重状态,并给予相应干预,防止向疾病方向发展。

📄 处理指导

(1)改变不良的生活习惯,包括吸烟、酗酒、熬夜和久坐不动等,精神高度紧张是促发亚健康的主要原因,因此特别需要注意精神方面的自我调节,学会管控情绪和放松心情。

(2)规律生活,严格把控工作和休息作息时间,每天保证有足够睡眠,清淡饮食和不过饱,根据自身情况每周保持一定的运动量。

(3)有睡眠不佳和神经精神不适,可去医院咨询神经精神科医生,并确定是否需要药物干预治疗。

(4)亚健康程度比较重者,可请中医师根据中医体质状态进行中医、中药调理。

五、疾病史

1. 高血压病

对有明确高血压病史的受检者,应根据体检结果评估血管和心、脑、肾等靶器官有无造成伤害和伤害程度,并根据血压值判断血压控制是否达标,了解是否规范治疗情况。

📄 处理指导

(1)如血压控制达标,维持原治疗,并定期自测血压,如变动比较明显时,及时到心内科就医,调整治疗。

(2)如血压控制未达标,建议到医院心内科就医,及时调整治疗方案,同时加强饮食管理(限制盐量,少食盐腌、高脂食物,多食新鲜蔬菜)、坚持适量运动、保证充足睡眠,同时戒烟、限酒。

(3)已有血管或心、脑、肾等靶器官受损,应及时到医院心内科就医,评估受损程度和已对机体功能产生的影响,以便积极进行专业干预或治疗。

(4)一旦出现头晕、头痛、视物模糊、恶心想吐、心慌心悸等症状,立即拨打120,到医院急诊治疗。

2. 糖尿病史

对已明确诊断为糖尿病的受检者,应首先了解其糖尿病类型;是否已进行了包括饮食、运动和药物等专业干预和治疗;了解是否还存在多饮、多尿、多食和体重下降等症状。根据体检结果评估血管和心、脑、肾等靶器官有无造成伤害和伤害程度,并根据空腹血糖、糖化血红蛋白和其他相关指标值判断血糖控制是否达标,同时了解规范药物治疗情况。

 处理指导

(1) 坚持自测空腹血糖,每隔 3～6 个月检测糖化血红蛋白,如血糖和糖化血红蛋白控制达标,维持原治疗,如变动比较明显时,及时到医院内分泌科就医,调整治疗。

(2) 如血糖和糖化血红蛋白控制未达标,建议到医院内分泌科就医,及时调整治疗方案,同时在医生指导下增加运动(对伴有肥胖的 2 型糖尿病者,如无特殊,建议每周不少于 150 分钟的中等强度运动),加强饮食管理(确定合理总能量,膳食营养分配均衡,每日摄入能量应合理分配于各餐,可按每日三餐 1/5、2/5、2/5 或 1/3、1/3、1/3 分配),保证充足睡眠,同时戒烟、限酒。

(3) 已有血管和心、脑、肾等靶器官受损者,应到相应专科就医,进行干预和治疗。

(4) 日常工作和生活中,特别在外出和室外运动时,最好备些糖果、饼干在身,一旦出现心慌、头昏、出(冷)汗、皮肤感染等症状及时就医。

3. 冠心病

冠心病是指冠状动脉粥样硬化性心脏病,是由于冠状动脉发生严重粥样硬化性狭窄或阻塞,或在此基础上合并痉挛,以及血栓形成,引起冠状动脉供血不足、心肌缺血或梗死的一种心脏病。已经临床或经冠脉造影诊断为冠心病者,应询问有无进行过冠脉搭桥和放置冠脉支架,是否规范用药,并根据心电图等检查评估冠心病控制情况。

 处理指导

(1) 按专科医生医嘱规范用药和定期进行包括心电图等相关检查外,严格控制包括高血压、血脂异常、糖尿病、超重和肥胖、吸烟等导致冠心病发生和发作的危险因素。

(2) 在心内科和运动医学医生指导下,选择适应自身心肺功能的有氧运动如走路、慢跑、打太极拳、练八段锦等;选择低脂肪、高膳食纤维、高维生素、低能量的食物,限酒。

(3) 如仍有心悸、胸闷、心前区疼痛等不适者,建议去医院心内科进一步检查,并调整用药或治疗方案。

(4) 日常工作和生活中,特别是外出时,建议备速效救心丸等在身,当出现胸痛持续不缓解或继续加重,特别是伴有呼吸短促、心悸、头晕、恶心或者大汗淋漓,应立即拨打120,急救送医。

4. 脑卒中

脑卒中又称脑中风,是一组发病急骤的脑血管病,包括蛛网膜下腔出血、脑出血、脑梗死。脑出血、脑梗死发生较多,日常所称的脑卒中主要是指这两类。对有脑卒中史的受检者,要通过询问,了解发病时年龄、是否有过复发、治疗情况、现预防复发措施(包括用药),以及目前仍然存在的基础疾病(如高血压、糖尿病、高血脂、超重和肥胖、动脉狭窄等),评估目前的康复状况。

📄 **处理指导**

(1)定期神经专科复诊,积极进行二级预防,包括控制血压、血糖、血脂,戒烟、限酒,避免疲劳和情绪波动过大,在专科医生指导下进行药物干预(如使用阿司匹林、氯吡格雷等),以预防复发。

(2)有脑中风后遗症者,可使用促进脑细胞代谢和改善脑功能的药物,并在康复医师指导下,进行包括肢体功能、语言、生活活动和心理等方面的康复训练。

(3)日常生活中,应规律作息,合理饮食,减少辛辣刺激、高胆固醇、高脂、高糖食物的摄入。嘱咐家人做好患者的情绪管理工作,避免对其精神刺激。一旦发现一侧肢体无力、口角歪斜、眩晕伴呕吐、意识障碍或抽搐,应尽快就医。

5. 慢性阻塞性肺病

慢性阻塞性肺病(慢阻肺)是一种以气流受限为特征的疾病,其气流受限不完全可逆、进行性发展。发病与肺部对香烟烟雾等有害气体或有害颗粒的异常炎症反应有关。已明确为慢性阻塞性肺病受检者,应通过询问,了解患病年限、既往肺功能状况、是否接受过系统治疗以及目前是稳定期还是急性加重期。尚未明确诊断的受检者,根据体检肺功能和胸部 CT 检查提示,嘱其去医院呼吸专科进一步检查和明确诊断。慢阻肺主要症状包括慢性咳嗽、咳痰、气短、呼吸困难、喘息和胸闷。肺功能检查是诊断慢阻肺的金标准。肺部影像学改变有肺纹理增粗、支气管壁硬化、肺叶透亮度等改变。

📄 **处理指导**

(1)必须严格戒烟,注意生活规律和充分休息,天气转冷时,要注意保暖,应有适度运动,如慢跑,能增加肺活量和耐力,维持呼吸均匀,促进足够氧气进入体内,改善缺氧状态。

(2)饮食上进食高热量、高蛋白、高维生素、清淡易消化食物,如瘦肉、鸡蛋、豆制品和新鲜蔬菜和水果。

(3)平时可有意识进行深吸气后憋气训练,以改善肺通气功能,也可在医生指导下使用糖皮质激素和支气管扩张气雾剂,肺功能下降比较明显,特别伴有慢性二氧化碳潴留者,可进行低流量持续吸氧。

(4)容易发生感染者,可应用胸腺素类注射剂、百令胶囊等以增强和调节机体免疫功能。

（5）一旦出现咳嗽加重、咳痰、气短、呼吸困难、喘息和胸闷等急性加重期症状，要及时就医，积极治疗，控制发作。

（6）慢阻肺病人长期呼吸困难，生活质量下降，常常出现焦虑、抑郁、恐惧等心理问题，本人要勇敢面对疾病，保持良好心态，家庭要给予关心和心理上的帮助。

6. 甲状腺功能亢进

甲状腺功能亢进，简称"甲亢"，是因甲状腺腺体本身产生甲状腺激素过多而引起的甲状腺毒症，导致身体代谢活动加快，神经、循环、消化等各系统的兴奋性增高和代谢亢进的临床综合征。可以通过甲状腺的 B 超、化验甲状腺功能、碘- 131 摄碘率等检查明确诊断。如受检者已明确为"甲亢"患者，应询问是否正在接受规范治疗，并评估目前"甲亢"控制情况，包括是否还存在多食、消瘦、心悸、出汗等临床表现。

📄 **处理指导**

（1）在医生指导下服药治疗，定期复查甲状腺功能（FT3、FT4、TSH 等），并定期监测肝功能和血常规，一旦有异常，及时去内分泌专科就诊。

（2）摄入过多碘会加重病情。宜少吃碘盐、海带、紫菜等海产品。

（3）多进食高热量、高蛋白和高脂肪的食物，以确保机体的能量。补充新鲜蔬菜和水果，补充维生素。适当增加饮水量，每日 2 000～3 000 ml。

（4）应适量运动，规律活动可帮助提高生活质量，保持良好肌肉张力，保护心血管。

（5）应控制情绪，不宜生气、激动。家人及朋友应给与理解，避免对其精神刺激。

7. 甲状腺功能减退

甲状腺功能减退，简称"甲减"，是由各种原因导致的甲状腺素产生不足或甲状腺激素的作用减弱，从而引起的全身性低代谢综合征。如受检者已明确为"甲减"患者，应了解发生原因（自身免疫损伤、甲状腺破坏、碘缺乏或过量、抗甲状腺药物、下丘脑和垂体病变等），同时应询问是否正在接受规范治疗，并评估目前"甲减"恢复情况，包括是否还存在畏寒、乏力、心率减慢等临床表现。

📄 **处理指导**

（1）在医生指导下服药治疗，定期监测甲状腺功能等指标。

（2）建议高蛋白、高维生素、低钠、低脂肪饮食，保持适当的碘摄入量。

（3）可选择如慢跑、散步、打太极拳等运动，提高身体免疫力。

（4）甲减病人需要长时间治疗，易丧失信心，产生悲观、低落情绪，应及时予以疏导，保持心情愉悦。

8. 自身免疫性甲状腺炎

自身免疫性甲状腺炎即"桥本甲状腺炎",是一种自身免疫性疾病。该病的特征为血清中存在甲状腺自身抗体,且伴有甲状腺功能失调。明确为自身免疫性甲状腺炎受检者,应通过询问既往就医检查情况,结合本次甲状腺功能检查结果,判断是否已经伴有甲状腺功能失调(甲亢或甲减)。

📋 **处理指导**

(1)多吃高蛋白食物,如牛奶、鸡蛋、鸡肉等,补充新鲜蔬菜。少吃辛辣、烧烤、含碘食物。

(2)戒烟限酒,远离电离辐射。

(3)放松心情,避免压力过大。适量运动,提高自身免疫力,可适当补充硒酵母片。

(4)一旦伴有甲状腺功能亢进或甲状腺功能减退,应及时去医院内分泌专科诊治。

9. 痛风

痛风是因血尿酸水平过高导致尿酸结晶沉积在关节内而引发的一种疾病,沉积的结晶导致关节内和关节周围出现疼痛性炎症发作。临床特征为血尿酸升高、反复发作性急性关节炎、痛风石。有明确痛风史的受检者,应询问既往痛风发作和血尿酸情况,是否已饮食控制和使用降血尿酸药物,并注意高血脂、高血压、糖尿病及冠心病等伴发病症,特别需要评估有无并发肾脏病变。

📋 **处理指导**

(1)遵医嘱,急性期治疗推荐使用抗炎止痛药,如非甾体消炎药、秋水仙碱和糖皮质激素等。发作间歇期和慢性期应进行降尿酸治疗,有助于缓解症状,控制病情。中医治疗可考虑使用祛湿化浊药和祛湿化瘀药。

(2)避免摄入酒精(特别是啤酒)、动物性高嘌呤食品及含糖饮料、浓汤等食物。大量饮水,每日在 2 000 ml 以上,促进尿酸排泄。适度运动,逐渐达到中等强度,如游泳、快走、羽毛球等,保持健康体重及腰围。

(3)当突然出现或持续有关节剧痛、肿胀、皮肤发红发热等症状,及时就医。结合血尿酸水平、影像学检查可明确诊断,服药治疗。必要时可选择手术治疗剔除痛风石,对变形关节进行矫形等。

10. 恶性肿瘤

对有恶性肿瘤史或正患恶性肿瘤的受检者,应通过询问,了解肿瘤类型、治疗(包括手术)情况、身体和心理康复情况,以及现阶段治疗和康复措施。

处理指导

（1）积极配合肿瘤专科医生，严格执行治疗或康复方案，定期专科复诊并进行相关项目指标的复查，动态监测病情变化，以及时调整治疗或康复计划。

（2）保持健康生活方式，包括戒烟戒酒、多休息（也可根据体力情况进行慢走、打太极拳等适当有氧运动），注意进食新鲜瓜果蔬菜、高蛋白质食物（鱼、鸡蛋、瘦肉等），少油盐、辛辣食物，不吃熏烤、腌制食物，另外，尽量避免接触烟尘、尾气和有害射线。

（3）积极调整心态，坦然面对疾病，可以通过聊天、听音乐等方法，缓解精神压力。

（4）可使用包括胸腺素等有助提高免疫功能的药物，也可根据体质状况，应用中医中药进行身体调理。

六、一般检查项目

1. 血压增高

血压是指血液在血管内流动时作用于单位面积血管壁的侧压力。血压增高者，血管长期处在高压状态下，使血管壁失去弹性，不仅易造成动脉壁损伤，更加快了血管壁内的脂质沉积，而导致动脉管腔狭窄，使冠状动脉疾病和脑血管意外的危险性增高。

对血压增高的受检者，需要询问既往血压情况，如无血压增高史，应嘱连续监测血压一周（晨起及睡前各测一次），必要时可进行 24 小时血压监测，以排除偶然发生的血压升高（如情绪紧张、体检前睡眠不佳、白大衣高血压等）；再初步评估高血压程度（正常高值血压，1 级、2 级或 3 级高血压）；通过家族史、既往病史，结合体检结果，必要时嘱去医院专科检查，判断是原发性高血压，还是继发性高血压。另外，应结合体检结果和其他相关检查，评估是否已有血管和其他靶器官受损。

 处理指导

（1）首次发生者及时去医院心内科就医，在专科医生指导下通过控制病因和发病风险因素、改善生活方式和药物等方法将血压控制在正常水平。

（2）加强自我管理，如已服用药物控制血压，应严格遵照医嘱规律服药，有条件的家中自备血压仪，使用上臂式自动血压计定期测量血压，如血压控制不理想，建议去医院专科复诊，以调整诊治方案，一旦出现头痛、头晕、四肢麻木等症状，及时就医。

（3）合理膳食，平衡膳食，减少钠盐摄入，增加水果、蔬菜、低脂奶制品、富含纤维的全谷物等，彻底戒烟，不饮或限制饮酒。

（4）积极运动，控制体重，使体质指数＜24，男性腰围＜90 cm，女性腰围＜85 cm，建议每周保持有氧运动 5 次左右，每次 30～60 分钟，运动强度和方式可根据年龄、自身体质、生活工作条件进行选择和调节，如罹患疾病者，建议在专科医生指导下开展运动。

（5）自觉控制情绪，保持心态平稳，通过主动休息、有益娱乐活动等方式主动减轻工作和生活压力，以调节神经精神活动。另外，每天应保证有足够的睡眠。

2. 血压降低

血压降低是指收缩压＜90 mmHg 和/或舒张压＜60 mmHg。血压低的原因有生理性低血压和病理性低血压。

处理指导

（1）生理性低血压：多见于瘦弱的老人或青年女性，如果没有明显不适，不需要药物治疗。每天的盐分摄入可以略微增加，多饮水，保证充足的血容量，有助于提高血压。加强营养，多吃富含蛋白质、维生素食物。逐步提高患者的身体素质，改善心血管功能，增加心排血量，使血压升高。

（2）病理性低血压，也就是疾病造成的血压降低，包括心肌病、心包炎、心肌梗死、主动脉瓣重度狭窄等。需要积极治疗原发病。

（3）高血压患者服药后引起低血压，要及时就医，调整药物。如果血压下降幅度很大，可能会危及生命，应立即拨打 120 送医院。

（4）预防跌倒：从卧位改站立或下蹲起立的时候，由于体位的变化，会出现眼前短时间的黑曚甚至跌倒，这时应该动作缓慢，并且用手扶一些固定的物体，以防自己跌倒。

3. 脉压差增大

血压分为收缩压与舒张压，收缩压与舒张压之间的差称为"脉压差"。脉压差大于60 mmHg 称之为差值过大，凡能影响收缩压和舒张压的因素，都可影响脉压差。引起脉压差过大的常见疾病有主动脉瓣关闭不全、主动脉硬化、甲亢、严重贫血、风湿性心脏病、部分先天性心脏病与高血压性心脏病等。

如果发现脉压差增大，同时伴有剧烈胸痛不能缓解，大汗淋漓，提示急性心肌梗死可能；若出现皮肤湿冷、苍白或皮肤发紫、意识模糊等，提示心源性或低血压性休克；若出现瘫痪、口角歪斜、言语模糊等，提示出现脑卒中。

处理指导

（1）积极治疗原发病，严格遵守医嘱按时按剂量用药，定期随访复诊。

（2）保持健康的饮食习惯，低盐低脂低糖、戒烟限酒。控制体重，体质指数＜24。

（3）如果脉压差没有超过 40 mmHg，无需太紧张。若超过 40 mmHg，未出现头昏、心悸、胸闷、胸痛等症状，可以低强度运动，如散步、做家务。若出现胸痛胸闷、呼吸困难，及时就医。

4. 体质指数（BMI）增高和肥胖

体质指数（BMI）指的是身体质量指数，是国际上通过公式计算判断人体胖瘦程度和是否处于健康状态的标准。BMI 的公式＝体重（kg）/身高（m）^{2}，BMI 值在 18.5～

23.9 kg/m² 为标准体重,在 24～28 kg/m² 为超重,大于 28 kg/m² 为肥胖。

📄 **处理指导**

（1）严格控制饮食：限制能量的摄入量,使摄入量低于消耗量,主食不超过 250～300 g；保证膳食营养素平衡,多食蔬菜水果,避免过量食用碳水化合物和高脂食物；避免油炸食品；严格控制糖盐摄入,每天糖＜25 g,盐＜6 g。

（2）鼓励适当增加运动量：年轻者建议中等强度运动,如快走、跑步、游泳等,每周 5～7 天,每天 30～40 分钟；年长者建议低强度运动,如散步、做家务。

（3）戒烟限酒：指日常生活中应做到不吸烟、早戒烟。尽量不饮酒,如饮酒要适量。

（4）肥胖者建议去医院专科就诊,通过进一步检查,评估是否已经对身体器官功能造成伤害和伤害程度,并在医生指导下通过控制饮食、调整饮食结构、强化运动和药物等措施逐步将体重控制到合适水平。

5. 腰围过大

腰围是判断腹部脂肪积聚的重要指标,也是身体健康的重要指标。成人男性腰围(cm)＝身高(cm)/2－11(cm),成人女性腰围(cm)＝身高(cm)/2－14(cm),±5％为正常范围。一般男性腰围＞85 cm、女性腰围＞80 cm 就是腹型肥胖。健康体检测量腰围目的主要用于判断受检者是否存在腹型肥胖。

📄 **处理指导**

（1）根据身体状况选择不同方式和强度的体育锻炼,包括仰卧起坐、俯卧撑、呼啦圈、游泳、跑步等,每周最少锻炼 5 天,每天 20～30 分钟。

（2）避免高脂肪、高糖分的食物,特别是油腻、油炸食物,多吃富含膳食纤维和维生素的食物,特别是含糖分少的新鲜水果和蔬菜。

（3）可通过适当按摩腹部,以促进局部血液循环和身体新陈代谢。

（4）如腹型肥胖严重,想通过抽脂或药物等方式进行减脂减肥,建议去医院经相关专家评估后决定或实施。

6. 体质指数(BMI)减低和消瘦

体质指数 BMI 指的是身体质量指数,是国际上通过公式计算判断人体胖瘦程度和是否处于健康状态的标准。BMI 的公式＝体重(kg)/身高(m)²,BMI 值＜18.5 kg/m² 为体重降低。

体重降低有生理性的和病理性的,生理性见于偏食、习惯性进食量少或刻意减肥者,部分可能为体质性原因；病理性的可见于内分泌系统的疾病(包括糖尿病、甲状腺功能亢进等),胃肠系统疾病或功能紊乱导致进食量少或吸收障碍,还可见于结核病的患者以及肿瘤患者。BMI 明显减低时,体态呈消瘦特征,包括皮肤粗糙、缺乏弹性、皮下脂肪减少,肌肉萎缩、骨骼显露,严重者骨瘦如柴、形同骷髅,主要见于病理性原因。因此,若受检者体重降低,应通过咨询和了解病史,确定是属于生理性还是病理性体重降低。

📋 **处理指导**

（1）如疑似病理性体重降低,或体重在一个月内下降达到原体重的10%,建议到医院进一步检查,明确原因和对因治疗。

（2）每天保证有足够的能量摄入,饮食多样化以保证营养均衡,特别要注意鱼肉蛋奶类优质蛋白摄入。

（3）可注意补充维生素、消化酶以及益生菌,以调节和改善胃肠道功能。

（4）进行适量运动,保证充足睡眠。

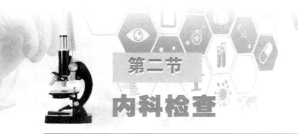

第二节

内科检查

1. 痰液颜色异常

不同痰液的颜色代表不同的致病菌和不同疾病病理变化情况,分析时应充分询问受检者既往病史,结合相关的体检结果和数据进行综合判断。

（1）黄色或黄绿色:引发这种痰液颜色的原因主要是脓细胞增多,常见于肺炎、慢性支气管炎、支气管扩张、肺脓肿、肺结核等疾病。

（2）红色或棕红色:通常是因为痰液中有血液所致,因此可以引发呼吸道出血的疾病,比如肺癌、肺结核、支气管扩张等,均可有这种痰液出现。

（3）铁锈色:通常是因为血红蛋白变性导致的,比如患者有急性肺水肿、大叶性肺炎、肺梗死等,坏死的物质可参与痰液的形成,进而排出体外。

（4）粉红色泡沫样:这种情况多见于左心衰竭的患者,由于疾病引发肺淤血、肺水肿等,导致红细胞渗出到气道中,进而可随气道分泌物一起排出。

（5）烂桃样灰黄色:如果患者发生肺组织坏死,比如有肺吸虫病,坏死的组织可随痰液一起被咳出,进而引发烂桃样灰黄色痰。

（6）棕褐色:如果患者有阿米巴肺脓肿、肺吸虫病,可引发机体红细胞破坏、氧化,进而表现为咳棕褐色痰。

（7）灰色或灰黑色：多见于吸入粉尘、烟雾的人群，比如矿工、锅炉工、长期吸烟者等，是由于细颗粒物堆积引发的颜色改变。

（8）无色（大量）：这种情况多见于肺泡细胞癌患者，尤其是疾病早期，没有引发局部血管破裂出血，但病变组织可刺激呼吸道分泌增多，支气管黏液溢出，表现为大量无色痰。

📄 处理指导

（1）根据引起痰液颜色不同的可能原因，建议去医院相关专科进一步检查和积极治疗。

（2）居室应保持空气新鲜流通，避免尘埃和烟雾等刺激，注意保暖，避免着凉。

（3）饮食方面应注意摄入高蛋白和高维生素食品，多摄入水分，每日饮水量尽量保持在 1 500 ml 以上，以利稀释痰液。

（4）咳脓痰者加强口腔护理，餐前及排痰后应当充分漱口，痰多黏稠，可拍背促进痰液排出，并可在医生指导下服药治疗，也可以雾化吸入，帮助化痰平喘，从而改善肺部的通气状况。

2. 胸廓畸形

正常人胸廓的前后径小于左右径，两者比例约为 1 : 1.5。异常情况有：① 扁平胸，常见于瘦长体型、慢性消耗性疾病如肺结核等；② 桶状胸，常见于矮胖体型、严重的肺气肿、老年人；③ 佝偻病胸，常包括漏斗胸、鸡胸、佝偻病串珠；④ 一侧胸廓的变形，可见于一侧大量的胸腔积液、气胸或者是代偿性的肺气肿；⑤ 胸廓局部膨隆，主要见于心脏明显肿大、心包大量积液、主动脉瘤、胸内或者胸壁的肿瘤、肋骨骨折以及肋软骨炎等。

📄 处理指导

（1）不同的胸廓畸形提示不同的原因和疾病，应根据疾病控制情况，必要时去医院相关专科就诊。

（2）对由于体型或年幼时佝偻病引起的胸廓畸形，可经常进行扩胸运动，增加胸廓活动程度，以改善通气量和肺功能。

（3）根据自身健康状况，坚持进行有氧运动。

3. 呼吸音粗糙

呼吸音是气体通过肺泡或者是气管、支气管的管壁发出的声音，正常听诊是清音。双肺呼吸音粗糙指呼吸音较正常而言粗糙，可见于生理性的情况，也可由于肺泡、气管、支气管黏膜充血水肿，或炎症反应时造成管腔狭窄所致，称为病理性增粗。

📄 **处理指导**

（1）无咳嗽、咳痰，自我感觉呼吸通畅，一般为生理性呼吸音粗糙，不必担心和处理。

（2）呼吸音粗糙明显，或有咳嗽、咳痰，自我感觉呼吸不畅，建议去医院进一步进行检查，完善血生化、胸片，必要时检查肺部CT，以明确诊断。

（3）有长期咳嗽史，或有慢性阻塞性肺病、支气管哮喘等基础疾病者，建议去医院就诊。

4. 啰音

啰音是呼吸音以外附加的声音，由于气管、支气管狭窄或管腔部分阻塞等病变所致。依声音的性质不同，可分为干啰音和湿啰音。听诊为鼾音和哨笛音称干啰音，见于气管、支气管的炎症、痉挛及管腔狭窄等；听诊似水泡声称为湿啰音，见于支气管肺疾患及各种原因所致的左心衰竭、肺水肿等。

📄 **处理指导**

（1）建议及时去医院就诊，进一步检查，明确诊断和治疗。

（2）如有呼吸系统或其他基础疾病，应积极预防和治疗，注意保暖，避免受冷，居室多通风，保持空气流畅。

（3）经常发生呼吸道感染者，应均衡营养，坚持运动以增强体质，也可用中医中药进行体质调理，或使用胸腺素、转移因子等免疫调节增强剂。

5. 哮鸣音

哮鸣音是呼吸附加音，为高调的、带音乐性、碾轧声或呈呻吟声的性质。哮鸣音是干啰音的一种。由于气流通过狭窄气道产生。哮鸣音的特点是音调高。支气管哮喘发作时，必然出现哮鸣音。

📄 **处理指导**

（1）建议及时去医院就诊和治疗。

（2）注意保暖，避免受冷，居室多通风，保持空气流畅，避免接触过敏物质；均衡营养，坚持运动以增强体质，也可用中医中药进行体质调理，或使用胸腺素、转移因子等免疫调节增强剂。

（3）经常发生者，应在医师指导下，规范使用皮质激素类药物（如布地奈德福莫特罗）吸入以预防和治疗哮喘发作。

6. 心脏震颤

心脏震颤为心脏触诊时手掌感到的一种细微震动感，又称猫喘，是血液经狭窄的口径或循异常的方向流动形成漩涡造成瓣膜、血管或心壁震动传至胸壁所致。心脏震颤多为器质性心血管疾病的特征性体征，多见于心脏瓣膜狭窄及某些先天性心脏病。

📄 **处理指导**

受检者一旦发现有心脏震颤，应询问有无器质性心血管病史，结合体检其他结果，进行综合判断后，给出健康建议，如首次发现，或既往虽已发现但尚未明确诊断，应建议及时去医院心内科就诊。

7. 颈动脉搏动增强

颈动脉搏动增强可能由生理或病理因素导致。生理因素包括剧烈运动、情绪激动、精神紧张等，安静后会缓解。病理因素包括高血压、甲状腺功能亢进、主动脉瓣关闭不全、贫血。

📄 **处理指导**

受检者一旦发现有颈动脉搏动增强，应详细询问病史，结合体检其他结果判断，若为病理因素引起，应建议去医院就诊，明确诊断和对因治疗。

8. 颈动脉搏动减弱或消失

颈动脉搏动减弱或消失是多发性大动脉炎的症状之一，多发性大动脉炎又称原发性大动脉炎综合征、主动脉弓综合征、无脉症。

📄 **处理指导**

建议去医院就诊，明确诊断和对因治疗。

9. 脉搏短绌

脉搏短绌是指同一时间内测定的脉率少于心率，且脉搏强弱不等，快慢不一。脉搏短绌可能是严重心律失常（如房颤）、心肌炎、风湿性心脏病、冠心病等疾病导致。

📄 **处理指导**

要及时去医院进行检查，根据检查结果进行治疗。

10. 心动过速

心动过速实际上是一类心律失常的统称。在静息状态下,正常成人的心率在每分钟 60～100 次之间,心率高于 100 次/分称为心动过速。

📄 **处理指导**

参考"第三章心电图检查 窦性心动过速"。

11. 心动过缓

心动过缓又称心率过缓,是心律失常的一个重要类型。正常成人的心率在每分钟 60～100 次之间,如果低于 60 次称为心动过缓。有些患者平时的基础心率偏慢,每分钟在 50～60 次,甚至低于 50 次,平时有头晕、乏力、倦怠、精神差的症状。

📄 **处理指导**

参考"第三章心电图检查 窦性心动过缓"。

12. 心脏期前收缩

期前收缩(又称早搏)是指异位起搏点发出的过早冲动引起的心脏搏动,为最常见的心律失常。可发生在窦性或异位性心律的基础上。按起源部位可分为窦性、房性、房室交界处性和室性四种。其中以室性早搏最常见,其次是房性早搏。常发生于冠心病、风湿性心脏病、高血压性心脏病、心肌病等。亦可见于正常人,或见于奎尼丁、洋地黄中毒,血钾过低,心脏手术或心导管检查时对心脏的机械刺激等。

📄 **处理指导**

参考"第三章心电图检查 室性早搏"。

13. 异常心音

正常人心脏听诊可听到心脏收缩时产生的第一心音和舒张时产生的第二心音,部分可听到第三心音,也可出现心音分裂。由于心脏病理原因,可以出现心音增强或减弱、第四心音、心脏杂音、开瓣音和奔马律等异常心音。

(1)心音增强或减弱:主要有第二心音增强和减弱,前者往往提示存在主动脉、肺动脉高压和肺动脉扩张,后者则提示有主动脉瓣狭窄、肺动脉狭窄可能。

(2)第三心音和第四心音:生理性第三心音一般比较轻柔,持续时间比较短,如过强或持续时间过长,应该注意是否存在心脏结构异常或畸形,而第四心音的产生与心房收缩使房室瓣及其相关结构(瓣膜、瓣环、腱索和乳头肌)突然紧张、机械波动有关。

（3）心音分裂：是指在心脏搏动时，心音的两个成分不同时出现，而是呈现出一个延迟的分裂声音，最常见的心音分裂为第二心音分裂，房间隔缺损可发生第二心音固定分裂，而完全左束支传导阻滞可发生第二心音异常分裂。

（4）心脏杂音：指在心音与额外心音之外，在心脏收缩或舒张时血液在心脏或血管内产生湍流所致的室壁、瓣膜或血管振动所产生的异常声音，是具有不同频率、不同强度、持续时间较长的嘈杂声。心脏杂音可见于健康人，更多发生于心血管疾病患者。心脏听诊临床杂音的分类，主要分为收缩期杂音和舒张期杂音两大类。

（5）二尖瓣开瓣音：是二尖瓣狭窄时，在第二心音后出现的音调较高而清脆的额外心音。其产生机制是舒张早期血流自左心房快速流入左心室，弹性尚好的二尖瓣迅速开放又因狭窄而开放受限，引起瓣叶张帆性振动产生的拍击样声音。

（6）奔马律：是指在患者出现心力衰竭的情况下，导致心率很快，而且会闻及第三心音。由第一、第二和第三心音组成快速的、像马奔跑时马蹄触地发出的声音，称之为奔马律。

📄 处理指导

（1）受检者听诊一旦发现奔马律，应指导立即去医院心内科救治。

（2）受检者中一旦发现有上述异常心音，应询问有无器质性心血管病史，结合体检其他结果，进行综合判断后，根据病因给出相应健康建议。

（3）如首次发现，或既往虽已发现但尚未明确诊断，应建议及时去医院心内科就诊。

14. 心包摩擦音

心包摩擦音通常是一种短暂的、搔抓样的、摩擦的或嘎吱嘎吱的声音，由发炎的心包层相互摩擦所致。这种声音在胸骨左缘和深吸气时最明显。

心包摩擦音提示心包炎，可能由各种病原体引起的急性感染、心力衰竭、肾功能不全导致。

📄 处理指导

一旦听诊有心包摩擦音，应指导立即去医院心内科救治。

15. 舟状腹

舟状腹，即仰卧时前腹壁水平明显低下，严重时前腹壁凹陷几乎贴近脊柱，肋弓、髂嵴和耻骨联合显露，腹外形如舟状，见于消瘦和脱水者，恶病质状态患者消耗远大于吸收，往往出现舟状腹。

📄 处理指导

嘱咐去医院治疗原发病，补充生理液和进行营养支持疗法。

16. 胃/肠型及蠕动波

胃/肠型及蠕动波检查是指通过检查胃/肠型产生的蠕动波来判断相对应病症的辅助诊断。腹部检查呈现胃/肠型轮廓提示胃肠道发生梗阻,梗阻近端出现了扩张,若同时伴该部位蠕动增强,可看到波浪式运动的蠕动波。

📄 **处理指导**

胃肠道发生梗阻属急症,进一步发展有可能发生穿孔,应指导患者紧急去医院普外科或急诊科就诊。

17. 腹壁静脉曲张

腹壁静脉曲张(或扩张)常见于门静脉高压致循环障碍或上、下腔静脉回流受阻而有侧支循环形成时,此时腹壁静脉可显而易见或迂曲变粗。常见于肝硬化、心脏病出现心力衰竭、先天性发育异常,或肿瘤、血栓等疾病引起的腔静脉阻塞综合征等。

📄 **处理指导**

受检者出现腹壁静脉曲张(或扩张),建议及时去医院就诊,明确原因和处理。

18. 腹壁紧张度增高

腹壁紧张度指触诊腹部时腹肌的紧张程度,是根据腹肌抵抗感来确定的。正常人腹壁有一定张力,但触之柔软,较易压陷,称腹壁柔软。有些人,尤其是儿童因不习惯触摸或怕痒而发笑,致腹肌自主性痉挛,称肌卫增强。通过此项检查可以辅助判断相应的病症。

腹壁紧张度增高常见于因胃炎、胃溃疡、十二指肠溃疡、胃肠功能紊乱、肠道菌群失调、消化不良等所导致的腹胀,急性胰腺炎、阑尾炎、胆囊炎、胆囊结石等也可以引起腹壁紧张度增高。腹壁紧张度增高的另一个常见病因是腹腔内脏器官破裂所导致的腹膜炎、结核分枝杆菌感染所引起的腹膜炎等。

📄 **处理指导**

受检者如出现腹壁紧张度增高,应通过进一步询问病史、结合其他检查结果,进行综合判断,必要时及时去医院就诊,明确原因和处理。

19. 腹部压痛及反跳痛

腹部压痛、反跳痛是腹膜炎的体征,反跳痛是指压腹部,有压痛,手突然离开腹部,病人感觉腹部痛加剧,往往可伴有反跳痛部位的腹壁肌肉绷紧,即肌紧张。

引起腹部压痛、反跳痛的常见疾病有：急性胃穿孔，常表现为从上腹部向中下腹部扩散的腹痛、反跳痛、板状腹；急性阑尾炎穿孔，表现为右下腹局部痛，腹膜炎扩散引起大范围的腹痛、反跳痛、肌紧张；肠梗阻肠穿孔，肠内容物流入腹腔可引起腹膜炎，出现广泛的腹部压痛、反跳痛、肌紧张。

处理指导

受检者如出现腹部压痛、反跳痛，建议及时去医院就诊，明确原因和处理。

20. 腹部包块

腹部包块是指在腹部检查时可触及的异常包块。常见的原因有脏器肿大、空腔脏器膨胀、组织增生、炎症粘连及良恶性肿瘤等。腹部包块主要依靠触诊检查。

触诊如果发现肿块应根据肿块的位置、大小、形态、质度、有无压痛及移动度，并通过进一步询问病史，结合超声、放射等影像检查结果，进行综合判断，鉴别肿块的来源和性质。

处理指导

根据初步病因判断，指导受检者去医院就诊，进一步明确原因和处理。

21. 肠鸣音增强/减弱

当肠管蠕动时，肠腔内气体和液体随之流动，产生一种断续的气过水声（或咕噜声），称为肠鸣音。正常情况下，肠鸣音每分钟 4～5 次，有规律地出现。全腹均可听到，其频率、声响和音调变异较大，餐后频繁而明显，休息时稀疏而微弱。

肠鸣音增强可能有饥饿、肠道内空气过多等生理性原因，也可能与服用红霉素等药物使胃肠动力增强有关，急性胃肠炎、感染等导致的腹泻往往可发生肠鸣音增强，各种原因导致的肠梗阻，都会出现肠鸣音增强。

肠鸣音减弱者可能是肠胃动力低下（多见于老年人，也可见于一些缺少身体活动和体质虚弱者），更要警惕是否存在腹膜炎，或麻痹性梗阻。

不管是肠鸣音增强还是减弱，应通过进一步询问病史，结合是否有其他症状和相关检查结果，综合判断可能的原因。

处理指导

（1）疑似肠梗阻、腹膜炎引起的肠鸣音增强或减弱，应指导受检者立即去医院进一步检查和处理。

（2）针对生理性原因、药物或急性胃肠炎、感染等所致腹泻引起的肠鸣音变化，进行相应处理和治疗，必要时建议去医院就医。

（3）生理性原因如肠胃动力低下所致肠鸣音减弱者，建议多吃蔬菜、增加运动和进行腹部按摩来促进肠胃蠕动。

22. 腹腔积液

正常状态下，人体腹腔内有少量液体（一般少于 200 ml），对肠道蠕动起润滑作用。任何病理状态下导致腹腔内液体量增加，超过 200 ml 时称为腹腔积液（腹水）。腹腔积液仅是一种病征，产生腹腔积液的病因很多，比较常见的有心血管病、肝脏病、腹膜病、肾脏病、营养障碍病、恶性肿瘤腹腔转移、卵巢肿瘤、结缔组织疾病等。

📄 **处理指导**

参考"第四章：超声显像和影像学检查，第六节 八、腹腔，1.腹腔积液（腹水）"。

23. 肝大

肝大可由许多疾病引起，是临床上一个重要体征。

正常肝脏大小约为长径 25 cm×上下径 15 cm×前后径 16 cm。肝脏常可被触及，边缘锐利质软，无压痛。

弥漫性肿大是由于普遍性肝脏病变所致，见于各种肝炎、脂肪肝、肝淀粉样变性、肝瘀血、肝硬化、肝细胞癌转移癌、胆管细胞癌等。

局限性肿大是由于肝内占位性病变所致，见于肝脓肿、肝囊肿、肝肿瘤、肝包虫等。

📄 **处理指导**

参考"第四章：超声显像和影像学检查，第六节 腹部，一、肝脏"。

24. 肝缩小

肝缩小又称肝萎缩，是在 CT 等检查下发现肝脏的体积明显小于正常大小，通常这种症状见于肝硬化患者。

患者主要发病症状为：鼻衄血、心烦失眠、大便干灼、口苦或口干、舌体瘦小、口唇干燥、腹胀、腹水等。造成这种症状的发生除了肝硬化，还有暴发性肝衰竭、肝性脑病等，会出现呼吸变慢、凝血功能障碍等症状。

📄 **处理指导**

参考"第四章：超声显像和影像学检查，第六节 腹部，一、肝脏，27.肝硬化肝声像"。

25. 脾肿大

在正常情况下腹部一般摸不到脾，如仰卧位或侧卧位能摸到脾边缘即认为脾大。脾体积增大是脾疾病的主要表现。脾大的原因可分为两类：一类是感染性脾大；另一类是非感染性脾大。

实验室检查对脾大的原因诊断有重要意义,包括血常规检查(血小板计数、网织红细胞计数、嗜酸性粒细胞计数)、肝功能检查、骨髓检查或骨髓活检检查等。

必要的器械检查对确定脾大的原因,有重要的辅助诊断价值。常用的检查方法有B型超声、超声心动图、X线、CT、磁共振(MRI)、内镜、下腔静脉造影等。

📄 **处理指导**

参考"第四章:超声显像和影像学检查,四、脾脏,2.脾肿大"。

26. 肾肿大

肾肿大是指在超声影像学检查后发现肾的体积增大,包括长径、宽径和厚度,都明显超过正常范围,临床上导致肾脏肿大的原因有以下几个:

(1)患有先天性肾囊肿的患者,由于双肾的多发囊肿,往往伴随有体积明显增大,当合并感染后会出现腰痛。

(2)急性肾盂肾炎或者慢性肾盂肾炎,当合并肾周脓肿及肾周围炎时,会出现体积增大,伴有明显的腰痛及肾区叩击痛。

(3)急性肾功能不全的患者,常常会伴随有肾脏体积增大、肾包膜受牵拉,出现明显的腰痛。

(4)对糖尿病肾病的患者,即使出现肾功能不全,肾脏的体积也不会明显缩小。

📄 **处理指导**

参考"第四章:超声显像和影像学检查,四、肾脏和肾上腺,5.肾肿大"。

27. 肾下垂

肾下垂是指肾脏随呼吸活动所移动的位置超出正常范围,并由此引起泌尿系统与其他方面症状。正常肾脏一般随着呼吸活动可有 3 cm 之内的活动度。

常见症状:腰部酸痛,尿频、尿急,腹胀、恶心、呕吐、胃纳减退等。

📄 **处理指导**

非手术治疗:锻炼腹腰肌,提高腹压以抗阻肾脏的下垂。可配合内服中成药如补中益气丸、六味地黄丸等药,另外可使用一些提高蛋白合成的药物如苯丙酸诺龙等。锻炼腹肌的方法可做仰卧起坐、直腿高举等训练。另外也可以使用肾托、围腰兜带。

手术治疗:(1)注射疗法,在肾周注入奎宁、明胶制成的胶状制剂或海绵状制剂造成肾周粘连,以使肾脏固定。(2)手术固定,手术时将肾脏完全与肾周脂肪分离,然后用各种方法将其固定在应有的解剖位置上。

28. 肌力降低

肌力降低是随意运动功能的减退或丧失,指主动运动时肌肉的力量、幅度和速度降低。不同程度的肌力减退可以分为完全瘫痪和不完全瘫痪(即轻瘫)。单瘫多见于脊髓灰质炎;偏瘫常伴有一侧颅神经损害,多见于颅内损害或脑卒中;交叉性偏瘫为一侧肢体瘫痪及对侧颅神经损害,多见于脑干病变;截瘫是脊髓横贯性损伤,多见于脊髓外伤、炎症。

📋 **处理指导**

一旦发现受检者有肌力降低,建议去医院神经内科进一步检查,明确病因和治疗。

29. 肌张力增强

肌张力增强是运动系统受损后出现的肌紧张度的增高,表现为肌肉较硬,被动运动时阻力增大,关节运动范围缩小。

临床上可分为两种类型:痉挛性肌张力增高和强直性肌张力增高。痉挛性肌张力增高常见于锥体系损害;强直性肌张力增高见于锥体外系损害,如帕金森病和帕金森综合征等。

📋 **处理指导**

一旦发现受检者有肌张力增强,建议去医院神经内科进一步检查,明确病因和对因治疗,包括在专业康复师指导下进行被动拉伸、四肢联动、水疗等方法的康复训练。

30. 不自主运动

不自主运动或称异常运动,为随意肌的某一部分、一块肌肉或某些肌群出现不自主收缩。是指患者意识清楚而不能自行控制的骨骼肌动作,包括肌束颤动、肌纤维颤搐、痉挛、抽搐、肌阵挛、震颤、舞蹈样动作、手足徐动和扭转痉挛等。不自主运动的产生主要与神经系统的锥体外系功能失调有关,原因包括脑血管疾病、帕金森病、舞蹈症等。

📋 **处理指导**

一旦发现受检者有不自主运动,建议去医院神经内科进一步行头颅 MRI 等检查,明确病因和对因治疗。

不自主运动往往会影响日常生活,建议及早在专业康复师的指导下进行平衡能力和肌肉控制能力训练,以改善患者的平衡能力和肌肉控制能力,同时配合针灸、按摩等,促进病情的恢复。症状比较严重的患者,需要在医生指导下,使用药物进行治疗,比如金刚烷胺、左旋多巴等。日常生活中多注意休息,保证充足的睡眠时间,同时也要适量吃一些新鲜的水果蔬菜,补充身体所需的营养,有利于病情的恢复。

31. 共济失调

共济失调是指肌力正常的情况下运动的协调障碍,表现为肢体随意运动的幅度及协调发生紊乱,以致不能维持躯体姿势和平衡,与遗传因素(家族中可能有人患共济失调)、小脑病变、前庭系统疾病、脊髓病变和大脑疾病有关。

📄 **处理指导**

受检者有共济失调,建议患者及时前往医院就诊,进行相关检查,明确病因后给予针对性处理和治疗,不可擅自用药,需遵循医嘱用药,避免造成不良影响。

针对共济失调症状,可通过物理疗法、饮食疗法、日常康复训练等减轻共济失调程度,具体如下:

(1)物理疗法 如神经电刺激疗法,应用低频脉冲电流或通过信号电流转换放大后,送入人体而产生效应的治疗方法;水疗法,通过各种水疗设备的交替使用,水中的负氧被吸收,水疗对穴位的按摩可以达到治疗和保健的作用。

(2)饮食疗法 合理饮食,少食多餐。饮食要高热量、高蛋白、高脂肪、高纤维素,还要摄入多种维生素、多种微量元素,以及补充钙与维生素 A 和 D,以防止骨质脱钙、疏松。每天饮 1~2 次淡盐水,以补充水和电解质。

(3)日常康复训练 在专业康复师指导下,采用理疗、体疗并结合按摩等促使肌肉松弛,改善下肢运动功能、步态和姿势;使用支具和矫正器可帮助控制无目的动作,改善姿势和防止畸形;通过手指作业训练进食、穿衣、写字等与生活自理相关的动作。

32. 肱二头肌反射亢进

肱二头肌反射通常是深反射,出现反射亢进,提示锥体束和肌皮神经可能已受损,常见疾病包括脑血管意外、颅内占位等。

📄 **处理指导**

建议及时到神经内科就诊,进行头颅 MRI 等检查,明确病因后进行治疗。

33. 肱三头肌反射亢进

正常人一般不会出现肱三头肌反射,如果出现则考虑与神经损伤有关。

📄 **处理指导**

建议及时到神经内科就诊,进行 X 线检查、CT 检查、MRI、肌电图等检查方式明确诊断,并在专科医生指导下对病对症治疗,包括使用营养神经药物(甲钴胺、维生素 B_1 等)、高压氧治疗等。

34. 膝反射亢进

膝反射亢进可能是由上运动神经元瘫痪、精神过度紧张引起。上运动神经元瘫痪指上运动神经元及其发出的神经纤维损害引起的瘫痪，主要表现为肌张力增高、腱反射亢进、肌无力等症状；精神过度紧张也可能引起膝反射亢进，同时也包括肌肉的紧张，往往是焦虑症的一种表现。

📄 **处理指导**

受检者出现膝反射亢进，如无神经系统疾患和无运动神经元损伤其他相关表现，考虑精神紧张所致，必要时经神经专科进一步检查，排除神经系统器质性疾病；如伴有心率加快，血压、血糖升高，失眠多梦等，应考虑为焦虑症，建议去医院神经心理科诊治，并嘱咐日常生活中注意饮食清淡，避免油腻、刺激性食物，适当进行锻炼。

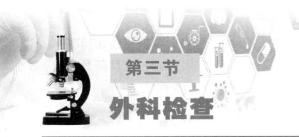

第三节

外科检查

1. 体位异常

（1）被动体位：指需借助别人帮助，才能调动身体位置，多见于极度衰弱或昏迷。

（2）强迫体位：指为减轻痛苦而不得已采取的体位。如急性腹膜炎往往表现为强迫仰卧位；患脊柱疾病时表现为强迫俯卧位；强迫坐位或端坐呼吸往往提示心肺功能不全；行走时因疼痛而采用右手按抚心肌部位，在其疼痛缓解后才能继续行走，则要注意心绞痛急性发作；而辗转体位是胆囊炎、胆结石、胆囊蛔虫病、肾绞痛发展的表现。

📄 **处理指导**

表现为强迫体位，提示疾病较重，建议立即去医院就诊；可根据体位判断可能的疾病，指导就医的相应专科。在转运途中要使病人保持舒适体位，不要强求改变体位，以免加重病情。

2. 步态异常

步态异常有多种类型,包括:① 蹒跚步态:通常见于肌营养不良;② 醉酒步态:见于急性酒精中毒或者小脑病变;③ 剪刀步态:常见于痉挛性截瘫;④ 间歇性跛行:通常提示下肢动脉硬化,或者比较严重的腰椎病、胸椎病等;⑤ 慌张步态:常见于帕金森病病人;⑥ 偏瘫步态:常见于脑卒中病人后遗症中;⑦ 共济失调步态:出现在小脑脊髓病变的时候;⑧ 跨阈步态:一般在下肢的腓神经损伤以后出现。另外,步态异常原因还可能包括运动或感觉障碍,例如皮质脊髓束病变可能导致痉挛性偏瘫步态和痉挛性截瘫步态,双侧额叶病变可能导致失用步态,额叶(皮质或白质)病变可能导致小步态,锥体外系病变可能导致慌张步态和扭曲、奇异步态等。

📄 处理指导

建议去医院神经科就诊,根据不同步态异常判断相应疾病的可能,通过相应检验检查,明确诊断和治疗。

3. 皮肤苍白

皮肤苍白通常提示贫血,可伴随头晕、乏力、心悸等症状。另外,低血糖时也可导致脸色变淡,皮肤可能显得苍白;由于黑色素细胞破坏导致皮肤出现白斑时,皮肤颜色也可变浅、变白。

📄 处理指导

皮肤持续苍白或出现其他不适症状,建议及时去医院就诊,明确病因后对症治疗。

4. 嘴唇发绀

嘴唇发绀(即嘴唇发紫)生理性原因为身体受到寒冷刺激时所致。病理性原因包括心肺疾病和异常血红蛋白血症,这些疾病可能导致呼吸困难,从而影响血液中的氧饱和度,导致嘴唇发紫。中毒、休克、肺部感染导致发绀常伴意识障碍及器官衰竭。

📄 处理指导

一旦发生嘴唇发绀,建议及时去医院就诊,以确定具体原因并采取相应的治疗措施。

5. 皮肤黄疸

皮肤黄疸主要是由于人体内胆红素的代谢异常,导致血液中胆红素含量明显增高,从而引发皮肤、巩膜、黏膜等出现黄染的情况。具体原因包括:① 肝脏细胞受到破坏,如病毒性肝炎、中毒性肝炎或败血症等;② 胆汁淤积,其特点除黄疸外,可能伴有大便呈白陶土样,严重的可伴有皮肤瘙痒;③ 溶血,可能是由于先天性的因素,如遗传性球形红细胞增多症或地中海贫血,或后天性的因素,如自身免疫性的溶血、新生儿溶血症或蚕豆病等。其他,如药物因素等,也可能导致黄疸的发生。

处理指导

一旦发生皮肤黄疸,应及时去医院就诊,经过相关检验检查,确定具体原因并采取相应的治疗措施。

6. 肝掌

肝掌表现为在手指掌面大、小鱼际以及手指基部等位置出现粉红色斑点或斑块,这些斑点或斑块受到挤压时,颜色会变淡,放松后会恢复原样。肝掌形成原因是当肝脏功能下降时,雌激素代谢也会发生障碍,容易在体内大量堆积,从而刺激毛细血管充血、扩张,形成肝掌,多见于肝炎、肝硬化。经常饮酒、滥用药物使肝脏功能受到损伤,也可能出现肝掌。部分健康女性也可出现肝掌。

处理指导

建议及时去医院诊治,经过检验检查找出原因。如已患肝炎、肝硬化者,应积极治疗。同时,保持良好的生活习惯和饮食习惯,避免过度饮酒和滥用药物。

7. 蜘蛛痣

蜘蛛痣是一种特发性毛细血管扩张症,常见于肝病患者,也可见于妊娠女性、长期使用口服避孕药者。另外,与家族遗传和体内雌激素水平升高导致激素紊乱也可能有一定关系。蜘蛛痣形状如同蜘蛛,中心是一个小红点,稍微高出皮肤表面,周围发散着数条细小的红色"细腿",大小可如针头到几厘米以上,用大头针的钝头端对痣的中心施加压力时,蜘蛛痣会褪去,但压力消失后,蜘蛛痣会再次出现。多见于躯体上腔静脉分布的区域,如颈部、面部、手臂、前胸等。此外,蜘蛛痣也可见于口唇及鼻黏膜。

处理指导

蜘蛛痣数量不多,可随访观察,如果蜘蛛痣数量很多或者长时间不褪,建议及时去医院就诊,找出病因并进行治疗。

8. 皮肤色素沉着

皮肤色素沉着主要表现为局部出现颜色较深的斑块、丘疹等,随着时间的推移,斑块可能会逐渐变大。此外,可能出现瘙痒、刺痛等症状。如果比较严重,则会出现渗出、糜烂等情况。皮肤色素沉着与长时间受到紫外线照射,刺激黑色素细胞合成黑色素的功能活跃,导致黑色素在皮肤沉着有关。另外,遗传因素、长时间服用激素类药物,以及某些疾病因素(如肝硬化等肝胆疾病、多囊卵巢综合征等),也可能导致皮肤色素沉着。

📄 处理指导

(1) 建议去医院就诊,通过肝胆彩超、血 HCG 等检查,必要时行皮肤组织病理活检,找出病因并进行治疗。

(2) 避免长时间暴露在紫外线下,外出时涂抹防晒霜或打遮阳伞;保持良好的生活习惯,避免过度劳累和压力过大。

(3) 可在医生指导下,采用药物治疗(如维生素 E 乳、氢醌乳膏等),出现渗出、糜烂等可行激光治疗或手术治疗等方法。应避免长时间服用激素类药物。

9. 老年性色素斑

老年性色素斑,也称为老年斑,是由于多种因素引起的皮肤变化。老年斑呈褐黑色,直径大多在 1 毫米至 10 毫米之间,多数不高出皮肤,好发于老年人的面部、手背、小腿、足背、躯干等平常裸露的皮肤上。老年斑不仅存在于皮肤,还可能出现在心脏、血管、肝脏和内分泌腺等处,影响各脏器的正常功能。

📄 处理指导

(1) 降低脂肪摄入量,多吃富含维生素的食物,如蔬菜水果。维生素 C 和维生素 E 可有效防止色素沉淀。可饮用生姜蜂蜜水,有助于减少老年斑。

(2) 通过按摩促进血液循环,如搓手搓脸等。也可使用大蒜在有老年斑的地方反复按摩至皮肤微红,有助于去除老年斑。

(3) 做好防晒工作:避免长时间暴晒和异常刺激,外出时使用防晒霜进行防晒。

(4) 建议定期体检,动态了解心脏、血管、肝脏和内分泌腺功能和可能出现的病理变化。

10. 白癜风

白癜风是一种由于皮肤黑色素细胞功能消失导致的色素脱失性皮肤病。其病因包括自身免疫因素、遗传因素、氧化应激反应、神经精神因素等。此外,皮肤损伤、环境因素、气候因素、不良的生活习惯等也可能与白癜风的发生有关。主要表现为皮肤上出现大小不等的白色斑块,边界清楚,表面光滑,无萎缩、硬化及肥厚等改变,白斑的形态各异,可以呈圆形、椭圆形或不规则形。一般无自觉症状,部分可伴有轻度瘙痒或不适感。此外,白癜风还可能影响眼内黑色素细胞,导致脉络膜视网膜上皮局限性或弥漫性脱色或变性、色素斑等。

📄 **处理指导**

（1）避免接触花粉、尘螨等刺激性物质，保持良好的饮食习惯，多吃一些富含维生素的食物，如橙子、西红柿等。

（2）适当进行体育锻炼，要避免阳光的直射，出门时应涂抹防晒霜、穿防晒衣或使用遮阳伞等防晒措施。

（3）去医院皮肤科做抗体检测、病理检查和微量元素等检查。根据医生的建议进行相应的治疗，如药物治疗、光疗等，以促进病情的好转。

（4）建议定期去医院眼科检查，动态观察白癜风可能对脉络膜、视网膜等的影响。

11. 皮肤疣

皮肤疣是由人乳头瘤病毒（HPV）感染所引起的皮肤病。根据 HPV 的不同型别，皮肤疣可表现为不同的形式，如寻常疣、扁平疣和尖锐湿疣等。寻常疣初期为粟粒大小斑丘疹，逐渐长大形成多角形，粗糙不平，肤色或灰褐色，质地坚硬，可呈乳头瘤状增生；扁平疣表现为圆形、椭圆形或多角形米粒至绿豆大小的肤色或浅褐色扁平隆起的丘疹，表面光滑，质地硬，主要发生在面颊部和手背；尖锐湿疣初为单个或多个散在的淡红色小丘疹，质地柔软，顶端尖锐，之后渐渐增大、增多，形成乳头状、菜花状、杨梅状或鸡冠状增生物，主要发生于生殖器、尿道口、肛周及肛内等部位。

📄 **处理指导**

（1）建议去医院皮肤科就诊，进行 HPV 检测或皮肤活检进一步确认。

（2）保持皮肤清洁干燥，避免外伤和长时间水中浸泡，以减少感染机会，同时加强锻炼，提高身体免疫力，以助于抵抗病毒感染。饮食方面避免辛辣刺激食物。

（3）在医生指导下，采用药物治疗（如局部涂抹抗病毒药物），进行物理治疗（如冷冻、激光、电灼等）或手术切除等。

12. 痣

痣是黑色素在皮肤的不同层次沉积而引起的皮肤良性肿物，与遗传因素、内分泌失调、紫外线照射和神经因素等有关。痣可表现为扁平或略隆起的斑疹或斑丘疹，也可呈半球状、乳头瘤状或有蒂，表面光滑，可有或无毛发，数目可单一、数个至数十个。因痣细胞内色素种类及含量不同，皮损可呈棕色、褐色、蓝黑色或黑色，无色素皮损多呈皮色。

📄 **处理指导**

（1）避免长时间紫外线照射，保持良好的生活习惯和情绪状态，可能有助于减少痣的形成。

（2）痣一般非常稳定，大多数痣不需要治疗，定期观察即可。

（3）痣影响美观或疑似恶性转化，可以考虑去医院进行治疗。治疗方法包括手术切除、激光治疗、冷冻治疗等，具体选择应根据痣的类型、位置和大小等因素来决定。

13. 皮肤紫纹

皮肤紫纹通常表现为皮肤上出现紫色或深蓝色的纹理或痕迹。这种现象可能由多种因素引起，包括抓挠、外力挤压、肥胖、毛细血管扩张症、紫癜等。此外，静脉曲张、血管损伤、血液循环问题、激素变化和遗传因素等也可能导致紫纹的出现。

 处理指导

（1）如无抓挠、外力挤压、肥胖原因，建议去医院就诊，进行内分泌等方面的检验检查，找出病因并进行治疗。肥胖者应及时调整饮食结构，以低脂食物为主，并适当进行运动，如跑步、游泳等。

（2）对于毛细血管扩张症，可遵医嘱使用地奥司明片、迈之灵片、盐酸左西替利嗪片等药物缓解不适症状。

（3）在医生指导下，可以选择外用药物（如他扎罗汀凝胶、维 A 酸乳膏等）、物理治疗（如点阵激光治疗、射频治疗）等方法。

14. 眉毛中心部增生

眉毛中心部增生通常是在眉毛中心部位出现硬块或突出，可能伴有疼痛或不适，与外伤、炎症和内分泌紊乱等有关。如为额骨皮质发育异常所致者，一般没有症状。

处理指导

（1）建议去医院就诊，进行影像学检查（如 X 线、CT 等）来确定增生的原因和程度。

（2）如是外伤引起的增生，可以在医生的建议下服用适当的药物进行治疗；对于额骨皮质发育异常引起的增生，如果没有症状，不需要治疗。如果引起疼痛等症状，可以考虑手术切除增生部位。

（3）内分泌紊乱引起的增生，应调整生活习惯、改善饮食，避免长期熬夜、精神过度紧张。

15. 多毛症

多毛症除特发性因素（指不能确定病因的多毛症，可能与外周毛囊皮脂腺单位的细胞受体对雄激素的敏感性升高和 5α-还原酶活性增强有关）外，可由多囊卵巢综合征等内分泌紊乱、肾上腺疾病等引起。外源性雄激素、部分避孕药也可导致多毛症。某些恶性肿瘤可以分泌雄激素或肾上腺皮质激素而诱发多毛症。表现为多部位出现多、长、密、硬的毛发,有的可出现痤疮、脱发、肥胖、肌肉增粗、皮脂溢出等;女性男性化,可能出现声音变粗、阴蒂肥大等;女性可能出现月经期长短不一、闭经、子宫出血、不孕、乳腺不发育、乳头溢液等;儿童出现早熟体征,阴毛、腋毛提前出现。

📄 **处理指导**

(1)建议去医院就诊,进行内分泌激素(血浆睾酮、雄烯二酮、硫酸脱氢表雄酮、17-羟孕酮、血清催乳素、血皮质醇等)、卵巢 B 超和肾上腺 CT 等检查,以更全面地了解病情,明确诊断。

(2)配合医生针对病因治疗,如改变用药或停药(如长期服用环孢素引起的多毛症),减少或避免疾病的发生。并在医生指导下,采用中西药治疗和控制痤疮、脱发、皮脂溢出等症状。

(3)保持健康的生活方式,包括规律的作息、均衡的营养、适度的锻炼等,另外,应保持良好心态,避免多毛引起的烦恼和心理压力。

16. 青春痘(痤疮)

青春痘,也称为痤疮,是一种好发于面部的皮肤病,但也可能出现在背部、胸部等皮脂腺分泌发达的部位。可表现为丘疹性或囊肿性痘,出现黑头粉刺或白头粉刺。青春痘进一步发展或误诊误治后可表现为结节性、聚合性和恶性青春痘。

📄 **处理指导**

(1)清洁脸部时,应使用温水和温和的洗面奶或碱性产品,避免使用含有刺激性成分的护肤品和化妆品,以免刺激皮肤。避免长时间暴露在紫外线下,保持毛孔畅通,避免皮脂分泌旺盛导致毛孔阻塞。可将阿司匹林磨碎后,加上少量的水制成糊状,晚上睡觉前洗净脸后,涂抹在痘痘上,第二天早晨起床后洗净。

(2)保持充足的睡眠,减少压力,注意个人卫生,避免长时间使用电脑和手机。保持饮食均衡,避免过于油腻和高糖的食物,增加蔬菜和水果的摄入。

(3)在专业医生指导下,使用药物治疗,如维 A 酸类药物(维 A 酸软膏、阿达帕林凝胶、他扎罗汀软膏等)。有感染时可以使用抗生素类药物(如红霉素软膏)来防治感染。严重青春痘,可以口服抗生素类药物(如盐酸多西环素片、盐酸米诺环素胶囊、四环素片等)或激素类药物。也可选择正规医院,采用光电治疗,如强脉冲光、点阵激光、红蓝光等。对于形成囊肿的严重青春痘,可以考虑手术治疗。

17. 酒渣鼻

酒渣鼻,也被称为玫瑰痤疮,是一种主要见于中老年人的皮肤病。其病因尚未完全明确,但可能与皮脂溢出、颜面血管运动神经失调以及毛细血管长期扩张有关。此外,刺激性食物、胃肠功能紊乱和内分泌障碍也可能诱发本病。根据不同发展阶段,酒渣鼻分红斑与毛细血管扩张期、丘疹期和肥大期（又称鼻赘期）。肥大期是由于长期充血、反复感染，鼻部结缔组织增生，皮脂腺异常增大，导致鼻端肥大，呈暗红色或紫红色。鼻部可能出现增大结节，表面凹凸不平，形成赘瘤状称为鼻赘。

📄 处理指导

（1）保持良好的个人卫生习惯，包括勤洗澡、勤换衣，保持面部清洁，以降低毛囊虫感染的概率。注重日常鼻腔洗护，保持鼻腔清洁和湿润，避免受凉，减少鼻黏膜受到的刺激。

（2）外出时佩戴宽檐遮阳帽或涂抹防晒霜，避免在高温和湿热环境中长期生活或工作。

（3）饮食宜清淡，忌食辛辣、酒、浓茶等刺激性食物，避免过于油腻和高糖的食物，增加蔬菜和水果的摄入。

（4）避免用手挤压鼻部，以免引发细菌感染或炎症。一旦发生感染，应及时去医院皮肤科就诊。

18. 腋臭

腋臭，也称为狐臭，主要是由于腋窝皮肤下大汗腺分泌过多引起。当汗腺分泌物经过皮肤表面的细菌分解，就会产生一种特殊臭味。腋臭原因还可能包括精神或神经系统受损、遗传因素、不注意个人卫生、饮食因素（如食用大蒜、洋葱等刺激性食物）等有关。青春期时，由于汗腺发育成熟，腋臭的症状可能会加重。

📄 处理指导

（1）加强个人卫生，勤洗澡，勤换内衣，经常保持腋窝部的干燥和清洁，以减少臭味的散发。穿宽松的内衣，避免衣服与皮肤过紧，影响分泌液的挥发。戒烟酒，少吃或不吃强烈刺激性的食物，如葱、蒜等，以免这些食物刺激汗腺分泌更多的汗液，从而加重腋臭。

（2）保持良好的生活习惯和心态，积极面对疾病。可在医生指导下，局部使用除臭类外用药物，如乌洛托品溶液等，也可以使用一些自制的腋臭散或枯矾散，如密陀僧、潮脑、枯矾、轻粉等。

（3）对于药物治疗效果不明显的重症患者，可到正规医院行液氮冷冻法、激光疗法等。

19. 荨麻疹

荨麻疹基本损害为皮肤出现风团，常先有皮肤瘙痒，随即出现风团，呈鲜红色或苍白色，少数有水肿性红斑。风团大小、形态不一，发作时间不定。风团逐渐蔓延，融合成片，表皮毛囊口向下凹陷。风团持续数分钟至数小时，少数可延长至数天后消退，不留痕迹。往往反复成批发生，以傍晚发作者多见。有时合并血管性水肿，偶尔风团表面形成大疱。部分可伴有恶心、呕吐、头痛、头胀、腹痛、腹泻，严重患者还可有胸闷不适、面色苍白、心率加速、脉搏细弱、血压下降、呼吸短促等全身症状。

荨麻疹发生的主要原理是机体对各种过敏原发生的皮肤乃至全身的过敏反应。过敏原包括某些食物及食物添加剂、吸入物（如花粉、尘螨、动物皮屑等）、感染、某些药物、昆虫叮咬产生的毒素等，另外物理因素（如机械刺激、冷热、日光等）和精神及内分泌改变（如情绪波动、压力、妊娠等），也可导致和诱发荨麻疹。荨麻疹的发生与遗传有一定关系，有家族史的人更容易患病。

📄 **处理指导**

（1）荨麻疹常常由过敏原引起，如食物、药物、尘螨、花粉等。因此，要避免接触这些过敏原，尤其是已知过敏的物质。定期洗澡，保持皮肤清洁，避免细菌感染，保持健康的生活方式，增强免疫力，可以减少荨麻疹的发生。另外，要求保持良好心态，防止情绪激动。

（2）局部使用外用药物，如炉甘石洗剂、止痒药膏、抗过敏喷雾剂等，以缓解皮肤瘙痒和红肿。可在医生指导下，使用抗过敏药物，如抗组胺药、糖皮质激素等。对于反复发作的荨麻疹，可以考虑免疫疗法，通过逐渐增加过敏原的暴露量，使身体逐渐适应并减少过敏反应。

（3）经常和持续发作者，建议去医院就诊，进行血沉、变应原、甲状腺抗体等检查，寻找可能的过敏原。定期随访，一旦发生恶心、呕吐、头痛、头胀、腹痛、腹泻，或胸闷不适、面色苍白、心率加速、脉搏细弱、血压下降、呼吸短促等全身症状，应立即就医。

20. 银屑病

银屑病，俗称牛皮癣，是一种慢性炎症性皮肤病，病程较长，有易复发倾向，有的几乎终生不愈。发病原因与感染、药物、环境因素和生活、心理压力等有关。临床上有寻常型银屑病（皮肤表面覆盖多层银白色鳞屑）、脓疱型银屑病（红斑上出现群集性的无菌性脓疱）、红皮病型银屑病（又称银屑病性剥脱性皮炎，是一种严重的银屑病，表现为全身皮肤弥漫性潮红、肿胀和脱屑）和关节病型银屑病（可能同时发生类风湿关节炎）。

📄 **处理指导**

（1）多饮水，多吃新鲜蔬菜水果，多吃富含维生素C的食物（如西红柿、橙子、柠檬等），忌辛辣刺激性、油腻等食物如辣椒、胡椒、肥肉、油炸制品。

（2）保持良好的生活习惯和良好心态，戒烟戒酒，进行适宜锻炼和运动，减轻精神压力、避免过度劳累等，有助于降低银屑病的发生风险。

（3）去医院皮肤科就诊，进行组织病理学和血液等方面检查，以了解皮肤病理变化和整体健康状况。建议在专业医生指导下进行包括药物治疗、光疗和物理治疗等治疗。

21. 单纯疱疹

单纯疱疹由单纯疱疹病毒引起,症状包括在口唇、阴部、肛周处形成溃疡病变、疱疹性癣疤(广泛皮肤糜烂)等,可能会有明显的疼痛,也可能出现疱疹性肺炎、消化道及疱疹性脑炎等严重病变。

📄 **处理指导**

(1)避免与他人接触、共用物品,如毛巾、碗筷等。

(2)通过锻炼、合理饮食、充足睡眠等方式增强机体抵抗力。同时保持皮肤清洁,避免过度疲劳和紧张情绪。

(3)局部可使用炉甘石洗剂来缓解皮肤瘙痒和红肿等症状,使用龙胆紫液来防止感染和促进皮肤愈合,使用阿昔洛韦软膏来抗病毒和缓解症状。

(4)可在医生指导下,使用阿昔洛韦、伐昔洛韦等,通过干扰病毒DNA复制发挥抗病毒作用。另外,可通过口服转移因子,或注射干扰素、胸腺素等治疗,以增强身体免疫功能。随访观察期间,一旦发生疱疹性肺炎、消化道及疱疹性脑炎等症状,立即急诊就医。

22. 脓疱疮

脓疱疮,也被称为"传染性脓疱病"或"黄水疮",是一种通过接触传染的浅表皮肤感染性疾病。常见病因是金黄色葡萄球菌,偶由A组β型溶血性链球菌引起。好发于暴露部位,如颜面及四肢等处,初期为散在性红斑或丘疹,迅速发展为水疱。脓疱迅速化脓浑浊,周围围绕红晕。脓疱开始丰满紧张,之后脓液浑浊下沉,呈现半月状。疱壁薄而松弛,易于破裂,露出糜烂面,还会出现黄色痂皮。有不同程度的瘙痒,但一般不会有疼痛感。皮损广泛而严重者,可能会出现发热、畏寒及全身不适等多种全身症状。可并发淋巴结炎、肾炎及败血症等严重并发症。

📄 **处理指导**

(1)建议去医院就诊,进行血常规、血沉、尿常规等检查,脓疱重者进行细菌学和血清学检查。并注意生活隔离,防止感染他人,积极抗生素治疗。症状比较严重者可进行切开引流。

(2)在治疗期间首先要做好皮肤的护理工作,保持局部干净清洁,避免抓挠,以免造成破溃,从而引发感染。同时要注意饮食调节,尽量以清淡的食物为主,避免进食刺激性或海鲜一类的食物,可以多吃富含维生素和蛋白质的饮食,能够提高身体免疫力,有助于抵抗疾病。

(3)局部可用湿敷药物,如3%硼酸溶液或1:5 000~1:10 000高锰酸钾溶液湿敷,外用抗菌药物如2%莫匹罗星(百多邦)软膏,2%夫西地酸软膏,5%聚维酮碘溶液、凝胶或软膏等。也可服用中药清热解毒药物如犀角地黄汤或黄连解毒汤等。

23. 汗疱疹

汗疱疹,也被称为出汗不良性湿疹,通常是由于天气炎热和出汗过多引起的皮疹。主要好发于手掌、手指侧面和足跖部。损害为多数米粒大小的深在性水疱,呈半球形,略高于皮面,成群发生,对称分布。有灼热和瘙痒感,有时可伴有脱屑。

📄 **处理指导**

（1）保持皮肤清洁干燥,避免过度出汗;避免精神紧张和情绪波动;寻找并去除接触性刺激因素。手足多汗应予适当处理。

（2）局部可用炉甘石洗剂收敛、止痒,病程后期以脱屑为主时,可外用 10％尿素霜。瘙痒明显者可在医生指导下适当应用镇静剂、抗组胺制剂等,严重者可短程口服泼尼松。

（3）多吃新鲜蔬菜水果,多吃富含维生素 C 的食物（如西红柿、橙子、柠檬等）,忌辛辣刺激性、油腻等食物如辣椒、胡椒、肥肉、油炸制品。

24. 毛囊炎

毛囊炎可分为化脓性和非化脓性的。化脓性毛囊炎主要由葡萄球菌引起,特别是金黄色葡萄球菌,少数为表皮葡萄球菌、链球菌等,通常在瘙痒性皮肤病（如痤疮、湿疹等）的基础上发生。非化脓性毛囊炎多与职业或某些治疗因素有关,例如经常接触焦油类或类固醇皮质激素药物,以及皮肤经常受到搔抓、摩擦等。内因方面与长期食用辛辣、刺激性食物,酗酒,以及患有慢性消耗性疾病（如肝肾疾病、贫血、糖尿病）或长期服用免疫抑制剂、糖皮质激素等药物有关。

毛囊炎症状为毛囊性丘疹,周围绕以红晕,可有小脓疱。自觉瘙痒和轻微刺痛。小脓疱干燥结痂而愈,愈后不留疤。深在型毛囊炎可能发展为较深、较大的脓肿,愈后可能留有瘢痕和毛发脱落。

📄 **处理指导**

（1）注意个人卫生,保持皮肤清洁,避免搔抓和摩擦,积极治疗瘙痒性皮肤病和慢性消耗性疾病。保持良好的生活习惯和饮食习惯,避免食用辛辣、刺激性食物,限酒。

（2）在医生指导下,局部使用抗菌药物（如莫匹罗星软膏、夫西地酸乳膏等）或抗真菌药物（如酮康唑乳膏、特比萘芬乳膏等）,以及口服抗菌药物或抗真菌药物。

（3）毛囊炎严重者,建议去医院就诊,必要时进行细菌培养或真菌镜检,以明确具体的病原菌和对因治疗。

25. 硬皮病

硬皮病,也被称为系统性硬化症,是一种原因尚不明确的疾病。可能与遗传、环境因素（如病毒感染、化学物质如硅等）、细胞及体液免疫异常等因素有关。首发症状往往是非特异性的,如雷诺现象(手指或足趾在遇冷或情绪激动时出现麻木感和颜色变化)、乏力、肌肉骨骼痛等。这些症状可能持续几周或几个月后才出现其他更具体的指征。随着病情的发展,患者可能会出现皮肤肿胀增厚,这种情况首先出现在手指和手,然后可能扩展到身体的其他部位。此外,硬皮病还可能影响到肺、心脏、消化道或肾脏等多个系统,引发一系列症状。

📄 **处理指导**

(1) 建议去医院就诊,进行血液检查、肺部 X 线检查、心电图等,以评估病情的严重程度和确定是否存在其他系统的受累。

(2) 积极配合医生进行包括药物治疗(如免疫抑制剂、糖皮质激素等)、物理治疗(如光疗、按摩等)和手术治疗(如皮肤移植等)等系统治疗。

(3) 保持健康的生活方式,如戒烟、避免过度劳累、保持良好的心理状态等,以减轻症状、控制病情发展。

26. 斑秃

斑秃具有家族聚集性(如果父母有一方患有斑秃,易发生),另外与过度焦虑、长期熬夜和营养不良等有一定关系。一般头部皮肤呈现局限性斑块状脱发,脱发区通常为圆形或椭圆形,边界清楚,患处皮肤光滑,边缘毛发松动。

📄 **处理指导**

(1) 保持良好的生活习惯:避免熬夜、不抽烟、不喝酒,保持良好的心态,避免过度焦虑和压力。注意膳食搭配,防止体内微量元素缺乏,多吃新鲜的蔬菜和水果。

(2) 可进行局部理疗,选择品质好的木梳梳头,促进头部血液循环,有助于头发生长。洗发时选择适合自己的洗发产品,并适当按摩头皮。

(3) 在医生的指导下,可以口服养血生发胶囊、斑秃丸、生发片等药物进行治疗。

27. 脂溢性脱发

脂溢性脱发是一种与遗传因素、雄激素因素等有关的脱发类型,其主要症状包括头发稀疏脱落,伴有头屑、头皮油脂分泌过多、头皮瘙痒等。脂溢性脱发一般在青春期以后发病,主要影响额部和头顶的头发,表现为毛发稀疏、毛发变细、毛发变淡等症状。

📄 **处理指导**

(1) 少食用刺激性食物,如辛辣、油腻等,多食用富含蛋白质、维生素和无机盐的食物,如瘦肉、鱼、蛋、蔬菜、水果等。

(2) 保持充足的睡眠时间,避免长时间熬夜和过度工作,保持放松的心态,并选择正规厂家生产的洗发水,每周洗头 2～3 次,尽量减少染发和烫发次数,以减少染发剂对头皮和毛囊的损伤。可用磁疗等物理治疗方法帮助改善头皮血液循环,促进头发生长。

（3）在医生指导下,局部可用去除油脂、减少皮屑、止痒和消炎药物。遗传因素或雄性激素水平过高引起的脂溢性脱发,可使用抗雄性激素类药物或非那雄胺进行治疗。头发稀疏明显,可以考虑头发移植和头皮缩减术。

28. 鸡眼

鸡眼可分为硬性鸡眼（好发于脚趾趾背及脚掌,表面光滑,去除上层角质后可见坚硬的核心,通常有疼痛和发炎）和软性鸡眼（好发于趾间摩擦处,特别是在第四和第五趾之间,症状为疼痛、发炎）。鸡眼原因与脚部与鞋子过度摩擦、病毒感染（人乳头瘤病毒引起）和营养不良有关。

📄 处理指导

（1）选择柔软、圆头的鞋子,并确保鞋子舒适宽松,以减少脚部和鞋子之间的摩擦。

（2）局部可用水杨酸苯酚贴膏,可以有效地去除鸡眼的角质物。使用时,只需将药物对准鸡眼,按照说明使用即可。

（3）多食用富含蛋白质、维生素和无机盐的食物,如瘦肉、鱼、蛋、蔬菜、水果等。

29. 雀斑

雀斑皮肤损害呈黄褐色、暗褐色、浅黑色斑点,形似圆形、卵圆形或不规则形,如针尖至绿豆大小,界限清楚。好发于面部,特别是鼻部和眼眶下,重者可累及颈部、肩部及手背等暴露部位,数目多少不定,日晒后加重。雀斑发生与遗传因素、紫外线照射、化妆品使用不当、新陈代谢缓慢（如肝功受损、卵巢功能减退等,会导致新陈代谢缓慢,体内毒素增加）和不良清洁习惯（如过度清洁会让皮肤变得特别敏感,当受到刺激时,黑色素细胞大量分泌）等有关。

📄 处理指导

（1）避免长时间在太阳光下暴晒,在户外时,应注意涂擦防晒霜,做好物理防晒。保持正确的面部清洁习惯。

（2）多吃富含维生素C和维生素E的水果蔬菜,如西红柿、苹果、柠檬、橙子等,提高皮肤代谢能力。积极治疗肝功受损、卵巢功能减退等疾病。

（3）可根据医生评估,使用激光等方法去斑治疗（激光去斑原理是在强大的激光能量下粉碎黑色素从而被体内吸收,见效快但刺激性大,应谨慎选择）。

30. 黄褐斑

黄褐斑多发生于面部,尤其是颧骨、额及口周围,呈对称性分布,形如蝴蝶,故又称

"蝴蝶斑"。皮损为淡褐色或深褐色斑片,大小不定,形状不规则,边界清楚,表面光滑,无炎症及鳞屑。可随季节、日晒、内分泌等因素的变化而加重或减轻。原因与内分泌失调、紫外线照射、遗传因素、疾病因素(如肝病、慢性酒精中毒、甲亢、结核等慢性疾病)和药物因素(如服用氯丙嗪、苯妥英钠等药物)等有关。其他因素,如化妆品使用不当、情绪紧张、焦虑、抑郁等,也可能与黄褐斑发生有关。

📄 处理指导

(1)避免长时间在太阳光下暴晒,在户外时,应注意涂擦防晒霜,做好物理防晒。保持良好的生活习惯和心情,积极治疗慢性疾病。

(2)多吃富含维生素C和维生素E的水果蔬菜,如西红柿、苹果、柠檬、橙子等,提高皮肤代谢能力。积极治疗肝功受损、卵巢功能减退等疾病。

(3)可根据医生评估,选择合适的治疗方法。常用的治疗方法包括药物治疗(如口服或注射维生素C、外用脱色剂等)、物理治疗(如激光、冷冻等)和中医治疗等。

31. 毛周角化

毛周角化是一种毛发苔藓或毛发角化病,常见于双上臂伸侧,可出现多个毛囊角化性小丘疹,对称性分布并密集成片。若病情继续发展,皮损可扩散到双大腿伸侧以及臀部。可伴随有局部瘙痒不适感,触摸患处时会有粗糙感,较为严重时有轻微刺痛及灼烧的感觉。病因尚不明确,但多数与家族遗传、维生素A缺乏、甲状腺功能减退等原因有关系。其他原因,如皮肤感染、环境湿度低、空气干燥以及某些刺激物(如焦油、油脂)等也可能导致毛周角化病。

📄 处理指导

(1)保持皮肤清洁干燥,避免使用刺激性强的化妆品或洗浴用品,可以使用保湿霜等护肤品来保持皮肤湿润,减轻症状。多吃富含维生素C和维生素E的水果蔬菜,如胡萝卜、西红柿、苹果、柠檬、橙子等。可补充维生素A。

(2)在医生指导下,局部可用维A酸类药物(如维A酸乳膏)、角质溶解剂(如水杨酸、果酸等)以及保湿剂。

(3)药物治疗效果不佳者,可去医院进行皮肤镜、组织病理学和血常规、血生化等检查,了解皮损的严重程度,判断皮损的性质,进行评估后,采用物理治疗方法(如激光、微针治疗等)。

32. 指甲肥厚

指甲增厚原因有多种,包括慢性甲沟炎、厚甲症、湿疹、甲癣、长时间受到摩擦、缺钙和银屑病等。这些原因可能导致指甲形态的变化,如肿胀、变色、甲板肥大等,使指甲变得很厚。

📄 **处理指导**

根据具体原因进行对症治疗。

（1）如由长时间受到摩擦引起的指甲增厚，建议保持局部清洁卫生，避免长时间受到摩擦，也可以通过热敷促进血液循环，有利于症状的改善。

（2）缺钙引起的指甲变薄，应合理调整饮食习惯，适当补充虾、奶及奶制品等富含钙元素的食物，也可以在医生的指导下服用碳酸钙颗粒、葡萄糖酸钙口服液等药物进行治疗。

（3）甲癣等真菌感染引起的指甲增厚，应注意局部清洁卫生，避免真菌交叉感染，及时就医并积极配合医生治疗。

33. 甲萎缩

甲萎缩原因可以由先天和后天因素引起。先天因素通常与遗传有关，如先天性外胚叶发育不全或指甲髌骨综合征。后天因素则包括外伤、溃疡、烧伤、瘢痕形成、扁平苔藓、指端动脉硬化症、心脏病、麻风、脊髓空洞症等。此外，甲亢、维生素缺乏和真菌感染也可能导致甲萎缩。

📄 **处理指导**

（1）积极治疗和预防发病因素，如由外伤引起的甲萎缩，应尽量避免受伤。对于由疾病引起的甲萎缩，应积极治疗原发病。

（2）在医生指导下，使用如口服乐力钙、甘草锌，外涂他扎罗汀药物，以促进病甲的剥离和新甲的生长。

（3）保持良好的营养和卫生习惯。

34. 甲纵裂

甲纵裂主要表现为甲板纵向裂开，可能导致指甲周围的皮肤出现疼痛感，一般不会很严重。原因包括：① 外伤致指甲受到挤压、撞击；② 指甲长期浸泡在水中，可能导致甲板的脆性增加；③ 经常洗手或在湿度变化较大的环境中工作，导致指甲的脆性增加。其他如雷诺病、肝病、缺铁性贫血、维生素缺乏、糖尿病、硬皮病、斑秃、先天性梅毒、银屑病、扁平苔藓等，都可能导致指甲的营养供应不足或指甲结构异常，从而引发甲纵裂。

📄 **处理指导**

（1）积极的治疗和预防发病因素，如由外伤引起的甲纵裂，应尽量避免受伤；由疾病引起的甲纵裂，应积极治疗原发病。

（2）可遵医嘱服用维生素 A、复合 B 族维生素、乳酸亚铁口服液等药物，以改善指甲的营养状况。也可使用类固醇皮质激素软膏如丁酸氢化可的松乳膏等外涂或封包，或使用角质剥离剂如水杨酸软膏、尿素软膏等,以软化甲板,促进甲纵裂的愈合。

（3）多食用富含维生素 A、维生素 B 和铁的食物,如动物肝脏、蛋黄、绿叶蔬菜等,以提供指甲所需的营养。

35. 手足癣

手足癣是由真菌感染引起的皮肤病,其常见原因包括:① 在公共浴池、游泳池等接触传播感染真菌;② 经常接触某些化学物质或使用某些药物,可能对手足皮肤产生不良刺激,导致手足癣;③ 不经常洗手洗脚,可能导致手部和脚部的细菌真菌增多。手足癣症状表现为皮肤发红、脱皮、瘙痒、干燥、开裂等,可能出现异味、水泡等。水泡中可能含有脓液,剧烈瘙痒伴有疼痛、红肿现象。腹股沟淋巴结可能发生肿大。抓挠患处时,可能传染到其他皮肤上面。

📋 处理指导

（1）注意个人卫生,避免使用公用拖鞋、脚盆、擦布等,定期灭菌鞋袜、脚布,保持足部清洁干燥。晚上洗脚或洗澡后,揩干趾缝间的水分,扑上消毒撒布粉,尽量保持各趾间的干燥,以防止表皮霉菌的再感染。

（2）减少化学性、物理性、生物性物质对手足皮肤的不良刺激,少饮刺激性饮料如浓茶、咖啡、酒类等。

（3）在医生指导下,可外用药物治疗,如联苯苄唑霜或溶液、浸硼酸溶液、雷夫奴尔、枯矾粉、咪康唑粉、复方苯甲酸软膏、特比萘芬乳膏等。

（4）瘙痒感觉以及皮损症状较为严重者,或继发细菌感染,应去医院就诊,进行规范治疗。

36. 甲癣

甲癣,也被称为"灰指甲",是由皮癣菌、酵母菌及非皮癣菌等真菌侵犯甲板或甲下所引起的疾病。环境因素如夏季、雨季发病率比冬季、旱季高,特别是在高温、高湿车间工作的人易患此病。接触公共浴池和卫生条件差的泳池、饲养宠物、常穿不透气的鞋、频繁搔抓等也可能导致甲癣的发生。主要表现为指甲浑浊、变色、凹凸不平、肥厚和萎缩等,随着病情的加重,甲板可能变薄、缩小,甚至脱落。

📋 处理指导

（1）注意个人卫生,避免使用公用拖鞋、脚盆、擦布等,定期灭菌鞋袜、脚布,保持足部清洁干燥。晚上洗脚或洗澡后,揩干趾缝间的水分,扑上消毒撒布粉,尽量保持各趾间的干燥,以防止表皮霉菌的再感染。

（2）减少化学性、物理性、生物性物质对手足皮肤的不良刺激,少饮刺激性饮料如浓茶、咖啡、酒类等。

（3）一旦发现甲癣症状和继发细菌感染，应及时去医院就诊。根据医生建议进行治疗，如使用盐酸阿莫罗芬搽剂、环吡酮胺乳膏等涂抹患处。

37. 体癣/股癣

体癣主要由毛发癣菌、小芽孢菌或表皮癣菌引起。传染源可以是手癣、足癣、甲癣以及污染的衣物等。潮湿、肥胖、多汗、摩擦、有糖尿病等及免疫力低下者容易发病。体癣好发于面、颈、躯干及四肢等部位。皮损大多有鳞屑，中央消退，呈环状损害，也可为弓形、螺旋形等。自觉瘙痒和烧灼感。

股癣主要发生在腹股沟部位，特别是大腿根内侧和皱褶部位，与足癣有关，其他易感因素包括肥胖和出汗过多。阴囊提供了潮湿温暖的环境，因此男性更常见。股癣皮损边界清楚，呈红色隆起，附着鳞屑的活动性边缘，可有脓疱或水疱。通常阴囊不受累，如果受累则需考虑皮肤念珠菌病。

📄 处理指导

（1）注意个人卫生，积极治疗手癣、足癣、甲癣。避免与患有癣病的人或动物接触，避免使用他人的衣物、毛巾等个人物品，以减少感染的机会。

（2）减少化学性、物理性、生物性物质对手足皮肤的不良刺激，少饮刺激性饮料如浓茶、咖啡、酒类等。

（3）根据医生建议进行治疗，可以局部外涂抗真菌类的药膏，如特比萘芬乳膏、硝酸米康唑乳膏或克霉唑乳膏等。如果炎症表现明显，可以采用含有糖皮质激素的复合制剂，如曲咪新乳膏或派瑞松乳膏。伴有瘙痒症状时，还需要口服抗组胺药物，如盐酸左西替利嗪或依巴斯汀等。如使用盐酸阿莫罗芬搽剂、环吡酮胺乳膏等涂抹患处。

38. 湿疹

引起湿疹的原因包括：① 环境因素（长期处于闷热、潮湿的环境中）；② 食物过敏（以海鱼、海虾、海带等食物常见）；③ 经常熬夜、不规律饮食、身体过度劳累会导致身体免疫力下降，从而引发湿疹。湿疹具有一定的遗传现象，家族中有湿疹病史的人患有湿疹的概率会增加。

根据急性、亚急性和慢性过程不同，皮肤炎症的反应不同。皮损初为多数密集粟粒大小丘疹、丘疱疹或小水疱，基底潮红，逐渐融合成片。自觉剧烈瘙痒，由于瘙痒抓破后呈明显的点状渗出及小糜烂面，边缘不清。好发于头面、耳后、四肢远端、肘窝、腘窝、阴囊、肛周等部位，多对称发布。急性湿疹炎症减轻后，皮损以小丘疹、结痂和鳞屑为主，仅见少量丘疱疹及糜烂，但仍有剧烈瘙痒。湿疹反复发作不愈会转为慢性湿疹，表现为患处皮肤增厚、浸润，棕红色或色素沉着，表面粗糙，覆鳞屑，或因抓破而结痂。自觉瘙痒剧烈。常见于小腿、手、足、外阴、肛门等处。病程不定，易复发，经久不愈。

📋 **处理指导**

(1) 避免刺激因素:尽量避免各种外界刺激,如热水烫洗、暴力搔抓、过度洗拭等。同时,避免长时间待在闷热、潮湿的环境中。衣着宜宽松,以减少摩擦刺激,勿与化纤及毛织品直接接触。

(2) 避免易致敏和刺激性食物,如鱼、虾、浓茶、咖啡、酒类等。避免熬夜,规律饮食,注意休息,不可过度劳累。

(3) 在医生指导下,根据皮损情况选用适当剂型和药物。如急性湿疹局部使用生理盐水、3%硼酸或1:2 000～1:10 000高锰酸钾溶液冲洗和湿敷,使用炉甘石洗剂以达收敛作用;亚急性、慢性湿疹应用合适的糖皮质激素霜剂、焦油类制剂或免疫调节剂,如他克莫司软膏、匹美莫司软膏。继发感染者加抗生素制剂。也可选用抗组胺药止痒,必要时两种配合或交替使用。泛发性湿疹可口服或注射糖皮质激素,但不宜长期使用。一旦发生感染,应及时就医。

39. 痈

痈是邻近多个毛囊及所属皮脂腺、汗腺的急性化脓性感染。初起时,局部皮肤会有一个红、肿、热、痛的炎性浸润的扁平硬块,颜色暗红,边界不清。随着病情的发展,红肿逐渐扩大,脓点增大、增多,破溃后,坏死的组织与脓液自溃孔排出。严重时,整个患部全坏死,表面皮肤完全脱落,形成一个深的巨大溃疡。可有畏寒、发热、疼痛、食欲不佳、疲乏无力等全身症状。严重者可因脓毒血症而危及生命。

📋 **处理指导**

一旦出现痈的症状,及时去医院就诊,明确诊断,配合医生,尽早使用敏感的抗生素进行治疗,对脓肿已形成者,及时进行切开引流,以防止感染的扩散。

40. 脂肪瘤

正常脂肪组织被结缔组织所包裹或者分割,而形成分叶状或者是团簇状的包块,称为脂肪瘤。好发于肩、背、颈、乳房及臀部,其次是面部、头皮、阴囊和阴唇。表现为单个或多个皮下局限性斑块,大小从针头到成人头大不等,常呈扁球状、分叶状或者蒂状,有时呈弥漫性斑块,可推动,表面皮肤正常。通常无自觉症状,但较大肿瘤可能妨碍局部动作,或因压迫神经而引起疼痛。

📋 **处理指导**

(1) 脂肪瘤是一种良性的肿瘤,不影响周围关节或者是周围组织功能的时候,一般不建议治疗;如果影响关节功能,或者是肢体的功能,可以选择手术切除。

(2) 避免长期高胆固醇饮食、酗酒、过多刺激性饮食,避免电离辐射。

（3）放松心情，控制情绪，尽量减轻工作压力，保证足够睡眠，不熬夜。

41. 肌肉萎缩

肌肉萎缩是指肌肉体积较正常缩小，肌纤维变细或者消失，是许多神经肌肉疾病的重要症状和体征。原因包括：① 失用性肌肉萎缩：主要由缺乏运动所致，全身消耗性疾病如甲状腺功能亢进症、恶性肿瘤等也会引起这种肌肉萎缩现象；② 肌源性肌肉萎缩：肌营养不良、周期性麻痹、多发性肌炎、缺血性肌病、代谢性肌病、内分泌性肌病、肌源性肌病、神经肌肉传递障碍性肌病等，都可能导致肌源性肌肉萎缩；③ 神经源性肌肉萎缩：脊髓和下肢运动神经元病变，如脊椎骨质增生、脊神经肿瘤、神经炎、脊髓空洞症、运动神经元性疾病、格林—巴利综合征、脑部病变等，都可导致神经源性肌肉萎缩。

肌肉萎缩表现为乏力，特别是下肢常酸软无力，常常无法久站；会出现面色无华、瘀斑、四肢青筋暴露和脉搏无力等症状。神经性肌肉萎缩会伴有感觉障碍。另外，可能出现耳鸣、遗精、遗尿等症状，女性会有月经不调表现。

📄 **处理指导**

（1）建议及时去医院神经科就诊，进行肌电图、影像学等检查，明确肌肉萎缩原因，配合医生积极治疗。

（2）加强营养，尤其是蛋白质的摄入，因为蛋白质是肌肉组织代谢的重要营养成分，缺乏蛋白质可能导致肌肉萎缩。

（3）缺乏运动所致的肌肉萎缩，应每日进行肌肉负重活动，避免长期卧床，适度参加体育锻炼，尤其是肌肉负重抗阻力训练，可以增强肌肉力量及强度。

42. 颈静脉怒张

颈静脉怒张主要与心脏疾病相关，可见于引起右心衰竭的疾病，如慢性肺源性心脏病、限制性心肌病、先天性心脏病，心包病变如缩窄性心包炎、心包积液，以及上腔静脉阻塞综合征等。其中，心力衰竭是引起颈静脉怒张的最常见原因。主要表现包括颈静脉充盈、饱满、肿大、搏动等。在病情严重的情况下，手臂和其他部位也可能出现可见的怒张现象。

📄 **处理指导**

建议及时去医院心内科，进行 X 线胸透或摄片以及超声心动图等检查，观察心脏的形态和大小，以及心脏搏动的情况，明确颈静脉怒张的病因。配合医生积极治疗原发病。

43. 颈静脉搏动明显

颈静脉搏动明显的原因有多种，包括生理性原因和病理性原因。生理性原因主要是情绪激动,这可能导致颈静脉充盈,出现搏动明显的情况。病理性原因可能包括颈静脉炎、颈静脉血栓形成、高血压、低血压、甲状腺功能亢进症等。表现主要是在颈部可以观察到明显的血管搏动,可能伴随有疼痛、肿胀等症状。

📄 **处理指导**

(1)建议去医院心内科就诊,通过测量血压,密切观察颈部血管情况,进行血液检查、影像学检查等,以排除可能的病理性原因。如果是病理性原因,需要根据医生的建议进行相应的治疗,如药物治疗、手术治疗等。

(2)一旦伴随有其他症状,如头晕、恶心、呕吐等,应及时就医。

(3)生理性原因,一般无需特殊治疗,只需要保持情绪稳定即可,同时应保持良好的生活习惯,如低盐低脂饮食、适量运动等。

44. 淋巴结肿大

导致淋巴结(主要是耳前、耳后、腹股沟、颈部、颏下、腋窝、锁骨上、腹腔、纵隔等部位)肿大的原因主要有炎症(包括细菌和病毒等感染、结核以及免疫性反应等)和原发于淋巴系的肿瘤(如霍奇金淋巴瘤和非霍奇金淋巴瘤,急性白血病以及其他各种类型的淋巴结转移癌),实体肿瘤转移也可表现淋巴结肿大。炎症性淋巴结肿大的表现通常包括发热、局部红肿疼痛、乏力等前驱症状;其他原因导致的淋巴结肿大会有相应临床表现。

📄 **处理指导**

(1)建议去医院就诊,医生可能会通过触诊、血液检查、影像学检查(如超声、CT等)以及组织活检等方法来确定淋巴结肿大的原因。

(2)处理淋巴结肿大方法会根据病因的不同而有所不同。例如,对于炎症感染引起的淋巴结肿大,通常会用抗生素治疗;对于肿瘤转移引起的淋巴结肿大,可能需要手术或放化疗治疗;对于淋巴瘤或系统性红斑狼疮等全身性疾病引起的淋巴结肿大,可能需要进行全身治疗。

(3)注意休息,戒烟、戒酒,保持心情愉悦,并注意营养的摄入,如多吃新鲜的水果和蔬菜,补充维生素等。

45. 气管移位

气管移位是指气管位置偏移或变形,可能导致气管狭窄、呼吸困难等症状。正常人体气管位于颈部正中,当一侧胸腔积液、积气或有占位性新生物时,由于患侧胸内压力增高而将气管推向健侧;当一侧肺不张、胸膜增厚及粘连时,气管被牵拉向患侧,而发生气管移位。颈部的肿瘤、炎症、血肿、畸形及甲状腺肿物较大时,可压迫气管受压移位,使之弯曲狭窄而影响呼吸,出现呼吸困难。严重时气管受压或因发生塌陷可引起窒息。

📄 **处理指导**

（1）体检发现气管移位时，应去医院进一步检查，以明确气管移位的原因并积极治疗。

（2）如果气管移位是由情绪不稳定、咳嗽或反酸等原因引起的，可以通过日常调理和药物治疗来缓解。例如，对于情绪不稳定，可以通过休息、放松训练、瑜伽等活动来缓解紧张情绪。对于咳嗽或反酸，可以在医生指导下服用止咳或抗酸的药物进行治疗。对于气管炎等炎症引起的气管移位，可以遵医嘱使用相应的药物进行治疗。

（3）气管移位严重通过手术来纠正的，手术后，患者需要遵循医生的指导，进行康复训练，加速康复过程。包括避免吸烟和被动吸烟，避免接触空气污染物，保持良好的室内空气质量；注意饮食健康，均衡摄入各种营养素，避免摄入过多的盐和脂肪；保持适当体重，逐步加强有氧运动，以增强心肺功能，增加肺容积。

46. 扁平胸

扁平胸是指胸廓呈扁平状，其前后径不及左右径的一半。扁平胸的临床表现为胸廓扁平，肋骨的倾斜度增加，肋下缘较低，腹上角呈锐角。颈部细长，锁骨突出，锁骨上、下窝凹陷。

由于胸廓容积减小，可能出现呼吸困难的症状，尤其在活动时更为明显；部分扁平胸者可能出现胸痛的症状（胸廓畸形对周围组织的压迫或牵拉引起）。

扁平胸的发生可能与遗传因素（家族中有扁平胸病史的人更容易患上扁平胸）、缺乏维生素 D 和钙等营养物质和佝偻病有关。另外，脊柱侧弯、慢性肺部疾病、慢性消耗性疾病、先天性心脏病、脊柱裂等疾病也可能导致扁平胸的发生。

📄 **处理指导**

（1）对于非疾病因素引起的扁平胸，如无其他症状或并发症出现，通常无需特殊治疗。

（2）合并其他疾病或症状，应及早去医院就诊，积极治疗原发疾病。

（3）扁平胸对胸腔内脏器产生压迫，或限制肺部及心脏等器官发育，影响心肺功能。扁平胸合并漏斗胸时，需要进行手术治疗以矫正胸廓。

（4）保持良好的健康习惯，包括保持均衡的饮食，确保身体获得足够的营养，特别是钙、磷和维生素 D 等；可经常进行扩胸运动，以增强胸廓肌肉的力量和弹性；避免吸烟、减少空气污染暴露等。另外，要保持良好心态，避免扁平胸对心理产生负面影响，如自卑、焦虑等。

47. 桶状胸

桶状胸又称"气肿胸"，指胸廓前后径增加，有时与左右径几乎相等，呈圆桶状，肋骨斜度变小,其与脊柱夹角常大于 45°,肋间隙增宽饱满,腹上角增大。见于严重肺气肿患者,亦可见于老年人或矮胖体型者。由于肺部疾病的存在,可能会出现呼吸困难的症状,尤其是在活动时。其他症状如咳嗽、咳痰、喘息等,这可能随着病情的加重而加重。

桶状胸最常见的原因是慢性阻塞性肺疾病,包括慢性支气管炎和肺气肿。这些疾病导致肺组织弹性减弱,小气道阻塞,使得肺内气体滞留,进而使得胸廓的前后径增大;胸膜增厚、胸腔积液等,也可能导致胸廓的改变。另外,长期大量吸烟、胸部外伤、脊柱畸形等也可能导致桶状胸的出现。

 处理指导

(1) 体检发现桶状胸时,应去医院进一步检查,以明确桶状胸的原因,并需治疗原发病,以缓解症状。

(2) 在医生指导下,进行系统性呼吸练习和适量体育锻炼,帮助增强肺部功能和肌肉力量。

(3) 预防上应保持正确的坐姿和站姿。长期保持不正确的坐姿和站姿会导致肋骨和胸骨错位,从而引起桶状胸。因此,要保持良好的姿势,尽量避免驼背。

(4) 注意饮食健康。合理膳食对于预防桶状胸也非常重要,要注重饮食平衡,多摄入富含蛋白质、钙、维生素 D 等营养素的食物,以益于骨骼和胸骨的正常发育。

48. 佝偻病胸

为佝偻病所致的胸廓改变,多见于儿童。常表现为以下几种形式:① 沿胸骨两侧各肋软骨和肋骨交界处常隆起,形成串珠状,谓之佝偻病串珠。② 下胸部前面的肋骨常外翻,沿膈附着的部位其胸壁向内凹陷形成沟状带,称为肋膈沟。③ 若胸骨剑突处显著内陷,形似漏斗,谓之漏斗胸。④ 胸骨的前后径略长于左右径,其上下距离较短,胸骨下端常前突,胸廓前侧壁肋骨凹陷称为鸡胸。

引起佝偻病的原因很多,如饮食中维生素 D 缺乏,日光照射不足,维生素 D 吸收与代谢障碍,肾脏疾病等。

处理指导

(1) 轻度的佝偻病胸,一般不需要特殊治疗,可以通过加强营养、多晒太阳、补充维生素 D 和钙剂等方法进行纠正。

(2) 中度或重度的佝偻病胸,应根据医生的建议进行相应的治疗,如手术矫正等。同时,在治疗过程中,需要注意保护孩子的心理健康,避免因为身体畸形而产生自卑等心理问题。

(3) 预防措施包括:① 孕妇在怀孕期间应注意营养,多吃富含钙、磷和维生素 D 的食物,如牛奶、鸡蛋、鱼、虾等。同时,多晒太阳,促进身体对钙、磷等元素的吸收。② 婴儿出生后,应尽早开始母乳喂养,同时,应根据孩子的年龄和生长情况,适时添加辅食,保证营养的均衡。③ 多晒太阳是预防佝偻病的有效方法。建议每天让孩子晒太阳 2 小时左右,但要避免中午时分直接晒太阳，以免紫外线过强造成伤害。④ 对于营养不良、体质较弱或生长发育过快的孩子，应及时补充维生素 D 和钙剂，以预防佝偻病的发生。

49. 胸廓局部隆起

胸廓局部隆起一般由胸壁病变所致（肋骨畸形、胸壁占位性病变等），也可能由心脏明显扩大、大量心包积液、先天性心脏病（如房间隔缺损、室间隔缺损、法洛四联症）、幼年时期发生的风湿性心脏病、主动脉瘤及胸内或胸壁肿瘤等导致。还可能是肋骨及胸骨的冷脓肿、皮下气肿、肺结核或肿瘤等造成。

胸廓局部隆起可能会存在局部有压痛以及前后挤压胸廓时，听到骨擦音等情况，还可能伴有其他症状，如呼吸困难、咳嗽、胸痛等。

📄 **处理指导**

（1）建议去医院就诊，进行 X 线、CT 扫描、心电图、心肺功能和血生化等检查，以明确胸廓局部隆起的原因，治疗原发病，以缓解症状。例如，如果是肺部炎症引起的胸廓一侧膨隆，需要使用敏感抗生素进行抗感染治疗；如果是肺结核或肿瘤引起的胸廓一侧膨隆，需要使用抗结核药物或抗肿瘤药物进行治疗。

（2）保守治疗无效，甚至形成了漏斗胸，则可能需要通过手术治疗进行矫正。

（3）维持正确的姿势和体态，避免长时间的不正确姿势或重复性动作，避免剧烈运动或运动造成的过度压力。

50. 匙状指

匙状指也称反甲，表现为指甲中部凹陷，边缘翘起，较正常变薄，表面粗糙有条纹，常见于缺铁性贫血，偶见于风湿热、高原疾病。皮肤炎、甲沟炎以及手指受到外伤可能导致关节和软组织损伤，也能引发匙状指。无明显病因者，可能与家族遗传或随着年龄增长手指出现老化、退变等有关。

📄 **处理指导**

（1）体检发现匙状指时，应去医院进一步检查，以明确匙状指的原因，并需治疗原发病，以缓解症状。例如，缺铁性贫血引起的，应注意补充铁剂和维生素 C。

（2）避免过度使用或挤压手指，适当进食富含钙元素的食物。

（3）可以遵医嘱外用维 A 酸乳膏、水杨酸软膏等涂抹患处。

51. 杵状指（趾）

杵状指（趾）亦称鼓槌指（趾），表现为手指或足趾末端增生、肥厚，呈杵状膨大。其特点为末端指（趾）节明显增宽增厚，指（趾）甲从根部到末端呈拱形隆起，使指（趾）端背面的皮肤与指（趾）甲所构成的基底角等于或大于 180°。

杵状指（趾）可见于多种疾病，如发绀型先天性心脏病（法洛四联症、肺动静脉瘘）、慢性肺部病变、慢性消耗性疾病、克罗恩病、先天性梅毒、脊髓空洞症、中毒（砷、磷）等。杵状指（趾）可能与不同外显率及基因表现的常染色体基因有关，但这种情况较为罕见。

📑 **处理指导**

（1）体检发现杵状指（趾）时，应进行血液、肺功能和影像学检查等，以明确杵状指（趾）的原因，根据病因进行针对性治疗。例如，由于心肺疾病导致的缺氧症状，可能需要改善缺氧状况；如果是肺癌、心脏病等疾病引起的，则需要对这些疾病进行治疗。

（2）在家庭中，氧疗也是一种可能的治疗方法，可以帮助改善缺氧症状。

（3）避免具有引发杵状指（趾）风险的不良生活习惯，如吸烟和过度饮酒等。

52. 肢端肥大症

肢端肥大症是腺垂体分泌生长激素过多所致的体型和内脏器官异常肥大，并伴有相应生理功能异常的内分泌与代谢性疾病。主要见于垂体生长激素瘤、少部分可由于异位生长激素瘤导致。极少数肢端肥大症是遗传导致。

生长激素过多主要引起骨骼、软组织和内脏过度增长，在青春期少年表现为巨人症，在成年人则表现为肢端肥大症，可出现颅骨增厚、头颅及面容宽大、颧骨高、下颌突出、牙齿稀疏和咬合不良、手脚粗大、驼背、皮肤粗糙、毛发增多、色素沉着、鼻唇和舌肥大、声带肥厚和音调低粗等表现，常伴有头痛及视力减退等压迫症状。可有内脏器官肥大，如心脏肥大、肺脏肥大、肝脏肥大等。

本病早期（形成期），体格、内脏普遍性肥大，垂体前叶功能亢进；晚期（衰退期），体力衰退，出现继发性垂体前叶功能减退。

📑 **处理指导**

（1）建议去医院内分泌科和脑外科就诊，进行内分泌激素、头颅 CT、MRI 和骨密度等检查，明确病因。

（2）根据病因和专业医生评估，接受药物（如醋酸奥曲肽注射用、甲磺酸溴隐亭片）治疗。如果症状严重，患者需要配合医生进行手术治疗，如手术治疗不成功、药物治疗效果不佳或不能耐受药物治疗时，可进行放射治疗。

（3）在日常生活中应避免使用激素类药物，以免引起不适症状。如果需要使用激素类药物，应在医生指导下使用。保持良好的生活习惯，避免熬夜，保持充足的睡眠，有助于预防内分泌紊乱，从而预防肢端肥大症。

53. "O"型腿（膝内翻）

"O"型腿，又称为"膝内翻"。以两下肢自然伸直或站立时，两足内踝能相碰而两膝不能靠拢为主要表现。可因长时间下肢负重偏移,导致肢体不对称生长,出现行走时摇摆步态。由于膝关节内翻,身体重量过多集中于膝关节内侧关节面上,可能出现膝关节和小腿痛。随着时间的延长,膝关节进一步磨损,可继发膝关节炎,疼痛更加明显,影响日常的站立和行走。

缺钙和遗传是"O"型腿形成的基础,直接原因包括不正确的走姿、站姿、坐姿及不适当运动。另外,骨折、骨骺损伤、脊髓灰质炎等也可能导致"O"型腿。

📄 **处理指导**

(1)生理性"O"型腿:通常不需要特殊处理,随着机体发育成熟,症状能逐渐自行改善、纠正。对于骨折、骨骺损伤等引起的"O"型腿,可能需要进行手术治疗。维生素 D 缺乏引起的佝偻病,需要补充维生素 D 和钙剂。

(2)可由专业医生对"O"型腿进行矫正处理,方法包括手术、正"O"仪器、夹板、绑腿、锻炼、矫正鞋垫等,并定期随访,按医嘱正确进行功能锻炼。再根据保守治疗的效果决定下一步治疗的方案。

(3)注意保持正确的走姿、站姿、坐姿等,避免长期穿高跟鞋、盘腿坐、跪坐、蹲马步等不良姿势。适当进行下肢锻炼,如慢跑、游泳等,以增强下肢肌肉力量。对于儿童和青少年,要注意补充足够的维生素 D 和钙剂,以促进骨骼的正常发育。

54. "X"型腿(膝外翻)

"X"型腿,又称为膝外翻,指两足并立时,两侧膝关节碰在一起,而两足内踝无法靠拢。发生原因与先天遗传、小儿佝偻病、软骨发育障碍等有关。另外,外伤、骨折等也可引起膝外翻后遗症。

📄 **处理指导**

(1)建议去医院就诊,进行膝关节 X 线正位片检查,由专业医生评估下肢形态和关节活动度,以确定处理方案,包括非手术治疗(夹板、绑腿、锻炼、矫正鞋垫等方法)和手术矫正治疗。

(2)对于佝偻病患儿,需要接受正规、系统的佝偻病治疗。

(3)保证充足的营养,特别是在儿童生长发育阶段,要保证钙、磷等营养元素的摄入,以促进骨骼的正常发育。注意坐、走姿势的正确性,避免长时间保持不良姿势。

55. 足外翻

足外翻主要由扁平足和创伤导致。扁平足可以是先天的,也可以是后天的,主要是由于足弓低平,缓冲负荷的能力下降,导致跟骨逐渐向外翻;创伤如骨折也可能导致足部愈合后畸形,出现足外翻。此外,习惯穿高跟鞋及尖头鞋者也易发病。

足外翻的症状常呈对称性,包括脚部畸形和疼痛,可能出现第一跖骨头部隆起处疼痛和肿胀、局部皮肤刺激发炎等。

📄 处理指导

（1）建议去医院就诊，进行体格检查、X 线检查、超声检查、CT 检查和磁共振检查等，以确定足外翻的程度和原因。

（2）在专业人员指导下穿戴足部辅具（具有足弓支撑、稳定性和足部对齐功能的鞋子，使用定制的矫正鞋垫），穿戴矫形器或支具，或由专业人员进行足部矫正手法治疗。也可进行物理治疗，进行足底筋膜按摩和拉伸。

（3）增加多种维生素摄入，进食高钙食品，控制体重，避免穿高跟鞋和鞋子过紧，注意保持正确的站姿和步态，避免长时间站立或行走，以及避免过度使用足部。

56. 足内翻

足内翻畸形是跟舟骰关节呈半脱位状态，使足固定于一种内收、旋后内翻姿势。先天性足内翻与遗传和基因突变有关，也可能与孕妇在怀孕期间接触致畸因素，如放射性物质、滥用药物、吸烟饮酒，以及长期生活在噪声和被污染的环境中有关。后天因素，如神经肌肉受损、脊髓受损，或由于外伤导致神经受伤，出现足肌力不平衡，从而引起足内翻。足内翻的症状可见单侧性或双侧性，表现为跟骨变小、跖屈、内旋、内翻畸形。

📄 处理指导

足内翻治疗应于出生后尽快开始，新生儿时期适用手法矫正。1～3 岁患儿可用手术治疗，手术主要有两大类：① 软组织手术；② 骨性手术。

其他年龄阶段，症状较轻者，可在专业人员指导下进行锻炼和穿矫形鞋等处理。对于骨性结构已经愈合，足内翻仍然比较严重，局部出现皮肤溃疡，严重影响生活质量的患者，应接受手术治疗（手术方法包括肌腱移位手术和骨性手术）。

57. 扁平足

扁平足又称平足症，指足弓低平或消失，患足外翻，站立、行走的时候足弓塌陷，可引起足部疼痛的一种畸形。可以是先天的（足底骨骼发育不良、距骨后倾、骨盆倾斜等），也可以是后天获得的。成人平足可以是儿童平足的延续，也可能是由脚弓肌腱功能不足、关节疾病、足部外伤、肌无力症、脊髓灰质炎等导致足弓塌陷造成的。另外，长期穿着过于柔软或过于硬的鞋子、长时间站立或行走、肥胖等因素也可能导致脚弓肌腱功能不足。

📄 处理指导

（1）平足症的早期发现非常重要，应在发现后积极进行检查和治疗，以明确病因，预防可能出现的骨与关节的不可逆病变。

（2）在专业人员指导下，进行足内、外在肌的功能锻炼，如足跖行走、跖屈运动、提踵外旋运动和足趾勾栏练习等。如足部的外缘练习。

（3）用温水泡脚，促进血液循环，同时可以在水中放置小鹅卵石，用足部抓取以锻炼脚部力量。可以选择有良好足弓支撑的鞋子，避免过长时间站立。

（4）因舟骨畸形或跟骨骨桥造成的扁平足，可能需要进行手术切除肥大的舟骨或骨桥以缓解扁平足症状。

58. 四肢肌肉萎缩

肌肉萎缩是指横纹肌营养障碍，肌肉纤维变细甚至消失等导致的肌肉体积缩小。肌肉萎缩状况除肌肉组织本身的病理变化外，更与神经系统有密切关系。病因主要包括：① 神经源性肌萎缩（例如脑干出血、脑梗死等脑血管疾病导致的中枢神经严重损伤）；② 肌源性肌萎缩；③ 失用性肌萎缩（长期卧床、骨折后石膏固定等原因导致肌肉得不到活动）。另外，中毒、自身免疫性疾病等也可导致神经肌肉组织受损，发生肌萎缩。

肌肉萎缩者由于肌肉肌无力而长期卧床，易并发肺炎、压疮等。

📄 处理指导

（1）建议去医院神经科就诊，明确肌肉萎缩原因，针对病因进行系统治疗。

（2）在康复专业人员指导下，进行规范康复运动治疗，进行强调肌肉协调性训练；通过按摩、针灸、推拿等方式缓解肌肉萎缩情况，促进肌肉血液循环和功能恢复。在操作时，手法要轻柔，避免损伤肌肉组织。在医生建议下，服用营养神经类药物进行治疗，如维生素 B_1 片、维生素 B_6 片等。

（3）除请医生治疗外，自我调治也十分重要，应保持乐观愉快的情绪，保证营养均衡，多吃蛋白质含量高、能量高的食品，如鱼肉、鸡蛋、鸡肉等，避免吃辣椒等刺激性食物，以免影响肌肉恢复。

59. 四肢淋巴水肿

四肢淋巴水肿是一个病症名称。淋巴水肿是指人体某部分由于淋巴系统缺陷引起淋巴液回流受阻、反流，导致肢体浅层软组织内体液集聚，继发纤维结缔组织增生、脂肪硬化、筋膜增厚及整个患肢变粗的病理状态。原因包括先天性淋巴管发育异常、创伤或损伤导致的淋巴管受损、乳糜池堵塞或其他因素导致淋巴管堵塞。另外，淋巴水肿还可能与丝虫病、肾病综合征等原因有关。

肢体淋巴水肿的临床表现为单侧或双侧肢体的持续性、进行性肿胀。水肿早期按压皮肤后出现凹陷，又称为凹陷性水肿。此时若将肢体持续抬高，水肿可减轻或消退。若没有得到及时治疗，病情逐渐进展，可出现皮肤日渐粗糙、变硬呈团状，弹力从减弱到消失。

📄 **处理指导**

（1）建议及时去医院就医，进行血液检测、CT 扫描、MRI 检查、彩超检查以及淋巴造影等，了解病情的严重程度，以及确定是否存在淋巴系统阻塞或其他异常，明确病因。

（2）可采用物理疗法、运动疗法和按摩疗法，帮助改善肿胀情况。药物治疗主要用于缓解疼痛和炎症。如果病情严重或上述方法效果不佳，可能需要进行手术治疗，如淋巴管重建术或截肢术。

（3）注意避免穿塑身内衣或紧勒身体的衣裤，选择能让上肢活动方便的衣服。

60. 骨关节炎

骨关节炎又称退行性骨关节病、退行性关节炎、老年性关节炎、肥大性关节炎，是一种退行性病变，系由于增龄、肥胖、劳损、创伤、关节先天性异常、关节畸形等诸多因素引起的关节软骨退化损伤、关节边缘和软骨下骨反应性增生。好发于负重关节及活动量较多的关节（如颈椎、腰椎、膝关节、髋关节等）。

骨关节炎临床表现为缓慢发展的关节疼痛、压痛、僵硬、关节肿胀、活动受限和关节畸形等。表现为休息后出现疼痛，活动片刻即缓解，但活动过多后，疼痛又加剧。常出现在早晨起床时或白天关节长时间保持一定体位后出现关节僵硬。检查受累关节可见关节肿胀、压痛，活动时有摩擦感或"咔嗒"声，病情严重者可有肌肉萎缩及关节畸形。

📄 **处理指导**

（1）建议去医院骨科就诊，进行 X 线（查看受累关节的间隙及是否发生囊性变化）、C 反应蛋白和红细胞沉降率、CT、MRI 等检查，必要时通过关节镜了解关节内损伤的严重程度。

（2）可在医生指导下使用快作用缓解症状药（如镇痛剂、非甾体抗炎药）、慢作用缓解症状药（如硫酸氨基葡萄糖、透明质酸钠）和软骨保护剂。也可选择热疗、水疗、红外线、超短波、电刺激等以增强关节局部血液循环，缓解肌肉紧张，减轻疼痛。

（3）推拿针灸治疗在减轻症状方面有明显效果，中药贴剂可活血止痛。

（4）控制体重以减轻关节负担，加强关节周围肌肉力量锻炼，避免过度运动、久坐、久蹲、久跪等可能加重骨关节炎的动作。注意保暖、避免受凉，预防骨关节炎的急性症状。

61. 颈椎（曲度）变直

正常情况下颈椎有 20°～25°向前凸的生理曲度，作用是保持站立、行走时目视前方，吸收震荡，保护头部和脊髓。颈椎曲度的维持主要是靠椎间盘弹性、颈椎前方、后方的肌肉及韧带良好的张力。一旦平衡被打破，则会导致颈椎曲度变直。

颈椎曲度变直又称颈椎生理曲度消失或颈椎生理曲度反弓，发生原因除少部分是先天性因素（颈椎分节不全或椎体畸形等）导致，大多与长期低头伏案工作、长时间使用电子产品、不正确的坐姿或站姿等有关。

颈椎（曲度）变直可能不会出现任何症状，也可表现为头、颈、肩、背、手臂酸痛，颈脖子僵硬和活动受限，严重时会出现头晕、眼花、恶心、走路眩晕等症状。

📄 处理指导

参考"第四章 超声显像和影像学检查 第八节 脊柱、四肢及关节 11.颈椎生理曲度变直和颈椎反弓"。

62. 脊柱畸形

脊柱的冠状位、矢状位或轴向位偏离正常位置，发生形态上异常的表现，称为脊柱畸形。脊柱畸形根据位置可以分为颈椎、胸椎和腰椎畸形；根据形态学可以分为前凸、侧凸和后凸畸形。脊柱畸形可能与多种因素有关，包括先天骨骼发育异常、后天外伤、骨质退变、骨结构改变等。此外，还有部分患者脊柱发生畸形的原因不明，如特发性的脊柱侧弯。

脊柱畸形的主要表现为背部畸形，如驼背、姿态不对称、双肩不等高、身材矮小等。严重的脊柱畸形还可能导致胸腔容积下降，从而引发活动耐力下降、气促、心悸等心肺功能受损的表现。脊柱稳定性受损，会对脊髓神经造成压迫。

📄 处理指导

参考"第四章 超声显像和影像学检查 第八节 脊柱、四肢及关节 18.脊柱畸形"。

63. 爪形手

爪形手是尺神经损伤时，大部分手内收肌麻痹，造成握力减弱，持物不稳，动作不灵活等，其典型表现为手指的精细动作消失。伤侧手指呈现拇指外展，小指内收，肌肉萎缩以骨间肌和拇内收肌最明显，其次为小鱼际肌，因骨间肌萎缩导致骨间凹陷，手指分开形成特殊的"爪形手"畸形。神经受损或疾病（如神经萎缩性侧索硬化症）可能导致肌肉无力和萎缩，引起爪形手的出现。

📄 处理指导

（1）建议去医院进行肌电图检查，以确定神经受损情况。尺神经损伤修复后手内肌功能恢复较差，特别是高位损伤。除应尽早修复神经外，腕部尺神经运动与感觉神经已分成束，可采用神经束缝合，以提高手术效果。晚期功能重建主要是矫正爪形手畸形。

（2）保守治疗使用神经营养药物，结合其他药物、针灸或按摩疗法。神经受损的康复通常需要较长时间，期间要持续服用神经营养药物，并与其他疗法相结合。

（3）如果畸形严重，可能需要通过神经束缝合和功能重建来矫正爪手畸形。在治疗过程中，建议进行辅助按摩，必要时用温水浸泡，并依靠浮力进行锻炼，以减少疼痛。

64. 腱鞘囊肿

腱鞘囊肿是发生于关节部腱鞘内的囊性肿物,主要是关节囊、韧带、腱鞘中的结缔组织退变所致。囊内含有无色透明或橙色、淡黄色的浓稠黏液,囊壁为致密硬韧的纤维结缔组织,囊肿以单房性为多见。多发于腕背和足背部。

起病缓慢,发病部位可见一圆形肿块,有轻微酸痛感,严重时会给患者造成一定的功能障碍。

处理指导

(1) 对于体积较小囊肿,如没有明显症状,不需要特殊治疗。如果囊肿对周围神经或组织造成了压迫,或者症状严重影响了患者的日常生活,那么可能需要进行手术治疗。手术方法包括囊肿切除术和囊肿引流术等。

(2) 长期从事重复性手工劳动的人,特别是手握鼠标时间过长,或是姿势不正确,易导致手关节滑膜腔的损伤,从而引发腱鞘囊肿或加快囊肿发展,应每隔一小时休息5至10分钟。

(3) 在劳累后对囊肿处热敷、局部按摩以促进血液循环。亦可旋转手腕,运动所有的腕肌肉,恢复血液循环,并消除手腕的弯曲姿势。

65. 痛风

痛风是一种常见且复杂的关节炎类型,发病急,常会在夜晚出现突然性的关节疼痛、红肿,疼痛感慢慢减轻直至消失,持续几天或几周不等。

痛风发作与体内尿酸浓度有关,痛风会在关节腔等处形成尿酸盐沉积,进而引发急性关节疼痛。痛风发病的诱因主要是食用了富含大量嘌呤的食物。

处理指导

参考"第一节 问诊和一般项目 五、疾病史 9. 痛风"

66. 网球肘

网球肘(肱骨外上髁炎)是肘关节外侧前臂伸肌起点处肌腱发炎疼痛。疼痛的产生是由于前臂伸肌重复用力引起的慢性撕拉伤造成的。在用力抓握或提举物体时感到患部疼痛。网球肘是过劳性综合征的典型例子。网球、羽毛球运动员较常见,家庭主妇、砖瓦工、木工等长期反复用力做肘部活动者,也易患此病。

处理指导

(1) 早期或程度较轻者在医生指导下服药(如布洛芬等),并采用护具、热疗、牵拉疗法,再进行力量练习,逐渐恢复运动。

（2）顽固性网球肘,经过正规保守治疗半年至1年后,症状仍然严重、影响生活和工作者可以采取手术治疗。手术方法有微创的关节镜手术和创伤亦不大的开放性手术,以清除不健康的组织,改善或重建局部的血液循环,使肌腱和骨愈合。

（3）注意患臂休息（制动）,尽量避免长时间拿着重物或过度使用肘部,适当休息以减轻肘部的压力。

67. 甲状腺肿大

体检时发现甲状腺肿大,一般指甲状腺组织体积大于正常范围。正常体型的成人,甲状腺常规手法检查触摸不到。甲状腺肿大是一种甲状腺体积和形态增大的病症,可能由多种因素引起,包括缺碘、先天性甲状腺发育异常（如多结节性甲状腺肿）、甲状腺素过多（如甲状腺功能亢进）、某些病毒感染可能诱发甲状腺炎症以及自身免疫性疾病（如毒性弥漫性甲状腺肿和慢性淋巴细胞性甲状腺炎）。甲状腺肿大分度为:体检触及甲状腺为Ⅰ°肿大;颈前甲状腺显露为Ⅱ°肿大;甲状腺肿大达胸锁乳突肌前缘为Ⅲ°肿大。甲状腺肿大表现根据引起的病因不同而有不同。

📄 **处理指导**

建议去医院内分泌科就诊,医生根据情况选择进行B超检查、甲状腺核素扫描、甲状腺功能检查、血清抗体检测、血碘及尿碘检查以及甲状腺肿瘤标志物检测等检查,明确病因诊断。遵医嘱,对因治疗。

68. 静脉炎

静脉炎（全称血栓性静脉炎）是指静脉血管的急性无菌性炎症。根据病变部位不同,静脉炎可分为浅静脉炎和深静脉炎。引起静脉血栓形成的病因很多,如创伤、手术、妊娠、分娩、心脏病、恶性肿瘤、口服避孕药及长期站立、下蹲、久坐、久卧等,较常见的是外科手术后引发本病。静脉输入强刺激性、高浓度药物或静脉导管使用时间较长,损伤静脉内皮细胞;浅表静脉曲张、血液淤滞;肥胖、吸烟、外伤、细菌感染等造成静脉内皮损伤,亦是发生静脉炎的原因。

静脉炎通常会出现沿静脉走行的疼痛,可能表现为局部红肿、灼热感等。皮肤出现发红、肿胀、硬结等症状,严重时可能出现皮肤溃疡、坏死等。另外,可能出现发热、乏力、寒战等全身症状。

📄 **处理指导**

（1）应去除导致静脉炎的病因,如静脉导管等。如合并细菌感染,可酌情予以抗生素治疗。下肢病变在急性期需抬高患肢,避免久站、久坐等,同时可加用医用弹力袜,局部可采用热敷、物理治疗等促进炎症吸收,止痛。

（2）遵医嘱外用类肝素软膏、抗炎药物软膏，内服促进静脉回流等活血化瘀药物。对于位于大腿根部及膝关节周围的病变，采用肝素抗凝治疗。对合并细菌感染者，需根据感染细菌类型对应使用抗生素。炎症期消退后，如仍有条索状硬物伴疼痛，可考虑手术切除。如下肢静脉曲张合并血栓形成浅静脉炎，可于炎症消退后行手术治疗。

（3）抬高患肢、避免久坐久站、保持皮肤清洁等，有助于缓解症状。对于血液高凝状态的患者在积极纠正基础疾病的同时，应注意避免四肢、躯干等好发部位的外伤。

69. 下肢静脉曲张

下肢静脉曲张主要是指浅静脉曲张，腿部有血管凸起，如蚯蚓样。原因主要是静脉瓣膜和静脉壁功能不佳，引起血液反流，导致静脉曲张；长时间站立由于血流的重力关系，导致浅静脉扩张；女性妊娠后腹腔压力较高，静脉回流障碍，引起静脉压高，也可导致静脉曲张。

下肢静脉曲张的表现主要包括疼痛、肿胀和易疲劳。病变的下肢会感到不舒服、沉重或肿胀，并且容易疲劳。当走路或躺下时，由于腓肠肌收缩的压缩，血液容易返回，静脉压力降低，症状得到缓解。随着时间的推移，静脉可能会变成结节状，并且可能会出现色素沉着、湿疹样变化等。

📄 **处理指导**

（1）适当卧床休息，避免久站，休息时可抬高下肢，适当运动锻炼（如步行、游泳等）来改善静脉曲张的症状。

（2）穿医用弹力袜和使用弹力绷带的方式进行加压。

（3）进行自我监测，时刻关注自身是否存在下肢沉重、酸痛感、腿部出现突起于皮肤表面的静脉扭曲等症状，以及是否出现血栓形成并发症情况（眼痛、眼部充血、恶心、呕吐等症状），一旦出现和发生，请及时就医处理。

（4）严重的下肢静脉曲张，应去医院血管外科，经检查评估后根据病情严重程度和患者的具体情况，采用手术治疗，方法包括传统的剥脱术、高位结扎术和静脉栓塞术和微创手术的硬化剂注射、激光治疗和射频治疗等方法。

70. 痔疮

痔疮，或称痔，是直肠下端的肛垫出现的病理性肥大。根据发生部位的不同，痔可分为内痔、外痔和混合痔。内痔好发部位为截石位3、7、11点，主要表现为出血和脱出，临床症状是间歇性便后出鲜血，部分可伴发排便困难，当合并发生血栓、嵌顿、感染时则出现疼痛；外痔发生于肛门外部，如厕时有痛感，有时伴瘙痒，是临床上最主要的发病形式。内痔和外痔的症状可同时存在，主要表现为便血、肛门疼痛及坠胀、肛门瘙痒等。痔疮轻者给正常生活带来不便，重者影响健康。如便血日久，可致不同程度贫血，甚至出血性休克，危及生命。痔疮坏死感染严重时，可经过血液系统引起全身感染，后果严重。

痔疮发生原因与门静脉内压上升导致痔静脉压升高、妊娠期间胎儿压迫盆腔静脉、久坐等有关。另外,大肠炎症可能引发直肠下部组织炎症和静脉炎,使管壁变脆,血管扩张充血,导致痔疮或加重。饮食习惯也是痔疮的一个重要原因。随着年龄的增长,人体机能下降,肛门周围血管弹性减弱,更易引发痔疮。

📄 **处理指导**

（1）无症状的痔一般无需治疗,日常生活中应避免劳累,避免久坐,适当进行肛门周围肌肉的锻炼。应保持肛门清洁,防止感染。多吃富含膳食纤维的食物,保持大便通畅,避免用力排便。

（2）有症状的痔重在减轻或消除症状,而非根治,可以局部涂抹痔疮膏、肛门内塞入痔疮栓,或口服静脉活性药物等。

（3）严重的痔,或药物治疗无效或反复发作,建议去医院痔科(肛肠科)行手术治疗。

（4）定期去医院进行血常规检查,以及时发现由于反复出血引起的贫血。发生痔疮坏死感染,应及时就医处理。

71. 肛瘘

肛瘘是肛门直肠瘘的简称,中医称为肛漏,是发生在肛门直肠周围的脓肿溃破或切口引流的后遗病变。典型的肛瘘就是一根通畅的完整的管道,一头在肛窦,一头在肛缘外,或在直肠壁。非典型肛瘘一般只有内口而没有外口,或虽有内口又有外口,但中间瘘管闭塞,或只有外口,内口找不到,或干脆就只有一硬结。

肛瘘的主要临床症状是自瘘口反复流出脓性、血性、黏液性分泌物,常伴有肛门部疼痛,严重者会出现全身感染症状如发热、寒战等。在外口愈合,瘘管内脓肿形成,引流不畅时,可有明显的疼痛感。此外,由于脓液不断刺激肛周皮肤,还可能出现瘙痒和肛周潮湿不适的症状。久治不愈的肛瘘尚存在癌变风险。

📄 **处理指导**

由于肛瘘并不能自愈,建议及时去医院肛肠科就诊,通过手术达到去除病灶、通畅引流,并尽可能减少肛管括约肌损伤,保护肛门功能的目的。如合并有糖尿病、克罗恩病、溃疡性结肠炎等疾病者,需同时积极治疗原发病。

72. 肛裂

肛是肛管,裂是裂开,肛裂是消化道出口从齿状线到肛缘这段最窄的肛管组织表面裂开,形成小溃疡,方向与肛管纵轴平行,呈梭形或椭圆形,长 0.5～1.0 cm,常引起肛周剧痛、出血、便秘。肛裂有急性和慢性之分,慢性肛裂由于病程长和反复发作,裂口上端的肛门瓣和肛乳头水肿,造成肛乳头肥大,下端皮肤呈袋状垂向下突出于肛门外,形成"前哨痔",肛裂、前哨痔、肛乳头肥大常同时存在,称为肛裂三联征。其原因多种多样,包括大便过硬和用力过度、慢性便秘、腹泻、高龄、妊娠和分娩以及炎症性肠道疾病等。

📄 **处理指导**

（1）轻微的肛裂可以通过调整饮食、保持大便通畅和局部使用药膏等方法进行治疗。

（2）严重的肛裂，可能需要进行手术治疗，如肛裂切除术、肛门内括约肌切断术等。

保持大便通畅，应多吃富含膳食纤维的食物，如蔬菜、水果等，避免大便干结。排便时不要过度用力，可以通过适当的腹部按摩或深呼吸来放松肛门括约肌。保持肛门清洁，便后用温水清洗肛门，避免感染。避免久坐久站，适当进行体育锻炼，避免长时间保持同一姿势。

73. 直肠脱垂

直肠壁部分或全层向下移位，称为直肠脱垂。直肠壁部分下移，即直肠黏膜下移，称黏膜脱垂或不完全脱垂；直肠壁全层下移称完全脱垂。若下移的直肠壁在肛管直肠腔内称内脱垂；下移到肛门外称为外脱垂。主要表现为有肿物自肛门脱出。初发时肿物较小，排便时脱出，便后自行复位。随着病情发展，肿物脱出渐频，体积增大，便后需用手托回肛门内，伴有排便不尽和下坠感。最后在咳嗽、用力甚至站立时亦可脱出。此外，直肠脱垂还可能引起不同程度的肛门失禁，常有黏液流出，导致肛周皮肤湿疹、瘙痒。因直肠排空困难，常出现便秘，大便次数增多，呈羊粪样。黏膜糜烂、破溃后有血液流出。

直肠脱垂的病因尚不完全明了，认为与多种因素有关：发育不良幼儿、营养不良和年老衰弱者，易出现肛提肌和盆底筋膜薄弱无力；小儿骶骨弯曲度小、过直；手术、外伤损伤肛门直肠周围肌或神经等因素都可减弱直肠周围组织对直肠的固定、支持作用，直肠易于脱出。便秘、腹泻、前列腺肥大、慢性咳嗽、排尿困难、多次分娩等，经常致使腹压升高，也可推动直肠向下脱出。其他如内痔、直肠息肉经常脱出，向下牵拉直肠黏膜，也可诱发黏膜脱垂。

📄 **处理指导**

（1）儿童直肠脱垂多为黏膜脱垂，通常 5 岁前可自愈，以保守治疗为主；成人的黏膜脱垂多采用硬化剂注射治疗；成人完全性直肠脱垂如反复脱出可导致阴部神经损伤产生肛门失禁，并有引发直肠溃疡、出血、狭窄和坏死的危险，需手术治疗。

（2）保持规律作息，避免熬夜和过度劳累；保持大便通畅，避免便秘和腹泻；避免久坐或久站。适当进行体育锻炼，如提肛运动、慢跑等，有助于增强盆底肌肉的力量和弹性。

（3）保持饮食均衡，多摄入富含膳食纤维的食物，如蔬菜、水果等，有助于预防便秘和腹泻。

74. 直肠息肉

直肠息肉，泛指直肠黏膜表面向肠腔突出的隆起性病变。多分布在直肠下端，呈圆形,有细长的蒂,大多由黏膜及腺体构成,与肠壁相连接。也有的息肉为广基、无蒂。单发性居多,多发性者占少数。直肠息肉可分为炎性、增生性、腺瘤性和错构瘤性息肉。腺瘤样息肉可以恶性变,病因尚不清楚,腺瘤样息肉可能与环境因素导致基因异常表达有关,增生性息肉或炎性息肉与感染和损伤有关。

📄 **处理指导**

> 建议去医院行肠镜检查,除小的丘状隆起性增生息肉可定期检查、严密观察外,一般应行手术治疗。

75. 前列腺肥大

前列腺肥大即良性前列腺增生,是中老年男性常见疾病之一。病因至今仍未能阐明。雄激素及其受体的作用、细胞增殖与凋亡失衡、生长因子神经递质的作用、前列腺间质腺上皮相的作用、炎症因素。相关因素包括雄激素及其与雌激素的相互作用、前列腺间质与腺上皮细胞的相互作用、生长因子、炎症细胞、神经递质等。近年来也注意到吸烟、肥胖、炎症性疾病(前列腺炎、尿道炎、膀胱炎、精囊炎等)、过度性生活、酗酒和食用辛辣食物、家族史、缺乏运动、久坐等与前列腺肥大的发生有相关性。

良性前列腺增生的早期由于代偿,症状不典型,随着下尿路梗阻加重,症状逐渐明显,临床症状包括储尿期症状(尿频、尿急、尿失禁以及夜尿增多等)、排尿期症状(排尿踌躇、排尿困难以及间断排尿等)、排尿后症状(排尿不尽、尿后滴沥等)及其他症状(如血尿及长期依靠增加腹压帮助排尿可引起疝、痔和脱肛等)。常常由于病程进展缓慢,难以确定起病时间。

📄 **处理指导**

(1)无症状或症状不明显的前列腺增生,每年也应进行1~2次超声显像复查,以动态观察前列腺大小和形态等变化。如增大明显,或有明显症状,应去医院泌尿外科就诊,进一步选择行包括尿常规、血常规以及生化检查和磁共振、肾功能、尿流率、同位素肾图和膀胱尿道镜等检查,以综合评估前列腺增生程度及对身体、生活带来的影响,进行药物治疗,决定是否需要手术治疗。

(2)日常生活中,注意自我健康管理,保持良好心情,培养兴趣爱好,树立坚定的信心,消除焦虑情绪,转移对前列腺疾病的注意力。饮食上忌辛辣食物,多吃西红柿等蔬果,戒烟限酒,防止过度疲劳,适当进行体育锻炼,尤其是加强盆腔肌肉的运动,避免长期久坐、骑自行车等。性生活要有规律,避免过频。日常生活多饮水,多排尿,保持大小便通畅。小便后进行小腹按摩,有利于促进膀胱排空,减少残余尿液,促进膀胱功能恢复。

(3)可以在医生指导下使用药物治疗,如5α-还原酶抑制剂(如非那雄胺、度他雄胺)来控制前列腺的体积,或α受体阻滞剂(如坦索罗辛、多沙唑嗪)来缓解症状。有细菌型前列腺炎的患者,需要给予抗生素(如左氧氟沙星)以消除炎症,从而有助于前列腺的康复。

（4）可由中医辨证施治，选用不同的中药进行治疗。常用的中药包括活血化瘀、清热解毒、利尿通淋等类，中成药如血府逐瘀胶囊、前列舒通胶囊等。也可通过刺激特定的穴位、调和气血、疏通经络，从而改善前列腺增生的症状。针灸治疗一般需要多次进行，效果逐渐显现。或通过泡澡的方式让药物（如泽泻、车前子、当归等）成分进入体内，达到治疗疾病的目的。

76. 包皮过长

包皮过长是指包皮覆盖尿道口，但能上翻，露出尿道口和阴茎头。本病与遗传有关，可分为真性包皮过长和假性包皮过长。过长的包皮也可能是由炎症或感染导致的。过长包皮可能会阻碍尿液流出困难，引起疼痛，还可能出现包皮龟头炎或其他并发症。

📄 处理指导

对于无炎症包皮过长，可不必手术，只要经常将包皮上翻清洗。如果存在疼痛、瘙痒或其他不适症状，可能需要药物治疗或手术干预。

77. 包茎

包茎指包皮口狭小，不能上翻露出阴茎头。包茎分为先天性和后天性。先天性包茎是由于包皮内板与阴茎头表面上皮粘连未被吸收导致包皮不能退缩，阴茎头不能外露。后天性包茎多继发于阴茎头包皮炎症，包皮口形成瘢痕性挛缩所致。包茎容易使包皮垢积累，可有阴茎头刺痒感。包茎严重，可引起排尿困难甚至尿潴留。长期慢性刺激，可诱发感染、癌变、白斑病及结石。

📄 处理指导

婴幼儿期先天性包茎，可将包皮反复试行上翻，以便扩大包皮口。手法要轻柔，不可过分急于把包皮退缩上去。当阴茎头露出后，清洁包皮垢，涂抗生素药膏或液状石蜡使其润滑，然后将包皮复原，否则会造成嵌顿包茎。大部分小儿经此种方法治疗，随年龄增长均可治愈，只有少数需做包皮环切术。对于包皮嵌顿，需紧急施行手法复位，必要时做包皮背侧切开。

后天性包茎由于其包皮口呈纤维狭窄环，需行包皮环切术，适应证如下：① 包皮口有纤维性狭窄环；② 反复发作阴茎头包皮炎；③ 6 岁以后包皮口狭窄。

78. 隐睾

隐睾是指睾丸未下降至阴囊，包括睾丸下降不全和睾丸异位。临床上绝大多数隐睾为睾丸下降不全。异位睾丸最常位于腹股沟浅表小窝内。隐睾大多数可被触及，少部分不可被触及者可能是睾丸萎缩，也可能睾丸缺失。诊断双侧无睾症时，必须确认其男性染色体核型,有必要进行内分泌学评估。隐睾原因包括睾丸自身因素(如睾丸发育异常、缺陷,对促性腺激素反应异常,导致睾丸未能正常下降)、内分泌因素(雌激素可阻止睾丸的下降,而人绒毛膜促性腺激素、垂体促性腺激素、睾酮可以促进睾丸的下降)。另外,隐睾有明显的家族遗传倾向,早产儿睾丸生长发育不完全也容易导致隐睾发生。隐睾通常无特异性症状,可能因腹股沟疝、睾丸扭转、睾丸恶变等症状就医。

📄 处理指导

隐睾处理包括激素和手术治疗。激素治疗(采用 HCG、LHRH 或两者合用)主要适用于不可触及的隐睾或一些可触及隐睾的术前准备,以促进睾丸下降。对于出生后 6 个月,睾丸仍未下降至阴囊者,应及早手术;对于青春期隐睾患者,一经发现应及时行睾丸下降固定术,术中如发现睾丸已萎缩或不能下降引入阴囊,必要时可施行睾丸切除术。

79. 阴囊肿痛

阴囊肿痛的常见原因包括睾丸炎、附睾炎、睾丸和睾丸附件扭转等。睾丸炎和附睾炎,在儿童期可以单独存在,也可以并发于流行性腮腺炎。睾丸炎、附睾炎能比较清楚地触及肿大的附睾轮廓,睾丸常下垂。Prehn 征阴性,即向上抬举睾丸时不会出现疼痛加重的情况,睾丸扭转则会导致疼痛加重。睾丸附件扭转和睾丸扭转相似,有时在睾丸的上方或侧方扪及豌豆大的痛性肿块,可首先考虑睾丸附件扭转。

📄 处理指导

对阴囊急症患儿,有睾丸肿、胀、痛、抬举痛者,疑有睾丸扭转时,应尽早行手术探查,以提高睾丸挽救率。在出现症状后 6 小时之内处理是至关重要的,即使术中发现是炎症,手术也能起到减压的作用。

80. 阴囊水肿

腹股沟斜疝是导致阴囊水肿的常见原因之一(腹股沟斜疝发生时,肠管或其他腹腔内脏器会进入阴囊,导致局部肿胀),睾丸炎、附睾炎、精索静脉曲张和睾丸扭转等也可能导致阴囊水肿。阴囊水肿主要表现为阴囊部位肿胀、疼痛、发红或发热等症状。可能感到不适或行走困难。

📄 处理指导

建议去医院泌尿科就诊,医生会根据患者的症状和体格检查进行初步诊断。如需进一步确诊,可能需要进行血常规、尿常规、阴囊 B 超等相关检查,明确病因,根据病因的不同,治疗方法也有所区别。对于腹股沟斜疝引起的阴囊水肿,可能需要手术治疗;而对于炎症性疾病引起的水肿,则主要采取药物治疗和休息等方法。

81. 睾丸鞘膜积液

睾丸鞘膜积液是指睾丸的鞘膜内有乳糜状或血性或浑浊的积液。睾丸鞘膜积液分原发性和继发性,原发性原因目前还不明确,可能是由于鞘膜分泌增加、吸收减少,或鞘膜腔淋巴管系统存在缺陷所致,继发性原因大多是由于外伤、肿瘤、炎症等引起。另外,丝虫病和血吸虫病也可能引起鞘膜积液。

睾丸鞘膜积液的主要表现为阴囊内出现囊性肿块,积液量少时可能无不适,积液量多时可能会感到阴囊下垂、发胀和牵引痛。如果积液量大,则阴茎可能缩入包皮内,影响排尿、性生活和行走。

📄 **处理指导**

体检超声显像检查发现睾丸鞘膜积液时,建议及时到泌尿外科就诊,完善相关检查明确病因。原发性鞘膜积液,如积液量少,且无不适,可先行观察,定期复查,以动态观察变化。继发性鞘膜积液,或积液量多时,在积极治疗原发病的基础上,可能需要行手术治疗。

82. 精索静脉曲张

精索静脉曲张是一种血管病变,指精索内蔓状静脉丛的异常扩张、伸长和迂曲,常常由于缺乏自觉症状而得不到及时诊治,最终导致部分患者生精能力受损。少数患者可有立位时阴囊肿胀,阴囊局部持续或间歇坠胀疼痛感、隐痛和钝痛,可向下腹部、腹股沟区或后腰部放射,劳累或久站后及行走时症状加重,平卧休息后症状减轻或消失。发生原因与解剖因素、生理因素(长久站立,腹压增加)有关。另外,腹膜后肿瘤、肾肿瘤、肾积水等压迫精索内静脉可引起继发性精索静脉曲张。

📄 **处理指导**

(1)应及时去医院就诊,进行超声检查和静脉造影等检查评估精索静脉曲张程度、范围和精索内静脉回流受阻情况。必要时进行精液质量检查,评估静脉曲张对精液质量的影响,并明确是否为继发性精索静脉曲张。

(2)精索静脉曲张处理方法包括药物治疗、手术治疗和生活方式调整等。药物治疗主要是使用改善血液循环的药物,如迈之灵等。手术是治疗精索静脉曲张的主要方法,包括传统的腹股沟切口高位结扎精索内静脉和腹腔镜手术等。

(3)避免久站、久坐,保持规律的性生活,避免过度手淫等。

83. 腹壁疝

腹壁疝是发生在腹壁的腹外疝,按照发生的解剖位置分类包括脐疝、白线疝、腰疝、半月线疝;因手术切口愈合不良而发生的是切口疝、造口旁疝。腹壁疝的形成与腹壁局部组织的发育缺损、薄弱,腹壁强度降低及腹内压增高有关;年龄、妊娠、肥胖、营养不良、感染、慢性咳嗽、便秘等因素亦易患切口疝、造口旁疝、脐疝等。腹壁疝的表现主要是腹腔内的脏器通过腹壁的缺损或薄弱部分突出到体表,形成一个局部的包块。这些突出的组织常常是网膜和小肠等。

📄 **处理指导**

一旦发现腹壁疝,应及时到外科就诊,进行进一步的手术治疗。手术的目标是修复腹壁的缺损或薄弱部分,防止腹腔内的脏器继续突出。

84. 腹股沟疝

腹股沟区是位于下腹壁与大腿交界的三角区,腹股沟疝是指腹腔内脏器通过腹股沟区的缺损向体表突出所形成的包块,俗称"疝气"。腹股沟疝分为腹股沟斜疝和腹股沟直疝两种。

腹股沟疝的主要原因是腹壁强度降低和腹内压力增高。其中,腹壁强度降低可能是由于先天性解剖异常,如精索或子宫圆韧带穿过腹股沟管、婴儿鞘突不闭锁或闭锁不完全等,或者是后天性腹壁薄弱或缺损,如手术切口愈合不良、外伤、感染、腹壁神经损伤、年老、久病、肥胖所致的肌萎缩等。腹内压力增高则可能是由于慢性咳嗽、慢性便秘、排尿困难、腹水、妊娠、举重、婴儿经常啼哭等因素所致。

腹股沟疝的主要表现是在腹股沟区出现一个肿块,这个肿块可能在站立、行走、咳嗽或劳动时出现,而在平卧休息时消失。这个肿块可能会有轻微的坠胀感或疼痛感,但在疝块较大时可能会有明显的疼痛。

📄 **处理指导**

腹股沟疝的处理方法主要是手术治疗。手术的目标是修补腹壁缺损,增强腹壁强度,防止疝块再次突出。手术方式有多种,包括传统的开放手术和现代的腹腔镜手术等。具体的手术方式应根据具体情况和医生的建议来选择。

如采用保守治疗,应及时警惕疝回纳情况,一旦不能回纳容易形成嵌顿,可导致肠梗阻,甚至肠坏死、穿孔等严重后果,应及时去医院就诊。

85. 乳房不对称

乳房不对称可能由多种原因导致,包括先天性发育不良、哺乳习惯不良和乳腺增生等。表现上,可能出现一侧乳房发育不良而另一侧正常,或者一侧乳房肥大而另一侧正常等。

📄 **处理指导**

(1)两侧乳房的大小与形态很难完全对称,轻度的不对称是一种正常现象,一般不需要特别处理。也可以通过自我矫正来改善,如调整睡眠姿势、进行乳房按摩和运动等。

（2）明显的两侧不对称，特别是一侧小乳房，一侧巨乳，则是一种先天性畸形。可选择专业医疗机构行手术矫正，如隆乳术或缩小成形术等。

（3）保持健康的生活方式，包括均衡饮食和适量运动，也有助于预防乳房不对称的发生。另外，心理上要正确对待，调整心态，避免发生心理问题。

86. 乳头内陷

乳房乳头不能凸出而是向内凹陷，称为乳头内陷。乳头内陷的程度因人而异，轻者仅表现为不同程度的乳头低平或回缩，受刺激后可凸出或可挤出乳头。重者表现为乳头完全陷于乳晕内，无法被牵出，呈火山口状，并常伴有分泌物或异味。内陷的乳头即使挤出，也一般较细小，常无明显的乳头颈部，并呈分裂状。乳头内陷影响乳房外形美观，此外，由于凹陷乳头可积存污垢或油脂，造成感染或异味，更为严重的是，乳头内陷使婴儿难以吸吮乳汁，失去哺乳功能。

乳头内陷的发生一般是由于先天发育引起，乳腺导管短缩，部分组织纤维化挛缩，乳头平滑肌发育不良。继发性乳头内陷（后天性乳头内陷）系乳头受乳腺内病理组织牵拉或胸罩或束胸压迫引起，多见于炎症、肿瘤等疾病。

📄 处理指导

（1）手法牵拉：青春期是乳房发育的重要时期，也是纠正乳头内陷的重要时期。经常牵拉乳头，可以使乳头凸出，乳腺导管、纤维条索及平滑肌伸展延长，乳头自然逐渐向外凸起。但这需要较长的时间，循序渐进地进行，才能获得好的效果。

（2）吸引疗法：与手法牵拉的作用原理相似，通过负压吸引装置，对内陷的乳头造成牵拉，达到延长乳腺导管及纤维条索的目的。

（3）对于重度乳头内陷的患者，可去医院通过手术来矫正。常用的手术方法包括乳腺管松解术和假体植入术等。

（4）注意内衣穿着：选择合适的内衣，避免穿着过紧或过小的内衣，以减小对乳头的压迫。在日常生活中要避免过度挤压乳头或乳房，以免导致乳腺管损伤或痉挛。如为继发性乳头内陷应及时治疗原发病，避免病情加重引起乳头内陷等问题。

87. 乳房肿块

乳房肿块是乳房疾病的常见体征。临床上查到的乳房肿块绝大多数都是良性病变，如乳腺腺病、乳腺纤维腺瘤、乳腺囊肿、导管内乳头状瘤、乳腺导管扩张症和乳腺结核等。值得注意的是，乳房肿块也是乳腺癌早期最常见的症状，其肿块常位于外上限，多为单侧单发，质硬，边缘不规则，表面欠光滑，不易被推动，常与皮肤粘连，大多数乳腺癌为无痛性肿块，少数病例伴有不同程度的隐痛或刺痛。

📄 **处理指导**

建议去医院乳腺专科就诊,通过乳腺彩超、乳腺 X 线检查(钼靶照相)、乳腺磁共振,必要时行穿刺或手术活检进行细胞学或组织学明确诊断,根据原因确定处理和治疗方案。

88. 乳头溢液

乳头溢液可分为生理性溢液及病理性溢液。生理性溢液是指妊娠和哺乳期的泌乳现象,口服避孕药、镇静药、吗丁啉和甲氧氯普胺等引起的双侧乳头溢液及绝经后妇女单侧或双侧少量溢液等。病理性溢液原因包括慢性疾病(乳腺炎、乳腺导管扩张症、乳管内乳头状瘤、乳房囊性增生、乳腺癌)、间脑疾病或脑垂体病变(如催乳素腺瘤、松果体瘤、垂体功能亢进等)、内分泌系统疾病(如原发性甲状腺功能减退、肾上腺瘤等)等。另外,乳房的局部刺激和全身的应激反应,如经常玩弄或吸吮乳头、严重的精神创伤等因素,也可导致催乳素出现一过性增高而引发乳头溢液。病理性溢液可发生于一侧或双侧,可来自一个或多个导管间断性、持续性,从数月到数年的乳头溢液。

📄 **处理指导**

生理性溢液观察即可。如疑为病理性溢液,应去医院乳腺专科就诊,通过乳腺彩超、乳腺 X 线检查(钼靶照相)、乳腺磁共振,必要时行穿刺或手术活检进行细胞学或组织学明确诊断,根据原因确定处理和治疗方案。

89. 乳房皮肤异常

乳房皮肤异常的表现主要包括皮肤变得粗糙、发红、有分泌物等。同时,可能会伴有其他症状,如乳房疼痛、乳头溢液等。原因包括皮肤过于干燥、毛囊角化(与个人肤质有关)、皮脂腺囊肿(毛囊内的分泌物排出不畅)、湿疹样皮炎和乳腺癌(可能导致皮肤变得像橘皮一样不光滑、毛孔变大)等。

📄 **处理指导**

(1)皮肤干燥和毛囊角化,可以使用保湿霜或凡士林来缓解症状。

(2)湿疹样皮炎可以在医生的指导下使用药物治疗。

(3)疑为其他原因引起的建议去医院乳腺专科就诊,通过乳腺彩超、乳腺 X 线检查(钼靶照相)、乳腺磁共振,必要时行穿刺或手术活检进行细胞学或组织学明确诊断,根据原因确定处理和治疗方案。

90. 副乳

副乳,也称为多乳房症,是一种常见的先天性发育异常。绝大多数表现为腋前或腋下的肿胀或隆起,也可发生在正常乳房的上下部位、腹部、腹股沟、大腿外侧等部位,有些可发育为与正常乳房形态相当、包括乳头乳晕的乳房。腋下副乳是由于体内的雌激素与雄激素比例失调引起的,常见的是雌激素分泌过多。

📄 **处理指导**

建议去医院就诊,医生可能需要进行乳腺超声检查或乳腺X线检查(钼靶照相)等影像学检查,以进一步评估副乳的情况。副乳一般无需特殊治疗,但如果副乳较大或影响美观,可以考虑手术切除;如果副乳内包含乳腺组织,则有发生乳腺癌的风险,因此建议手术切除。

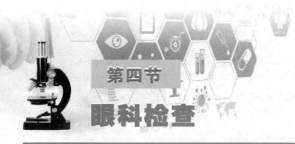

第四节　眼科检查

1. 色弱

色弱,也称为异常三色视觉或轻度色觉异常,是指辨别颜色的能力降低。能看到正常人所看到的颜色,但辨认颜色能力迟缓或很差,在光线较暗时,有的几乎和色盲差不多,或表现为色觉疲劳。色弱患者多为男性。

色弱原因包括先天性因素、视神经萎缩、视网膜脱离和白内障等。还可能由于营养不良、糖尿病等慢性疾病导致视神经病变引起。也可能是射线辐射、眼部外伤导致的。

📄 **处理指导**

(1) 建议去医院眼科就诊,通过检查,明确色弱原因。

(2) 白内障、视网膜脱离等原因导致的色弱,可考虑手术如白内障摘除术、巩膜外加压术等。

(3) 在医生指导下,通过叶黄素、维生素B_2等药物来改善症状。也可使用色弱矫正眼镜、色弱眼镜,进行功能训练来提高对颜色的感知。此外,日常生活中,应调整饮食、注意休息、保持良好的生活习惯等。

2. 色盲

色盲是一种视觉障碍,表现为无法正确区分某些颜色,包括全色盲、红色盲、绿色盲、和蓝黄色盲等类型。色盲原因有先天遗传,也可能是后天获得(如患镰状细胞性贫血、糖尿病、黄斑变性等,以及眼部疾病,如黄斑、视网膜、视神经和视皮质疾病)。此外,年龄增长、药物或化学物质接触、精神异常、眼部外伤等因素也可能引起色觉异常。主要通过假同色图(色盲本)识别图形或数字的颜色来判断。

📄 **处理指导**

(1)建议去医院眼科就诊,通过检查,明确色盲原因。

(2)通过佩戴色觉矫正镜,进行色觉训练等改善色觉状况。此外,食用碱性食品可以有效缓解眼睛的疲劳,预防色盲。同时,多吃含铬的食物和富含维生素 B_2 的食物(如牛奶、瘦肉)也有助于预防色盲。日常生活中,应调整饮食、注意休息、保持良好的生活习惯等。

(3)如为后天获得所致的,应积极治疗和控制原发病。

3. 散光

散光主要是长时间躺着看书、看电视,或在光线不适宜的环境中用眼(阳光下或暗处看书、玩手机)所致。其他原因有:① 角膜周边退行性病变、角膜炎、白内障等造成角膜或晶状体的曲率不一致;② 外伤或眼部疾病导致晶状体脱位或半脱位造成光心偏离;③ 晶状体曲折率有差异(如白内障)造成屈光指数不等;④ 眼内调节组织发育不良。

散光表现为视力模糊、有重影外,也可出现眼疲劳。眼底可见视盘呈垂直椭圆形,边缘模糊。通过检查远视力和近视力,可发现散光。

📄 **处理指导**

(1)建议去医院眼科就诊,通过屈光度、角膜曲率、角膜地形图等检查,进一步评估散光程度,明确散光原因。疾病所致的,进行针对性治疗。

(2)可能需要佩戴合适的眼镜或隐形眼镜进行矫正,或者采取手术治疗。

(3)注意用眼卫生,避免长时间躺着看书和在过强或过弱的光线下看书,保持良好的工作姿势和适当的荧光屏距离。多吃水果、蔬菜,定期进行眼部休息和眼保健操。

4. 近视(屈光不正)

低中度近视一般是基因与环境共同作用导致,高度近视,尤其是病理性近视,遗传因素的作用更为明显。环境因素主要是长期不正确的阅读习惯、不正确的应用夜间灯光、高强度的近距离工作。

近视主要表现为视力下降,看远处的物体模糊不清,需要靠近才能看清。另外,也表现为眼部疲劳,有的可有如飞蚊症、眼前闪光感等。高度近视可发生视网膜变薄、变性,严重者形成裂孔,造成视网膜脱离,常合并脉络膜萎缩等眼底病变。

📄 **处理指导**

(1)建议去医院眼科就诊,通过视力检查、裂隙灯检查、眼轴长度测量等检查,评估近视程度。疾病所致的,进行针对性治疗。

(2)通过验光,确定屈光状态,选用合适镜片或隐形眼镜进行矫正。对于近视度数较高或影响生活质量的患者,可以考虑进行角膜激光手术或人工晶体植入手术等手术治疗。

(3)保持良好的心态,避免剧烈的运动,坚持做眼保健操,避免眼睛过度疲劳,环境光线要柔和,多吃蔬菜水果,多喝水,少吃辛辣刺激性的东西,不抽烟喝酒。可在医生指导下使用中药调养(如服用杞菊地黄丸)。

(4)谨慎使用血管扩张剂。如出现眼前有黑影飘过等异常状况,应及时就医。

5. 斜视

引起斜视的原因包括:① 眼外肌、眼球筋膜及韧带的解剖结构异常;② 神经支配异常;③ 屈光与调节异常;④ 可能与遗传因素有关,同一家族中有许多人可能患有共同性斜视。

斜视主要表现为视力异常和肌肉异常(长期斜视可能导致眼球周围肌肉僵硬、过度疲劳,甚至促使眼周肌肉抽搐),长期斜视者,可能出现头痛、恶心、眩晕等全身性症状。

📄 **处理指导**

(1)建议去医院眼科就诊,通过视力检查、屈光检查、遮盖试验和斜视角检查,评估斜视程度及视力和眼肌情况,如为严重的斜视,可能需要通过手术切断、移位、缝合眼肌,调整眼肌的位置和牵拉作用,达到矫正治疗的目的。

(2)可在医生指导下,进行强制性训练,方法是集中精力看某一物体,训练眼睛的配合能力。如右斜则强制自己尽可能往左边看,左斜则相反。每天重复锻炼,每次30秒。也可进行遮盖训练(适用于有单眼弱视状态,如戴眼镜、单侧眼睛遮盖、戴眼罩等)。

(3)按摩眼周穴位及肌肉。

6. 复视

复视是指两眼看一物体时感觉为两个物像的异常现象。导致复视的原因很多,包括酒精中毒、脑肿瘤(为脑肿瘤的早期症状之一)、海绵窦血栓形成、颅内动脉瘤、脑炎和眼眶肿瘤、眶蜂窝织炎、眶破裂伤等,其他如糖尿病可导致第Ⅲ对脑神经麻痹、重症肌无力(除复视外,表现上睑下垂,白天加重)。

📄 **处理指导**

（1）建议及时去医院眼科就诊，通过眼科相关检查、头颅 CT、磁共振和脑血管等检查明确诊断，进行针对性处理和治疗。

（2）预防复视方法包括注意用眼卫生，保持眼部卫生，避免过度用眼和长时间盯着电子产品，进行适量的眼部训练，如转动眼球、练习聚焦和调节距离等。

（3）保持良好的饮食习惯，均衡饮食，多摄入富含维生素 A、C 和 E 的食物。定期进行眼部检查，及时发现并治疗视力问题。

7. 倒睫

倒睫表现为睫毛倒向眼球表面而不是向外生长。一般可引起眼部刺痛、怕光、流泪甚至发生炎症和出现视力问题。

倒睫原因包括遗传因素、年龄因素、眼部感染（如结膜炎、睑缘炎等）和创伤等。另外，个人不良生活习惯，如频繁使用夹睫毛器、过度摩擦眼部、擦眼睛等行为都可能导致睫毛倒曲。

📄 **处理指导**

（1）积极治疗原发疾病，如沙眼、慢性结膜炎等。注意用眼卫生，不用脏手揉眼，用干净的毛巾洗脸并定期消毒。

（2）对于少量的倒睫，可以用睫毛镊子拔掉，但有可能复发。对于反复发生的倒睫，可以考虑电解倒睫治疗或手术治疗。

（3）定期检查和自检，发现角膜上皮有脱落、损伤，结膜瘢痕引起倒睫，及时就医，必要时进行结膜活检诊断。

8. 翼状胬肉

翼状胬肉（角膜翳）是睑裂部球结膜与角膜上的一种赘生组织，侵犯角膜后日渐增大，甚至可覆盖至瞳孔区而严重影响视力。根据翳的状况，可分为云翳、斑翳和白斑。原因包括身体因素（遗传、营养缺乏、泪液分泌不足、过敏反应及解剖因素等）和环境因素（眼部长期受到风沙、烟尘、热、日光、花粉等过度刺激）。

临床表现为眼睛容易疲劳，有眼异物感，可能出现眼球运动障碍，也可造成视力下降，黑眼珠"起蒙"等。

📄 **处理指导**

（1）建议及时去医院眼科就诊，通过探针、裂隙灯等检查明确翼状胬肉诊断。

（2）确定为静止型的翼状胬肉，如果未侵入黑眼珠且不影响视力，可不必治疗。结膜炎引起的，在医生指导下，可应用抗生素或糖皮质激素眼药水点眼，如 0.25% 氯霉素或

0.5％可的松眼药水,每日 3～4 次。中药方面,可用消翳灵眼药水点眼,每日 4 次。

(3) 进展型翼状胬肉或胬肉长入黑眼珠影响视力的患者,建议及时到医院进行胬肉切除手术。该手术易复发,为了降低复发率,有条件者术后可接受⁹⁰锶射线照射或 β 射线照射)。

(4) 日常生活中,尽量避免长时间暴露在风沙、烟尘、热、日光等刺激因素下,避免熬夜,禁烟禁酒,充分休息,保证充足的睡眠,同时保证室内光线柔和,多吃富含维生素的新鲜蔬菜水果,忌食辛辣刺激性食物。

9. 角膜变性

角膜变性是角膜组织的退行性变和功能减退,通常由眼部炎症性疾病(角膜炎和角膜溃疡等)引起,部分与先天性角膜营养不良有关,与年龄增长也有关。

角膜变性的症状包括视力下降、视物模糊、眼部疼痛、畏光、流泪等。严重的患者可能会出现失明。

📋 处理指导

(1) 建议及时去医院眼科就诊,通过病灶刮片检查、细菌培养、裂隙灯显微镜等确定角膜变性的原因和程度。

(2) 对于先天性因素,可以使用特定的滴眼液进行治疗,病情严重时可能需要进行角膜移植术。可以通过佩戴框架眼镜或角膜接触镜等方式改善视力。营养不良引起的角膜变性可以通过补充维生素 A 及 B 族维生素等药物进行治疗,并适当进食富含维生素的食物。角膜炎和角膜溃疡引起的角膜变性需要使用相应的滴眼液进行治疗,病情严重时也可能需要手术。

(3) 日常生活中,保持眼部卫生,避免用手揉搓眼睛,避免过度用眼,保持规律的作息和充足的睡眠,避免食用辛辣油腻的食物,多吃富含蛋白质和维生素的食物。如果出现不适症状,应及时就医治疗。

10. 角膜老年环

角膜老年环是角膜边缘出现一圈白色或者黄白色圈环样混浊,其与角膜缘之间存在狭窄透明带,多因血液中脂质过多沉积于角膜边缘所致,与动脉粥样硬化关系十分密切。一般无其他症状出现,部分可能出现视物模糊。

📋 处理指导

(1) 除非症状严重或影响视力,角膜老年环一般不需要特殊治疗。

(2) 戒烟限酒,清淡饮食,适度运动,定期复查血脂,如患有高脂血症需规律服药。另外,要注意用眼卫生,保持眼球清洁,避免视疲劳,外出时可戴墨镜,防止强光刺激。

(3) 症状严重或影响视力,建议及时去医院眼科就诊,进行血脂检查、眼裂隙灯显微镜检查等。必要时可在医生指导下,使用滴眼液治疗(如多烯类、咪唑类或嘧啶类抗真菌药物),结膜下注射等。

11. 角膜混浊

角膜混浊可由角膜炎、角膜瘢痕、角膜外伤、角膜变性和营养不良等原因导致,有的是家族遗传性角膜营养不良的表现。角膜混浊症状包括视力下降、眼睛疼痛、眼睛肿胀、分泌物增多等。

📄 处理指导

(1)建议及时去医院眼科就诊,用聚光灯或再配合放大镜以不同角度照射角膜各部,观察角膜透明度、病变形态、部位、大小、深浅及边缘是否清楚等。另外通过刮片及培养、细胞学、血清学等检查确定混浊原因。进行针对性处理,如角膜激光手术、角膜移植术等。

(2)在医生指导下,使用抗感染药物进行治疗,如普拉洛芬滴眼液、盐酸左氧氟沙星滴眼液等。也可遵医嘱口服抗生素药物。

(3)保持心情愉快,调节饮食结构,保证膳食均衡,适当进行体育锻炼,以增强身体素质,从而辅助缓解眼角膜混浊的现象。

12. 角膜炎

角膜炎的发生主要与细菌、病毒、真菌等感染有关,另外一些自身免疫性疾病或其他邻近组织感染、全身疾病(如维生素 A 缺乏、三叉神经损害)也可能波及角膜,引发角膜炎。主要表现为眼部疼痛、怕光、流泪、视力下降,甚至可以发生眼睑痉挛。

📄 处理指导

(1)建议及时去医院眼科就诊,通过裂隙灯观察角膜是否存在充血、溃疡等损害现象。必要时进行角膜活体刮片检测和角膜共焦显微镜检查,明确原因,以便对因治疗。如进行抗细菌、抗真菌、抗病毒及针对棘阿米巴等治疗。及时解除诱发角膜病的因素,积极控制全身疾病、眼睑异常等诱因。严重角膜炎患者,可能需要进行角膜移植手术来修复角膜损伤。

(2)在医生指导下,对症治疗,缓解疼痛,并清除角膜表面异物或坏死组织,预防虹膜后粘连等。

(3)保持心情愉快,调节饮食结构,保证膳食均衡,适当进行体育锻炼,以增强身体素质。

13. 睑内翻和睑外翻

睑内翻和睑外翻是两种不同的眼部问题。其原因可能由遗传或发育异常导致,也可能由感染、创伤、烧伤、手术、肿瘤等原因所致。眼内外翻都可导致眼部不适、流泪、疼痛等症状。

📄 **处理指导**

去医院针对病因进行治疗,如外伤修复、烧伤处理等。严重的睑内外翻,通过检查评估后,可进行手术矫正。

14. 眼睑水肿

眼睑水肿可能是生理性原因,如夜间睡眠不好或睡时枕头太低,影响了面部血液回流。也可能是病理性原因,如眼睑或眼周炎症。另外,过敏性疾病(如对眼药水过敏)、心脏病、甲状腺功能减退、急慢性肾炎,以及特发性神经血管性水肿等因素都可导致眼睑水肿。临床表现为眼部肿胀、眼睑水肿、眼睑下方的皮肤组织松弛下垂,眼睛痒和疼痛等。大多没有局部红、热等症状。

📄 **处理指导**

(1)水肿不重,无眼睛痒和疼痛等炎症症状,可先观察,期间应避免过度劳累,适当控制水钠摄入。

(2)水肿较重,或有眼睛痒和疼痛等炎症症状,建议去医院眼科就诊,进行血常规、尿常规和肾功能等检查,并通过眼部检查,观察结膜、角膜等部位是否存在病变。根据病因进行治疗。

(3)保持良好的生活习惯和饮食习惯。

15. 上睑下垂

上睑下垂原因可由遗传(父母存在上睑下垂的情况)引起,也可能是随着年龄的增长,皮肤和肌肉逐渐失去弹性,垂眼肌松弛导致。眼部外伤对眼睑组织结构造成损伤,也可使上睑下垂。另外,上睑下垂是重症肌无力患者症状之一。根据上眼睑覆盖角膜程度分轻度(覆盖 3 mm 以下)、中度(覆盖一半)和严重(覆盖超过一半甚至整个角膜)下垂。

上睑下垂表现为下垂眼眉毛比健康眼眉毛高,由于视力范围小,通常会抬头看东西,久而久之就会形成一种特殊的姿势。先天性上睑下垂者有小部分可能合并上直肌功能不全,眼球无法向上转,可能会出现重睑消失情况。

📄 **处理指导**

(1)建议去医院眼科就诊,进行提上睑肌功能测定,以此来判断上睑肌功能是否正常,并评估上睑肌下垂状态。

（2）如果出现上睑下垂的症状,建议及时就医,接受专业医生的诊断和治疗（药物治疗、手术治疗等）。

（3）日常生活中,注意用眼卫生,勤洗手,注意眼睛的安全防护,避免眼部外伤或感染;发现眼部炎症或其他病变时,慎重进行眼部手术。

16. 睑板腺囊肿

睑板腺囊肿,也称霰粒肿,是由于睑板腺开口堵塞导致睑板腺分泌物在睑板内积聚不能排出,形成包块所致。原因往往与经常揉眼睛,或使用劣质眼部护肤化妆产品,导致睑板腺炎症反应或阻塞有关。饮食结构不合理,经常食用高胆固醇食物也可能导致腺上皮过度角化或导管内结石,从而引发睑板腺囊肿。另外,慢性结膜炎或睑缘炎等慢性炎症可能导致睑板腺分泌受阻,从而引发囊肿。

睑板腺囊肿早期可能仅表现为眼睑上的肿块,无压痛,与皮肤无粘连。随着病情发展,肿块可能逐渐增大,出现眼睑沉重感、异物感,甚至视物遮挡、视物模糊等症状。继发感染者可能出现眼部红、肿、热、痛等急性炎症表现。当肿块压迫眼球时,可能出现短暂的散光、视线遮挡或视物模糊等症状。

📄 **处理指导**

（1）建议去医院眼科就诊,进行眼部 B 超检查,以判断是否存在异常病变。

（2）小的睑板腺囊肿可能不需要治疗,会自行恢复正常。也可通过热敷、按摩等方法促进消散。对于体积较大、不能自愈且影响视力和外观的囊肿,可以进行手术治疗。

（3）注意用眼卫生,保持眼部清洁,不用脏手、脏毛巾擦眼睛,选择优质眼部化妆品并彻底卸妆,少吃容易上火的食物,如羊肉、油炸食品和辛辣食品等。

17. 眼睑黄色瘤

眼睑黄色瘤是脂质代谢障碍性皮肤病,主要是由于血液中胆固醇长期增高,导致过剩的胆固醇在血运丰富且质地柔软的眼睑皮肤沉积所致,与遗传有关,还可能继发于动脉粥样硬化、糖尿病、肝胆疾病等。

眼睑黄色瘤通常为圆形或卵圆形,大小一般为 2～5 mm,颜色通常为黄色或淡黄色,有时也可能呈橙色或棕色,可单独出现,也可能会多个同时出现,生长速度较慢,多发生在 40 岁以上人群。

📄 **处理指导**

（1）眼睑黄色瘤可由高脂血症引起,药物治疗以降血脂为主,可促进黄色瘤吸收。建议在医生指导下,选择使用包括阿托伐他汀、洛伐他汀等他汀类药物及依折麦布等肠道胆固醇吸收抑制剂或非诺贝特、吉非贝特等贝特类药物。

（2）瘤体局部可使用物理治疗,如冷冻治疗、电灼治疗和激光治疗等。手术切除治疗适用于对药物治疗无效且眼睑黄色瘤体积较大的患者,若手术造成皮损过大,术后也可以进行植皮治疗。

（3）调节饮食结构,保证膳食均衡,避免高脂饮食,适当进行体育锻炼。

18. 睑缘炎

睑缘炎是指眼睑边缘部皮肤、皮下组织、睫毛毛囊及周围腺体等组织的炎症性病变,可分鳞屑性、溃疡性和眦部睑缘炎三种类型,主要病因是细菌感染以及营养不良等,可出现眼睛干涩、眼痒、眼睛刺痛甚至有烧灼感。

📄 **处理指导**

（1）避免揉眼等不良习惯和其他刺激因素,矫正屈光不正,注意营养,治疗全身其他慢性病等。

（2）局部清洁,如用棉签蘸取碳酸氢钠溶液或温生理盐水清除痂皮,使睑皮脂腺及睑板腺的过剩分泌排泄通畅。

（3）在医生指导下,可涂用抗生素软膏或磺胺眼膏等。对于溃疡性睑缘炎,需要清除受累的睫毛并拔除,并使用抗生素或磺胺眼膏搽涂。

19. 睑腺炎

睑腺炎,也称麦粒肿,是一种眼睑腺体的急性化脓性炎症,大部分是由于不注意眼部卫生和免疫力降低,导致病菌进入眼睑腺引起感染,也有部分是因为眼睑腺闭塞导致的无菌性炎症。可引起眼睑处发红、肿胀、发热、疼痛,随着病情进展,患处会逐渐形成黄色脓点,并破溃排脓。

📄 **处理指导**

（1）建议及时去医院眼科就诊,进行血常规、C反应蛋白等检查,必要时进行裂隙灯检查。

（2）早期患者可进行局部热敷,每次 15 分钟左右,以促进眼睑血液循环。可在医生指导下,使用妥布霉素滴眼液、左氧氟沙星滴眼液等局部治疗。

（3）保持眼部清洁与卫生,避免按压患处,并密切观察病情变化,经过合理保守治疗无效果时,可在医生建议下进行切开排脓。

（4）注意饮食卫生,均衡营养,避免辛辣、油腻食物,补充维生素 B_2,加强身体锻炼,以增加机体的抵抗力。

20. 结膜炎

结膜炎是一种常见的眼部疾病,主要由细菌、病毒或衣原体等病原微生物感染引起,局部或全身变态反应也可能引起过敏性结膜炎。另外,烟尘、紫外线、各种化学物质等也可能成为结膜炎的致病因素。

结膜炎症状表现为结膜血管充血,颜色呈鲜红色,局部组织水肿,可能伴有脓性、卡他性或水样分泌物。

📄 **处理指导**

(1)建议及时去医院眼科就诊,进行血常规、病原体特异性抗原、病原体核酸检测和细胞学等检查,明确原因,对因治疗。如是病毒性结膜炎,可以选择阿昔洛韦滴眼液、更昔洛韦滴眼液、利巴韦林滴眼液等药物,或使用氧氟沙星滴眼液、红霉素眼膏、妥布霉素滴眼液等。

(2)避免食用辛辣刺激的食物,如辣椒、芥末、生姜等,同时保持眼部的清洁和卫生,避免揉眼,减少细菌的滋生。

(3)注意不遮患眼,以利于分泌物的排出。可在医生指导下,用生理盐水、硼酸液或升汞液等冲洗分泌物。

(4)注意饮食卫生,均衡营养,补充维生素 B_2,加强身体锻炼,以增加机体的抵抗力。

21. 眼结膜结石

眼结膜结石,也称眼结石,发生原因可能与细菌性感染、不良的物理刺激(如风沙、强烈的光线、烟尘、大气污染、有害气体、滴眼液或化妆品等)等有关。其他眼部疾病,如眼睛闭合不全、屈光不正或慢性泪囊炎等也可能导致结膜结石。

眼结膜结石表现为眼部有异物感、刺痛感或疼痛,当结石突出于结膜表面时,可能会导致角膜擦伤或糜烂。

📄 **处理指导**

(1)建议去医院眼科就诊,通过裂隙灯观察突出的结石处是否有黏膜缺如、周围黏膜充血等情况。

(2)在医生的指导下进行包括剔除结石和使用抗生素眼药水来预防感染治疗。

(3)积极治疗沙眼或慢性结膜炎的原发病。保持良好的眼部卫生习惯,避免长时间佩戴隐形眼镜,定期清洁眼部化妆品,避免过度用眼等。

22. 球结膜下出血

球结膜下出血可由外伤和炎症引起,白血病、血小板减少症等疾病引起凝血功能障碍也会出现球结膜下出血。另外,糖尿病、高血压等引起血管内皮损害和脆性增加,都可能导致球结膜下出血。

球结膜下出血形状不一，大小不等，常成片状或团状，也可能波及整个结膜。出血初期呈鲜红色或暗红色，随后逐渐变为淡黄色，最后消失不留痕迹。发病时自觉症状不明显，多为他人发现。

📄 **处理指导**

（1）建议去医院就诊，通过血常规、结膜分泌物涂片检查、肾功能和凝血功能检查，明确结膜下出血的原因。必要时进行 CT 检查、磁共振检查和 X 线检查，有助于发现导致结膜下出血的原因。针对病因进行相应处理和治疗。

（2）在医生指导下，局部冷敷、热敷、药物治疗（如使用氯霉素滴眼液、硫酸庆大霉素滴眼液等）。

（3）注意眼部卫生，避免用力搓揉眼睛，保持充足的睡眠和适当的休息，避免过度用眼。同时，积极控制和治疗高血压、糖尿病等慢性疾病，以降低球结膜下出血的风险。

23. 沙眼

沙眼是一种由沙眼衣原体引起的慢性传染性结膜角膜炎。感染沙眼衣原体后是否发病与环境因素、生活习惯、免疫强弱和营养情况、是否长期吸烟等有关。

症状表现为畏光、流泪、眼痒、眼红和眼痛等，沙眼可能会导致角膜损伤，影响视力。另外，由于结膜上皮细胞和分泌物在局部堆积，会导致结膜表面形成结石。

📄 **处理指导**

（1）注意眼部卫生，如果眼痒难耐，要避免用手揉搓，可以使用滴眼药、生理盐水冲洗等方法缓解。出门时可戴墨镜遮挡外界阳光，防止眼部不适。还应分开个人洗漱用品，以免他人接触后传染。

（2）可去医院眼科就诊，进行病原学（衣原体包涵体、细胞培养法）检测，或分子生物学方法，检测沙眼衣原体 DNA。在医生指导下，使用盐酸多西环素片、依托红霉素片、利福平、复方硫酸新霉素滴眼液等药物进行治疗。若出现严重内翻倒睫、眼皮肿等并发症，采用沙眼滤泡挤压术、沙眼挤压术治疗。

（3）注意饮食卫生，均衡营养，补充维生素 B_2，加强身体锻炼，以增加机体的抵抗力。

24. 眼球突出

眼球突出是指眼球向前移，向眼眶外部突出明显的一种眼部症状。可能原因包括：① 眼眶炎症、水肿、肿瘤或外伤；② 海绵窦血栓形成致眼球增大；③ 内分泌性眼球突出症，即 Basedow 病或 Graves 病；④ 搏动性眼球突出症，常见于颈内动脉与海绵窦血管瘘。

眼球突出伴有畏光流泪、角膜上皮损伤、眼部疼痛、眼球活动受限和眼部水肿等表现。严重者可能出现昏迷、失明等症状。根据不同病因,可能伴随发热、视力下降、代谢增高表现(如食欲亢进、多汗)和皮下出血等症状。

📋 处理指导

　　建议及时去医院就诊,通过 CT、MRI 和内分泌激素等检查,明确诊断和进行相应处理和治疗。

25. 眼球震颤

　　眼球震颤是一种非自主性、节律性的眼球摆动或跳动。可出现视疲劳、视力减退、视物晃动、复视等症状。眼球震颤发生原因可能是神经系统疾病,如帕金森病、多发性硬化等;也可能由眼科问题,如眼睛干涩、结膜炎、近视、弱视等引起。过量摄入酒精或咖啡因,过度疲劳,长期处在高压环境、情绪过度激动、焦虑、紧张,以及使用某些药物如安非他明、苯妥英钠等,也可能导致眼球震颤。

📋 处理指导

　　(1) 应及时去医院就诊,通过眼震电流图、CT、MRI、电测听、听觉诱发电位、前庭功能等检查,明确诊断和对因治疗。

　　(2) 避免长时间使用电子设备,保持充分的休息和良好的心态,避免过度焦虑和压力。可规律进行眼部放松运动。

　　(3) 均衡饮食,避免过量摄入酒精和咖啡因,避免滥用药物。

26. 眼压增高

　　眼压是眼内容物对眼球壁产生的压力。眼压增高可引起头痛、眼胀、视力减退,严重时可出现恶心呕吐。引起眼压增高的原因包括青光眼、糖尿病、心血管疾病、虹睫炎、白内障和近视眼等。另外,在暗处停留时间过久、久低头、读书时间过久、休息不好、过度劳累、暴饮暴食和季节变化,以及短时间内喝下大量的液体、使用含有类固醇的药品,也可引起眼压增高。

📋 处理指导

　　(1) 建议去医院就诊,通过视野检查、眼底检查、眼压测试和房角镜检查等,以明确病因和病情严重程度,并进行相应处理和治疗。

　　(2) 稳定情绪,保证睡眠,不熬夜,避免暗室工作,少饮浓茶及咖啡。

　　(3) 在医生指导下,可使用降低眼压的药物,如盐酸卡替洛尔滴眼液、硝酸毛果芸香碱滴眼液等。密切观察眼压变化,一旦出现头痛、眼胀、视力减退,应及时去医院就诊。

27. 青光眼

青光眼是一种由病理性眼压升高所导致的眼部疾病,可导致视神经萎缩、视野缺损,甚至失明。原因包括先天性(遗传因素和发育异常)、原发性(年龄增长因素)和继发性(眼外伤、糖尿病等)。

青光眼症状表现为眼睛胀痛、视物模糊、畏光、流泪、头痛(眼压增高所致)。

📄 **处理指导**

(1) 建议及时去医院眼科就诊,进行裂隙灯、房角镜、视野、超声生物显微镜等检查,判断青光眼程度,评估是否需要手术治疗。

(2) 饮水尽量少量多次,避免单次饮水过多导致眼压升高。清淡饮食,避免高盐饮食,少食用含有辣椒、花椒等辛辣刺激性调味料的食物,多吃粗粮、绿叶蔬菜,补充B族维生素、维生素E和膳食纤维。保持积极平和的心态,避免情绪剧烈波动。

(3) 可在医生的指导下使用盐酸卡替洛尔滴眼液、甘露醇注射液等药物进行治疗。积极治疗糖尿病、高血压等疾病,注意定期监测眼压及眼底情况,同时要关注是否有新症状的出现,如视野范围变窄等,一旦出现及时就医治疗。

28. 瞳孔缩小

瞳孔缩小原因包括疾病因素和非疾病因素。疾病因素中,眼部疾病是主要原因,如葡萄膜炎等炎症。此外,交感神经病变(如霍纳综合征)和脑部疾病也可能导致瞳孔缩小。非疾病因素包括使用药物(如抗焦虑药、抗肌肉痉挛药、吗啡等)、中毒(如有机磷农药中毒)以及遗传因素(如先天性瞳孔缩小)。

瞳孔缩小可能伴有呕吐、呼吸困难、出汗、肌肉无力等症状。如果不及时治疗,还可能导致青光眼、虹膜炎、近视等并发症。

📄 **处理指导**

(1) 建议及时去医院眼科就诊,进行瞳孔检查、复视检查、眼底检查和神经系统评估。以了解瞳孔缩小的原因和程度,从而制订针对性的治疗方案。

(2) 避免长时间使用电子设备或注视近距离物体,避免长时间处于强光环境下,佩戴太阳镜或遮阳帽等进行遮挡。

(3) 必要时可在医生的指导下使用长效散瞳滴眼液进行治疗。

29. 瞳孔扩大

在光线变暗、受到惊吓时,机体生理反应可引起瞳孔扩大。眼部一些疾病,如青光眼、视力衰减或神经受到压迫等,或应用某些药物,如散瞳药物,也会导致瞳孔扩大。

瞳孔扩大还可出现视力模糊、视力下降,眼睛流泪、畏光、干涩、分泌物增多等症状。

📄 **处理指导**

建议及时去医院眼科就诊,进行眼部 CT、脊髓 MRI、散瞳检查、甲状腺检查,以了解瞳孔扩大的原因和程度,从而制订针对性的治疗方案。

30. 泪囊炎

泪囊炎通常表现为泪囊区红肿、坚硬、疼痛,眶外上方局部肿胀、疼痛,患眼充血、流泪,有脓性分泌物。炎症可扩展到眼睑、鼻根和面额部,甚至引起泪囊周围蜂窝织炎。严重时出现耳前淋巴肿大、畏寒、发热等全身不适。泪囊炎发生原因可能是异物进入或感染所致。另外,骨鼻泪管变异(较狭窄),鼻泪管管道不全或黏膜皱褶形成,黏膜稍有肿胀就可能导致阻塞,容易发生泪囊炎。

📄 **处理指导**

(1)建议及时去医院眼科就诊,进行血常规检查、泪囊造影、泪囊分泌物的细菌培养及药物敏感试验以了解泪囊炎原因和鼻泪管阻塞程度,从而制订针对性的治疗方案。如为慢性泪囊炎,可以考虑行泪囊鼻腔吻合术等。

(2)由感染引起的,要避免传染他人,同时避免一眼患病感染另一眼。严格消毒用过的洗脸用具、手帕及使用过的医疗器皿。

(3)可在医生的指导下使用抗生素眼药水、眼膏等治疗。

31. 鼻泪管发育不全

鼻泪管发育不全系胎儿发育过程中鼻泪管正常发育受到干扰所致。症状表现为流泪(眼泪无法正常流入鼻腔)、眼部肿胀和眼部分泌物增多。

📄 **处理指导**

(1)建议及时去医院眼科就诊,进行泪道探通和泪道 X 线碘油造影等检查,明确阻塞的部位和程度,评估是否需要通过泪道探通术或其他手术治疗来恢复鼻泪管的正常功能。

(2)轻微的鼻泪管发育不全,在医生指导下进行局部按摩来促进鼻泪管的开放。按摩方法是将食指放在泪囊区,进行有规律的按摩和压迫,每日 3~4 次,每次 20 余下,一般坚持数周可以使鼻泪管下端大部分开放。

(3)注意保持婴儿的眼部清洁,避免感染,同时注意观察婴儿的眼睛状况,如有异常及时就医。

32. 鼻泪管阻塞

鼻泪管阻塞原因包括炎症（如泪囊炎、鼻窦炎等）、外伤（如鼻骨骨折、烧伤等）、鼻腔内手术（如鼻窦炎或鼻腔肿瘤的手术）、先天性鼻泪管堵塞以及肿瘤（如鼻泪管本身的良性肿瘤和恶性肿瘤）。

主要症状包括眼部流泪（溢泪）、红肿、湿疹、头痛和发热等。如果继发感染，还可能导致脓性分泌物和机体发热。此外，鼻泪管堵塞还可能引起并发症，如结膜炎、角膜炎等。

📄 处理指导

（1）建议及时去医院眼科就诊，使用泪液测试仪检查泪液分泌情况，通过血常规、泪液渗透压、泪液溶菌酶含量，以及 CT、MRI 等检查，明确病因，进行针对性处理和治疗。

（2）在医生指导下局部使用抗生素滴眼液，必要时采用泪道探通术等手术治疗。

（3）注意眼部卫生，避免剧烈活动，保持饮食均衡，戒烟戒酒，少吃或者不吃辛辣刺激食物。

33. 玻璃体混浊

玻璃体混浊是指眼睛玻璃体出现丝状、絮状、云片状、尘状、条索状等不透明物体。玻璃体混浊可导致视物模糊，甚至可能会发生牵拉性视网膜脱离等一些严重并发症。

玻璃体混浊的原因包括先天性混浊（多数由于胚胎期中胚叶组织残留）、生理性混浊（随年龄增加，蛋白变性出现混浊）、外伤性混浊、炎症性混浊和糖尿病血管性病变等，典型的症状为眼前黑影飘动、视物模糊，严重者会出现视力下降，甚至致盲。

📄 处理指导

（1）建议及时去医院眼科就诊，使用裂隙灯、眼底镜检查，明确不透明物体性质和发生病因。

（2）生理性玻璃体混浊：无需特殊治疗，可定期观察。病理性玻璃体混浊需针对原发病进行治疗，如应用止血药物、促进混浊吸收的药物等。严重病例可考虑采用玻璃体切割术。

（3）保持良好的生活习惯和眼部卫生，不要用手揉压眼睛，避免眼部外伤和长时间用眼，合理膳食、均衡营养、戒烟戒酒，少吃或者不吃辛辣刺激、肥甘厚腻、高糖的食物。

34. 晶体点状混浊

晶体点状混浊多与先天的发育有关系，可能是由于在胚胎发育期有异常混浊带到了出生之后，通常是不影响视力的，并且临床上也不需要处理，主要是以观察为主。

📄 **处理指导**

（1）合理膳食，营养均衡，多吃蔬菜水果。蛋黄、玉米、胡萝卜、绿叶菜等能提供丰富的叶黄素和玉米黄质，叶黄素和玉米黄质可保护黄斑的细胞。少吃或者不吃辛辣刺激、肥甘厚腻、高糖的食物。

（2）注意用眼卫生，不要用手揉压眼睛，强光下要佩戴墨镜，不要在暗光下看书和长时间看电子产品、用电脑等。

（3）一旦出现视力下降，及时去眼科就医。

35. 白内障

白内障是眼睛晶状体发生混浊，出现渐进性无痛性视力下降。除少部分为先天性白内障，大多数是随着年龄增长而发生的老年性白内障。另外，外伤、中毒和代谢性疾病也可导致白内障发生。

白内障会出现视物模糊、复视、色觉改变和视野缺损等。产生视力下降、盲点、失明后果。

📄 **处理指导**

（1）建议及时去医院眼科就诊，进行包括视力、裂隙灯、视网膜电流图、虹膜新月影投照试验等检查，判断白内障程度，明确发生病因。

（2）早期白内障可以通过药物治疗来控制病情发展，改善视力。常用的药物包括吡诺克辛滴眼液等。若白内障已经发展成熟，建议尽快去医院眼科进行手术治疗。

（3）注意用眼卫生，避免长时间使用电子产品，外出戴太阳镜，保证充足的睡眠时间。可通过饮食调理，多食用富含维生素 C、维生素 B_2、维生素 E 等抗氧化物质的食物。另外，要保持良好的心态，积极配合医生治疗。

36. 豹纹状眼底

豹纹状眼底改变是一种非病理性眼底病变，主要是由于视网膜上皮的色素减少和视网膜变薄，导致脉络膜血管外露，使得眼底出现类似豹皮的纹理。这种病变多发生于老年人和高度近视患者。典型症状是眼底有红褐色相间的条纹，可伴有视力下降、视物模糊。

📄 **处理指导**

（1）注意眼部卫生，保持作息规律，避免熬夜和剧烈运动。多吃一些富含维生素的蔬菜、水果，如柚子、黄瓜、西红柿等，同时避免高糖饮食，如奶茶、可乐等饮品。适当补充叶黄素也有助于保护视力，减少蓝光吸收。

（2）注意用眼卫生，不要用手揉压眼睛等，强光下要佩戴墨镜，不要在暗光下看书和长时间看电子产品、用电脑等。

（3）出现视力下降、视力模糊，配适合度数的眼镜以纠正近视。

37. 黄斑变性

　　黄斑变性是由于年龄、遗传、不良环境、慢性光损伤等各种因素影响,眼底视网膜处的黄斑发生萎缩,或代谢异常,引起黄斑部位异常代谢物聚集、结构改变、功能减退,导致视力异常的疾病,能造成视力永久性损害。

　　黄斑变性主要表现为单眼或双眼中心视力下降、视物变形、飞蚊症(看东西时候感到眼前有漂浮物)、色觉异常等症状,并逐渐加重,严重者甚至失明。

📄 处理指导

　　(1)建议及时去医院眼科就诊,进一步行眼底荧光血管造影检查,观察视网膜色素上皮萎缩、色素沉着以及新生血管等情况,评估是否使用激光治疗或光动力疗法,并明确原因,对因治疗。在医生指导下,口服抗氧化药物,如维生素C、维生素E、叶黄素等,可以辅助治疗黄斑变性。

　　(2)合理膳食、营养均衡、戒烟戒酒,多吃蔬菜水果。蛋黄、玉米、胡萝卜、绿叶菜等能提供丰富的叶黄素和玉米黄质,叶黄素和玉米黄质可保护黄斑的细胞。少吃或者不吃辛辣刺激、肥甘厚腻、高糖食物。

　　(3)注意用眼卫生,避免眼睛直接接触太阳、雪地等强光源,白天外出时应佩戴墨镜或变色镜以减少光照对黄斑的刺激。

38. 脉络膜病变

　　脉络膜是眼球内的一层薄膜,位于视网膜和巩膜之间,富含血管和色素细胞,主要作用是供应视网膜外层和脉络膜本身的营养和氧气。脉络膜病变常见病因包括炎症、感染、免疫性疾病、血管性疾病、退行性变化和转移癌等。这些病因会导致脉络膜出现炎症、坏死、出血、渗出等病理变化,进而影响脉络膜的正常功能,导致视力下降、视物模糊等症状。

📄 处理指导

　　(1)建议及时去医院眼科就诊,进一步行荧光眼底血管造影、超声及CT、MRI等检查。必要时进行炎症和病原学检查,明确原因,对因治疗。如脉络膜炎症,使用激素类药物和免疫抑制剂进行治疗;脉络膜缺血,使用扩血管药物和抗血小板药物进行治疗;脉络膜新生血管,可使用抗新生血管药物和改善循环药物进行治疗。严重的脉络膜病变可采取药物、激光、手术等多种方法进行治疗。

　　(2)合理膳食、营养均衡、戒烟戒酒,少吃或者不吃辛辣刺激、肥甘厚腻、高糖的食物。

　　(3)注意用眼卫生,不要用手揉压眼睛等,强光下要佩戴墨镜,不要在暗光下看书和长时间看电子产品、用电脑等,避免剧烈运动(如蹦极、打篮球等)、头部撞击等外界刺激。

39. 视网膜色素变性

视网膜色素变性是眼睛视杆细胞受累,导致光感受细胞及色素上皮出现营养不良性退行性病变,早期多为夜盲,少数视力逐渐下降或视野缩窄,中老年时期可因黄斑受累致使视力严重障碍并最终导致失明。其原因与遗传、营养不良(体内缺乏牛磺酸、维生素过少等)有关。免疫性疾病,如系统性红斑狼疮、类风湿关节炎等可能影响到视网膜神经,从而诱发视网膜色素变性。另外,眼部肿瘤等也可能导致视网膜色素变性。

📄 **处理指导**

(1)建议去医院眼科就诊,通过视野、色觉、视网膜电图和 CT 等检查,明确原因,对因治疗。

(2)在医生指导下,采用维生素 B_2 片、维生素 AD 滴剂、牛磺酸片等药物进行治疗。对于免疫性疾病导致的视网膜色素变性,可使用转移因子胶囊、胸腺素溶液等免疫增强剂药物进行治疗。

(3)日常饮食方面适当增加维生素 A 的摄入,规律作息、避免劳累,保持情绪稳定,限制烟酒,避免过度用眼,避免强烈光线的直接照射,包括太阳光、强照明灯光等。

40. 视网膜脱离

视网膜脱离是指视网膜本身组织中的神经上皮层与色素上皮层分离。临床上将视网膜脱离分为原发性视网膜脱离(如高龄而存在视网膜变性、萎缩、变薄,或有高度近视,玻璃体液化、脱离、浓缩及与视网膜粘连等)和继发性视网膜脱离(如眼外伤、视网膜静脉周围炎、玻璃体积血机化增殖后等)。

视网膜脱离主要表现有视力下降、视野缺损、眼前黑影飘动或闪光感,严重可导致失明。

📄 **处理指导**

(1)建议及时去医院就诊,进一步行视力、视野、检眼镜、超声、光学相干断层扫描(OCT)和荧光素眼底血管造影等检查,明确诊断,进行评估后接受手术治疗。

(2)积极控制病因(包括近视者、有视网膜脱离家族史和白内障手术史者、高血压、糖尿病等)。避免剧烈运动、过度用眼,注意劳逸结合,保持情绪稳定,保持大便通畅,避免用力解便,引起高眼压。

(3)饮食以高蛋白、高维生素、富含膳食纤维的食物为主,少吃或不吃辣椒、肥肉等辛辣刺激和肥甘厚腻的食物,注意补充 B 族维生素和无机盐,戒烟戒酒。

41. 视盘水肿

视盘水肿可能是由眼部压力过高、血液循环不畅、神经压迫或其他疾病引起的。此外,某些药物、化学物质或病毒感染也可能导致视盘水肿。症状通常包括视力模糊、眼睛疲劳、头痛等。

📄 **处理指导**

(1)建议及时去医院就诊,行眼压测试、检眼镜等检查进一步确诊。必要时,可能需要进行血液检查、影像学检查等以排除其他潜在疾病的可能性,并针对原因进行相应处理。

(2)积极配合医生对症治疗,如重度持续性视盘水肿,使用高渗脱水药、利尿药及激素等药物进行治疗;严重疼痛,已出现视神经损害症状可行视神经鞘开窗减压术或腰椎腹膜分流术等手术治疗。

(3)保持眼部卫生,避免过度用眼,保持良好的生活习惯,避免剧烈运动,注意劳逸结合,保持情绪稳定,保持大便通畅,避免用力解便,引起高眼压。

(4)生理性视盘水肿,一般无需特殊治疗,但需定期观察,一旦出现症状,及时就医。

42. 视神经萎缩

视神经萎缩是视网膜神经节细胞及其轴突由于缺血、炎症、颅内或眶内肿瘤压迫、神经受损和退变等原因所致。另外,糖尿病、视神经炎、青光眼等也可能导致视神经萎缩。根据视神经萎缩程度不同,视野缺损、视力下降的程度也不同。一旦发生神经萎缩往往不可逆转,但可以通过营养神经等手段维持现有的视力水平。因此,发现视神经萎缩一定要及早干预,以免视力持续下降甚至引起失明。

📄 **处理指导**

(1)视神经萎缩是一种严重的眼部疾病,建议及时去医院就诊,行计算机自动视野计、视觉诱发电位检查和 CT、MRI 等检查,评估萎缩程度。

(2)根据病因,配合医生积极治疗,如使用地塞米松、甲泼尼龙以控制炎症,使用神经营养剂及维生素类药物,如维生素 B_{12}、甲钴胺等以营养神经;使用血管扩张剂增加血流量,改善视神经的缺血、缺氧状态,促进细胞的新陈代谢等。如果视神经萎缩是由肿瘤压迫引起的,应行手术治疗,解除压迫。

(3)保证充足的睡眠,避免熬夜。调整不良情绪,避免因为患病感到悲观、绝望。同时,要定期复查,了解视野恢复情况。加强眼部调理:避免强光直射眼睛,注意室内温湿度变化,佩戴防护眼镜等。避免做危险的动作,减少外出,防止受伤。

43. 眼底动脉硬化

眼底动脉硬化主要与一些全身性疾病有关,如高脂血症、高血压和糖尿病等。这些疾病可能导致眼底动脉血管壁增厚变硬,失去弹性,管腔狭窄,形成眼底动脉硬化。轻度硬化可能没有明显症状,随着硬化加重可出现眼睛干涩、发胀,甚至出现血丝、红肿、眼底呈现浑浊状,动脉硬化严重影响视网膜的供血,还可能导致视力下降、视野缺损等症状。

📄 处理指导

（1）积极治疗和控制高脂血症、高血压、糖尿病、肥胖等慢性疾病。在医生指导下服用阿司匹林肠溶片、硫酸氢氯吡格雷片等药物进行治疗,以减少血小板聚集,改善血液循环。

（2）严格控制脂肪食物和钠盐的摄入,避免加重血管内的脂质堆积或引起水钠潴留,多吃富含叶酸和抗动脉硬化的食物,如叶类蔬菜、大豆、橙汁、香蕉、葛根、菊花。叶酸能使血浆中的高半胱氨酸转化为对人体有利的蛋氨酸,从而起到防止动脉硬化发生发展的作用。忌烟酒,避免过度用眼。坚持适度运动,如散步、慢跑等。保持情绪稳定。

（3）定期复查,如有视力下降、视野缺损,建议及时去医院就诊,如检查发现视网膜新生血管,并发视网膜缺血或视网膜脱离,可能需要进行视网膜激光光凝术等手术治疗。

---

44. 糖尿病眼底改变

长期血糖过高可导致微小血管病变,因此眼底视网膜改变是糖尿病较严重的并发症之一,可严重影响视力,甚至失明。糖尿病患病时间越长,出现视网膜病变的概率越大。

📄 处理指导

（1）建议去医院眼科和内分泌科就诊,通过相应检查,进行病情评估,并根据视网膜改变程度,进行积极治疗,如通过激光照射眼底病变区域,可以促进病变区域的血管收缩,减少出血和渗出,从而保护视力,对于部分严重的糖尿病眼底病变患者,可能需要进行手术治疗,如玻璃体切割术、视网膜脱离修复术等。

（2）积极控制血糖,如有高血压、高血脂,应同时进行积极控制,低脂低盐高蛋白饮食,并注意 B 族维生素和无机盐的补充。定期检测视力及眼底,出现异常及时就诊;如需药物治疗,要严格遵医嘱进行服药,禁止自行调整药量或停药。

（3）规律作息、避免劳累,忌烟酒,避免过度用眼,保持情绪稳定,保证良好生活习惯。

---

45. 视网膜动静脉阻塞

引起视网膜动静脉阻塞的原因主要是动脉粥样硬化。另外,血管周围胶质增生也可导致静脉压力下降,使管腔缩小,进而出现视网膜动静脉阻塞。发生视网膜动静脉阻塞后,可出现一过性的黑矇、视力突然下降等症状。

📄 处理指导

（1）一旦发生应及时去医院就诊,行眼底荧光素造影和光学相干断层扫描（OCT）等检查,评估阻塞位置、范围、严重程度,以及是否发生无灌注区以及缺血、出血的程度,并寻找出血原因。

（2）积极配合医生进行治疗，具体方案需要根据病情决定。症状较轻患者，可以使用一些药物如阿司匹林、肝素、肾上腺糖皮质激素、复方血栓通、复方丹参片等；如有黄斑囊样水肿和新生血管，可使用雷珠单抗注射液；对于出血严重且长时间无法吸收的患者，可以考虑进行玻璃体切割术。

（3）规律作息、避免劳累，忌烟酒，避免过度用眼，保持情绪稳定，保证良好生活习惯。日常生活中需要控制血压和血糖水平，以降低病情恶化风险。

46. 眼底出血

眼底出血是一种严重的眼部疾病，可能导致视力丧失或失明。原因可能是生理性的（包括用眼过度、过敏和眼睛外伤等），也可能是病理性的，如由于视网膜静脉阻塞、糖尿病视网膜病变和老年性黄斑变性等疾病影响视网膜的血管，导致眼底出血。

眼底出血时可突然眼前一片漆黑，仅见手动或仅有光感或骤然眼前出现红光闪闪，逐渐加多，以致红光满目，视物不明。

处理指导

（1）眼底出血是一种眼部急诊疾病，一旦发生应及时去医院就诊，行眼压、视力、检眼镜、超声和光学相干断层扫描（OCT）等检查，了解出血程度，并寻找出血原因。

（2）根据病因，配合医生积极治疗，如轻度眼底出血，可使用止血药、抗炎药等药物进行治疗。这些药物可以帮助控制出血、减轻炎症，促进血液吸收和恢复视力。中度眼底出血，可使用激光凝固出血点，减少出血量，同时促进视网膜的血液吸收。严重眼底出血，可眼内注射抗 VEGF 药物等。

（3）积极治疗和控制基础疾病如高血压、糖尿病等。

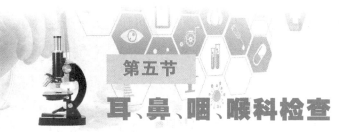

耳、鼻、咽、喉科检查

1. 耳畸形

耳畸形可能是由于胚胎发育异常所造成的，主要与染色体病有关，还与孕妇在孕期吸烟、饮酒或者受到了电离辐射、病原微生物（如细菌、病毒）感染等有关。耳畸形可以分为多种类型，包括耳郭畸形、外耳道畸形、中耳畸形、内耳畸形、耳前瘘管等。

📑 处理指导

（1）建议去医院进行影像学检查和听功能检查，了解乳突气化程度，外耳道、中耳腔及听骨链是否存在，明确畸形部位及预后估计。有些耳郭畸形是由于颅骨缺陷引起的，及早发现和治疗这些缺陷可以避免进一步影响耳郭的形状。

（2）经耳科或整形科医生评估后，部分畸形可行矫形手术治疗。

（3）正确面对已存在的疾患，抱着积极心态，配合医生检查和治疗。

2. 副耳

副耳是一个位于外耳道前方、耳屏附近，与正常耳郭有着相同胚胎来源和组织结构的赘生物，是一种先天发育异常的软骨组织错构瘤。多数副耳是形状像花生米一样的软组织包块，内部可能含有软骨组织，表面的皮肤通常是正常的。

📑 处理指导

（1）建议去医院耳科进一步检查，判断有无同时存在第一、第二腮弓综合征，如小耳畸形等表现。

（2）自觉副耳影响美观或引起其他症状，可以通过整形手术进行切除。体积较大的副耳可能需要通过整形技术形成局部皮瓣，以覆盖创面和减小术后瘢痕。

（3）正确面对已存在的疾患，抱着积极心态，配合医生检查和治疗。

3. 耳硬化症

耳硬化症是由于骨迷路原发性局限性骨质吸收，而代以血管丰富的海绵状骨质增生所致,故称"硬化"。耳硬化症原因不明,可能与遗传、内分泌紊乱、骨迷路包囊发育和自身免疫因素等有关。当侵犯前庭窗时,可引起镫骨固定,失去传音功能,可使听力进行性减退。

📄 **处理指导**

（1）建议去医院耳科进行听力、前庭功能、影像学和耳内镜等检查,判断患者听力下降的程度、前庭功能是否出现异常,是否存在其他部位病变(比如中耳胆脂瘤、听神经瘤等)。根据情况,确定是否进行手术治疗。

（2）远离噪声环境,避免环境中的噪声加重耳鸣症状。同时,应注意休息,不要熬夜,对于耳鸣症状严重的患者,可采取掩蔽治疗来减轻症状。

（3）对于有继发细菌感染时,需要在医生指导下使用抗生素进行治疗。此外,还可以使用一些神经营养药物,如维生素 B_1 片、维生素 B_{12} 片、甲钴胺胶囊等。

4. 耳屏压痛及耳郭牵拉痛

耳屏压痛和耳郭牵拉痛原因可能有多种。其中最常见的原因是耳屏和耳郭周围的炎症或感染,如外耳道炎症、疖肿、耳前瘘管感染等。颞下颌关节紊乱,过度拉伸耳朵和耳前淋巴结炎也可导致耳屏压痛及耳郭牵拉痛。

📄 **处理指导**

（1）建议去医院耳科进一步检查,明确原因,对因处理治疗。

（2）避免进一步伤害耳朵,如停止使用过大的耳机或耳塞,避免长时间连续使用耳机或耳塞等。

（3）可以使用冷敷或非处方止痛药来缓解疼痛和减轻炎症。如果疼痛持续或加重,应咨询医生进行进一步的诊断和治疗。

（4）保持饮食清淡,避免食用辛辣刺激的食物,以免加重炎症。

5. 耳郭假性囊肿

耳郭假性囊肿是耳郭软骨膜无菌性炎症反应所致。通常表现为耳郭局部肿胀,内部有浆液性渗出物,形成囊肿样隆起。其发生原因与创伤、手术、冻伤、烧伤、外力冲击、耳郭血肿和继发感染等有关。

📄 **处理指导**

（1）建议去医院进一步检查,排除有无感染。

（2）及时清除耳垢,保持耳朵清洁,避免用力过度或使用尖锐物品刮擦耳朵,避免耳部被撞击、挤压或擦伤,合理佩戴耳环、耳钉或其他耳饰物。

（3）避免过度劳累,注意休息,增强免疫力,避免辛辣刺激的食物或过度吸烟喝酒。

（4）定期检查，一旦耳郭红肿、疼痛、分泌物增多等，应及时就医进行治疗。

6. 先天性耳前瘘管

先天性耳前瘘管是一种常见的先天性外耳疾病，具有遗传特征，系胚胎期形成耳郭的第一、二鳃弓的 6 个小丘样结节融合不良或第一鳃沟封闭不全所致。可分单纯型（终生可不发生感染）、感染型（局部疼痛、红肿、溢液，严重者会出现周围组织肿胀、皮肤溃破等）和分泌型（按压患处会有稀薄黏液或乳白色皮脂样物溢出，并伴有不同程度的瘙痒感）三种类型。

📄 处理指导

（1）建议去医院进行瘘管造影、耳内镜检查、听力检查和核磁共振检查等检查，以便制订合适的治疗方案。

（2）单纯型先天性耳前瘘管一般无需治疗，但需注意不能让患处受到外界刺激，以免增加感染的风险；感染型先天性耳前瘘管感染发生后应及时就诊，在医生指导下服用抗生素类药物进行治疗，如已经形成了脓肿，应该及时给予切开引流；先天性耳前瘘管应及早施行手术切除。

（3）保持局部清洁干燥。洗脸、洗头或者洗澡时，应该避免用力挤压、反复触摸、脏水进入耳前瘘管内，以预防继发感染。

7. 先天性外耳道狭窄

先天性外耳道狭窄是一种罕见的先天性畸形，其病因可能与遗传、环境因素、母孕期受到有害物质影响等有关。狭窄的外耳道可影响听力及语言发育。

📄 处理指导

（1）建议去医院进行影像学检查、病理检查、纯音测听等检查，了解外耳道狭窄的程度和部位，以及中耳和内耳的发育情况，以便制订合适的治疗方案（保守治疗和手术治疗）。

（2）注意外耳道的清洁卫生，避免使用尖锐物品掏耳朵，避免脏水进入耳朵，以免引起感染。

（3）定期检查，一旦出现外耳道炎症等症状，应及时在医生指导下，使用抗炎药物、抗生素滴耳液等。

8. 外耳湿疹

外耳湿疹是发生在耳郭前后皮肤、耳郭后沟、耳周皮肤和外耳道皮肤的变态反应损害。往往由接触过敏原（如食用鱼、虾、蟹等易过敏食物，含有防腐剂、香精、色素等添加剂的加工食品,局部用药,如硫酸新霉素、多黏菌素 B)、奶汁刺激(宝宝在喝奶时发生)和污水进入耳道等刺激诱发。精神因素、神经功能障碍、内分泌功能失调、代谢障碍、消化不良等也可能与外耳湿疹有关。

外耳湿疹表现可以是很小的斑点状红疹,散在或密集在一起,也可以表现为丘疹、水疱、糜烂、浆液性渗出、黄色结痂等。外耳道有局部红肿、糜烂,严重时会有黄色液体渗出。根据病程各时期表现不同。急性期患处奇痒,多伴烧灼感,挖耳后流出黄色水样分泌物,凝固后形成黄痂;亚急性期湿疹多由急性期未经治疗、治疗不当或久治不愈迁延所致,局部仍瘙痒,渗液比急性湿疹少,但有结痂和脱屑;急性和亚急性湿疹反复发作或久治不愈,就成为慢性湿疹,外耳道内剧痒,皮肤增厚,有脱屑。外耳湿疹可能反复发作。

📄 处理指导

(1) 建议去医院进行皮肤试验等检查帮助确定过敏原。

(2) 避免接触可能的过敏原,如局部用药、易过敏食品和加工食品等,不食用辛辣、刺激食物,多食用新鲜的水果和蔬菜。

(3) 保持耳部及周围干燥清洁,不乱掏耳朵,如果出现了污秽或者是痂皮堆积,先使用植物油进行涂擦,再用纱布或者是消毒过的软纸擦净。

(4) 在医生指导下,局部使用抗过敏药物、抗炎药物等进行治疗。

9. 外耳道炎

外耳道炎是由细菌感染所致的外耳道皮肤的弥漫性炎症。病因包括过度清洁、湿度过高、化学物质侵入、伤口感染、外耳道保护功能下降等。根据病程可分为急性弥漫性外耳道炎和慢性外耳道炎。急性弥漫性外耳道炎:可由挖耳、异物损伤、药物刺激等引起,耳内有灼热感、耳内胀痛、分泌物流出;慢性外耳道炎:由急性外耳道炎治疗不当或未及时治疗导致,症状为感耳痒不适,有少量分泌物流出。

📄 处理指导

(1) 建议去医院耳科进行耳镜检查、细菌培养和放射学等检查,观察外耳道内病变情况,明确炎症是否对耳部的整体结构和骨组织有损伤。

(2) 注意个人卫生,保持外耳道的干燥和清洁,避免过度清洁和使用刺激性物质。

(3) 平时多吃营养丰富、清淡、易消化及富含蛋白质的食物,如瘦肉、牛奶、鸡蛋等。

(4) 在医生指导下,及时清除耳道内部的分泌物、脱屑和结痂等,并根据病情选择药物治疗或手术治疗。

10. 耵聍

耵聍是外耳道内皮脂腺分泌产生的一些油脂性黏稠液体分泌物,呈淡黄色,通常起到润滑和保护外耳道的作用。外耳道慢性充血、周围毛细血管的血流量增大等也会刺激皮脂腺分泌增加,导致耵聍的增多;中耳炎、咽喉炎等感染会导致炎性分泌物进入外耳道,也会形成耵聍。另外,环境中粉尘或脏物进入外耳道也可能导致耵聍的增加。

📄 处理指导

(1) 保持外耳道的清洁,避免过度清洁和使用刺激性物质。清除耵聍的方法包括使用棉签、软化剂或吸引器等工具轻轻清理。

(2) 如果发现有耵聍栓塞的症状,应及时清除,避免影响听力或引发其他疾病。

(3) 如果并发感染,建议去医院就诊,在医生指导下,控制感染后取出耵聍。

11. 外耳道胆脂瘤

外耳道胆脂瘤是一种阻塞于外耳道骨部的含有胆固醇结晶的脱落上皮团块,也被称为外耳道阻塞性角化病。胆脂瘤形成于外耳道的底部,表现为局部死骨形成。原因与外耳道闭锁(长期的外耳道上皮细胞无法清理形成)和外耳道感染性炎症(刺激耳道皮肤的角化上皮细胞脱落、堆积形成)等有关。

胆脂瘤较小时,可能无明显症状,较大时可能会出现耳内堵塞感、耳鸣及听力下降的症状。如果继发感染,可出现耳痛、头痛,外耳道分泌物带有臭味。巨大的外耳道胆脂瘤会破坏外耳道后壁进而侵犯中耳。并发胆脂瘤型中耳乳突炎,也可能引起周围性面瘫。

📄 处理指导

(1) 建议去医院耳科就诊,进行影像学检查和病理检查判断外耳道扩大和骨壁破坏程度,观察是否有囊性团块和复层鳞状上皮等特征性表现。

(2) 保持外耳道皮肤清洁干燥,及时清除外耳道积水,避免挖耳。避免耳朵受到外力冲击或损伤,降低患病风险。

(3) 及时治疗耳部感染性疾病,如慢性分泌性中耳炎、慢性化脓性中耳炎等。

12. 鼓膜充血

鼓膜充血主要是由于病毒感染和细菌感染所导致。常见的病毒感染包括大疱性鼓膜炎,会有剧烈的疼痛感;细菌感染导致的鼓膜充血包括急性鼓膜炎、急性分泌性中耳炎、急性化脓性中耳炎和鼓膜穿孔等,会有明显的疼痛感。

📄 处理指导

(1) 建议去医院就诊,进一步检查,明确原因,对因处理。

(2) 注意保持外耳道清洁,避免过度用力擤鼻涕等行为。

(3) 在医生指导下,使用抗菌药物(氧氟沙星滴耳液)和 $1\% \sim 2\%$ 的酚甘油滴耳。

13. 鼓膜内陷

鼓膜内陷原因包括过敏、气候变化、化学物质刺激、外伤、上呼吸道感染等。这些原因会导致鼻咽部发生水肿和炎症反应,引发咽鼓管不畅,导致鼓膜内陷。此外,当咽鼓管功能障碍时,外界空气不能进入中耳,中耳腔原有的气体被逐渐吸收,腔内形成相对负压,使得鼓膜正常结构改变,也会诱发鼓膜内陷。鼓膜内陷可引起耳闷、听力下降症状。

📄 **处理指导**

(1)建议去医院耳科就诊,进一步进行耳镜、耳内镜、声阻抗等检查,评判内陷情况,明确原因,对因处理。程度严重的鼓膜内陷,可以选择鼓膜切开置管术,并在鼓膜紧张部放置金属或塑料管,用于引流鼓室积液和平衡鼓膜内外的压力。

(2)注意保持外耳道清洁,避免过度用力擤鼻涕等行为。

(3)在医生指导下,鼻腔可以喷激素类药物如曲安奈德,减轻咽鼓管黏膜的充血、肿胀,平衡鼓室内外的压力。可使用抗菌药物(氧氟沙星滴耳液)和 $1\% \sim 2\%$ 的酚甘油滴耳。

14. 鼓膜损伤或穿孔

鼓膜损伤或穿孔主要原因包括掏耳朵损伤、外伤、细菌感染以及耳部肿瘤等。鼓膜损伤后可表现听力下降、疼痛、出血。损伤时间长,发生感染可致耳朵流脓。

📄 **处理指导**

(1)建议去医院耳科就诊,进行耳镜和耳内镜检查,观察鼓膜损伤或穿孔情况,穿孔位置,有无溢液和鼓室病变等。根据具体变化,进行相应处理和治疗。

(2)保持外耳道皮肤清洁干燥,避免频繁挖耳和用力擤鼻涕,停止水上活动和游泳,以免耳朵受到外力冲击或损伤。

(3)保持饮食清淡,避免辛辣刺激性食物,控制情绪和压力,避免过度疲劳,适当运动和锻炼,增强身体免疫力。

(4)定期检查,当出现耳朵流脓等症状时,可在医生指导下,使用抗生素治疗。

15. 中耳炎

中耳炎是中耳乳突腔黏膜发生的急、慢性炎症病变。致病菌多为金黄色葡萄球菌、溶血性链球菌,大多经咽鼓管、外耳道入侵感染。

耳部流脓是中耳炎基本的症状之一、通常为黏液、黏脓或纯脓性,伴有一些臭味,可能导致鼓膜穿孔,出现耳鸣、耳闷、听力下降症状,部分可能转为慢性中耳炎,导致失聪及耳痛。炎症的蔓延会带来其他器官的并发症,会有呕吐、眩晕、面瘫、剧烈头痛、高热、寒战等症状。

📄 **处理指导**

（1）建议及时去医院就诊，进行血常规检查、耳镜、听力学和CT扫描等检查，明确中耳炎程度和类型，进行相应处理和治疗。

（2）注意用耳卫生，及时拭干外耳道，洗头和沐浴时可用干棉球塞住外耳道，谨防污水进入耳内，保持鼻腔通畅，可遵医嘱使用呋麻滴鼻。

（3）保持饮食清淡，避免辛辣刺激性食物，控制情绪和压力，避免过度疲劳，适当运动和锻炼，增强身体免疫力。

（4）密切观察，一旦出现呕吐、眩晕、面瘫、剧烈头痛、高热、寒战等症状，及时急诊就医。

16. 耳鸣

耳鸣（体检者自述）是外界没有声音，但耳朵感觉有声音或者头颅里有声音，大多数与耳朵本身疾病有关系（如耵聍栓塞、外耳道炎、中耳炎、内耳疾病、梅尼埃病、内耳老化等），部分与药物、高血压、糖尿病和脑供血不足有关，还应考虑是否存在肿瘤（如听神经瘤等）。

📄 **处理指导**

（1）建议及时去医院就诊，进行听力学、头颈CT、磁共振扫描、血管超声以及血液相关检查等，寻找耳鸣原因，根据病因和症状进行相应处理和治疗。

（2）对于慢性耳鸣，应学会适应和接受，并通过与医生合作，找到最适合的治疗方法，尽可能减轻耳鸣对生活的影响。

（3）避免噪声暴露，通过规律生活、适量运动、充足睡眠，以及放松身心方法（如深呼吸、冥想、瑜伽等），控制压力和焦虑，以缓解耳鸣症状。

（4）可根据中医辨证，使用中药进行整体体质调理。常用的中药治疗原则包括疏表法、清肝法、补肾法、补气血法、补心肾法、化瘀法和化痰湿法等。非药物治疗方面，如针灸、推拿按摩等，可以刺激经络，促进血液循环，缓解耳部肌肉紧张，调节呼吸、放松身心来达到缓解耳鸣的目的。

17. 耳聋

耳聋是一种以听力丧失为特征的疾病，不仅与多种耳科疾病有关，也可以是一种独立的疾病。其可能的原因包括炎症、外伤、异物或其他机械性阻塞、畸形、药物性聋、遗传、年龄因素等。

📄 **处理指导**

（1）建议及时去医院就诊，进行听力学、头颈CT、磁共振扫描、血管超声以及血液相关检查等,寻找耳聋原因,根据病因和症状进行相应处理和治疗。

（2）在专业医生指导下,适配助力器补充听力不足。

（3）应学会适应和接受,并通过与医生合作,找到最适合的治疗方法,尽可能减轻耳聋对生活的影响。

（4）避免噪声暴露,通过规律生活、适量运动、充足睡眠,以及放松身心方法（如深呼吸、冥想、瑜伽等）,控制压力和焦虑,以缓解耳聋症状。可根据中医辨证,使用中药进行整体体质调理。

18. 外鼻畸形

导致外鼻畸形的原因主要包括外鼻支架畸形、鼻外伤、鼻腔病变等。这些原因可能导致外鼻偏曲、缺失、不对称或坍塌。外鼻畸形会影响外观和通气功能,不及时治疗,还可能诱发鼻窦炎、鼻息肉等炎症疾病。

📄 **处理指导**

建议去医院就诊,进行全面的鼻部检查,包括观察鼻子的外观、测量鼻子的尺寸和评估鼻子的功能。另外,通过 X 线或 CT 扫描,帮助诊断和制订治疗方案。轻的畸形可进行简单修复手术,复杂畸形可能需要多次手术和长期康复。

19. 酒渣鼻

酒渣鼻又称玫瑰痤疮,是以持久性红斑与毛细血管扩张为主的慢性炎症性皮肤病。具体病因尚未完全明确,毛囊蠕形螨感染是酒渣鼻的主要原因之一。其他原因包括吸烟、饮酒、辛辣食物、鼻旁窦疾病或体内感染病灶。另外,类固醇皮质激素、胃肠功能紊乱、心血管疾患及内分泌功能紊乱、气候寒冷、情绪紧张、神经过敏、忧郁和疲劳都可引发或加重酒渣鼻。

酒渣鼻症状根据不同时期表现不一:① 红斑期（早期阶段）,表现为鼻部、两颊、前额、下颌等部位对称发生红斑,初为暂时性,反复发作后可持久不退,并出现浅表树枝状毛细血管扩张,呈细丝状,常伴毛囊扩大、皮脂溢出等,自觉灼热;② 丘疹脓疱期（中期阶段）,表现为在红斑基础上出现针头至绿豆大小的丘疹、脓疱、结节,毛细血管扩张更为明显,纵横交错,鼻部、面颊部的毛囊口明显扩大;③ 鼻赘期（晚期阶段）,鼻部皮脂腺及结缔组织增生,致使鼻尖部肥大,形成大小不等的紫红色结节状隆起（鼻赘）,表面凹凸不平,毛囊口明显扩大,皮脂分泌旺盛,毛细血管显著扩张。

📄 **处理指导**

（1）建议去医院皮肤科就诊,根据病因可采用药物、光电、手术等方法进行治疗。

（2）积极控制引发或加重酒渣鼻的行为,如避免饮酒和食用辛辣食物,避免用刺激性强的化妆品,保持消化道通畅,避免日光暴晒,禁止在鼻周部位抓、搔、剥及挤压。

（3）保持心情愉快、舒畅,避免情绪大幅度波动。清淡、易消化饮食,多吃富含维生素的新鲜水果蔬菜。

（4）中医认为酒渣鼻是由于肺胃积热,血瘀凝结引起的。可在医生辨证指导下,选择使用清宣凉血解毒汤,如黄连解毒汤、枇杷清肺饮等。也可用枇杷叶、栀子研成细末,凉开水送服。采用清热散瘀面膜(黄芩、野菊花、夏枯草、连翘各等份),研末使用。如消退后有色素沉着的可加玫瑰花、白茯苓等化瘀消斑。

20. 鼻前庭炎

鼻前庭炎是鼻前庭皮肤的弥漫性炎症,其中急性鼻前庭炎表现为鼻前庭处疼痛,检查可见鼻前庭内及其与上唇交界处皮肤弥漫性红肿,或有皲裂及浅表糜烂,鼻毛上附有黏脓块。慢性鼻前庭炎表现为鼻前庭发热、干燥、痒以及触痛,检查见鼻前庭鼻毛稀少,局部皮肤增厚,有痂皮形成,清除痂皮后可有小出血创面。

长期有害粉尘(如烟草、皮毛、水泥、石棉等)的刺激,挖鼻或摩擦致鼻前庭皮肤损伤继发感染是本病病因之一。此外,鼻腔内分泌物尤其是脓性分泌物经常刺激鼻前庭皮肤,鼻腔内任何急性或慢性、特异性或非特异性炎症,鼻腔异物,肿瘤等都可以并发鼻前庭炎。

📄 处理指导

（1）建议去医院皮肤科就诊,进行前鼻镜和鼻内镜检查,判断病变部位及范围,并明确是否合并其他鼻前庭或鼻腔疾病。根据病因进行治疗。

（2）如鼻前庭肌肤糜烂,可在医生指导下,局部使用消毒止痒类药物,如过氧化氢溶液等,有感染时,使用抗生素类药物,如头孢克肟分散片、阿莫西林胶囊等,同时可以涂抹抗生素类药膏,如红霉素软膏、复方多黏菌素B软膏等。若用药治疗效果不佳,可选择激光手术进行治疗。

（3）在治疗期间保持鼻部清洁干燥,不挖鼻孔,避免外力损伤鼻前庭,以免炎症加重。饮食方面可多吃维生素含量多的食物,如菠菜、胡萝卜等。同时应避免接触致敏物质和有害气体。

21. 鼻炎

根据病因、病程和病理情况不同,各种类型的鼻炎有其各自临床特点。① 急性鼻炎:由病毒感染引起,主要症状包括鼻腔内部干燥、灼热、发痒,鼻塞、水样鼻涕和嗅觉减退,如果继发细菌感染,鼻涕可呈黏液状;② 慢性鼻炎:多数由急性鼻炎反复发作引起,表现为鼻塞和胀感;③ 过敏性鼻炎:与季节变化明显有关,症状包括连续性打喷嚏、鼻痒、鼻塞、流清涕,并可能伴有耳闷和耳鸣;④ 血管运动性鼻炎:主要发生于中老年人,由血管壁弹性下降引起;⑤ 肥厚性鼻炎:表现为严重鼻塞,长期张口呼吸,可能导致咽喉干燥、恶心、干呕和异物感;⑥ 萎缩性鼻炎:表现为呼吸恶臭、鼻腔分泌物呈块状或管筒状脓痂,不易擤出,抠出干痂时可能伴有少量鼻出血;⑦ 药物性鼻炎:长期使用鼻腔类药物导致鼻腔干燥和发炎;⑧ 误以为感冒的初期鼻炎:表现为天气转凉后早上起床后连续打喷嚏、流鼻水,温差大时容易鼻塞,可能被误认为是感冒。

📑 处理指导

(1) 建议去医院就诊,通过专业咨询和相关检查,明确发生原因、病期和病理类型,进行针对性的处理和治疗。

(2) 规律生活、适量运动、合理饮食和保证充足睡眠,增加身体免疫能力。气温波动时,做好防寒保暖工作,避免受凉而加重病情。

(3) 保持鼻腔卫生和湿润,正确擤涕,使鼻腔内分泌物充分擤出,以免通过耳咽管而窜入耳中。

△急性鼻炎处理指导:

(1) 鼻部有病变者,如鼻中隔偏曲、鼻息肉等应及早治疗。

(2) 有急性鼻炎时与健康人之间,应进行隔离。

(3) 禁食辛辣、烟、酒、水族鱼腥食物,可多吃水果。

△慢性鼻炎处理指导:

(1) 多喝白开水,饮食清淡,热敷鼻子,用盐水冲洗鼻子,避免掏挖鼻孔和接触刺激性气味。

(2) 积极运动,如慢跑等,增强鼻黏膜的收缩功能。

(3) 可在医生指导下短期使用血管收缩剂或鼻腔喷雾剂,如丙酸倍氯米松、糠酸莫米松鼻喷雾剂等。

△过敏性鼻炎处理指导:

(1) 保持生活环境干净:注意通风和空气清新、湿润、温暖。

(2) 避免接触过敏原:避免接触皮屑、毛发、化学物质等各类过敏原,防止过敏反应发生。

(3) 用生理盐水冲洗鼻腔,保持鼻腔内清洁湿润,局部使用鼻喷剂,按时服用抗过敏药等。

(4) 在医生指导下,实施脱敏治疗,将花粉、虫螨等过敏原制成提取物,通过皮下注射或舌下含服等方式反复接触受试者,从而使再次接触此类过敏原后过敏反应降低或消失。

△萎缩性鼻炎处理指导:

(1) 保持鼻腔湿润,避免过度用力擤鼻涕。

(2) 积极治疗和控制全身性疾病,如贫血、糖尿病等。预防感冒和避免长期使用血管收缩剂。

(3) 可以使用鼻腔润滑剂、抗生素滴鼻液等药物缓解症状。如果药物治疗效果不佳,可以考虑手术治疗,如鼻腔缩小术等。

△肥厚性鼻处理指导:

(1) 积极治疗和控制全身性疾病,如糖尿病、高血压等。

（2）保持室内空气湿度适宜，避免不良刺激和日常不良生活习惯，注意补充维生素。

（3）在医生指导下可采用一些非药物治疗方法，如按摩、针灸等。也可用药物治疗缓解鼻腔充血症状。药物治疗效果不佳时，可以考虑手术治疗，如激光、射频等方法。

22. 鼻中隔偏曲

鼻中隔偏曲是指鼻中隔软骨、骨组织偏向于鼻腔一侧，从而导致鼻塞、头痛、鼻出血等症状。引起鼻中隔偏曲的原因很多，如外伤，外伤导致鼻中隔骨或者软骨的骨折，从而畸形愈合，部分由先天性发育异常造成。

📋 处理指导

（1）建议去医院就诊，行X线、鼻腔内窥镜检查和鼻腔鼻窦CT扫描等检查，评估是否需要选择手术治疗。

（2）保持室内空气湿度适宜，避免接触过敏原和用力擤鼻涕，保持鼻腔卫生，定期清洗鼻腔，不挖鼻孔、抠鼻子。合理饮食，少吃辛辣、油腻、生冷及油炸类食物，保持营养均衡。

（3）可在医生指导下根据情况使用抗过敏药物、抗炎药物等，以缓解症状。

23. 鼻中隔穿孔

鼻中隔穿孔是指由于外伤、挖鼻、感染等原因导致的鼻中隔贯穿两侧鼻腔，形成永久性穿孔。肿瘤、恶性肉芽肿和鼻腔异物压迫鼻中隔，导致缺血性坏死，引起继发性感染都可以引起鼻中隔穿孔。症状包括鼻塞、鼻出血、头痛等，穿孔越大，症状越明显。

📋 处理指导

（1）建议及时去医院进行鼻镜和鼻窦CT等检查，明确穿孔部位、大小，查明穿孔原因，针对原因进行相应治疗。

（2）小的穿孔，可以在医生的指导下使用鱼肝油滴剂，以减轻鼻腔的干燥和不适。如果穿孔是由感染引起的，还需要接受相应的抗感染治疗。

（3）对于穿孔较大、反复大量出血、有明显鼻功能障碍的患者，可以考虑手术治疗。

（4）保持鼻腔湿润，避免鼻腔内进入刺激物，如嗅药物或其他有刺激性的化学物质，并避免频繁的鼻部操作，比如揉搓鼻子、掏鼻孔等，以减少对鼻中隔的损伤。

24. 鼻腔异物

鼻腔异物是指鼻腔中存在不应该存在的物质，这些物质可能是外来的，如不慎塞入鼻孔的豆类、果核、纸卷、塑料玩物（主要发生在儿童），水蛭和昆虫爬入鼻腔（发生在野浴或露宿者），工矿爆破、器物失控飞入鼻腔，医源性纱条、棉片、器械断端等遗留在鼻腔内。

也可能是身体自身产生的,如死骨、凝血块、痂皮、干酪样分泌物、结石等潴留鼻内。

症状可因异物的性质、大小、形状和位置而有所不同,主要包括鼻塞、鼻腔疼痛、鼻出血、鼻腔异味和鼻腔分泌物增多等。

处理指导

一旦怀疑有鼻腔异物,应立即前往医院检查,根据异物的大小、形状、部位和性质,采用不同的取出方法。

25. 鼻息肉

鼻息肉是鼻腔黏膜在慢性长期炎症刺激下形成息肉样组织,主要症状有鼻塞、流鼻涕,有的可有嗅觉减退或丧失。引起鼻息肉的原因主要包括过敏性鼻炎、鼻腔炎症、长期吸烟、饮酒过多、不良工作环境等对鼻腔的长期刺激。另外,遗传因素和个体免疫系统功能与鼻息肉也有关系。

处理指导

鼻息肉的治疗原则主要是解除鼻塞,防止复发。根据鼻息肉的大小和患者的具体情况,可以采取以下治疗措施:

(1)建议去医院就诊,进一步检查,查明鼻息肉原因,针对原因进行相应治疗。

(2)对于较小的息肉,可在医生指导下,采取药物治疗,如患有过敏性鼻炎,可以使用抗组胺药物、糖皮质激素以抑制炎症反应,减轻打喷嚏、鼻痒等症状。对于多发性鼻息肉或药物治疗无效的情况,可考虑去医院行手术治疗。术后一定要定期复查,因为鼻息肉具有复发倾向。

(3)伴有慢性鼻窦炎,可以考虑中医治疗,服用中药,如黄芪、半夏等泡水饮用,以及使用有效的中药方剂,如苍耳子鼻炎胶囊、鼻炎康片等。

(4)保持饮食清淡,多吃新鲜的水果和蔬菜,避免暴饮暴食和食用辛辣、刺激性食物。适量运动,提高身体抵抗力和免疫力。

26. 鼻出血

鼻出血主要包括鼻部损伤、鼻部结构异常、鼻部炎症、鼻腔新生物和气候干燥等。鼻出血表现主要是血液从鼻孔流出,可能伴有鼻部疼痛、瘙痒、干燥等不适。出血量可因个人情况和损伤程度而异。

处理指导

(1)保持室内空气湿度适中,可以适时使用加湿器。此外,可以经常用生理盐水或温水清洗鼻腔,以保持鼻腔湿润。

(2)避免食用过多辛辣、油炸和容易上火的食物。多选择新鲜的蔬菜和水果,戒除烟酒。

（3）避免鼻部损伤，不要频繁挖鼻孔。鼻腔干燥或痒时可以用棉签轻轻擦拭，或者使用润滑剂如石蜡油来保持鼻腔湿润。

（4）高血压者，定期监测血压并按时服药，以控制血压在正常范围内，患有鼻炎、鼻窦炎等鼻部疾病，应及时就医治疗，以防止因疾病导致的鼻出血。一旦出现鼻出血，要保持冷静，避免紧张。可以让头部稍微低下，然后用消毒的棉花或纸巾轻轻塞住出血的鼻孔。如果出血严重或无法止住，应及时就医。

27. 鼻窦炎

鼻窦炎是指鼻窦黏膜的炎症，上颌窦炎最多见，依次为筛窦、额窦和蝶窦。鼻窦炎原因包括上呼吸道感染、急性传染病、变态反应（如过敏性鼻炎可导致鼻窦炎）、牙部感染、鼻腔和鼻窦的发育异常、邻近器官感染（如扁桃体炎、腺样体炎）和创伤（如鼻窦外伤，或游泳、跳水后不当用力擤鼻，导致污水进入鼻窦内）等。

鼻窦炎全身症状有头昏、精神不振、消化不良、记忆减退等；局部症状包括流脓鼻涕（特别是黄脓鼻涕）、鼻子不通气、嗅觉障碍（嗅觉减退或丧失）、头痛等。不同鼻窦炎的头痛部位可能不同，且可能具有时间规律性。

📄 处理指导

（1）建议去医院就诊，进行鼻内窥镜、CT等检查，观察鼻窦炎部位，窦腔大小、形态及窦内黏膜增厚等情况。明确鼻窦炎原因，进行针对性处理和治疗。

（2）进行上颌窦穿刺冲洗，既可以减轻症状又可通过穿刺了解窦内脓液的性质，可进行脓液细菌培养和药物敏感试验，以了解病变性质和应用有效抗生素。

（3）保持鼻腔的清洁和湿润，可以使用生理盐水或温水清洗鼻腔，以清除鼻腔内的细菌和病毒。

（4）戒除烟酒，适量运动，清淡饮食，避免刺激性食物，多吃富含维生素C和维生素E的食物，保持性情开朗，避免精神刺激和过度劳累，以保持良好的免疫力。

28. 鼻咽部肿块

鼻咽部肿块可能为良性肿块（包括鼻咽部炎症、腺样体肥大、鼻咽部囊肿、鼻咽结核、鼻咽部纤维血管瘤等），也可能是恶性肿块（包括鼻咽癌和鼻咽部恶性淋巴瘤等）。鼻咽部肿块可呈现结节状、菜花状或溃疡样。

鼻咽部肿块可能出现鼻塞、嗅觉减退、头痛、咽部异物感、吞咽困难等症状，这些症状因肿块的性质、大小和位置而有所不同。如果肿块是由炎症感染引起，可能伴随发热、咳嗽、喉咙疼痛等症状。如果肿块是肿瘤，可能出现体重下降、疲劳、颈部淋巴结肿大等症状。

📄 **处理指导**

（1）建议及时去医院就诊，通过鼻内窥镜、影像学和病理学等检查，明确肿块性质，进行针对性处理和治疗。

（2）积极配合医生治疗，做好术后护理和复查工作，以确保治疗效果并预防并发症的发生。

（3）饮食均衡，多摄入富含维生素和无机盐的食物等，避免刺激性食物，保持性情开朗，避免精神刺激和过度劳累，以保持良好的免疫力。

29. 急性咽炎

急性咽炎是一种常见的喉部炎症，通常由病毒或细菌感染引起。急性咽炎起病较急，可表现为咽部干燥、灼热、咽痛、咳嗽、声音嘶哑，以及全身不适，如发热、头痛、食欲不振、口干、口渴、畏寒以及四肢酸痛等症状。颈部可触及肿大淋巴结，有压痛。

📄 **处理指导**

（1）注意室内通风，尽量减少有害气体的刺激，避免过度用嗓，忌食辛辣刺激性食物，急性期多吃流质食物；清淡饮食，多喝水，保持大便通畅，忌烟酒。

（2）急性期及气温变化时注意保暖，减少熬夜，保证充足的休息，适量活动，提高自身免疫力和抵抗力。

（3）日常护理效果不明显或病情加重时，可在医生指导下服用头孢克洛胶囊、阿奇霉素等药物来缓解病情，也可在医生指导下使用地塞米松等药物进行超声雾化吸入来改善病情。

（4）出现声音嘶哑和有全身症状时，应及时急诊就医。

30. 慢性咽炎

慢性咽炎是咽部黏膜出现慢性的病变，主要原因是急性炎症治疗不及时，迁延成慢性炎症，或者是患者本身的不良生活习惯，例如经常吸烟饮酒，喜欢吃一些刺激性的食物，长期在粉尘比较严重的空气中生活所致。

症状表现为咽部不适感、异物感、咽部分泌物不易咯出、咽部痒感、烧灼感、干燥感或刺激感，晨起时会出现刺激性咳嗽及恶心。

📄 **处理指导**

（1）保持规律的作息时间，进行适当体育锻炼，并保持良好的心态，增加身体抵抗力。同时应避免烟酒和其他空气中不良吸入物刺激，必要时勤戴口罩，避免大声讲话。

（2）避免食用辛辣、油腻、刺激性食物，多食用清淡、易消化、富含营养的食物，如蔬菜、水果、粥等。

（3）可以选择服用具有润喉利咽、滋阴降火功效的中成药，如润喉丸、草珊瑚含片、健民咽喉片等。根据中医辨证，对于肺阴不足型慢性咽炎，可用青果、木蝴蝶、西洋参、菊花、麦冬、板蓝根以及生甘草等药材组成的中药方剂；对于肾阴亏虚型慢性咽炎，可使用知母、黄柏、生地黄、山药、牡丹皮、茯苓、山茱萸、泽泻、何首乌以及女贞子等中药材；对于肾阳虚弱型慢性咽炎，可服用由熟地黄、山茱萸、枸杞子、肉桂、熟附片以及川牛膝组成的中药方剂。此外，针灸治疗、拔罐治疗、推拿按摩等也是有效的非药物疗法。

31. 急性扁桃体炎

急性扁桃体炎一般发生于上呼吸道感染（主要存在乙型溶血性链球菌和金黄色葡萄球菌、肺炎双球菌感染），可伴有一定程度的咽黏膜及淋巴组织的急性炎症。可有发热、咽痛、发痒、异物感、刺激性咳嗽等症状。在青少年有发生风湿病和肾炎的风险。

📄 处理指导

（1）建议及时去医院就医，进行血液相关的检查，及时使用抗生素治疗，根据病情轻重决定给药途径。有畏寒、发热等症状，给予退热治疗。

（2）保持口腔清洁，局部可含服华素片，用淡盐水漱口或给予碘甘油、碘剂，涂于扁桃体肿大处。也可给予庆大霉素，地塞米松等药物雾化，以减轻扁桃体发炎症状。

（3）注意休息，保证充足的睡眠，多饮水，清淡饮食，戒烟酒。室内使用空气加湿器，适当增加周围的环境湿度，避免因空气干燥加重咽部不适。

32. 慢性扁桃体肿大

慢性扁桃体肿大通常是急性扁桃体炎反复发作，扁桃体隐窝引流不畅，局部细菌、病毒等定植所致炎症。患急性传染病（如猩红热、麻疹、流感、白喉等）以及鼻窦感染后也可引起慢性扁桃体炎。另外，频繁接触细菌等病原体、抵抗力下降和过敏性反应都可诱发该病。

临床表现通常为反复发作的咽痛，每遇感冒、受凉、劳累、睡眠欠佳或烟酒刺激后咽痛发作，并有咽部不适及堵塞感。口臭是常见症状。此外，肥大扁桃体（多见于儿童）可使吞咽困难，说话含糊不清，呼吸不畅或睡眠时打鼾。

📄 处理指导

（1）慢性扁桃体炎的发病与免疫力低下有一定关系，因此，增强免疫力是预防慢性扁桃体炎的重要措施。建议多进行锻炼，增强体质，同时保持良好的作息和饮食习惯，保证充足的睡眠，避免过度劳累和压力过大。

（2）保持口腔清洁，戒烟酒，避免食用过于辛辣、刺激的食物，以免刺激扁桃体，引发或加重炎症。

（3）病情发作时，应在医生指导下，及时使用抗生素治疗，可含服华素片，用淡盐水漱口或给予碘甘油、碘剂,涂于扁桃体处。也可给予庆大霉素、地塞米松等药物雾化,以减轻症状。

（4）反复发作的慢性扁桃体炎,影响生活和工作,经医生评估后,可以考虑手术治疗。

33. 咽部溃疡和假膜

咽部溃疡和假膜可能是由感染、外伤、疾病等原因引起,包括黏膜受损、口腔溃疡、疱疹性口炎、鹅口疮。存在胃动力障碍、慢性胃炎等疾病时,由于消化不良、胃酸分泌过多,刺激口腔黏膜,在口腔溃疡上面也会出现一层乳白色膜。

咽部溃疡和假膜可出现喉咙疼痛、吞咽困难、咳嗽、咳痰等症状。在检查时,咽部有溃疡面或假膜形成。

📋 处理指导

（1）建议就医,进行纤维喉镜、X线检查和假膜涂片检查,明确原因后进行针对性处理和治疗。

（2）对于一些严重的溃疡和假膜,可以在医生的指导下使用药物进行治疗。如口腔溃疡散、冰硼散等可以用于溃疡的治疗;对于消化道溃疡,可以使用多潘立酮片、健胃消食片等药物进行治疗。

（3）保持口腔清洁,避免吃辛辣、刺激性食物,多吃新鲜的水果和蔬菜,补充维生素。

（4）如果出现严重的咽部溃疡和假膜,疼痛难以忍受,或者伴有高热等症状时,应及时就医治疗。

34. 喉部黏膜白斑

喉部黏膜白斑是喉部黏膜上皮的片状角化增生,通常被认为是喉癌的癌前病变,需要引起患者的高度重视。发生原因与吸烟、饮酒、刺激性饮食等因素长期刺激、慢性喉炎、胃酸反流损伤咽喉黏膜有关。体内微量元素的缺乏也可能与喉部黏膜白斑的发生有关。

喉部黏膜白斑可出现声音嘶哑、咽喉异物感及疼痛、慢性咳嗽等,白斑逐渐长大可能出现吃东西易呛咳的表现。喉镜检查可见咽喉及双侧声带黏膜表面覆盖片状的灰白色假膜、黏膜充血明显。

📋 处理指导

（1）应及时去医院就诊,进行喉镜检查和病理等检查,尽早进行诊断和治疗,以避免病情恶化。治疗方法包括药物治疗、激光治疗、手术治疗等,具体治疗方案应根据患者情况制订。

（2）由于吸烟和饮酒是喉部黏膜白斑的主要危险因素之一,应严格戒烟限酒。另外要避免过长时间说话、唱歌等过度用嗓行为。

（3）保持充足的睡眠、合理的饮食、适当的运动等良好的生活习惯,有助于增强身体免疫力。

35. 咽部黏膜充血肿胀

咽部黏膜充血肿胀可能是由多种原因引起的,包括吸烟、过敏、感染等。可出现喉咙疼痛、吞咽不适、咳嗽、声音沙哑、干燥等症状。喉部组织肿胀,可看到颜色较深的肿胀区域。

📄 **处理指导**

（1）为缓解不适症状,应戒烟戒酒,补充水分,保持室内空气清新,并注意休息。饭后加强漱口,避免食物残渣存留在口腔内。

（2）在医生指导下,根据病因进行针对性治疗,如使用抗生素药物抗感染,在避免接触过敏原同时应用抗过敏药物。也可口服清火药物如牛黄上清丸或牛黄解毒片缓解症状。

（3）症状明显,或经一般治疗病情不缓解,或疑虑鼻咽、食管部位肿瘤,建议去医院就诊,进行包括口咽部检查、血常规、喉镜、X线或CT等检查,明确原因,以进行针对性处理和治疗。

36. 咽后壁淋巴滤泡增生

咽后壁淋巴滤泡增生主要是由慢性炎症刺激引起的。慢性炎症会导致咽黏膜及黏膜下广泛的结缔组织与淋巴组织增生,黏液腺周围的淋巴组织突起并呈慢性充血状态,进而形成颗粒状隆起,甚至融合成片。另外,病毒感染（如疱疹病毒、腺病毒等）也是咽后壁淋巴滤泡增生的一个重要原因。可出现咽部异物感、咽干口燥、咽痒、干咳,甚至声音嘶哑等症状。

📄 **处理指导**

（1）应消除各种致病因素,如戒烟戒酒,改善工作环境,避免粉尘或有害气体的刺激,积极治疗鼻和鼻咽部慢性炎症等。

（2）在医生的指导下使用一些药物进行治疗,如银黄颗粒、复方鱼腥草片、复方硼砂溶液漱口等。另外,也可以采用局部涂药、冷冻、激光、微波等方法进行治疗。

（3）病情较重、药物治疗无效者,可以考虑采用等离子消融等手术以消除增生的淋巴滤泡。

37. 咽壁局部隆起

咽壁局部隆起包括后壁隆起和侧壁局部隆起,原因包括:① 淋巴组织增生、急性炎症、扁桃体脓肿和咽喉肿瘤。根据原因不同,可出现不尽相同的症状。

处理指导

（1）建议及时去医院就诊,进行 X 线拍片和穿刺吸引等检查,明确诊断,特别需明确是否为脓肿或肿瘤,以免延误治疗。

（2）在医生指导下,根据病因进行针对性治疗,如使用抗生素药物抗感染,也可口服清火药物如牛黄上清丸或牛黄解毒片缓解症状。同时需积极治疗各类慢性疾病等,以减少淋巴系统的应激反应。

（3）戒烟戒酒,避免进食辛辣刺激性的食物,多喝些温开水。保持室内空气清新,并注意休息。饭后加强漱口,避免食物残渣存留在口腔内。

38. 咽后壁幕布样下垂

咽后壁幕布样下垂与咽缩肌瘫痪有关。咽缩肌瘫痪时,会出现咽后壁像幕布一样下垂,拉向健康侧的现象。如果双侧瘫痪,咽后壁黏膜上的皱纹会消失,触摸舌根或咽壁时咽反射消失,口咽和梨窝有大量唾液潴留。

处理指导

（1）建议去医院就诊,明确引起咽缩肌瘫痪的原因,进行针对性治疗。

（2）在医生指导下,应用改善微循环和营养神经的药物,也可通过针灸（可选择风池、大椎、少商、廉泉、天枢、曲池等穴位）,以促进神经恢复。

（3）戒烟戒酒,避免进食辛辣刺激性的食物,多喝些温开水。保持室内空气清新,并注意休息。

39. 喉部异物

喉部异物原因包括:① 匆忙进食时,误将鱼刺、肉骨、果核等咽下;② 儿童在玩耍时,将玩物含入口中,当哭闹、嬉笑或跌倒时,异物坠入喉咽部;③ 精神异常、昏迷、酒醉或麻醉未醒时,发生误咽,导致喉部异物;④ 老年人义齿松脱,坠入喉咽,形成喉部异物。

喉部异物表现因异物的大小、形状和位置等因素而有所不同,常见咳嗽、喉部疼痛、异物感、声音嘶哑,甚至出现呼吸困难。

处理指导

出现呼吸困难,提示异物较大或阻塞了喉部的主要通道,需立即拨打120,急诊就医。

如果怀疑有喉部异物,应立即就医,进行喉镜检查等确定异物的位置和类型,并采取相应的治疗措施。在等待就医期间,应避免进食或喝水,以免异物进一步深入喉部或损伤喉部组织。

40. 喉部赘生物

喉部赘生物是指在喉咙部位生长的异常组织,可能原因包括喉息肉、喉乳头状瘤、喉癌。另外,长期慢性炎症刺激,某些病毒感染也可能导致喉部组织增生,形成赘生物。

📄 **处理指导**

(1)一旦发现喉部赘生物,应尽快去医院就诊,进行喉镜、X线、CT和MRI等详细检查和诊断,确定具体的病因,并制订相应的治疗方案。

(2)日常生活中也应注意保护喉咙,避免过度使用声音,保持健康的生活方式,如戒烟、戒酒,保持充足的睡眠和饮食均衡等。

(3)采用手术切除者,需要定期进行复查。

41. 喉炎

喉炎是一种由于感染、用声过度、过敏、刺激等因素导致的喉部炎症,最典型的表现为声音嘶哑、咳嗽、咳痰、咽喉疼痛,经治疗后通常预后良好,但要警惕急性喉炎引起的喉梗阻和慢性喉炎反复发作。

📄 **处理指导**

(1)合理清淡饮食,摄入富含维生素的蔬菜水果,避免辛辣刺激、生冷食物,多饮水,严格戒烟戒酒。

(2)减少讲话,避免大喊大叫、过度用声,保证声带休息,注意保持适当的运动锻炼,提升机体免疫力,预防感染的发生。

(3)注意观察是否反复出现声音嘶哑、咳嗽、咳痰、喉部异物感、喉部疼痛,一旦出现呼吸不顺畅等症状,要及时急诊就医。

42. 喉下垂

喉下垂,也称为喉咙吊钟下垂,主要是指悬雍垂的肥大和下塌。发生原因与咽腔黏膜松弛、咽炎、扁桃体炎和喉室黏膜脱垂等有关。喉下垂可出现喉咙不适、声嘶,如果喉下垂严重阻塞声门,可能出现喉喘鸣和呼吸困难。

📄 **处理指导**

(1)建议去医院就诊,进行喉镜检查,观察喉下垂情况及声带遮盖程度,判断喉下垂原因,以进行针对性处理。

(2)遵医嘱,咽腔黏膜松弛使用糠酸莫米松鼻喷雾剂、甲钴胺片等;咽炎,特别是过敏导致的适当应用地塞米松片、氯雷他定片等药物,必要时可使用复方氯己定含漱液、碘喉片等药物;扁桃体炎遵医嘱使用头孢呋辛酯片、阿奇霉素片等药物进行治疗;如是慢性扁桃体炎反复急性发作的患者可考虑手术治疗。

（3）保持良好的生活习惯，如避免过度用嗓、保持室内空气清新等。肥胖者要积极控制体重。

43. 声音嘶哑或失声

声音嘶哑或失声原因有多种，其中最常见的是喉部炎症和喉部疾病（如声带息肉、声带小结等）。此外，不正确的发声方式、过度用嗓以及环境因素也可能导致声音嘶哑或失声。特别要警惕喉部以及周围组织（如甲状腺、食管、肺部）肿瘤导致喉返神经受损而导致的声音嘶哑或失声。

📄 **处理指导**

（1）建议及时去医院就诊，进行喉镜、喉部 X 线、病理学、声门图及声谱和 B 型超声等相关检查，查出原因，进行针对性处理和治疗。

（2）喉部感染炎症引起者，遵医嘱进行抗感染和消炎治疗。

（3）避免大声喊叫或过度使用声带，充分休息，保持良好心情。居室通风，避免食用过辣、过冷、过烫的食物，戒烟戒酒，保持充足水分摄入。

44. 声带息肉

声带息肉是声带固有层浅层的良性增生性病变。主要病因包括用声过度、空气和物体刺激、内分泌紊乱（如更年期女性，与雌激素水平有关，甲状腺功能减退或亢进）和喉咽反流等。

主要表现有不同程度的声音嘶哑。症状的轻重取决于息肉的大小和位置。部分声带息肉可能导致咳嗽症状，尤其是在声带息肉垂于声门下腔时。

📄 **处理指导**

（1）建议去医院就诊，进行喉镜等检查，观察息肉的大小以及位置，声门闭合及声门张开的双向改变，明确息肉发生原因，进行针对性处理和治疗。

（2）避免大声喊叫或过度使用声带，充分休息，保持良好心情。居室通风，避免食用过辣、过冷、过烫的食物，戒烟戒酒，保持充足水分摄入。

（3）定期去医院复查，动态观察息肉变化，若喉部出现不适或声音变化，应及时就医。

（4）中药治疗可根据中医辨证施治，例如肺经蕴热证可用黄芩汤合发声散加减以清肺泄热、散结为主；痰湿结滞证可用导痰汤加减以燥湿化痰、散结；肺脾气虚证可用补中益气汤合二陈汤合发声散以健脾益肺、化湿散结。也可用桃杏仁凉菜（桃仁、杏仁、花生米、芹菜组成，具有行气活血、化痰开音作用，适合气滞痰凝血瘀型声带息肉者）或用山楂陈皮汤（由山楂、陈皮、红糖组成，具有行气活血、化痰开音的作用，适合气滞痰凝血瘀型声带息肉者）。

45. 声带小结

声带小结是一种特殊类型的慢性喉炎,发生于声带游离缘的微小结节样病变。发生原因与用声过度或用声不当有关,其他原因包括呼吸道感染(感冒、急慢性喉炎、鼻炎、鼻窦炎、咽炎等)、内分泌紊乱和喉咽反流等疾病。

声带小结表现是多种多样的,最常见的是声音嘶哑、声音沙哑和声音无力等症状,同时多感觉咽喉干燥感、咽喉异物感,经常出现"清嗓子"等症状。

📄 处理指导

(1)建议去医院就诊,进行喉镜等检查,判断声带小结的大小以及位置,有无颈部淋巴结肿大的情况。明确声带小结发生原因,进行针对性处理和治疗。

(2)避免大声喊叫或过度使用声带,特别注意避免过度清嗓,以免加重声带小结。感到喉咙不适,可以尝试喝水或使用口腔清洁剂来缓解症状。避免吸烟和饮酒,保持充足水分摄入。

(3)定期去医院复查,动态观察小结变化,若喉部出现不适或声音变化,应及时就医。

(4)可在医生指导下,使用金嗓散结丸、甘橘冰梅片等中成药以活血化瘀、化痰散结和清热解毒、宣肺化痰消肿散结。另外,可由专业的医师通过针灸治疗疏通经络,宣畅气机,消除气滞血瘀,促进声带小结的消散。

46. 声带白斑

声带白斑是一种常见的喉部疾病,主要是由于声带黏膜上皮角化增生和过度角化所引起。声带白斑形成原因包括长期吸烟和饮酒,喉慢性炎症和维生素 A、B 族维生素缺乏等,其他因素,如遗传、感染、免疫力低下等也可能与声带白斑的发生有关。

声带白斑可引起声音嘶哑,导致咽喉部异物感。值得重视的是:如声带白斑变化呈现疣状或颗粒状改变,甚至出现糜烂,需要警惕恶变的可能性。一旦白斑发生癌变,声带活动可能会受到限制,表现为呼吸困难或声音进一步变化。

📄 处理指导

(1)建议去医院就诊,通过喉镜检查可以直接观察到声带表面的白色斑块,了解病变的范围和程度。对可疑恶性病变的声带白斑,进行病理学检查,根据需要,进行如嗓音功能评估、咽喉反流评估、影像学检查等,以帮助明确诊断和制订治疗方案。如声带白斑较大、药物治疗无效或怀疑癌变的情况,可采用激光切除、微波消融等手术治疗。

(2)吸烟是声带白斑发生的主要因素之一,戒烟是预防和治疗声带白斑的重要措施。避免过度用声,如长时间讲话、唱歌等,注意适当休息和喝水。

(3)保持良好的生活习惯,保持充足的睡眠,避免过度劳累和熬夜,保持健康的饮食习惯,多吃蔬菜水果等富含维生素的食物,适当补充维生素 A、B 族维生素等对喉部黏膜有保护作用的维生素。

（4）轻度声带白斑，在医生指导下，可以采用药物治疗，如口服抗生素、局部涂抹药膏等缓解症状，促进声带黏膜的修复和再生。也可用金嗓散结丸、黄氏响声丸等中成药。

47. 会厌炎

会厌炎是一种累及喉部声门上区喉黏膜的急性非特异性炎症，以会厌水肿为特征，严重者可因会厌部高度充血肿胀而引起窒息，主要由细菌、病毒感染和过敏反应等因素引起，主要表现为畏寒发热、咽喉疼痛、吞咽困难、发音含糊、呼吸困难等。

📄 处理指导

（1）一旦发生会厌炎，应及时去医院就诊，积极治疗，主要采用大剂量广谱抗生素进行肌肉注射或静脉滴注。会厌肿胀严重，伴有呼吸困难，应启用激素静脉滴注。出现明显喉阻塞症状者，应及时进行气管切开，有脓肿形成者，在喉镜下切开排脓。

（2）积极治疗呼吸道疾病，如果患者有鼻炎、鼻窦炎、咽喉炎、支气管炎、肺炎等呼吸道疾病，应积极治疗，避免诱发急性会厌炎。症状不严重，或经治疗症状缓解后，可在医生指导下，局部给予抗生素加激素雾化吸入，以促进炎症消退。

（3）保持清淡饮食，戒烟酒，忌辛辣、刺激食物。可以多吃一些润喉的果蔬，如梨、西瓜、冬瓜、银耳等。避免食用硬的和烫的食物，以及容易过敏的蔬菜、水果、海鲜等。避免受凉感冒，经常进行运动，增强身体抵抗力。

48. 会厌肥厚

会厌肥厚表现主要为会厌黏膜充血肿胀，症状包括咽喉疼痛、异物感、吞咽困难、声音嘶哑等。在严重的情况下，可能会出现呼吸困难甚至窒息等症状。发生原因多与咽喉部细菌感染和病毒感染有关（咽炎、会厌炎、喉炎）有关，会厌囊肿、喉肿瘤、高温辛辣刺激食物、过敏、酗酒、吸烟等造成咽喉黏膜损伤，也会导致会厌肥厚。

📄 处理指导

（1）建议去医院就诊，进行喉镜、X线、CT等检查，明确会厌肥厚发生原因，进行针对性处理和治疗，可以采用药物治疗、激光治疗和手术治疗等方法。

（2）保持良好的生活习惯，避免吸烟和饮酒，因为烟草和酒精会对咽喉部位造成刺激和损伤，增加会厌肥厚的风险。

（3）避免喉部受到外伤，如剧烈咳嗽、大声喊叫等，以免造成或加重会厌损伤。

（4）避免刺激性食物和饮料，多吃营养丰富的食物，加强锻炼，保持充足的睡眠和良好的心态，以提高身体免疫力。

49. 任克氏水肿

任克氏水肿(Reinke's edema)是一种慢性声带病变,主要表现为声带黏膜下组织疏松、水肿,任克氏间隙扩张,与过度用嗓、声带损伤以及吸烟等因素有关。主要症状为持续性声音嘶哑,如果水肿严重,可能造成声门裂明显变小,引发吸气性呼吸困难。

📄 **处理指导**

(1)建议去医院就诊,通过喉镜检查直接观察声带黏膜水肿情况,评估病情,确定治疗方案。

(2)局部热敷可以促进血液循环,有助于改善声音沙哑症状。也可用金嗓散结丸、黄氏响声丸等中成药。严重情况下,可在全麻支撑喉镜下行声带任克氏间隙水肿切除手术。

(3)避免过度用声,学习正确的发音技巧,减少声带受到不必要的压力。戒烟,以免加重水肿和喉咙不适感。保持健康的生活方式,包括良好的饮食习惯、充足的睡眠和适当的运动。

50. 会厌囊肿

会厌囊肿多发生在会厌谷、会厌舌面和会厌游离缘,往往由慢性炎症、机械刺激、创伤等原因导致会厌周围黏液腺管受阻,腺内分泌物潴留引起,可有轻微咽部不适、异物感,多在喉部检查时发现。

📄 **处理指导**

(1)建议去医院就诊,较大的囊肿,可在全麻下行手术切除,也可用激光、微波、低温等离子等切除。

(2)较小的囊肿或已行手术切除者,应定期随访,复诊做电子喉镜,及时监测是否有复发迹象。

(3)保持良好的生活习惯,保证充足的睡眠时间,避免劳累,戒烟限酒,清淡饮食,避免过度刺激的食物,适当锻炼,提高免疫力。

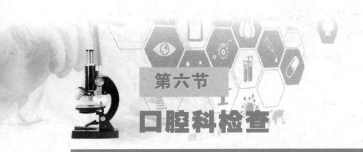

1. 口唇干裂

口唇干裂原因包括气候因素(干燥)、喝水不足或机体脱水、维生素缺乏(尤其是 B 族维生素)、慢性持续性刺激等。一些疾病(如糖尿病、尿崩症、甲状腺功能亢进等)导致机体水分缺失或汗液分泌过多,也会引起嘴唇干裂。

口唇干裂的主要症状是嘴唇干燥、脱屑、裂口,有时甚至会出血。

📄 **处理指导**

(1) 增加室内空气湿度,特别是在暖气或空调环境下工作和生活的人,可以使用加湿器或在暖气片旁边放置一盆水来增加室内湿度。

(2) 不用舌头舔嘴唇,外出时戴口罩,避免冷风和干燥空气对嘴唇的直接刺激。唇部可使用润唇膏、凡士林等油脂性物质涂抹,以保持唇部湿润。

(3) 多吃富含 B 族维生素的食物,如动物肝脏、蛋、奶等,以及新鲜蔬菜和水果。

(4) 如果嘴唇干裂症状持续存在或加重,建议去医院就诊,以便明确病因并予以针对性治疗。

2. 唇炎

唇炎包括干燥脱屑型唇炎、湿疹糜烂型唇炎、腺型唇炎和肉芽肿性唇炎几种类型。发生原因与精神因素、慢性持续性刺激、咬唇、舔唇等有关,也可能与光照或化学因素刺激(例如劣质唇膏)或嗜食辛辣,摄入含卟啉多的食物,服用某些药物,以及过敏、遗传和感染等因素有关。

症状表现为嘴唇局部干燥、灼热不适,红肿、痛痒,肥厚,严重时可有糜烂、黏液性分泌和脓性分泌物,并且嘴唇干裂、嘴唇肿胀。

📄 **处理指导**

(1) 避免刺激因素,例如避免风吹、寒冷刺激,改掉咬唇、舔唇等不良习惯,戒烟,停用或停食可疑的药物或食物。

（2）保持唇部湿润和清洁，例如采取局部湿敷，涂抹唇膏等保护剂。多吃富含B族维生素的食物，例如动物肝脏、蛋、奶等，以及新鲜蔬菜和水果。

（3）唇炎严重者，建议去医院就诊，以便明确病因并予以针对性治疗。

3. 口角炎

口角炎是上下唇联合处口角区的炎症的总称，表现为口角裂口、出血、疼痛。发生原因与营养缺乏（如维生素、微量元素缺乏，尤其是B族维生素等）、机械刺激（如牙科治疗）和感染有关，也可以由糖尿病、贫血等因素引起。

📄 **处理指导**

（1）注意皮肤清洁，避免日光过度照射，停用或停食可疑的药物或食物，避免干燥高温风吹的环境，改掉舔唇等不良习惯。

（2）调整心态，注意休息，避免压力过大，多喝水，饮食均衡，多吃绿色和性凉的蔬菜（如青菜、胡萝卜、西红柿、彩椒、西蓝花、大白菜、豆腐、梨子），不吃辛辣、煎炸等刺激性食物。注意补充多种维生素，尤其是B族维生素。

（3）根据病因局部可用复方氯己定溶液来清洗（或湿敷），或用干扰素凝胶、阿昔洛韦眼膏、制霉菌素混悬液等涂擦。

4. 复发性口疮

复发性口疮又称复发性口疮性溃疡，是一种发生在口腔黏膜上的浅表性溃疡，病因复杂，可能与免疫、遗传、感染、心理压力、环境（生活、工作、社会环境）等因素有关。好发于儿童，多见于颊黏膜、上唇内侧、舌头等部位。一般无全身症状，但可有较剧烈的烧灼痛，尤以舌尖处明显，接触有刺激性食物时更甚。大多预后良好。

📄 **处理指导**

（1）保持良好的作息和心情，清淡饮食，忌过热、过硬、辛辣、煎炸等刺激性食物。

（2）注意补充多种维生素，适当补锌，在医生指导下，局部使用冰硼散、桂林西瓜霜等，也可用紫外线照射、激光治疗等，以促进口腔黏膜的再生和修复。

（3）可在中医指导下，辨证施治，使用中药治疗，例如心火亢盛可以服用导赤散、牛黄清心丸等；脾虚湿盛可服用参苓白术散、附子理中丸等；阴虚火旺可服用知柏地黄丸、六味地黄丸等；肝郁气滞可服用柴胡疏肝散、加味逍遥丸等。

5. 疱疹性口炎

疱疹性口炎主要由单纯疱疹病毒引起。这种病毒通过直接接触感染者的口腔疱疹液、唾液或通过被污染的物品传播。表现为口腔内部出现成簇的小水疱（水疱破裂后，形成糜烂面，可能有渗出），通常伴有明显的疼痛，可能会伴有发热、头痛、疲乏不适、肌肉疼痛、淋巴结肿大等症状。病程7～10天，有自限性，但易复发。

📄 **处理指导**

（1）可使用抗病毒药物，如阿昔洛韦软膏，涂抹在口腔疱疹处。出现口腔疱疹症状，应立即就医并遵循医生的建议进行治疗。

（2）避免刺激性食物和饮料，如辛辣、酸甜、硬性食品，以减少疼痛和不适。同时要多喝水和吃温软的食物。

（3）保持充足的睡眠，饮食均衡，避免疲劳和压力，必要时可进行疫苗接种以增强免疫力。

（4）避免接触感染者的口腔疱疹液和唾液，防止病毒传播。

6. 复发性口腔溃疡

复发性口腔溃疡，也称为复发性阿弗他溃疡，是一种常见的口腔黏膜疾病，多见于口腔内唇、上腭等部位。病因复杂，与遗传因素、机体免疫力、精神因素等有关，全身系统性疾病，例如患十二指肠溃疡、溃疡性结肠炎者容易得复发性口腔溃疡。复发性口腔溃疡的明显症状是疼痛，尤其是在进食和说话时，可能伴有头痛、低热、全身不适、局部淋巴结肿大等症状。溃疡通常呈圆形或椭圆形，表面有黄色覆盖物，周围有红晕，并伴有明显的压痛和烧灼感。可反复发作，严重溃疡可能会持续一个月甚至几个月，愈合后会留下瘢痕。

📄 **处理指导**

（1）保持饮食清淡，营养均衡，不偏食，少食烧烤、腌制、辛辣、膨化、油炸等食物。养成每天定时排便习惯，若有便秘应调理。保持口腔卫生。

（2）保持规律生活、充足睡眠和良好心态，进行适量运动，如有焦虑、抑郁、睡眠不好，建议去医院睡眠或心理专科就诊。

（3）若溃疡发作频繁，疼痛明显，可在医生指导下局部用糖皮质激素如曲安奈德口腔糊剂等和止痛制剂如利多卡因凝胶等，局部抗炎制剂如氯己定含漱液。对于顽固病例，在局部用药的同时可全身用药（短期糖皮质激素或其他免疫抑制剂）。对于免疫功能低下者可选用免疫增强药如胸腺素、转移因子。

（4）可在中医指导下，辨证施治，使用中药治疗，例如使用凉膈散、清胃散、玉女煎等中药方剂，以清热泻火、凉血通便；使用知柏地黄丸、六味地黄丸等中药方剂以滋阴清热；使用附子理中丸、金匮肾气丸等中药方剂，以温补脾肾。

7. 口腔黏膜白斑

口腔黏膜白斑主要症状是口腔黏膜上出现白色斑块,可能伴有口干、口腔灼热感、疼痛等症状。白斑质地较硬,略高于黏膜表面,表面粗糙、不光滑,也可出现糜烂、溃疡等。发病原因与长期吸烟、口腔卫生不良、营养不良(缺乏维生素 A、维生素 E 等)、局部刺激、慢性炎症和遗传因素等有关。

📄 **处理指导**

(1)戒烟,注意饮食健康,多吃新鲜的水果蔬菜,补充维生素,以清淡的饮食为主,禁止食用辛辣刺激、燥热腥发的食物。养成早晚刷牙和饭后漱口的好习惯,避免口腔内有食物残渣,不咀嚼槟榔。

(2)补充维生素 A 及维 A 酸等营养物质,局部可用维生素药膜。

(3)在医生指导下,积极治疗可能引起口腔黏膜白斑的基础疾病,如糖尿病、缺铁性贫血、维生素 B_2 与叶酸缺乏、口干症等。去除口腔内一切可能的刺激物,如残根、残冠、不合适的假牙等。

(4)定期口腔检查,动态观察白斑变化,如果白斑性状发生变化,应进行组织病理活检,一旦有恶变倾向,应立即手术切除。

8. 口腔扁平苔藓

口腔扁平苔藓是发生在口腔颊部、舌背、牙龈、唇及上腭等部位的黏膜损害疾病。表现为口腔黏膜出现白色斑块(通常边界清楚,质地光滑,会有轻微脱屑)。症状有口干,嗅觉和味觉的异常感知,常常感到黏膜粗糙不适、木涩、灼热感和疼痛,尤其是在进食辛辣食物或酸性食物时,症状可能会加重。

发生原因主要与免疫因素(是一种局限性的自身免疫病)、内分泌因素(可能与月经期及绝经期血浆雌二醇及睾酮的含量有关)、精神因素(有精神创伤史或生活压力过大,可促使发病或病情加重)、感染因素(病毒和幽门螺杆菌)、遗传因素、口腔内菌群失调和微循环障碍因素等有关。

📄 **处理指导**

(1)改善口腔卫生,保持口腔清洁,定期刷牙、使用漱口水和使用软毛牙刷。避免吸烟和饮酒,以及减少辛辣食物和刺激性食物的摄入。避免长期使用某些药物,如阿奇霉素片、阿莫西林胶囊、醋酸泼尼松片等。

(2)在医生指导下,使用局部药物,如类固醇口腔溶液、免疫抑制剂或口服抗真菌药物,以减轻症状并促进口腔黏膜的修复。对于急性大面积或多灶糜烂型口腔扁平苔藓,建议去医院口腔科就诊,使用小剂量、短疗程的肾上腺皮质激素或维 A 酸类和雷公藤等药物治疗。在某些情况下,可能需要采用激光疗法、冷冻疗法或激光联合照射等治疗。

(3)保持心情愉悦,避免过度劳累和紧张,饮食宜清淡易消化,避免辛辣等刺激性食物,保持口腔卫生等。

（4）中医中药治疗。例如,肝郁气滞证可选择疏肝理气、活血化瘀的中草药,如黄芩、柴胡、丹皮、白芍等;脾虚湿热证长时间糜烂、有液体渗出者,可选择清热解毒或健脾祛湿药物,如茯苓、党参、车前草及蒲公英等;热毒蕴积证病情发作阶段,若疼痛症状较严重或糜烂及充血等,治疗时主要选择蒲公英、黄芩、土茯苓等具有清热解毒效果的药物;阴虚内燥选择有滋阴养血效果的中草药,如丹皮、当归、枸杞、红花、黄芪及甘草等。

9. 义齿

📄 **处理指导**

（1）初戴义齿时,应定期到医院复查、调改,以保持平衡,保护牙龈的健康。

（2）每餐后均应取下义齿清洗,每天至少应清洗1～2次,晚上睡前一定要取下义齿,让口腔组织得到休息和保持义齿的清洁。义齿应存放在阴凉、干燥处,避免用开水或酒精等有机溶剂浸泡,以防变形。

（3）如有任何不适,应及时到医院就诊。即使无任何不适,也应每隔半年至一年到医院进行全面的口腔检查。

10. 牙列不齐

牙列不齐,即牙齿排列不整齐,临床以牙列拥挤较为常见。其产生的原因有多种,包括遗传、疾病、换牙障碍和一些口腔不良习惯(咬手指、咬笔、张口呼吸、偏侧咀嚼)等。

由于牙齿不按照正常位置排列,可能向外偏斜,导致牙齿错乱,影响牙弓形态与咬合关系,可能会有塞牙的表现。此外,牙列不齐还可能影响颜面部生长发育及美观,从而影响心理健康。同时,牙列不齐由于不易自洁,易引起牙龈及牙周炎症。

📄 **处理指导**

（1）对于生长发育期儿童,应鼓励多食坚硬食物,高膳食纤维、低糖饮食,以利于牙齿、颌骨的发育和健康。

（2）及时纠正咬手指、咬指甲、咬笔等不良习惯。

（3）去医院进行早期矫正治疗(早期使用活动的功能矫正器可以矫正早期的牙列不齐)。成年骨性畸形病人,行整颌手术治疗。

11. 过小牙

过小牙是指小于正常牙的牙齿,也称为锥形牙。其病因多与遗传有关。另外,牙过小多见于脑垂体功能低下的侏儒症,绝大多数外胚叶发育不全的遗传病都会累及牙齿,例如无汗型或少汗型外胚叶发育不全。

📄 **处理指导**

  牙过小影响美观,可做树脂冠修复,或作光固化树脂修复外形。疑似遗传病综合征表现,建议去医院就诊,接受遗传咨询。

---

12. 牙反咬合

  牙反咬合,也称为反颌,是一种常见的牙齿畸形。有的是先天因素所致,有的可能与哺乳孩子的方式不正确和不正确的咬奶瓶方式有关。牙反咬合可造成咀嚼功能异常、影响面容美观以及心理健康。

📄 **处理指导**

  (1)哺乳期间,纠正不良的哺乳姿势,避免婴儿下颌过度前伸。

  (2)纠正不良习惯,如吐舌头、吃手指等。

  (3)及早去医院口腔科进行矫正治疗。

---

13. 牙缝变宽

  牙缝变宽与牙周炎、牙龈炎、龋齿和牙齿移位有关。有些天生牙齿大小不均匀、形状不规则,也可能导致牙缝过宽。牙缝变宽可导致牙齿呈现错位或扭曲的状态,由于牙齿缝隙大,可能导致咀嚼效率降低和食物残渣滞留,增加口腔感染的风险。

📄 **处理指导**

  (1)每天刷牙两次,使用牙线和漱口水等,保持口腔清洁。定期洁牙去除牙石和牙菌斑,少吃含糖食品和饮料。

  (2)如患牙周炎、牙龈炎、龋齿,应及时治疗。

  (3)维持健康咬合,如牙齿缺失或咬合不正常,应及时咨询医生并进行矫正。

---

14. 牙齿磨损

  牙齿磨损与外伤、龋齿、牙龈炎、根尖周炎和牙龈萎缩等有关。牙齿磨损症状包括牙齿敏感、牙痛、咀嚼困难等。

📄 **处理指导**

  (1)建议去医院口腔科就诊,治疗可能导致牙齿磨损的牙病。

  (2)使用软毛保健牙刷,定期更换牙刷并正确地刷牙,少吃含糖食品和饮料。

  (3)避免下意识地紧咬牙,避免长期固定用某牙的某固定位置啃咬硬物,有夜间磨牙习惯者应该及时到医院诊治,戴磨牙垫。

15. 楔状缺损

牙楔状缺损主要是由于长期的机械摩擦、不正确的刷牙方式、长期吃酸性食物以及应力疲劳等因素导致的。主要发生在牙齿唇颊侧的颈部,即靠近牙龈缘的位置,形成楔形的缺损。牙楔状缺损症状包括牙齿敏感、酸痛不适等,尤其是在吃酸甜冷热食物时。缺损严重时,还可能刺激到牙神经,导致牙髓炎、根尖周炎等疾病。

📄 **处理指导**

(1)掌握正确的刷牙方式,避免使用横刷法,应采用竖刷法,轻柔地清洁牙齿表面和缝隙。同时,刷牙力度要适中,避免过度用力。

(2)尽量避免长期或频繁食用酸性食物和饮料,降低牙齿的磨损和楔状缺损的风险。

(3)及时治疗口腔疾病,如出现牙龈炎、牙周炎等口腔疾病,应及时治疗,以免炎症加重导致牙楔状缺损。

(4)定期进行口腔检查,及时发现并处理牙齿楔状缺损等口腔问题。对于较深的牙楔状缺损,可以进行填充修复,以恢复牙齿形态和功能。

16. 牙齿松动

牙齿松动与牙周炎、根尖周炎、牙外伤、颌骨肿瘤或囊肿等有关。生理性原因如儿童换牙期、女性月经期、妊娠期以及老年牙齿退化等,也可能出现牙齿生理性松动。

📄 **处理指导**

(1)生理性原因导致的牙齿松动,一般无需特殊干预,但如果影响日常生活,可考虑进行拔牙并安装义齿。

(2)对于炎症、牙外伤、周围神经病变等病理性原因导致的牙齿松动,应去医院针对病因进行治疗。

(3)在日常生活中,保持良好的口腔卫生习惯,定期洗牙和规范刷牙,改正偏侧咀嚼以及常吃硬质食物习惯。

17. 牙触痛

牙齿触痛原因包括牙根炎、牙周炎、牙齿磨损、牙齿裂痕等。这些病症可导致牙齿敏感,在接触冷热刺激时感到疼痛。牙触痛也可由于熬夜、劳累、身体炎症、免疫力低下等原因引发的。如牙周组织炎症时,会有牙龈红肿、疼痛和口臭等症状。

📄 **处理指导**

(1)建议去医院就诊,寻找病因,针对病因进行治疗。如果是牙根炎或牙周炎,可能需要使用抗生素或者消炎药物进行治疗。如果是牙齿磨损或牙齿裂痕,可能需要使用抗敏感牙膏或者进行填充治疗。

（2）养成良好的生活习惯,合理饮食,适量运动,充足睡眠,提高身体免疫力。

（3）在日常生活中,保持良好的口腔卫生习惯,避免食用过烫、过辣、酸性强等刺激性食物,避免使用含有刺激性成分的牙膏、漱口水等口腔用品,以减少对口腔黏膜的刺激。

18. 牙齿叩击痛

牙齿叩击痛原因包括根尖周炎、牙龈炎、牙髓炎、牙周炎和咬合创伤等。症状为叩击牙齿会导致疼痛,可能是水平叩击疼痛或垂直叩击疼痛。同时可有温度刺激痛、放射性痛和夜间痛等。

📄 处理指导

参考"牙触痛"。

19. 牙垢

牙垢问题可能由多种原因引起,包括牙菌斑(牙齿表面的一种细菌薄膜)、不良饮食习惯(高糖、高油脂、高盐等食物摄入过多)和口腔卫生问题等。

📄 处理指导

（1）建议去医院就诊,及时清除牙菌斑。如果出现牙齿疼痛、敏感、出血等症状,应及时就医,接受专业治疗。

（2）合理饮食,避免摄入过多高糖、高油脂、高盐等食物,多吃蔬菜水果等对牙齿有益的食物。适量运动,充足睡眠,提高身体免疫力。

（3）保持良好的口腔卫生习惯,按时刷牙,并用正确的刷牙方式,避免食用过烫、过辣、酸性强等刺激性食物,避免使用含有刺激性成分的牙膏、漱口水等口腔用品。

20. 牙结石

牙结石是附着于牙齿表面钙化和部分钙化的物质,不但影响牙齿美观,还可刺激牙周组织,导致牙龈萎缩、牙龈出血、口臭、牙齿松动等。

📄 处理指导

（1）选用含氟牙膏,采用竖刷法早晚刷牙。养成饭后漱口的好习惯。

（2）合理营养,粗细搭配。多吃富有维生素的粗纤维食物,充分咀嚼,少吃甜食及黏性很强的食物,不吃零食。

（3）每半年到一年进行一次口腔健康检查,必要时可去口腔科进行超声波洗牙。

21. 涎石病

涎石病是由于唾液腺导管或腺体内结石形成并引起一系列症状及病理变化的牙科疾病。涎石形成机制尚未完全明了，一般认为与异物、炎症、各种原因造成唾液滞留有关，也可能与机体无机盐新陈代谢紊乱有关。

涎石病典型症状表现为进食时患侧腺体迅速肿胀、疼痛，进食后症状可逐渐减轻、消退。用双手做口内外联合触诊时，可触及前端较大的结石。此外，还可能出现导管口充血、时有溢脓等症状，并常伴有慢性炎症。

处理指导

（1）建议去医院口腔科，行涎石摘除手术，摘除涎石后，如果腺体仍然存在阻塞或炎症等问题，可能需要进行手术治疗。

（2）多饮水，可经常口服磁化水，防止涎石形成。有唾液腺导管阻塞症状时，可试服排石汤、进食酸性水果促使唾液分泌。

（3）有临床症状时，应及时去医院就诊，针对具体症状进行对症治疗和支持治疗。

22. 氟斑牙

氟斑牙是由于长期摄入过量氟（主要是饮用水）引起的牙齿疾病。氟斑牙表现为牙齿表面出现白垩色或黄褐色的斑块，严重时伴有牙釉质的实质性缺损，表面不光滑，影响美观。

处理指导

（1）防治氟斑牙的主要措施是降低饮用水中的氟含量。如果家庭条件允许，可以安装具有除氟功能的净水设备对自来水进行再次净化。

（2）对于已经形成的氟斑牙，可以通过漂白法和修复法进行治疗。漂白法是通过化学药物使牙齿表面脱矿，从而消除氟斑牙的颜色。修复法则是通过牙科治疗来修复缺损的牙釉质，如树脂贴面、烤瓷牙等。

（3）如有肌肉疼痛、头晕、心悸无力、困倦及食欲减退、恶心、呕吐、腹胀、腹泻或便秘等症状，或四肢关节疼痛、僵直等，建议去医院进一步检查，排除氟骨病可能。

23. 四环素牙

四环素牙是由于在牙齿发育矿化期间服用了四环素类药物，导致牙齿出现变黄、变色和牙垢沉积。除四环素类直接影响外，其发生与遗传、饮食因素和牙釉质结构异常也有一定关系。四环素牙呈黄色或棕褐色，前牙比后牙着色明显，阳光下呈现明亮的黄色荧光。严重者可有实质缺损。

📄 **处理指导**

（1）儿童和妊娠期、哺乳期的女性，应避免使用四环素类药物。

（2）已形成的四环素牙，可以采取脱色治疗、遮盖修复治疗或手术方法（如贴面或烤瓷面）进行治疗。

（3）注意口腔卫生，使用具有固齿、洁白牙齿功效的牙膏，注意刷牙方式和力度。少吃深色或刺激性强的食物，多食用富含维生素D的食物，有利于牙齿钙化。

24. 龋齿

龋齿是细菌和多种因素复合作用导致的牙齿硬组织进行性病损，可以继发牙髓炎和根尖周炎，能引起牙槽骨和颌骨炎症。龋齿原因与饮食习惯不当（过多摄入含糖食物和饮料，如糖果、碳酸饮料等）、口腔卫生不良和细菌感染等有关。

症状表现为龋齿出现溃疡、空洞等损伤，牙体发黑、变色，牙龈出血、牙齿松动、口腔异味等。

📄 **处理指导**

（1）建议去医院口腔科就诊，及时去除感染的牙齿组织，使用牙齿组织修复材料填充龋洞，如树脂填充物、金属合金等。严重情况下，可进行根管治疗或牙齿拔除。

（2）减少摄入含糖食物和饮料的频率和量，饭后及时刷牙漱口，多摄入富含钙、无机盐和高膳食纤维粗糙食物，使用含氟牙膏和漱口水来加强牙齿的防护。

（3）正确刷牙，每天早晚刷牙，使用牙线清洁牙缝，养成饭后漱口的好习惯，临睡前不吃零食，定期到口腔科进行口腔清洁和检查。

25. 残冠/残根

牙残冠/残根通常是由于龋坏、外力损伤、牙周病等原因导致牙冠大面积缺损或牙齿仅剩牙根部分。发育因素导致牙齿结构不良，容易发生龋坏或断裂。

症状为牙冠大面积缺损、牙齿仅剩牙根部分，牙龈组织周围可能出现红肿、疼痛等症状。牙残冠或牙根受损后，牙齿表面釉质受损，使得牙齿敏感，对冷、热、酸、甜等刺激敏感。

📄 **处理指导**

（1）建议及时去医院就诊治疗，避免病情恶化。对于牙残冠/残根的处理，根据具体情况可选择根管治疗、桩冠修复、拔除等不同的治疗方法。

（2）减少摄入含糖食物和饮料的频率和量，饭后及时刷牙漱口，多摄入富含钙、无机盐和高膳食纤维粗糙食物，使用含氟牙膏和漱口水来加强牙齿的防护。

（3）正确刷牙，每天早晚刷牙，使用牙线清洁牙缝，养成饭后漱口的好习惯，临睡前不吃零食，定期到口腔科进行口腔清洁和检查。

26. 牙龈肥厚

牙龈肥厚的原因有多种,其中最常见的是长期不良的口腔卫生习惯,导致牙菌斑和牙结石在牙龈边缘聚集,反复刺激牙龈组织发炎,从而引发牙龈肥厚。其他原因包括原发性牙龈增生病(患者的牙龈天生肥厚、薄弱、松弛,易受刺激增生),药物如苯妥英、氢氯噻嗪、维生素 C 等引起的牙龈增生,以及不良生活习惯如长期吸烟或饮酒导致的口腔黏膜免疫功能降低。

牙龈肥厚症状包括口腔不适、牙龈颜色改变、牙龈质地变化、牙缝变大、牙齿松动等。如果不及时治疗,牙龈肥厚可能会进一步发展,影响咀嚼功能,甚至引发牙周组织炎症和牙齿松动。

📄 **处理指导**

(1) 建议去医院就诊,在医生指导下根据不同的病因,选择合适的治疗方式。

(2) 保持良好的口腔卫生习惯,避免过度刺激牙龈组织的行为,如使用硬毛牙刷、牙签等。定期刷牙和洗牙,去除牙菌斑和牙结石。

(3) 避免长期或大量吸烟和饮酒,如有长期服用药物的情况,请咨询医生是否会引起牙龈增生。

27. 牙龈萎缩

牙龈萎缩原因包括口腔疾病、牙齿受力不当、不良异物刺激等。主要症状包括牙龈退缩、牙齿敏感、口臭等。

📄 **处理指导**

(1) 建议去医院就诊,在医生指导下根据不同的病因,选择合适的治疗方式。包括去除不良异物、使用抗炎药和牙龈移植等。

(2) 保持口腔清洁,采用正确的刷牙方法,避免横刷法或使用过硬的刷毛,以免损伤牙龈。使用牙线和漱口水,定期进行口腔检查和洁牙。

(3) 改变咀嚼食物的习惯,少吃硬的食物,避免咬合创伤。

28. 牙根尖炎

牙根尖炎的原因包括细菌感染、创伤和非生物性刺激因素(如碰撞、冷热和化学刺激)。

急性根尖炎早期患牙有轻度疼痛,随炎症加重,齿伸长,轻叩患牙即疼痛,如继续发展可形成根尖脓肿,则疼痛加剧,叩痛明显;慢性根尖炎会形成根尖肉芽肿(一般无自发痛,仅觉咀嚼不适,咬合无力,叩诊时有异样感)和尖根囊肿(多无自觉症状,牙齿变色,牙根尖部黏膜多呈半圆形隆起),也可形成根尖脓肿,在患牙的根尖区黏膜处可有瘘管,可有脓液自瘘管排出。

📋 **处理指导**

（1）建议去医院就诊，进一步检查，明确原因、病变程度和时期，在医生指导下选择合适的治疗方式，包括药物治疗、引流、根管治疗和拔除病牙等。

（2）保持口腔清洁，采用正确的刷牙方法，避免横刷法或使用过硬的刷毛，以免损伤牙龈。使用牙线和漱口水，定期进行口腔检查和洁牙。

（3）养成良好的生活习惯，避免熬夜，减少精神紧张和压力，以提高身体免疫力。

29. 牙周炎

牙周炎是由牙菌斑和微生物引起牙周支持组织破坏的一种退行性疾病，会持续性破坏包括牙龈和牙槽骨的牙周组织，出现牙周溢脓，导致牙齿松动、移位等现象。可出现易出血、疼痛、腐败性口臭、咬合无力、牙周脓肿。

📋 **处理指导**

（1）正确刷牙，采用竖刷法，不论前后都要竖着刷，上牙往下刷，下牙往上刷，牙齿舌侧面和咬合面也要刷，每次刷牙 3 分钟，每天早晚各刷一次。

（2）清除牙菌斑和嵌塞之食物，将牙线嵌入牙间隙中，然后将绷直的牙线紧贴牙面上下拉，两相邻牙都要拉。饭前饭后要多漱口。

（3）清淡饮食，忌过热、过硬、辛辣、煎炸等刺激性食物。

（4）每隔 6 个月或 1 年进行一次口腔检查，及时清除口腔内的牙菌斑和牙结石。

30. 牙龈炎

牙龈炎是指发生在牙龈组织的细菌感染性疾病，往往是不适当的刷牙，使牙菌斑沿龈缘存留的结果，可出现局部疼痛、腐败性口臭，一碰或者吃东西、刷牙时有出血情况。

📋 **处理指导**

参考"牙周炎"。

31. 牙周脓肿

牙周脓肿是牙周袋壁或深部牙周组织内局限性脓性肿胀，通常由牙菌斑引起牙周炎后，人体抵抗力下降，局部炎症反应增加而致。

📋 **处理指导**

（1）建议去医院口腔科就诊，及时进行抗感染治疗和牙周脓肿处理。

（2）正确刷牙，采用竖刷法，不论前后都要竖着刷，上牙往下刷，下牙往上刷，牙齿舌侧面和咬合面也要刷，每次刷牙3分钟，每天早晚各刷一次。清除牙菌斑和嵌塞之食物，可将牙线嵌入牙间隙中，然后将绷直的牙线紧贴牙面上下拉，两相邻牙都要拉。

（3）清淡饮食，忌过热、过硬、辛辣、煎炸等刺激性食物。

（4）每隔6个月或1年进行一次口腔检查，及时清除口腔内的牙菌斑和牙结石。

32. 舌肿

舌肿可能有多种原因，包括舌部过敏、舌炎等。症状表现为舌头肿胀、疼痛、发痒，可伴有口腔黏膜溃疡、口角炎等症状。

📋 处理指导

（1）避免过热或辛辣刺激食物，不吸烟饮酒，多喝水。

（2）如过敏所致，可口服抗过敏药物（氯雷他定等），维生素缺乏者注意补充维生素（B族维生素和维生素C），同时注意多吃新鲜蔬果和粗粮。

（3）细菌感染时，可在医生指导下，使用消炎药物（如头孢他啶等）进行治疗。

33. 舌下肿块

舌下肿块可能是由多种原因引起的，包括饮食不当、外伤、口腔溃疡、黏液囊肿、舌下腺囊肿等。

📋 处理指导

（1）建议去医院口腔科就诊，根据具体的原因进行不同的处理。如是由口腔溃疡或黏液囊肿引起的，在医生的指导下使用相应药物进行治疗；如果是由舌下腺囊肿引起的，可能需要手术治疗。

（2）避免过热或辛辣刺激食物，不吸烟饮酒，多喝水，同时注意多吃新鲜蔬果和粗粮。

（3）注意口腔卫生，如细菌感染，可在医生指导下，使用消炎药物（如头孢他啶等）进行治疗。

34. 舌下腺肿大

舌下腺肿大原因包括感染、结石、肿瘤等。结石可能阻塞舌下腺导管，导致腺体肿大；肿瘤可能是良性的，也可能是恶性的。此外，口腔损伤、自身免疫性疾病等也可能导致舌下腺肿大。

舌下腺肿大的症状包括舌下腺疼痛、肿胀、不适等。有时，肿大的舌下腺可能会影响说话和吞咽。触诊检查可及舌下腺硬性肿块，有时与下颌骨舌侧骨膜粘连而不活动，口底黏膜常完整。

📄 **处理指导**

(1) 建议及时去医院口腔科就诊,进一步检查,根据原因进行相应治疗,必要时进行手术切除。

(2) 避免过热、过硬或辛辣刺激食物,不吸烟饮酒,多喝水,同时注意多吃新鲜蔬果和粗粮。

(3) 注意口腔卫生,如细菌感染,可在医生指导下,使用消炎药物(如头孢他啶等)进行治疗。

35. 腭部肿块

腭部肿块原因包括感染(细菌或病毒)、过敏、肿瘤和创伤等。腭部肿块可导致局部疼痛,可由于肿块压迫引起呼吸困难,感染引起的可有发热和食欲缺乏。

📄 **处理指导**

(1) 建议及时去医院口腔科就诊,进一步检查,根据原因进行相应治疗,必要时进行手术切除。

(2) 避免食用可能导致过敏的食物和药物,同时保持饮食均衡,多吃蔬菜水果,少吃油腻、辛辣等刺激性食物。如过敏所致,可口服抗过敏药物(如氯雷他啶等)。

(3) 注意口腔卫生,如细菌感染,可在医生指导下,使用消炎药物(如头孢他啶等)进行治疗。

36. 颌骨囊肿

颌骨囊肿是指颌骨内出现一含有液体的囊性肿物,逐步增大,并可致颌骨膨胀破坏。颌骨囊肿分牙源性囊肿和非牙源性囊肿。牙源性囊肿是由于牙根尖肉芽肿、慢性炎症刺激引起上皮残余增生,以及在炎症或损伤刺激后成釉器的星网状层发生变性等所致;非牙源性囊肿则是由胚胎发育过程中残留的上皮发展而来。

颌骨囊肿早期可无症状,随囊肿增大,可导致颌面畸形,如果不积极治疗则有可能转化成肿瘤。

📄 **处理指导**

(1) 建议及时去医院口腔科就诊,行 X 线、CT 扫描、口腔内镜检查,必要时进行病理检查,以明确囊肿的性质和病因。根据原因进行相应治疗,必要时进行手术切除。

(2) 饮食中多补充一些高蛋白、高营养类食物,多摄入新鲜的蔬菜以及水果。避免摄入生冷或是辛辣食物,以免进食不当产生不良的刺激。在身体状况良好的情况下适当锻炼,提高抗病能力。

(3) 注意口腔卫生,避免接触影响颌骨部位健康的污染物。定期检查,一旦察觉到牙齿病变、骨损害等症状出现,及时就医处理。

37. 颌下腺肿大

颌下腺肿大的原因有多种,包括先天性发育异常、口腔炎症、阻塞性下颌下腺炎等,特别需要重视的是颌下腺肿大不能排除肿瘤的可能,比如血管瘤、腺样囊性癌等均可能出现此症状。

颌下腺肿大时颌下口底区可明显水肿,舌下皱襞红肿,颌下腺疼痛、压痛、导管口发红,可有脓性分泌物排出。腺导管阻塞时,进酸性饮食后更明显,但食后逐渐缓解,挤压颌下腺时导管口有咸味或脓性分泌物排出。

📄 处理指导

(1) 建议尽早去医院接受检查,以便明确病因并采取相应的治疗措施。如果颌下腺肿大原因是炎症,一般需要进行消炎治疗;如果是肿瘤,则需要进行手术治疗、化疗或者放疗等综合治疗。此外,如果是阻塞性下颌下腺炎或者颌下区感染引起的肿大,也需要及时治疗以避免病情加重。

(2) 保持口腔卫生,减少细菌的滋生和感染,降低颌下腺发炎的风险,减少咀嚼过度,以减轻颌下腺积累的压力。

(3) 避免暴食、暴饮和摄入生冷或是辛辣食物,以减少对颌下腺的刺激。

(4) 养成良好的生活习惯,避免熬夜,减少精神紧张和压力,保持良好的生活习惯,以提高身体免疫力。

38. 颌下肿块

颌下肿块最常见原因是炎症,包括淋巴结炎和颌下腺炎。此外,肿瘤也是颌下肿块的原因之一,包括良性肿瘤和恶性肿瘤。

颌下肿块可能伴有疼痛、红肿等症状。如果是炎症引起的肿块,可能还会出现发热、乏力等症状。而如果是肿瘤引起的肿块,则可能伴随有其他全身症状,如消瘦、食欲不振等。

📄 处理指导

(1) 建议尽早去医院接受检查,以便明确病因并采取相应的治疗措施。如果由炎症所致,一般需要进行消炎治疗;如果是肿瘤,则需要进行手术治疗等综合治疗。

(2) 养成良好的生活习惯,避免熬夜,减少精神紧张和压力,保持良好的生活习惯,以提高身体免疫力。

(3) 定期随访复查,一旦出现发热、乏力或疼痛、红肿或加重,及时去医院就诊处理。

39. 下颌偏斜

下颌偏斜是骨骼偏斜或面瘫所致。骨骼偏斜可能是由于先天发育异常,也可能是后天因素,例如撞击导致下颌骨骼出现移位。面瘫则可能是由于长期面部受到冷风或空调的吹拂,导致面部肌肉痉挛,从而引发下颌歪斜。

下颌偏斜症状包括嘴巴歪斜、下巴偏斜、咀嚼困难、咬合不正、关节弹响等。严重者还会出现疼痛和张口受限等情况。

📄 **处理指导**

(1)建议尽早去医院接受检查,明确病因并采取相应的治疗措施。若为骨骼偏斜,可根据具体情况选择手法复位、整形手术、牙套矫正等方式进行治疗。

(2)注意保护面部免受寒冷刺激,避免面部肌肉痉挛,纠正不良的咀嚼习惯,避免过度张口或吃过硬的食物,以免加重症状。

(3)可在医生指导下,通过口服药物、理疗、热敷等方法缓解症状。

40. 腮腺肿胀

腮腺肿胀可由腮腺炎、外伤、腺导管堵塞、腮腺肿瘤等引起。症状主要包括:① 腮腺区疼痛、肿大、表面皮肤局部红热;② 导管口轻度红肿、疼痛;③ 随病程发展,可能出现发热、寒战等。

📄 **处理指导**

(1)建议去医院就诊,明确肿胀原因,根据病因进行相应处理和治疗。

(2)随访过程中,一旦出现发热、寒战,及时就医处理。

(3)养成良好的生活习惯,避免熬夜,减少精神紧张和压力,保持良好的生活习惯,以提高身体免疫力。

41. 腮腺混合瘤

腮腺混合瘤是一种含有腮腺组织黏液和软骨样组织的腮腺肿瘤,通常无疼痛感,即使体积很大一般也不会影响面神经功能。肿瘤位于耳垂下、耳前区或腮腺后下部耳垂下方,活动性好,包块边界清楚,较大时可伸向颈部,一般可数年或十余年不发生变化。如发生恶变,肿瘤常突然生长迅速,并与周围组织粘连而固定。发生原因包括遗传因素、生活习惯、口腔卫生环境和病毒感染等。

📄 **处理指导**

(1)建议去医院进行B超和CT检查,判断瘤体的大小,并估计大致的性质,全面综合检查后评估患者一般情况,选择合适的治疗方式。

（2）定期复查随访过程中，一旦发现瘤体突然增大，及时就医处理。

（3）戒烟戒酒，保持身心愉快，养成良好的生活习惯。

42. 颌面部血管瘤

颌面部血管瘤是一种血管先天性良性肿瘤或者血管畸形。形成原因尚不完全清楚，可能与胚胎发育过程中血管异常增生有关。这种异常增生导致血管系统结构发生错误，形成血管畸形。血管瘤也可由外部环境的刺激引起，如阳光照射等。

📄 **处理指导**

（1）建议去医院进行超声、磁共振、CT等检查可以确定血管瘤的部位、大小、范围及与周围组织的关系。深部海绵状血管瘤行穿刺获取组织样本进行病理诊断。

（2）一般需要进行激光、手术切除或硬化剂注射治疗，根据血管瘤的具体类型和病情选择合适的治疗方法。

（3）注意改变不良的饮食习惯和生活习惯，适当增加谷类食物摄入量，多吃富含膳食纤维和营养丰富的食物。控制油脂尤其是动物脂肪的摄入量，少吃高盐食物。

（4）保持适当的运动和良好的心态。

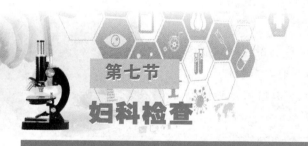

第七节

妇科检查

1. 外阴白斑

外阴白斑又称"慢性外阴营养不良"，与自身免疫、遗传易感、低激素水平、糖尿病、内分泌紊乱等有关。外阴局部环境，例如潮湿、热等物理刺激，可能诱发外阴白斑病。

外阴白斑症状主要是瘙痒，有时瘙痒剧烈，因搔抓摩擦局部可出现潮红、水肿、糜烂或苔藓样变。阴部皮肤可表现白色增厚的浸润性斑块，边界清晰，可能伴有皲裂、小片糜烂或溃疡。少数情况下，皮肤可能不隆起，边界不清，表面角化、粗糙，触之有硬韧感。

📑 **处理指导**

（1）建议去医院皮肤科就诊，在专业医生指导下，局部外用类固醇皮质激素药膏，如氢化可的松软膏0.025%～0.05%维A酸软膏或2.5%氟尿嘧啶软膏等治疗。也可根据中医辨证，采用中药治疗，例如肝肾阴虚证，可用知柏地黄汤加减；肝经湿热证，可用龙胆泻肝汤加减；血虚风燥证，使用当归饮子加减；对于气血亏虚证，可用补中益气汤加减。

（2）保持外阴清洁、干燥和透气，避免过度使用肥皂擦洗。减少刺激与摩擦，忌搔抓。局部可用清热解毒燥湿的中药外洗。忌食辛辣刺激性及易过敏的食物，外阴潮湿重者忌食甜食。

（3）积极治疗原发疾病，如控制血糖，纠正内分泌紊乱及营养不良，补充维生素等。日常生活中应注意释放生活压力及调节情绪，保持良好睡眠，劳逸结合，适当增加体育锻炼，提高机体免疫力。

（4）密切注意白斑变化，一旦出现糜烂、溃疡、硬化等，应及时就医干预，以防范癌变的风险。

2. 外阴炎

外阴炎是指外阴皮肤或黏膜发生的炎症病变。病因主要分内源性和外源性感染两类。前者主要由于阴道内菌群失调所致，常见于霉菌性外阴炎等；后者主要由病原体侵入引起，例如细菌、病毒、支原体、衣原体等，常见于非特异性外阴炎、性病等。

外阴炎症状主要包括外阴瘙痒、疼痛、烧灼感、肿胀、红疹、糜烂、溃疡等。在活动、性交和排尿后，症状可能会加重。

📑 **处理指导**

（1）建议去医院妇科就诊，进一步检查并明确病因和病原体，并进行相应治疗（参考第二章第十三节相关内容）。

（2）保持外阴清洁和干燥，穿棉质、宽松的内裤，避免使用有刺激性的沐浴露、香皂等清洗外阴，避免泡澡，尽量采用淋浴。

（3）积极治疗糖尿病等原发病。保持良好睡眠，劳逸结合，适当增加体育锻炼，提高机体免疫力。

3. 外阴湿疹

外阴湿疹是一种由多种因素引起的具有渗出倾向的炎症性皮肤病，常见于女性。外阴湿疹可导致外阴瘙痒、灼热、疼痛等症状，患处皮肤也可能出现浸润肥厚、脱屑、红肿、裂口等现象。外阴湿疹可能对女性的日常生活造成一定的影响。

📄 **处理指导**

（1）建议去医院妇科或皮肤科就诊,进一步检查并明确病因,对因（免疫功能异常、感染、过敏）干预和治疗。

（2）在专业医生指导下,可局部或口服使用糖皮质激素、抗组胺药、免疫抑制剂等;也可使用紫外线疗法、光化学疗法等物理治疗。注意不可滥用抗生素和激素。

（3）保持外阴清洁干燥、避免过度搔抓和使用刺激性的清洁剂等。避免刺激性食物和容易引起过敏的食物。可在中医指导下使用中药饮片何首乌、生地黄、苦参、蛇床子、当归、赤芍等水煎后,用纱布包好,熏洗患处。

（4）日常生活中应注意释放生活压力及调节情绪,保持良好睡眠,以减少心理因素对外阴湿疹发生、发展的影响。

4. 外阴溃疡

外阴溃疡是一种发生于女性外阴的皮肤黏膜发炎、溃烂和缺损的疾病,深度可达真皮及皮下组织。病灶多发生于小阴唇和大阴唇内侧,其次为前庭黏膜及阴道口周围。外阴溃疡有急性及慢性之分。溃疡发生可能与多种因素相关,包括感染（如细菌、真菌、病毒等）、外伤、肿瘤、全身疾病（如贝赫切特综合征）等。另外,绝经妇女雌激素水平低、外阴皮肤黏膜脆弱、育龄妇女性活动频繁、穿着紧身化纤内裤、卫生巾使局部通透不良等均可招致病原体感染而发生病损。

外阴溃疡可出现痒、痛、烧灼感,腹股沟淋巴结也可能肿大。

📄 **处理指导**

（1）建议去医院妇科就诊,进一步检查并明确病因,对因干预和治疗。

（2）可在医生指导下,局部或口服使用糖皮质激素、抗组胺药、免疫抑制剂等。也可使用紫外线疗法、光化学疗法等物理治疗。注意不可滥用抗生素和激素。

（3）保持外阴清洁干燥,避免过度摩擦和刺激,选择透气性好的内裤等。少吃辛辣刺激食物。

（4）定期观察溃疡变化,一旦溃疡扩大,或溃疡发生黄脓分泌物,特别是腹股沟区有疼痛,淋巴结肿大,及时去医院就诊处理。

5. 外阴赘生物

外阴赘生物为突出于外阴皮肤表面的多余性异常组织,由多种因素引起,主要包括感染和肿瘤等。大多为良性病变,包括毛囊炎、皮腺堵塞、息肉、尖锐湿疣、假性湿疣、纤维瘤、平滑肌瘤等,恶性肿瘤如外阴鳞状细胞癌、外阴基底细胞癌也可能引起外阴赘生物。

外阴赘生物可有阴道分泌物增多、外阴瘙痒等症状。

📄 **处理指导**

（1）建议去医院妇科就诊，进一步检查并明确病因（必要时进行病理检查），并根据赘生物病因和类型选择药物治疗、物理治疗和手术切除。

（2）保持外阴清洁和干燥，避免长期炎症刺激和病毒感染。

（3）定期进行妇科检查和皮肤镜检查，以动态观察赘生物变化。

6. 前庭大腺囊肿（巴氏腺囊肿）

前庭大腺囊肿（巴氏腺囊肿）是由于前庭大腺管阻塞，分泌物积聚而形成的囊肿。原因包括炎症、损伤或先天性发育异常等。主要表现为一侧阴唇较另一侧肿大，且可能导致其他妇科疾病，例如巴氏腺炎等。如囊肿逐渐长大，或反复感染，会形成脓肿。

囊肿压迫尿道可能导致尿频、尿急等症状。如果囊肿继发感染，可能会形成脓肿，脓肿破裂后会导致局部疼痛和不适感加重。

📄 **处理指导**

（1）如已经形成脓肿，建议及时去医院妇科就诊，应及时切开引流。

（2）保持外阴清洁和干燥，勤洗勤换内裤，注意会阴部通风透气，以减轻刺激。

（3）有症状和不适，尽量卧床休息，节制性生活，局部可以使用冷敷，必要时在医生指导下应用抗生素等治疗。

（4）定期进行妇科检查，以动态观察囊肿变化。

7. 阴道分泌物过多

阴道分泌物增多分生理性的和病理性的。生理性的可以不用治疗，如果分泌物不但增多而且颜色发黄，有臭味或者鱼腥味，则应该考虑为病理性的，常见于霉菌性、滴虫性阴道炎。

📄 **处理指导**

（1）虽然阴道分泌物过多但颜色和气味正常，无需治疗，观察即可，一旦出现颜色发黄，有臭味或者鱼腥味，建议去医院妇科就诊，明确原因，对因治疗。

（2）阴道分泌物较多，会增加外阴部分皮肤被感染的概率，应做好外阴清洁工作，每次大小便后需使用温热水清洗会阴部位，并勤换内裤，保持会阴部分皮肤的干燥。

（3）定期妇科复查，保持良好的生活习惯和心理状态，规律生活，以提高抗病能力。

8. 老年性阴道炎

老年性阴道炎为绝经前后多种原因（如雌激素水平下降、不注意私处卫生或过度清洗等)导致的阴道局部抵抗力低下后致病菌感染引起的阴道炎症。

　　主要表现为阴道分泌物增多,外阴瘙痒及灼热感。可出现尿频及尿痛的症状。

📄 处理指导

　　(1) 保持外阴清洁干燥,尽量避免热水、摩擦、搔抓和使用刺激性洗剂。选择纯棉质地的内裤,少用化纤面料,少穿过紧的内裤,洗完之后放到太阳底下暴晒杀菌。

　　(2) 外阴出现不适时不要乱用药物,应去医院就诊,在医生指导下进行治疗。

　　(3) 保持健康良好的生活方式,应积极参加体育文娱活动,平时多饮水,按时睡眠,多食鸡肉、牛肉等优质蛋白,以及蔬菜、水果等。

9. 阴道出血

　　阴道出血是指除月经以外的生殖系统出血。出血部位可在阴道、宫颈、宫体和输卵管,但以子宫出血最为常见。常见原因包括妇科炎症、内分泌失调、肿瘤及全身性疾病损伤、手术术后、外源性雌激素等因素有关。

📄 处理指导

　　(1) 应及时去医院妇科就诊,通过妇科、内分泌激素和影像学等检查,明确出血原因,并进行相应治疗。

　　(2) 妇科体检后,可能会出现少量出血,可密切观察,如出血持续存在,或出血量增加,也应去医院就诊。

10. 阴道松弛

　　阴道松弛是指阴道壁组织或骨盆腔支持性韧带弹性纤维断裂或萎缩导致阴道肌肉张力下降和阴道口扩张。常发生在阴道分娩后的女性,其发生发展主要与阴道分娩和年龄增长有关,可显著影响女性的性生活满意程度,并可伴有膀胱膨出、尿道膨出和直肠膨出。

📄 处理指导

　　(1) 可去医院或专业医疗机构进行盆底康复训练。如并有膀胱、尿道或直肠膨出,建议去医院就诊处理。

　　(2) 产后避免过早参加重体力劳动,尽早进行恢复盆底功能和增加阴道紧致度的运动,避免频繁性生活。

　　(3) 积极治疗慢性咳嗽、慢性便秘,避免腹压增大加重阴道松弛。

11. 阴道壁膨出

阴道壁膨出（包括阴道后壁、阴道前壁和阴道前后壁膨出）是指女性盆底支持结构受损或薄弱，盆底肌肉松弛导致阴道壁向外突出，可使性生活时出现不适感或不顺畅的情况。根据膨出的程度，分为轻度、中度和重度膨出。病因主要包括先天发育异常，女性盆底功能障碍（阴道分娩损伤是主要原因），其他因素如年龄增长、激素水平变化、便秘、排便时用力等因素均可导致阴道壁膨出。

📄 **处理指导**

（1）建议去医院妇科就诊，在医生指导下进行盆底肌肉收缩训练、电刺激、生物反馈等处理。严重膨出可行前后壁的阴道修补术、子宫悬吊术，或放置子宫托等。

（2）产后避免过早参加重体力劳动，尽早进行恢复盆底功能和增加阴道紧致度的运动，避免频繁性生活。

（3）避免站立过久，积极治疗慢性咳嗽、慢性便秘，避免腹压增大加重阴道壁膨出。

（4）可应用补中益气类中药进行调理。

（5）定期进行妇科检查，动态观察膨出变化，如出现腰酸、阴道下坠感、排尿困难，及时去医院就诊处理。

12. 阴道壁囊肿

阴道壁囊肿是由于阴道壁腺管堵塞，局部组织液化形成囊性肿物所引起。发生原因与阴道壁损伤、炎症和阴道中肾管阻塞（胚胎遗留）有关。

阴道囊肿症状主要取决于囊肿大小和位置，可表现为阴道肿胀感，性交疼痛，阴道分泌物增多。囊肿延伸至膀胱阴道间隙或膀胱宫颈间，产生膀胱刺激症状，甚至出现排尿困难或尿失禁。

📄 **处理指导**

（1）建议去医院妇科就诊，根据医生建议选择合适的治疗方法，如药物治疗、手术治疗等。

（2）注意个人卫生，保持外阴清洁干燥，避免不洁性行为和不必要的阴道手术。

（3）定期妇科检查，及早发现和治疗阴道炎症和感染。

13. 阴道息肉

阴道息肉是阴道黏膜层内异位组织增生而成的赘生物。常呈扁平状或柄状，可为单发或多发。多由感染或损伤引起炎症反应导致细胞增殖而产生。

临床一般无症状，炎症感染时有异样分泌物和疼痛感，有时伴阴道少量出血。

📄 **处理指导**

（1）建议去医院妇科就诊，根据医生意见确定是否行手术切除等。

（2）注意个人卫生，保持外阴清洁干燥和阴道清洁湿润，避免不洁性行为。

（3）保持良好的生活习惯，注意生活调理，平衡饮食，适当运动，提高免疫力。

14. 阴道后穹隆触痛

阴道后穹隆触痛原因可能包括：① 炎症。如阴道炎、宫颈炎等，炎症会导致阴道黏膜水肿，从而引起触痛。② 损伤。性行为、分娩、妇科检查等都可能导致阴道黏膜或后穹隆损伤，引起疼痛。③ 子宫内膜异位症。子宫内膜异位症是一种常见的妇科疾病，它会导致盆腔粘连、炎症等，也可能引起后穹隆触痛。

📄 **处理指导**

（1）建议去医院妇科就诊，进行妇科检查，明确触痛原因，根据病因进行相应处理和治疗，例如子宫内膜异位症引起的疼痛，可以通过药物治疗、手术治疗等方法来缓解。

（2）在医生指导下，通过抗感染治疗、冷敷、使用止痛药等方法来缓解炎症引起的疼痛。

（3）保证充足睡眠和充分休息，并密切观察疼痛变化，如果疼痛持续或加重，应及时就医。

15. 宫颈充血

宫颈充血大部分情况是宫颈急性炎症的一种表现，或受到性生活刺激引起。症状可有阴道分泌物增多、颜色异常、性交疼痛或出血等。

📄 **处理指导**

（1）建议去医院妇科就诊，进行阴道分泌物和妇科其他检查，若为急性炎症引起，根据炎症原因进行处理。

（2）避免过度性生活和注意性生活卫生。保持充足的睡眠、进行适量的运动，避免吃刺激性食物。

（3）定期复查，动态观察宫颈变化，如出现下腹痛，分泌物增多，应及时就医处理。

16. 宫颈肥大

宫颈肥大是宫颈腺体及间质增生表现，与慢性炎症的长期刺激、病原体感染、颈腺体黏液潴留等有关。宫颈肥大可能压迫膀胱引起尿频、尿急、尿痛等，也可导致白带增多，有异味。如果伴有急性宫颈炎，白带可呈脓性，并伴有下腹和腰骶部坠痛。如果有慢性宫颈炎，白带可呈乳白色的黏液状或淡黄色的脓性状。

📄 **处理指导**

（1）轻度宫颈肥大，可先行观察，定期复查。中重度宫颈肥大，建议去医院妇科就诊，明确炎症原因，根据病因进行相应处理和治疗。根据宫颈肥大程度和年龄等因素选择治疗方式。

（2）保持充足的睡眠和良好心态，应进行适合自身身体状态的运动，均衡饮食，避免吃刺激性食物。

（3）定期妇科复查，动态观察宫颈变化，如出现下腹痛，分泌物增多，应及时就医处理。

17. 宫颈糜烂

宫颈糜烂是一种宫颈糜烂样的改变，它分为生理性的和病理性的。生理性的是青春期、怀孕期、生育期和内分泌激素比较旺盛的女性中，出现的宫颈糜烂样改变，是不需要治疗的；病理性宫颈糜烂则可能患有急、慢性宫颈炎等。

📄 **处理指导**

如无妇科方面的症状和不适，不需治疗，观察即可；如出现白带增多，黄色或血性脓性白带，外阴瘙痒或者下腹坠痛等，建议去医院妇科进一步检查和治疗。

18. 宫颈纳氏囊肿

宫颈纳氏囊肿（宫颈囊肿）是慢性宫颈炎的一种病理表现，是宫颈腺管口狭窄或阻塞导致腺体分泌物引流受阻、潴留而成。宫颈囊肿绝大多数是子宫颈的生理性变化，也有可能发生于宫颈轻微损伤或分娩后。宫颈囊肿大小不一，常见于表面光滑的子宫颈，可伴宫颈糜烂。深部的宫颈腺囊肿可使宫颈呈不同程度的肥大，硬度增加，弹性降低。

📄 **处理指导**

一般不需要进行特别的治疗，定期进行宫颈癌筛查即可。

19. 宫颈息肉

宫颈息肉是子宫颈管腺体和间质的局限性增生，并向子宫颈外口突出形成。发病原因与慢性炎症、内分泌紊乱（特别是雌激素增高）、病原体感染有关。

极小的宫颈息肉通常无自觉症状，大多在妇科检查时才被发现。息肉较大的，主要表现为白带增多呈黄色或血性白带，性生活后阴道流血等。

📄 **处理指导**

（1）建议去医院妇科就诊，采取手术治疗，以免病情加重。同时，术后应进行病理检查,以排除恶性病变的可能。

（2）预防宫颈炎症是预防宫颈息肉的关键,应定期进行妇科检查,发现宫颈炎症及时治疗。同时应控制雌激素水平,避免不洁性行为,防止病原体感染。

（3）宫颈息肉有一定的复发率,术后应定期进行复查,以便及时发现和治疗新的息肉。

（4）在医生指导下,根据中医辨证,采用中药治疗,例如对于湿热型子宫内膜息肉,可用"妇宁栓"以清热解毒、祛腐生肌、化瘀止痛。同时配合针刺疗法,选取足三里、中极、带脉、少冲等穴位,以平补平泻法进行治疗。

20. 宫颈管赘生物

宫颈管赘生物指多余长出来的、与宫颈局部组织有区别,不参与宫颈功能活动的、病理检查属非宫颈组织物,可能是宫颈湿疣、宫颈息肉、宫颈肌瘤、宫颈乳头状瘤或宫颈其他病变。病因主要包括炎症刺激、HPV 感染、免疫功能低下。症状可有阴道出血、白带异常、尿频尿痛、分泌物增多等。

📄 处理指导

（1）建议去医院妇科就诊,进行 TCT、HPV 和宫腔镜等检查,明确赘生物性质和对因处理。

（2）宫颈管赘生物最常见的是宫颈息肉,预防宫颈炎症是预防宫颈息肉的关键,应定期进行妇科检查,发现宫颈炎症及时治疗。同时应控制雌激素水平,避免不洁性行为,防止病原体感染。

（3）保持充足的睡眠和良好心态,应进行适合自身身体状态的运动,均衡饮食,避免吃刺激性食物。

21. 宫颈触痛

宫颈触痛是指女性在性交或妇科检查时宫颈感到的一种不适或疼痛感,通常是由炎症、感染、子宫颈病变、子宫内膜异位症和宫颈癌等原因引起。非疾病因素也可能导致宫颈触痛,例如长期保持坐位或卧位,导致腰部、髋部等部位血液循环不畅,造成盆底肌肉僵硬、紧张,引起宫颈触痛。

宫颈触痛的症状包括性交疼痛、妇科检查时疼痛,有时伴阴道分泌物增多。

📄 处理指导

（1）建议及时去医院妇科就诊,进行 TCT、HPV 和宫腔镜等检查,以便明确病因并接受针对性治疗,避免病情恶化。

（2）保持良好卫生习惯,避免过度和不洁性行为,避免长期保持同一姿势或过度劳累,注意性交卫生和经期卫生等,防止病原体感染。

（3）保持健康生活方式，例如保持充足的睡眠、适当运动、均衡饮食，避免吃刺激性食物。

（4）随访观察，如性交疼痛持续存在，或阴道分泌物增多，及时就医处理。

22. 宫颈接触性出血

接触性出血是指在同房、妇科检查等行为之后出现阴道出血现象，出血部位为宫颈或阴道部。接触性出血可能由于体内雌激素水平发生变化，宫颈管内口柱状上皮外移到宫颈管外口，是一种常见的生理现象。病理性因素常见原因包括宫颈炎症、宫颈息肉、宫颈癌早期等。临床可伴有白带异常、腰酸、下腹部疼痛等。

📄 处理指导

（1）生理性现象不需要治疗，观察即可。如有白带异常、腰酸、下腹部疼痛等，考虑病理性因素所致者，建议去医院妇科就诊，进一步检查，明确炎症原因，根据病因进行相应处理和治疗。

（2）保持外阴清洁干燥，避免不洁性行为，避免过度清洁阴道以免破坏阴道的自我保护机制。

（3）保持充足的睡眠和良好心态，应进行适合自身身体状态的运动，均衡饮食，避免吃刺激性食物。

23. 子宫附件炎

子宫附件炎是指卵巢、输卵管、子宫旁结缔组织的炎症，发病原因通常是细菌、病毒等感染所致。症状可能会出现下腹部疼痛、腰骶部疼痛，疼痛表现为持续性，在剧烈活动或在性生活时疼痛往往加重，可伴白带增多、发热，甚至出现痛经、月经不调等。附件炎造成输卵管部分堵塞或完全堵塞，是女性不孕不育、宫外孕的最大原因。

📄 处理指导

（1）建议去医院妇科就诊，明确炎症原因，根据病因进行积极处理和治疗。

（2）保持充足睡眠和良好心态，应进行适合自身身体状态的运动，均衡饮食，避免吃刺激性食物。保持外阴清洁干燥，避免不洁性行为，避免过度清洁阴道以免破坏阴道的自我保护机制。

（3）在医生指导下，根据中医辨证，采用中药治疗，例如中草药黄柏、苦参、蒲公英、车前草、金银花等，以清热解毒、利湿止带，也可将中草药放在熏蒸器中，然后通过蒸汽的作用，使药物成分渗透到体内，达到治疗的目的。

（4）密切观察炎症变化，定期复查。在治疗观察期间，若出现症状加重，应及时去医院就诊。

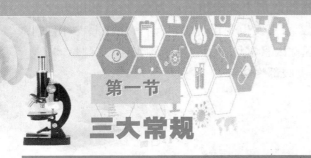

第二章　检验检查

第一节
三大常规

一、血液常规检查

1. 红细胞总数（RBC）增高/降低

　　红细胞总数是通过血液中每升包含的红细胞数量来体现的，可监测红细胞生成与凋亡情况，是血常规检查中的一项指标。红细胞总数升高多提示个体的骨髓造血旺盛，统称为红细胞增多症，如促红细胞生成素合成增多的继发性红细胞增多症；红细胞总数降低多提示各类贫血，如缺铁性贫血、溶血性贫血及其他可能导致贫血的疾病。

　　红细胞计数一过性的改变临床意义不大。持续偏高，通常与慢性缺氧、肾脏疾病或某些肿瘤有关，因此一旦发现这种情况，应当立即就诊，明确病因，尤其是伴有腹部不适、黑便、疲乏、易累、呼吸不畅、尿色改变、尿量减少或浮肿等症状。而持续偏低，同样应及时就诊，进一步检查，查明原因。

📄 处理指导

　　（1）红细胞增高者，应当清淡饮食，如果是肾脏疾病导致，要低盐饮食，如果是肿瘤导致，则应该多吃高营养食物。需要注意的是，纠正红细胞计数偏高主要依赖于治疗，单纯调整饮食作用有限。

　　（2）红细胞降低者，如果是缺铁性贫血和巨幼细胞贫血，可多吃富含铁、叶酸及维生素 B_{12} 的食物，含铁多的食物主要有动物内脏、红肉等，含有叶酸丰富的是蔬菜水果，肉类及蛋类食品富含维生素 B_{12}。

　　（3）红细胞降低者，如果是溶血性贫血和再生障碍性贫血，饮食上要注意清淡，避免生冷、辛辣刺激性食物。溶血性贫血患者，少吃油腻食物的同时，恢复期后要积极补充蛋白质,有助于机体快速恢复。

(4)建议定期复查该指标,以动态观察变化。

2. 血红蛋白(HGB)增高/降低

血红蛋白是存在于红细胞中的一种蛋白质,俗称血色素,使血液呈现红色,它的功能是输送氧气到人体的器官和组织,并将二氧化碳输送回肺部,从而进行气体交换。作为血常规检测中的重要指标,既反映人体生成红细胞的能力,还用于一些血液疾病的协助诊断。

血红蛋白降低时一般认为发生了贫血,应及时明确贫血的原因。当血液中血红蛋白明显高于正常值时,可认为血红蛋白增多。

📄 **处理指导**

(1)血红蛋白增高者,可通过一些措施,包括去除诱发因素、纠正缺氧、合理饮食、控制体重、补充水分、戒烟戒酒、情绪调整等,可以有效控制血红蛋白水平。而有些由疾病引起的血红蛋白偏高则需要相应的治疗。

(2)血红蛋白降低者,可增加摄入富含微量营养素食物,多吃动物性食品和富含维生素C的水果、蔬菜,提高铁的吸收率,避免碱性食物、茶、咖啡、高脂肪食物、含鞣酸较多的蔬菜和水果,减少或抑制铁吸收的因素。

(3)建议定期复查该指标,以动态观察变化。

3. 血细胞压积(HCT)异常

每单位容积中红细胞所占全血容积的比值即血细胞压积,用于反映红细胞和血浆的比例,主要受红细胞体积和血浆容量的影响,用于评估机体状态、辅助诊断不同类型疾病,如失血、贫血、脱水等。

除生理因素外,血细胞压积偏高提示各种原因导致血液浓缩、慢性心肺疾病、肿瘤、骨髓增殖性疾病;血细胞压积偏低提示贫血。

📄 **处理指导**

(1)血细胞压积增高者,需要注意生活环境整洁卫生,避免继发感染,保持适量运动,增强机体免疫力,缓解心理压力。

(2)血细胞压积降低者,饮食上需注意营养全面均衡,保证食物种类多样,适当食用富含铁元素、维生素B$_{12}$及叶酸的食物,如动物肝脏、牛肉、猪血、鸭血、菌类、菠菜等,养成规律的饮食习惯,避免挑食。

(3)建议定期复查该指标,以动态观察变化。

4. 红细胞参数（体积 MCV、浓度 CV、平均血红蛋白含量 MCH）异常

平均红细胞体积 MCV，是指单个红细胞的平均体积；平均红细胞血红蛋白浓度是每升血液血红蛋白浓度与红细胞比容的比值；平均血红蛋白含量 MCH，是指每个红细胞内血红蛋白含量的平均值。

三者共同构成红细胞平均指数，通常用于分析贫血状态的分类，临床用于各类贫血的诊断和鉴别诊断。

 处理指导

（1）若为生理性异常，可在饮食上适当给予高热量、高维生素、高蛋白等饮食，避免辛辣、生冷等刺激性食物，避免增加机体负担。

（2）若为病理性异常，单纯依靠饮食调整无法纠正，可以适当补水，患者应及时治疗。

（3）偏低患者可多进食富含铁元素的食物，如瘦肉、动物心脏、乳制品、海带、紫菜、木耳等，并可通过多食用富含维生素 C 的蔬菜和水果，促进铁的吸收。日常生活中可适当休息，保持充足的睡眠，减少氧的消耗，避免重体力劳动。

（4）建议定期复查该指标，以动态观察变化。

5. 红细胞体积分布宽度（RDW）异常

红细胞体积分布宽度反映红细胞大小均一程度，由血液分析仪测得，可用变异系数或标准差来表示，对贫血的诊断鉴别有重要的价值。

红细胞体积分布宽度结果增高，说明体内血液中的红细胞大小不一致，常提示患者可能存在溶血性贫血、缺铁性贫血、巨幼细胞贫血等疾病。红细胞体积分布宽度检查结果偏低，表明体内的红细胞大小均一、形态一致，无特殊临床意义。

处理指导

（1）红细胞体积分布宽度增高者，应进食高维生素、高蛋白、易消化的食物，多食用富含所缺营养素的食品以及新鲜的瓜果蔬菜，避免辛辣刺激食物，注意戒烟限酒。

（2）还应根据实际情况，保证良好的生活习惯和作息习惯，制订休息和运动计划，活动量应以不加重症状为度，对于症状明显的患者，应注意增加卧床休息的时间。

（3）建议定期复查该指标，以动态观察变化。

6. 网织红细胞（ReT）计数增高/降低

网织红细胞属于尚未完全成熟的红细胞，网织红细胞计数在于观察患者骨髓造血功能。

网织红细胞数量增多，通常提示骨髓生成红细胞旺盛，降低则提示红细胞生成受抑制，常提示骨髓造血障碍性疾病或各类贫血，如溶血性贫血、缺铁性贫血、巨幼红细胞贫

血、再生障碍性贫血等,也用于监测治疗。

📄 处理指导

(1) 一般网织红细胞增高者,饮食上应当注意多吃含铁食物,如动物内脏、红肉等,多吃含维生素 B₁₂ 和叶酸的食物,如各类蔬菜、水果及肉食。同时,贫血严重的患者,还应当多吃易消化的食物,清淡少渣饮食以降低机体负担。

(2) 日常生活除了注意不要挑食外,一般无需特别注意。

(3) 网织红细胞计数偏低者,应当减少摄入含铁、钾量较高的食物,同时注意多吃流食,清淡饮食,不吃生冷、刺激和卫生情况不明的食物,以避免胃肠道应激,减轻机体负担。

(4) 建议定期复查该指标,以动态观察变化。

7. 白细胞总数(WBC)增高/降低

白细胞,是血液中重要的细胞成分,是机体免疫系统的重要组成部分,包括中性粒细胞、淋巴细胞、嗜酸性粒细胞、嗜碱性粒细胞、单核细胞 5 种类型。

白细胞总数偏高常提示急性感染、急性出血、创伤、烧伤、白血病引起的严重组织损伤及大量血细胞破坏。白细胞总数偏低提示脾功能亢进、再生障碍性贫血、疟疾、急性粒细胞缺乏症等。

📄 处理指导

(1) 白细胞计数检查增高者,除对因治疗外,还需关注患者的饮食,各种营养素要均衡、全面摄入,三餐规律,忌暴饮暴食或饥饱交替,多吃新鲜的蔬菜水果食物,避免摄入变质食品。

(2) 日常生活中还需注意保证充足的睡眠,保持室内空气新鲜洁净,多进行有氧运动,保持身体各项机能正常运转,平时适当进行户外运动和深呼吸锻炼。

(3) 白细胞计数降低者,需要多吃富含蛋白质的食物,提高免疫力,少吃或不吃食盐腌制、火烤、烟熏等食物,预防感染,平时要注意个人卫生。

(4) 建议定期复查该指标,以动态观察变化。

8. 中性粒细胞计数(NEUT)/百分率异常

中性粒细胞计数是临床常见的血常规检测指标之一,其异常主要与外伤、急性感染、手术后、再生障碍性贫血、中毒等有关,而物理和化学毒物等环境因素也可能导致中性粒细胞计数异常。

此外,某些生理性因素可能引起中性粒细胞计数一过性升高,如妊娠、分娩、剧烈运动、饱餐和淋浴等,通常没有特殊的临床意义,由医生排除其他原因即可。对于同时伴有发热、外伤、胸痛、呕吐、腹泻等症状的患者,应及时就诊。

中性粒细胞计数减少通常与再生障碍性贫血、感染、物理和化学因素损伤以及药物作用等因素有关。所以,应及时到医院就诊。

📄 **处理指导**

(1) 中性粒细胞计数升高,应清淡饮食,保证营养均衡,适当多吃新鲜的蔬菜和水果、大豆制品、蛋类、奶类、鱼肉、鸡肉及各种谷类制品,应少吃辛辣刺激类的食物,如辣椒、大蒜、洋葱、花椒等。

(2) 日常生活中需要注意规律作息,避免熬夜和过度劳累,保证充足的睡眠,戒烟戒酒,还建议适当锻炼,增强体质,提高机体免疫力。

(3) 中性粒细胞计数降低者,应适当多吃富含优质蛋白质和微量元素的食物,少吃辛辣刺激性的食物,注意个人卫生,注意饮用水卫生,规律作息,适当锻炼。

(4) 建议定期复查该指标,以动态观察变化。

9. 淋巴细胞计数(LYM)/百分率异常

淋巴细胞是体积最小的一种白细胞,由人体的淋巴器官产生。淋巴细胞计数是血液中淋巴细胞的数值以及淋巴细胞占白细胞的百分比。淋巴细胞主要分为 B 淋巴细胞和 T 淋巴细胞两种类型,在体内起到重要的机体免疫应答作用。

淋巴细胞计数升高提示有各种病毒感染性疾病,或者其他特定感染等,还见于传染性淋巴细胞增多、淋巴细胞性白血病等疾病。

淋巴细胞计数减少主要见于应用皮质激素药物、恶性肿瘤、传染病的急性期及淋巴细胞缺乏症等。

📄 **处理指导**

(1) 淋巴细胞计数增高者,常见于各种病毒感染或结核、百日咳等特定感染,在饮食上注意清淡易消化,多吃一些绿叶蔬菜和水果,多喝水,尽量避免或减少煎炸、辛辣高脂食品。

(2) 淋巴细胞计数增高者应及时就诊,明确诊断,同时应注意充分休息,保证充足的睡眠。各种感染引起的患者,需要注意隔离,室内要开窗通风。

(3) 淋巴细胞计数降低者,适当多吃优质蛋白类食物,以及各种新鲜蔬菜水果,不宜吃辛辣刺激、高脂肪的食物,注意个人卫生,养成良好的生活习惯,劳逸结合,戒烟戒酒,适当多做有氧运动,提高机体抗病能力。

(4) 建议定期复查该指标,以动态观察变化。

10. 嗜酸性粒细胞计数(EO)/比例异常

嗜酸性粒细胞来源于骨髓的造血干细胞,是人体中一种含有嗜酸性颗粒的细胞,也是白细胞的一种,对寄生虫、细菌有杀伤作用,对于免疫反应和过敏反应均有重要意义。

嗜酸性粒细胞增高,提示支气管哮喘、血吸虫病、湿疹等疾病的可能,还可能是嗜酸性粒细胞本身肿瘤导致。

嗜酸性粒细胞降低,常见于长时间应用肾上腺皮质激素后,伤寒、副伤寒的初期,或烧伤、大手术等的应激状态,一般无特殊的临床意义。

📄 **处理指导**

(1)嗜酸性粒细胞增高者选择清淡、易消化的食物,适量进食新鲜瓜果蔬菜,避免吃生硬、寒冷和油炸食物,需要注意的是,单纯调整饮食无法完全纠正指标,指标降低最终依赖于治疗。

(2)注意远离过敏原,哮喘患者随身带药,保持良好的生活作息,保证充足的睡眠,在身体允许的情况下,适度参加体育锻炼,但应避免劳累。

(3)建议定期复查该指标,以动态观察变化。

11. 嗜碱性粒细胞计数(BASO)/比例异常

嗜碱性粒细胞是白细胞的一种,有助于清除人体内病原体,也可介导变态反应的发生发展,由于嗜碱性粒细胞主要的作用部位是组织,因此炎症不严重时,其增多一般不显著,经常处于正常范围。

嗜碱性粒细胞增多,多见于如哮喘、荨麻疹、特应性皮炎等过敏性疾病,某些恶性疾病如慢性髓系白血病、慢性嗜碱性粒细胞白血病等,也可导致嗜碱性粒细胞大幅度增多。

嗜碱性粒细胞减少一般无临床意义。

📄 **处理指导**

(1)嗜碱性粒细胞增多,饮食上应当三餐规律,适当清淡,要注意避免某些致敏食物。

(2)日常生活中,要注意加强运动,增强体质,尤其可通过跳绳、慢跑等锻炼方式提升肺功能,外出时要注意避开疑似过敏原,恶性疾病者要注意休息,天气寒冷时注意保暖,不建议去人多处。

(3)建议定期复查该指标,以动态观察变化。

12. 单核细胞(MONO)计数增高/降低

单核细胞是血液中最大的血细胞,也是体积最大的白细胞,来自骨髓多能造血干细胞分化的髓系干细胞和粒-单核系祖细胞,是机体防御系统的重要组成部分。

婴幼儿及儿童常见生理性单核细胞增多,普通人单核细胞偏高多见于感染、血液病、恶性疾病、结缔组织病、胃肠道疾病等。

单核细胞偏低,一般无临床意义。

📄 **处理指导**

（1）单核细胞增高常见于感染性疾病、结缔组织病、血液性疾病等，根据疾病的不同饮食与生活也有不同的注意事项。

（2）单纯疱疹患者，宜吃清淡的、维生素含量丰富的食物，如西红柿、冬瓜等，忌烟酒；单核细胞白血病患者，宜吃高蛋白的、松软易消化的食物，如牛肉、带鱼等，忌吃油炸类的食物；系统性红斑狼疮患者，宜吃高蛋白食物，如鱼肉、牛奶，忌辛辣刺激食物。

（3）日常生活中，单纯疱疹患者，具有传染性和复发可能，应积极治疗，避免去人多密集的地方，避免与他人亲密接触；单核细胞白血病患者，应保持皮肤清洁，注意口腔卫生，保护皮肤黏膜，防止外伤致出血感染；系统性红斑狼疮患者，要避免长期的紫外线照射，在秋冬季注意保暖，保持心情愉快。

（4）建议定期复查该指标，以动态观察变化。

13. 血小板计数（PLT）增高/降低

血小板是早期止血的主要功能细胞，是维持血管壁完整性的重要细胞。

当血小板数量减少时，可出现自发性出血倾向，常与如原发性血小板减少症等出血性疾病相关。

当血小板数量增多时，人体则呈高凝状态，常与如深静脉血栓、肺栓塞、缺血性脑卒中等血栓性疾病相关。此外，多种生理性因素也可影响血小板相关指标的结果。

📄 **处理指导**

（1）血小板计数增高者，饮食应当注意清淡，日常生活中要注意避免久坐或久卧，保持心情愉快和稳定。

（2）血小板计数降低者，要避免吃辛辣刺激的食物，避免胃肠应激出血。日常生活中，要避免受伤，剧烈活动时要注意自我保护。由于存在自发性出血倾向，对于重症者，居住地最好选择医院附近，以便在出血难止时，及时就诊。

（3）建议定期复查该指标，以动态观察变化。

14. 血小板体积分布宽度（PDW）异常

血小板体积分布宽度，反映血液内血小板大小不等程度，其值越大则提示血小板体积大小越不均匀，对某些疾病有提示作用，如巨幼细胞贫血、慢性髓性白血病、血栓性疾病、巨大血小板综合征、脾切除等疾病。

血小板体积分布宽度降低，提示大小均匀，临床意义不大。

📄 **处理指导**

（1）血小板体积分布宽度升高，应该高营养膳食，多食用一些富含维生素、无机盐、蛋白质的食物,如鱼类、蛋类以及新鲜的蔬菜水果等。如果是巨幼细胞贫血的患者,要多吃富含维生素 B_{12} 和叶酸的食物,如牛羊肉、猪肝、猕猴桃、草莓、橘子、柠檬等。避免辛辣刺激性食物,忌烟酒。

(2)日常生活中还需要警惕出血倾向,巨大血小板综合征和慢性髓性白血病的患者,要注意减少锐器的使用,避免运动损伤,时刻注意保护自己。如发生皮下自发出血或出血难止的情况,要及时就诊。保持心情舒畅,积极配合治疗。

(3)建议定期复查该指标,以动态观察变化。

15. 平均血小板体积(MPV)异常

血小板大小与骨髓造血功能和血小板活性程度相关,血小板平均体积就是反映血小板大小变化情况的指标。

平均血小板体积增高,常提示免疫性血小板减少症、血栓性疾病、骨髓增生异常综合征、巨大血小板综合征等疾病;偏低者常提示再生障碍性贫血、急性白血病骨髓抑制期、脾功能亢进等疾病。平均血小板体积临床常用于血小板减少患者的诊断与鉴别诊断。

多数情况下,平均血小板体积应结合血小板计数综合分析更具有临床意义。

📄 **处理指导**

(1)血小板平均体积增高者,低脂清淡饮食,控制肉类摄入,多吃蔬菜水果,及时补充微量元素等。日常生活中尽量避免剧烈运动,注意休息,保证充足的睡眠,避免久坐久站,变换体位注意直立性低血压,保持良好的心态。

(2)血小板平均体积降低者,同样遵循低脂清淡饮食。日常生活要有规律,情绪稳定,适当活动,如散步。但如果是年龄偏小且严重者,则在家静养为宜,避免劳累。避免接触辐射、有害物质以及服用对骨髓有影响的药物。贫血、出血较重时,要减少活动,卧床休息,必要时住院治疗。

(3)建议定期复查该指标,以动态观察变化。

16. 血小板压积(PCT)异常

血小板压积为血小板四项检查之一,是指血液内单位体积所含的血小板数量占血液内总体积的百分比,其计算方式为血小板平均容积(MPV)与血小板计数(PLT)的乘积。主要用于筛查血液相关疾病,如急性溶血、再生障碍性贫血、原发性血小板增多症、原发免疫性血小板减少症等,也可以作为监测治疗和预后的依据。

血小板压积增高,提示患者原发性血小板增多症等疾病存在的可能,但是在输血期间发生急性溶血也可导致血小板容积增加,寒冷、剧烈运动等非疾病因素也可以导致血小板压积升高。

血小板压积偏低,常说明人体存在血小板数量减少或血小板平均容积降低的情况,常见有原发性血小板减少症、再生障碍性贫血、脾功能亢进症等,同样也可见于大量输液或饮水后。

📄 **处理指导**

（1）血小板压积增高者，应该先明确原发病，遵医嘱选择合适的饮食。建议进食清淡、易消化的食物，以及新鲜的瓜果蔬菜，避免如辣椒、烟酒、咖啡等辛辣刺激的食物。

（2）血小板压积降低者同样应先明确原发病，并选择合适的饮食。在饮食上应注意加强营养，可进食适量高蛋白食物，如牛奶、鱼肉等，同时避免进食刺激性食物。

（3）平时保证规律的生活作息，注意休息，可增加适度的体育锻炼，提高活动耐力，避免过度劳累与情绪激动。

（4）建议定期复查该指标，以动态观察变化。

二、尿液常规检查

1. 尿颜色异常

尿液一般正常是淡黄色、清晰透明的液体，尿液的颜色及溶解物质可以反映一个人的健康状态。

不同的尿液颜色提示不同的疾病。淡绿色常见于绿脓杆菌引起的尿路感染；尿频、尿急、尿痛，且尿液呈白色云雾样浑浊，静置不下沉，多见于膀胱炎、肾盂肾炎、尿道炎等；酱油色尿液说明尿中有血红蛋白与肌红蛋白，常见于恶性疟疾、溶血性贫血、大面积烧伤等；尿液肉眼血尿像洗肉水样，显微镜下可见大量红细胞，同时伴有尿频、尿急、尿痛，多为泌尿系统感染，若伴有下腹部、腰部绞痛，则可能是泌尿系统结石；胆红素尿呈深棕色，摇晃后易出现黄色泡沫不消散，多见于梗阻性黄疸、肝细胞性黄疸；尿液暗红色预示着卟啉代谢紊乱，例如溶血性贫血、肝硬化、红细胞增多症等疾病；尿中含有大量黑色素可呈黑色，提示恶性黑色素瘤、慢性肾上腺皮质功能减退症。

📄 **处理指导**

（1）出现尿液颜色异常的情况，应积极就诊，避免疾病加重延长病程，降低生活质量。

（2）建议清淡饮食，多选择易消化食物，适量多吃一些水果和绿叶蔬菜，多喝水。

（3）注意充分休息，避免熬夜，保证充足的睡眠。

（4）建议定期复查该指标，以动态观察变化。

2. 尿比重（SG）异常

正常人体中尿比重可在一定的范围内波动，而肾浓缩功能异常的时候会出现较大变化，因此尿比重是肾浓缩功能检查最常用的检测指标。

导致尿比重升高的原因有疾病因素和生理性因素。疾病因素，常见的如心功能不全、急性肾小球肾炎、糖尿病等疾病；生理性因素，如使用造影剂，也可引起尿比重指标偏高。

导致尿比重偏低的原因主要由疾病因素引起,常见的如急性肾小管坏死、尿崩症、慢性肾功能衰竭等疾病,除此之外,急性肾衰多尿期也会出现偏低的情况。

📄 **处理指导**

(1)尿比重升高,饮食以清淡为主,应多吃一些如鸡蛋、牛肉类的优质蛋白食物,多吃一些新鲜的蔬菜和水果,保证机体所需维生素和微量元素。

(2)尿比重升高的情况中,尿崩症患者一定要保证每日充足的饮水量,而急性肾小管坏死患者则需要严格限制水分的摄入。

(3)日常生活中保证充足的休息及高质量的睡眠,注意个人的卫生情况,进行适当的体育运动,从而增强自身的体质。

(4)建议定期复查该指标,以动态观察变化。

3. 尿酸碱度(pH – U)异常

尿酸碱度也就是尿液的 pH,是酸中毒与碱中毒检查常用的指标。正常人体中尿酸碱度平均值为 6.5。

临床上会导致尿酸碱度升高的疾病,常见的如代谢性碱中毒、急性呼吸性碱中毒、尿路感染等疾病。

临床上会导致尿酸碱度偏低的疾病,常见的如急性或慢性肾功能减退、痛风、代谢性与呼吸性酸中毒等。

📄 **处理指导**

(1)尿酸碱度增高者,建议选择一些利于身体排尿的食物,比如说黄瓜、西瓜、香蕉,还可以多吃一些利于身体消化、富含维生素及蛋白质的食物,日常生活中需要增加饮水量,养成卫生习惯。

(2)对于尿酸碱度降低者,避免摄入高嘌呤的食物和果糖含量较高的食物,同时遵守医生的指导和要求,限制钠盐的摄入。

(3)对于女性,在生理期要注意个人私密部位的卫生,注意劳逸结合,避免过度劳累。

(4)建议定期复查该指标,以动态观察变化。

4. 尿白细胞(LEU)阳性

正常情况下白细胞主要分布于人体血液之中,而当泌尿系统感染出现炎症后白细胞会大量进入尿液,导致尿白细胞升高。尿白细胞是尿常规检查中常见的检测指标,用于检验泌尿系统的感染性、炎症性疾病。

临床上尿白细胞不会出现低于正常值的情况,导致尿白细胞升高主要见于膀胱炎、急慢性肾盂肾炎、尿道炎等泌尿系统疾病。

📄 **处理指导**

（1）建议尿白细胞升高者保证摄入维生素、膳食纤维、优质蛋白，包括低脂乳制品、鱼、家禽、豆类和坚果，同时限制盐、脂肪、碳水化合物的摄入，避免加重肾脏负担。

（2）建议选择糙米、全麦面等全谷物主食，避免摄入动物内脏、辛辣食物、油炸煎烤食物、浓茶、咖啡、过咸的食物、巧克力等。

（3）日常生活中避免劳累，注意休息，预防新感染的发生，避免应用损害肾脏的药物。

（4）建议定期复查该指标，以动态观察变化。

5. 尿维生素 C（VC）阳性

维生素 C 是一种水溶性物质，具有还原性，维生素 C 参与了人体内氧化还原过程，可因服用维生素 C 而使尿液中含量增加。

尿液维生素 C 浓度增高，可对胆红素、血红蛋白、亚硝酸盐、葡萄糖试带反应产生严重的负干扰，使结果出现假阴性。因此，检测尿维生素 C，主要用于判断试带法尿其他检测项目结果是否受尿维生素 C 相关浓度的影响，是否准确可靠，以避免假阴性结果。

📄 **处理指导**

（1）建议低盐、低脂、易消化饮食，少量多餐。限制外源性摄入含维生素 C 量多的蔬果。

（2）日常生活中保证充足的休息，适当的锻炼运动，高质量的睡眠，增强自身的体质。

（3）建议定期复查该指标，以动态观察变化。

6. 尿亚硝酸盐（NIT）阳性

尿亚硝酸盐指标阳性，提示受检者可能患有肾盂肾炎、膀胱炎等尿路感染性疾病，指标阴性属于正常。

但是，由于尿亚硝酸盐假阴性率较高，所以阴性并不能完全排除尿路感染。因此在临床上，尿亚硝酸盐主要用于急性肾盂肾炎、膀胱炎和慢性肾盂肾炎等疾病的辅助诊断。

📄 **处理指导**

（1）尿亚硝酸盐阳性的患者，日常生活中应增加饮水量，成年人建议每天饮水 1 500～1 700 ml，同时均衡饮食，多吃新鲜的蔬菜和水果，少吃辛辣刺激性的食物，如大蒜、辣椒、洋葱等。

（2）戒烟戒酒，规律作息，保证充足的睡眠，避免熬夜和过度劳累，注意个人卫生，勤换洗内衣。

（3）加强适当的体育锻炼，增强体质，提高免疫力。

（4）建议定期复查该指标，以动态观察变化。

7. 尿蛋白(PRO)定性阳性

正常人尿液中可含极少量的蛋白质,部分人在发热、受寒、剧烈运动、改变体位等情况下也可出现一过性的尿蛋白升高。

尿蛋白异常多见于肾脏疾病,也可见于结石、尿路系统的感染或肿瘤。如果尿液蛋白质定性检测结果为阳性,或尿液中蛋白质定量浓度超过 100 mg/L 或含量超过 150 mg/d,被称为蛋白尿。

📄 **处理指导**

(1)尿蛋白偏高者,饮食上选择富含必需氨基酸的优质蛋白,但不要过量,避免加重肾负担,尤其是有糖尿病肾病的患者。水肿患者注意低盐饮食,戒烟限酒,忌油腻,多吃富含膳食纤维的粗粮,注意补充维生素及钙、铁、钾、钠等元素,控制饮水。

(2)积极治疗原发病,如控制血压、血糖、感染等,降压、降脂、抗凝、抗过敏治疗均对控制蛋白尿有一定的疗效。

(3)需注意休息,避免劳累,症状缓解后可以适当参与锻炼,适当减重,并尽量保持在稳定状态。

(4)建议定期复查该指标,以动态观察变化。

8. 尿糖(Glu-U)阳性

尿糖主要是指尿中的葡萄糖。

正常人尿糖一般方法测不出来,应该是阴性。只有当血糖超过 160~180 mg/dL 时,糖才能较多地从尿中排出,形成尿糖。

尿糖常见于糖尿病,但是尿糖高并不一定都是糖尿病,多种疾病均可引起尿糖升高,注意与糖尿病加以区别。

📄 **处理指导**

(1)饮食上以清淡营养为主,注意限制摄入碳水化合物的量。

(2)及时到医院就诊,检查血糖,进行针对性治疗。

(3)积极参加体育锻炼,增强身体素质。

(4)建议定期复查该指标,以动态观察变化。

9. 尿胆原(URO)阳性

尿胆原是黄疸类型诊断与鉴别诊断最常用的检测指标。

正常人结果均为阴性或弱阳性,只有当患有黄疸的时候,才会出现阳性甚至强阳性的检查结果。

临床上会导致尿胆原检查结果为阳性或强阳性的疾病,常见的有肝细胞性黄疸、溶血性黄疸、梗阻性黄疸等。

除此之外,部分非疾病因素也能导致阳性结果,如在检查前患者服用氯丙嗪、普鲁卡因等药物,此为假阳性。

处理指导

(1) 在饮食上注意营养的均衡搭配,多吃一些高蛋白高热量的食物,多吃新鲜的水果蔬菜,保证机体所需维生素以及微量元素的供应。

(2) 严格限制钠盐和水的摄入量,戒除烟酒,忌食熏肉、腌制等亚硝酸盐含量较高的食物,忌食脂肪含量较多与霉变的食物。

(3) 规律个人作息,养成良好的生活习惯,保证高质量的睡眠。

(4) 建议定期复查该指标,以动态观察变化。

10. 尿胆红素(BIL)阳性

红细胞在血液中衰老后在酶的作用下形成非结合胆红素,此时的胆红素不溶于水,不会出现在尿液中。但非结合胆红素随血液到达肝脏,与肝内的葡糖醛酸结合生成结合胆红素,它可以通过肾脏的滤过从尿中排出,形成尿胆红素。尿胆红素是红细胞破坏后的代谢产物,主要用于黄疸的鉴别。

正常情况下,血中直接胆红素含量很低,检测呈阴性。当有肝细胞损伤或肝内外胆管梗阻、胆汁淤积等疾病时,引起血浆直接胆红素异常增高,尿胆红素检测也会呈阳性。

处理指导

(1) 尿胆红素阳性常由黄疸引起,如肝细胞性黄疸及胆汁淤积性黄疸,根据不同的病因,应采取不同的治疗方案。

(2) 饮食上选择一些高维生素、高蛋白、高热量易消化的食物,不能吃过硬、过热以及刺激性食物,并需要严格戒酒,忌用一切可能引起肝损的药物或保健品。

(3) 平时应注意避免劳累,科学安排作息时间,选择合适的运动方式,避免剧烈运动,在不增加肝脏负担的前提下,提高机体自身的免疫力。

(4) 建议定期复查该指标,以动态观察变化。

11. 尿潜血(BLD)阳性

尿潜血是指在肉眼下或显微镜下没有观察到红细胞的存在,而通过实验室检查(尿液分析仪)却可发现,是因为当红细胞遭破坏时,其内含的血红素就会释放出来,也称尿隐血。以其数量来讲,尿中仅有少量的红细胞就可以称为尿潜血。

尿潜血阳性首先考虑肾脏疾病或尿路感染,需要进一步具体分析引起病理性尿隐血的原因。

📄 **处理指导**

（1）饮食宜清淡，禁食高脂肪食物，多饮水。

（2）养成良好的生活习惯，适量运动。

（3）出现尿潜血阳性，应及时到正规医院查明病因，对症处理。

（4）建议定期复查该指标，以动态观察变化。

12. 尿酮体（KET）阳性

当脂肪在人体内过多、过快地氧化，会产生乙酰乙酸、丙酮和β-羟丁酸，这三种代谢产物统称为酮体。

正常人的尿液内不会出现酮体成分，表现为阴性。但是在糖代谢障碍和脂肪不完全氧化的情况下尿液中酮体浓度就会增加。因此尿酮体是人体内脂肪代谢的重要检测指标。

临床上导致尿酮体表现为阳性的疾病，常见的如糖尿病酮症酸中毒、急性细菌性痢疾、败血症、磷中毒、禁食等。

体检者中尿酮体阳性，大多是空腹时间过久，人体内脂肪不完全氧化引起。如无糖尿病史，建议在正常饮食状态下复查。

📄 **处理指导**

（1）饮食要求参照机体的消耗量来补充热量，碳水化合物过少或过多的摄入都会对机体造成不良的影响。

（2）多食新鲜水果蔬菜，补充足够的维生素和膳食纤维，注意电解质的适当摄入，忌辛辣刺激食物，还应注意避免进食大量生酮食物。

（3）按时按量进食，保持良好的日常作息习惯和充足的休息。避免出现血糖过高或机体能量供应不足的情况发生，戒除烟酒等不良嗜好。

（4）建议定期复查该指标，以动态观察变化。

13. 尿红细胞（RBC-M）阳性

尿红细胞是尿液常规的检测指标，正常人尿液中一般不会出现红细胞，但是当发生泌尿系统疾病时会使血液进入尿液导致尿红细胞的出现。

临床上泌尿系统疾病是导致尿红细胞升高的主要原因，常见的包括肾小球肾炎、泌尿结石、肾结核、出血性膀胱炎、肾肿瘤等。

临床上，尿红细胞不会出现低于正常值的情况。

📄 **处理指导**

（1）饮食上建议均衡，保持低盐、低脂饮食，补充充足的碳水类食物以保持热量摄入，补充新鲜水果蔬菜以保障维生素摄入,补充肉、蛋、奶以保持优质蛋白质的摄入。

(2)肾脏疾病患者需要严控盐的摄入,避免进食动物内脏、动物油脂,烧烤等油炸食物、咖啡、浓茶、巧克力等都不建议摄入。

(3)需要保障睡眠质量,注意休息,避免过度运动和劳动,病情稳定的患者可进行力所能及的活动,但需要避免重体力劳动。

(4)建议定期复查该指标,以动态观察变化。

14. 尿上皮细胞(ECM)阳性

尿常规检查的细胞包括上皮细胞。正常尿液中,可见少量上皮细胞,属于正常。

如果有肾小球肾炎时,尿中的上皮细胞会增多;当肾小管病变时,可出现许多上皮细胞;有时候阴道分泌物混入尿液中也会有许多上皮细胞。

如果尿常规检查时上皮细胞数值较高,而尿蛋白和红细胞数值正常,没有太大的临床意义,注意定期检查。

📄 处理指导

(1)在饮食上注意营养均衡搭配,选择优质蛋白的食物及新鲜的水果蔬菜,保证所需微量元素以及维生素的供应。

(2)戒烟戒酒,避免腌制、熏肉及脂肪含量较多的食物。

(3)保持个人作息规律,养成良好的生活习惯,保证高质量的睡眠。

(4)建议定期复查该指标,以动态观察变化。

15. 尿管型

尿管型由蛋白质、细胞及其崩解产物组成,它们在肾小管、集合管内凝固进而形成圆柱形蛋白凝聚体。管型是尿沉渣中有重要意义的成分,管型尿的出现代表肾小球或肾小管存在损害,提示有肾实质性损害。

常见有颗粒管型、透明管型、蜡样管型、细胞管型、脂肪管型、肾衰竭管型等。

📄 处理指导

(1)出现尿管型者,饮食上给予适量优质蛋白,避免加重肾负担,水肿患者注意低盐饮食。

(2)戒烟戒酒,低脂饮食忌油腻,多吃富含膳食纤维的粗粮,多喝水。

(3)避免劳累,注意休息,适当参与锻炼。

(4)建议定期复查该指标,以动态观察变化。

16. 尿结晶

尿结晶是盐类结晶从尿中析出并产生沉淀从而导致的。正常尿液中包含有许多晶体和非晶体的物质,这些物质可因尿液温度与酸碱度改变、代谢紊乱或缺乏抑制晶体沉淀的物质而析出沉淀,形成尿结晶。

常见的尿结晶包括草酸盐结晶、尿酸及尿酸盐结晶、胱氨酸结晶、磷酸盐结晶、亮氨酸结晶、磷酸镁铵结晶、酪氨酸结晶、草酸钙结晶、磺胺结晶等。

处理指导

(1) 出现结晶尿者,应多饮水,多吃蔬菜,确保每日尿量在 2 000 ml 以上。

(2) 如果尿液经常偏酸性,出现酸性结晶尿,可服用小苏打进行纠正。

(3) 如果尿液经常偏碱性,出现碱性结晶尿,可服用维生素 C(抗坏血酸)进行纠正。

(4) 建议定期复查该指标,以动态观察变化。

三、大便常规

1. 外观异常

大便外观是指颜色、形状、软硬等描述的性状。

一般主要包括硬便、软便、稀便、水样便、稀糊状或浆液样便、黏液样便、米泔样便、果冻样便、白陶土样便、细条形便。

发现大便异常要及时进行大便常规检查,以观察是否有细菌或病毒感染。

处理指导

(1) 饮食上多注意清淡,适当补充微量元素和维生素,多吃新鲜蔬菜水果,多喝水。

(2) 生活规律,注意休息,避免劳累。

(3) 适当锻炼与运动有助于促进肠胃蠕动。

(4) 建议定期复查该指标,以动态观察变化。

2. 显微镜观察异常

粪便常规检查中的脱落细胞(粪便红/白细胞、上皮细胞)以及寄生虫/卵等项目,是通过显微镜对粪便进行观察而检测出来的,发现异常要及时查明原因,对症处理。

处理指导

(1) 饮食上多吃新鲜蔬菜水果,多喝水,适当运动。

(2) 生活中作息规律,注意休息,适当锻炼。

(3) 建议定期复查该指标,以动态观察变化。

3. 潜血试验阳性

大便潜血试验阳性,提示大便中带血。一般出血量在 5 ml 以上时,大便潜血试验就会呈现阳性,这也提醒患者体内可能存在消化道的出血。

及时去正规医院消化内科就诊,进一步完善相关检查,明确诊断后进行针对性治疗。

 处理指导

(1) 调整饮食,排除因饮食习惯而导致的假阳性。

(2) 控制饮食,建议选择清淡易消化的食物。

(3) 生活作息规律,注意休息,适当锻炼。

(4) 建议定期复查该指标,以动态观察变化。

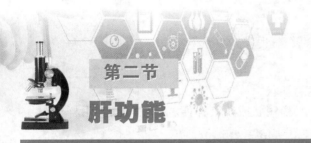

第二节

肝功能

1. 谷丙氨基转移酶(ALT)增高

丙氨酸氨基转移酶通常用作提示肝脏损害最敏感的检测指标,是肝功能检查最常用的检测项目。正常人体血液中的浓度不高,只有当肝细胞膜通透性增加或肝脏细胞受到损害时,肝细胞内酶释放入血导致丙氨酸氨基转移酶浓度升高。

临床上主要是肝脏疾病会导致丙氨酸氨基转移酶升高,常见于各类型肝炎、肝硬化、肝癌等。当其数值出现升高(>40 U/L),临床提示肝脏已经受损,当数值超过参考值上限两倍以上时,就具有较强的临床意义,建议及时就医。

临床上一般不会出现偏低的情况。

 处理指导

(1) 对于丙氨酸氨基转移酶升高者,饮食建议以清淡为主,低盐、低脂,多食新鲜的蔬菜水果,补充维生素,忌辛辣刺激以及油腻的食物,避免暴饮暴食加重肝脏负担。主食以精米饭、精制面粉为主,蔬菜的选择以绿叶菜为主,蛋白质应以豆制品、鱼、牛奶、瘦肉等优质蛋白为主。

（2）忌食动物的内脏与油脂，以及油炸煎烤食品、辣椒、咖啡、浓茶等。

（3）进行适度的运动锻炼，建议选择有氧运动，保证充足睡眠，避免劳累，如果是病毒性肝病患者需有预防传染意识，避免个人物品的交叉使用。

（4）建议定期复查该指标，以动态观察变化。

2. 天冬氨酸氨基转移酶（AST）增高

天冬氨酸氨基转移酶是多种肝脏疾病的重要辅助诊断及鉴别指标，也是肝功能检查最常用的检测指标之一，主要分布于肝脏、心脏、骨骼肌的细胞质和线粒体之中，该转移酶异常并非肝脏疾病所独有，也可见于心肌损伤、骨骼肌病等疾病。

血清天冬氨酸氨基转移酶在正常人体内的活性很低，只有当上述组织损害时，才会释放天冬氨酸氨基转移酶进入血液，导致血清中升高。

临床上一般不会出现天冬氨酸氨基转移酶偏低的情况。

📄 **处理指导**

（1）天冬氨酸氨基转移酶升高者，建议饮食以清淡为主，低盐、低脂，多食新鲜的蔬菜水果，补充维生素，忌辛辣刺激以及油腻的食物，避免暴饮暴食加重肝脏负担。主食以精米饭、精制面粉为主，蔬菜的选择以绿叶菜为主，蛋白质应以豆制品、鱼、牛奶、瘦肉等优质蛋白为主。

（2）忌食动物的内脏与油脂，以及油炸煎烤食品、辣椒、浓茶等。

（3）进行适度的运动锻炼，建议选择有氧运动，保证充足的睡眠，避免劳累，如果是病毒性肝病患者需有预防传染意识，避免个人物品的交叉使用。

（4）建议定期复查该指标，以动态观察变化。

3. γ-谷氨酰转肽酶（γ-GT）增高

γ-谷氨酰转肽酶是催化 γ-谷氨酰基从谷胱甘肽上转移到另一个肽或氨基酸上的酶，广泛存在于人体组织中。血清中的谷氨酰转肽酶主要来自肝脏，因此谷氨酰转肽酶是检测肝胆疾病的常规指标之一。

除肝胆系统疾病外，肾脏疾病、胰腺炎、胰腺癌、前列腺癌等其他系统疾病也可引起 γ-谷氨酰转肽酶升高。

临床上单纯的 γ-谷氨酰转肽酶降低无意义，一般不需要治疗。

📄 **处理指导**

（1）γ-谷氨酰转肽酶增高者应避免长期大量高蛋白饮食，以减轻肝脏代谢负担，严格禁酒，避免使用非正规的保健品和偏方，宜进食清淡易消化的食物，多吃新鲜蔬菜水果，注意营养均衡，合理搭配。

（2）γ-谷氨酰转肽酶增高者应避免重体力活动及高强度的体育锻炼，慢性期和代偿期可适度进行轻度体力劳动和有氧运动,急性期及失代偿期则应多卧床休息。

(3)缓解心理压力,保持情绪稳定和心态平和。培养良好的个人卫生习惯,卧室每天通风,避免不洁饮食及感染。

(4)建议定期复查该指标,以动态观察变化。

4. 总蛋白(TP)增高/降低

总蛋白是反映肝脏合成功能的一项重要指标,是肝功能检查中的常用指标。人体超过 90% 的血清总蛋白在肝脏内合成,当肝脏病变时,肝细胞合成蛋白质的能力就会异常,血清蛋白会从质和量两个方面发生变化,反映在数值上,就是升高或降低。

一般临床上常用血清总蛋白指标来协助诊断肝脏疾病,判断肝脏的功能,以及治疗后疗效的观察。

其他系统疾病如血液疾病、肾脏疾病也会导致血清总蛋白异常,但一般相对少见。常见的可导致血清总蛋白异常的疾病为肝炎、肝硬化、肝癌、脱水、肾病综合征等。

📄 **处理指导**

(1)当血清总蛋白升高时,饮食上需要选择优质蛋白,如鸡蛋、牛奶、鱼虾、瘦肉等,但应根据医生指导限制摄入量。不建议食用动物油脂和内脏、咖啡、浓茶、巧克力、辣椒、油炸煎制食品等。

(2)血清总蛋白降低者,建议主食以馒头、米饭为主,配合瘦肉、牛奶、蛋类、豆制品、鱼、绿色蔬菜、果汁等,摄入量应相对增多,有助于血清总蛋白的提高。不建议进食动物油脂与内脏、巧克力、咖啡、浓茶、辣椒、油炸煎制食品等可导致机体代谢紊乱的食物。对于有肾病综合征的患者,还应注意低盐饮食,控制盐的摄入量。

(3)缓解心理压力,保持情绪稳定,心态平和。卧室保持通风,培养良好的个人卫生习惯,避免不洁饮食与感染。

(4)建议定期复查该指标,以动态观察变化。

5. 白蛋白(A)增高/降低

白蛋白由肝脏合成,是人体血浆中最主要的蛋白质,可以维持血浆渗透压,并可与多种营养物质、药物和激素相结合,约占血浆总蛋白的 50%。它既可以反映机体营养状态,也可排查影响肝脏代谢功能的疾病,如肝损伤、肝硬化、营养不良、恶性肿瘤等。

白蛋白数值异常升高,多见于各种原因导致的血液浓缩,也可见于高蛋白饮食,或者某些药物影响等。

白蛋白数值异常降低,一般多见于肾脏疾病、肝脏疾病、恶性肿瘤、营养不良、各种慢性疾病、炎症、大面积烧伤、创伤等。

📄 **处理指导**

（1）白蛋白增高者，若为其他生理性原因或营养过剩导致的，需要注意避免高蛋白、高脂肪、高热量的食物，饮食清淡。

（2）白蛋白降低者，需要根据自身情况针对性饮食。营养不良者，要补充优质蛋白，包括鸡蛋、牛奶、瘦肉、豆制品等富含蛋白质的食物。肝损伤或肝炎者，要多食用富含膳食纤维的新鲜水果及蔬菜，戒烟戒酒，适当补充蛋白。肾脏疾病者，严格控制盐类的摄入，进食以清淡为主，优质蛋白为主，多吃水果及蔬菜。

（3）平时适当运动，增加机体抵抗力，改善躯体的代谢状况。保证充足的休息和睡眠，保持皮肤清洁，保证个人卫生，避免感染等。

（4）建议定期复查该指标，以动态观察变化。

6. 球蛋白（G）增高/降低

球蛋白是肝功能检查常用的检测指标之一，提示肝脏损伤严重程度。人体球蛋白正常情况下含量应为 20～30 g/L，只有患有肝脏疾病、烧伤、自身免疫性疾病等疾病的时候才会出现异常。

导致球蛋白升高的常见疾病有肝炎、肝损伤、肝硬化、系统性红斑狼疮等。

导致球蛋白降低的常见疾病有肾上腺皮质功能亢进、低 γ 球蛋白血症、烧伤等。

📄 **处理指导**

（1）球蛋白增高者，在饮食上首先要注意营养均衡搭配，适当多吃一些蛋白质含量较高的食物。肝脏损伤的患者，需要限制脂肪和蛋白质的摄入量。肝硬化的患者，如果有腹水的症状，需要低盐或无盐饮食。系统性红斑狼疮的患者，应控制每天摄入的热量，根据情况给予一定的动物和植物性蛋白食物。对于肝硬化的患者，如果发现血液中的氨偏高，需要按照医生的指导要求控制蛋白质的摄入量。

（2）球蛋白降低者，多吃一些富含钾和膳食纤维的食物。烧伤者，需要多吃一些富含优质蛋白的食物，多吃一些铁和维生素较高的食物。

（3）生活中需要戒烟酒，适当运动，改善躯体的代谢状况，增加机体抵抗力。要保证充足的休息和睡眠，保持皮肤清洁，保证个人卫生，避免感染等。

（4）建议定期复查该指标，以动态观察变化。

7. 磷脂（PL）增高/降低

磷脂是细胞膜的基本结构之一，在人体内含量趋于稳定。当磷脂水平出现异常时，提示某些疾病的可能性。血清磷脂主要包括卵磷脂、神经磷脂、溶血卵磷脂和脑磷脂等四部分。实际工作中一般测定血清总磷脂。

磷脂的检测可辅助诊断、配合治疗。根据检测结果对治疗做出相应调整，可以预防脂肪肝、心脑血管疾病等。

磷脂水平过高,提示患有某些慢性疾病。临床常见于肝硬化、糖尿病、原发性高血压、甲状腺功能减退等。体重基数过大的肥胖患者,磷脂水平超标的可能性更高。

磷脂水平过低,提示可能有某些急性病发作。临床常见于急性感染、溶血性贫血、重症肝炎等。严重营养不良的消瘦患者,体内磷脂水平过低的可能性更大。

📄 处理指导

(1) 当磷脂水平过高时,饮食上需要控制磷脂的摄入。

(2) 当磷脂水平过低时,可以通过多吃富含磷脂的食物或者药物等方式进行磷脂补充,磷脂含量丰富的食物有牛奶、蛋黄、大豆、鱼类、猪肝等。含有磷脂的药物有磷脂片等,但是需在专业医师的指导下使用,避免不良反应。

(3) 生活中需要戒烟酒,保证充足的休息和睡眠,适当运动,改善躯体的代谢状况。

(4) 建议定期复查该指标,以动态观察变化。

8. 碱性磷酸酶(ALP)增高

碱性磷酸酶(ALP)是反映胆汁淤积类疾病的辅助诊断指标,也是肝功能常见的检测指标。该酶是一组同工酶,主要来源于骨骼、肝脏、肠道等,以肝源性和骨源性为主。

需要特别注意的是,各年龄段人群由于骨骼代谢活跃程度不同可引起指标差异。

碱性磷酸酶升高对诊断肝胆疾病有辅助意义,其中对骨骼疾病和胆汁淤积性肝病更重要。常见于胆管结石、甲状旁腺功能亢进症、胰头癌、佝偻病等疾病。

碱性磷酸酶一般不会出现偏低的情况,即使出现临床意义也不大。

📄 处理指导

(1) 碱性磷酸酶偏高,饮食上应注意限制摄入高脂、高蛋白食物,保证充足的碳水化合物、钙质的摄入,选择适量的优质蛋白质,禁止暴饮暴食。具体而言,主食应以精面粉馒头、米饭为主,多吃新鲜水果与蔬菜,选择优质蛋白,忌食动物油脂与内脏、油炸煎烤食物、糖分过高的食物等。

(2) 日常生活还需注意避免焦虑、抑郁等不良状态,保持良好心态,戒烟戒酒、避免浓茶、浓咖啡,禁止接触有毒物品以免加重肝脏损伤。由于该指标偏高可能存在骨质疏松、骨皮质薄,应轻微运动,避免对抗性的剧烈运动,以免导致骨折。

(3) 建议定期复查该指标,以动态观察变化。

9. 血清总胆红素(TbiL)增高

总胆红素是体内直接胆红素与间接胆红素的总和,主要是血液循环中衰老红细胞分解和破坏的产物。总胆红素升高多提示红细胞分解、肝细胞转化以及胆汁排泄异常。其中的直接胆红素增高,多是由于肝细胞受损,直接胆红素不能正常转化为胆汁或者胆汁排泄受阻,主要见于胆管结石、先天性胆道闭锁、胆汁淤积综合征、胰头癌、肝门胆管癌等。间接胆红素偏高,则多是由于体内红细胞破坏过多,肝脏不能完全使间接胆红素转化为直接胆红素,主要见于血型不合输血、溶血性贫血、新生儿黄疸等。总胆红素增高的危害,除了疾病本身以外,更加重要的是具有毒性,可对人的神经系统和大脑造成不同程度的损害。

总胆红素升高的原因有生理性因素和病理性因素。新生儿出生时可存在生理性黄疸,如无其他不适及异常表现,一般一周后可自行消退。轻度偏高则无重要临床意义,与过度劳累、过度饮酒和脂肪肝有关。少部分人活动后可出现总胆红素升高,一般经休息后可自行恢复。成年人总胆红素偏高,常见于肝脏疾病,包括肝炎、肝硬化等,部分肝外疾病也可见到,包括黄疸、胆结石、胰头癌等。

临床上总胆红素一般不会出现降低的情况,少部分严重贫血的患者会有总胆红素指标降低的现象。

📄 **处理指导**

(1)总胆红素增高者,饮食上遵循清淡、低盐低脂、易消化的原则,多吃各种维生素含量丰富的水果、蔬菜等。禁食油炸烧烤、酒类饮品、干炒坚果、动物内脏及辛辣刺激食物。

(2)在日常生活中要戒烟戒酒,保持良好的心态,对于部分服用药物的患者需要在医生指导下规范服用。根据自身的情况,进行一些适合的轻度运动,比如散步、游泳、瑜伽等。

(3)建议定期复查该指标,以动态观察变化。

10. 血清直接胆红素(DB)增高

直接胆红素是反映肝脏功能的一项重要指标,临床上用作肝胆疾病的重要诊断和鉴别指标。它主要是来自衰老的红细胞降解产生的间接胆红素,在肝脏内转化而成。临床上导致直接胆红素升高的疾病有肝炎、胆结石、肝硬化、肝癌等。

直接胆红素临床上一般不存在降低。直接胆红素单一指标升高,常提示存在肝细胞性黄疸和梗阻性黄疸可能,需要与总胆红素、间接胆红素联合解读。

📄 **处理指导**

(1)直接胆红素异常者,饮食上应注意清淡,蔬菜选择如西兰花、油麦菜、青菜等。在烹饪食物上尽量采取煮、蒸、炖的方法,避免油炸、油煎等烹饪方式。另外还应注意不宜食用浓茶、咖啡、辛辣刺激食物。

(2)在作息方面,应早睡早起,注意休息,不宜过多剧烈运动;在情绪方面,保持乐观,不可忧思过度,否则易导致肝气郁结;在服药方面,不可过量服药或者自行服药,要谨遵医嘱,减少不必要的肝脏负担;对于病毒性肝炎患者,做好个人防护避免传染,个人物品与他人的物品分开。

(3)建议定期复查该指标,以动态观察变化。

11. 血清总胆汁酸（TBA）增高/降低

胆汁酸是胆固醇经肝脏作用后的最终产物，是人体胆汁的主要成分，是肝功能检查比较敏感的一项指标，主要适用于肝脏疾病的诊断。

当肝脏受到损伤后，血液中胆汁酸的浓度相应升高。导致胆汁酸升高的疾病主要有肝炎、胆汁淤滞、脂肪肝、肝硬化、肝癌等。

引起胆汁酸偏低的疾病有甲状腺功能减退、胃肠术后，定期随访检查即可。

处理指导

（1）引起胆汁酸异常升高的原因较多，饮食上需要合理安排，多吃一些有利于消化、吸收、恢复的食物，同时注意吃饭时避免过饱、过快。一定要戒除烟酒，不要摄入生冷、辛辣、刺激、油腻、粗糙的食物和含糖量较高的饮料。

（2）胆汁酸降低不会对身体造成较大影响，如果明确是甲状腺功能减退的原因则在饮食上还是要多加注意，多吃一点紫菜、瘦肉、牛奶、豆类等营养价值较高的食物，少摄入卷心菜、紫甘蓝这类可能会导致甲状腺肿的食物。使用加碘食盐，合理增加碘的摄入。

（3）对于病因明确者，用药应严格遵医嘱，定时、按量服用。生活中合理安排休息、运动，养成良好的生活作息习惯，不熬夜，早睡早起，注意个人卫生。对于因肝炎引起的胆汁酸异常，患者的个人物品等需要单独进行处理。

（4）建议定期复查该指标，以动态观察变化。

12. 血清 α-L 岩藻糖苷酶（AFU）增高/降低

α-L 岩藻糖苷酶（AFU）主要参与含岩藻糖基的多种糖蛋白、糖脂和黏多糖等物质的分解代谢，在人体组织细胞、血液和其他体液中广泛存在，是一种水解酶。属于肿瘤标志物中的一种，主要用于原发性肝癌的诊断、疗效评价与复发判断。

岩藻糖苷酶增高，提示可能存在原发性肝癌、转移性肝癌和肝硬化等疾病。部分糖尿病患者、急慢性肝炎患者、女性妊娠期间，也可见血清 AFU 活性升高。

岩藻糖苷酶降低，一般可能存在遗传性 AFU 缺乏症疾病。

处理指导

（1）岩藻糖苷酶增高者，日常饮食应注意适量摄取蛋白质，少食多餐，多食用新鲜的水果蔬菜。避免食用发霉、添加过多添加剂的食品，少吃辛辣刺激的食物，避免饮酒。

（2）岩藻糖苷酶降低者，饮食上应注意营养均衡，忌食辛辣、生冷、刺激的食物，多吃水果和蔬菜。

（3）根据自身情况，运动选择合适的方式、强度和频率，增强自身体质。改变不良生活习惯，戒烟酒；注意保暖，避免受凉；注意作息规律，避免熬夜；勤洗手，养成良好的卫生习惯。日常避免情绪过度紧张，保持轻松愉悦的心情。

（4）建议定期复查该指标，以动态观察变化。

13. 血清单胺氧化酶(MAO)增高/降低

单胺氧化酶(MAO)作为临床上应用的检测肝功能的指标之一,是人体内一种含铜的酶。主要分布于肝、肾、胰腺和心脏等器官。

单胺氧化酶升高提示患者可能患有急慢性肝炎和肝硬化等肝脏疾病。此外,心力衰竭、糖尿病、甲亢等非肝脏疾病也可能导致该指标升高,但诊断价值有限。

单胺氧化酶通常不存在偏低的情况。

📄 处理指导

(1)单胺氧化酶升高者,应注意清淡饮食,多吃新鲜的蔬菜水果,推荐摄入富含优质蛋白质的食物,如鸡肉、鱼肉、鸡蛋、牛奶等。

(2)生活中戒烟戒酒,规律作息,保证充足的睡眠,避免熬夜和过度劳累,及时调整心态,控制体重,增强体质,提高机体免疫力。避免盲目自行用药,应在医生的指导下进行药物治疗。

(3)建议定期复查该指标,以动态观察变化。

14. 胆碱酯酶(PchE)增高/降低

胆碱酯酶主要作用于水解乙酰胆碱,属于一种水解酶。乙酰胆碱存在于神经末梢的突触中,当神经兴奋时会释放出来,并且与胆碱能的受体相结合,引发神经肌肉兴奋的作用。如果乙酰胆碱被胆碱酯酶抑制,就会减轻相应的作用。

胆碱酯酶升高,通常见于神经系统性疾病及甲亢、高血压、糖尿病、支气管哮喘、肾功能衰竭等。

胆碱酯酶降低,常见于有机磷中毒、肝炎、肝硬化、营养不良、急性感染、恶性贫血、慢性肾炎、肌肉损伤、心肌梗死、肺梗死,以及服用了巴比妥、氨茶碱等药物,具体要进一步检查才能够明确。

📄 处理指导

(1)胆碱酯酶升高者,饮食方面要选择优质蛋白如牛奶、鸡蛋、瘦肉、鱼虾等,但应限制摄入量,或根据医生指导合理饮食。对于肾病综合征患者,应特别注意盐的摄入量,低盐饮食。

(2)胆碱酯酶降低者,建议主食以米饭、馒头为主,配合牛奶、瘦肉、蛋类、豆制品、鱼、绿色蔬菜、果汁、蔬菜泥等,摄入量应较平时增多。避免动物油脂与内脏、巧克力、咖啡、浓茶、辣椒、油炸煎制食品等可导致机体代谢紊乱的食物。

(3)保持心态平和,情绪稳定,缓解心理压力。卧室每天通风,培养好的个人卫生习惯,避免不洁饮食及感染。

(4)建议定期复查该指标,以动态观察变化。

15. 血清 5′-核苷酸酶(5′-NT)增高/降低

5′-核苷酸酶(5′-NT)主要来源于肝脏,是一种对底物特异性不高的水解酶,可以作用于多种核苷酸。此酶广泛存在于人体组织,如脑、心、肝、胆、肠、胰等。定位于细胞质膜上,用于肝胆系统疾病的诊断和骨骼疾病的鉴别诊断。

血清中 5′-NT 活性增高主要见于肝胆系统疾病,如原发性及继发性肝癌、阻塞性黄疸、肝炎等,通常其活性变化与 ALP 的活性一致。

在骨骼系统疾病中,如甲状旁腺功能亢进、佝偻病、肿瘤转移等,ALP 活性一般会增高,但 5′-NT 正常。所以 ALP 和 5′-NT 同时测定有助于鉴别肝胆系统和骨骼系统的疾病。

处理指导

(1) 5′-核苷酸酶异常者,注意清淡饮食,多吃新鲜的蔬菜和水果,摄入足量富含优质蛋白质的食物,如鸡肉、鱼肉、鸡蛋、牛奶等。

(2) 生活中戒烟戒酒,规律作息,避免熬夜和过度劳累,保证充足的睡眠,适当锻炼,增强体质,提高机体免疫力。

(3) 5′-核苷酸酶异常的患者需要在专科医生的指导下进行评估与药物治疗。

(4) 建议定期复查该指标,以动态观察变化。

16. 腺苷脱氨酶(ADA)增高/降低

腺苷脱氨酶(ADA)主要分布于胸腺、脾和其他淋巴组织中,而肝、肺、肾和骨骼肌等处含量较低,是嘌呤核苷代谢中重要的酶类。ADA 催化腺嘌呤核苷变为肌苷,然后经核苷磷酸化酶作用生成次黄嘌呤,其代谢终产物为尿酸。

ADA 活性可作为肝功能常规检查项目之一,是反映肝损伤的敏感指标,与 ALT 或 γ-GT 等组成肝脏酶谱,可以较全面地反映肝脏病的酶学改变。

结核性胸腹水 ADA 活性一般增高,但是癌性胸腹水不增高,故测定胸腹水中 ADA 活性有助于将两者鉴别。

结核性脑膜炎 ADA 显著增高,但是病毒性脑膜炎则不增高,考虑颅内肿瘤及中枢神经系统白血病,所以脑脊液 ADA 可以作为中枢神经系统疾病诊断和鉴别诊断的重要指标。

血清 ADA 活性降低见于重度免疫缺陷症状。

处理指导

(1) 对于腺苷脱氨酶升高者,建议饮食以清淡、低盐、低脂为主。多食新鲜水果蔬菜,补充充足的维生素,忌辛辣刺激、油腻等食物,避免暴饮暴食。主食的选择应以精制面粉、精米饭为主;蔬菜的选择以绿叶蔬菜为主;蛋白质应以优质蛋白为主,如牛奶、瘦肉、鱼、豆制品等。

(2) 忌食动物内脏、油炸煎烤食品、辣椒、浓茶、咖啡等。

（3）保证充足的睡眠，进行适度的运动和锻炼，避免劳累，建议选择有氧运动。病毒性肝病患者要有预防传染意识，避免交叉使用个人物品。

（4）建议定期复查该指标，以动态观察变化。

17. 凝血酶原时间（PT）延长/缩短

凝血酶原时间是常见的凝血试验，反映了血液外源性凝血功能是否正常，主要用于评估患者是否有凝血功能障碍或出血性疾病，也可用于评估肝脏疾病预后及手术前出血风险评估。

凝血酶原时间延长临床意义较大，而缩短临床意义较小。先天性凝血因子缺乏，低纤维蛋白原血症，弥散性血管内凝血及原发性纤溶症，维生素 K 缺乏症等疾病均有可能导致 PT 延长。另外药物因素，如使用抗凝剂如华法林等药物，也可以导致 PT 延长。

📄 **处理指导**

（1）如果凝血酶原时间增高与维生素 K 缺乏相关，可补充富含维生素 K 的食物，如动物肝脏、大豆油等食用油以及菠菜、韭菜等绿叶蔬菜，可适当食用。当注意避免饮酒，低钠饮食，避免油腻刺激性食物。

（2）凝血酶原时间缩短者，则考虑减少食用富含维生素 K 的食物。

（3）保持良好的个人生活习惯，适当锻炼，规律作息，以增强免疫力，同时注意个人卫生，避免感染。

（4）建议定期复查该指标，以动态观察变化。

18. 血淀粉酶增高/降低

血清中的淀粉酶主要来源于胰腺等，另外肺、近端十二指肠、子宫、泌乳期的乳腺等器官也有少量分泌。淀粉酶属于糖苷链水解酶，对食物中多糖化合物的消化起重要作用。血清淀粉酶活性测定主要用于诊断急性胰腺炎。

淀粉酶增高最多见于急性胰腺炎，是其重要诊断指标之一，中度或轻度升高还可见于一些非胰腺疾病，如腮腺炎、酒精中毒、肾功能不良、急性腹部疾病及巨淀粉酶血症等情况。

淀粉酶降低见于肝炎、肝硬化、肝癌、急性或慢性胆囊炎等。

📄 **处理指导**

（1）淀粉酶异常者，饮食上应避免油腻食物、脂肪含量高的饮食、辛辣刺激食物，不可以暴饮暴食，适量摄入水果蔬菜等。

（2）还应注意休息，避免吸烟，并保持愉快、轻松、平和的心态，避免紧张、激动、愤怒等情绪刺激。

（3）建议定期复查该指标，以动态观察变化。

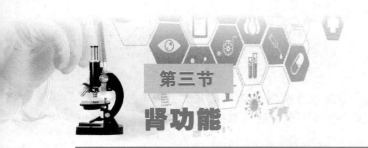

第三节

肾功能

1. 尿素氮（BUN）增高/降低

尿素氮是机体蛋白质的代谢终末产物，是一项检测肾小球滤过功能的常用指标。

临床上一般在肾功能不全的失代偿期时或氮质血症时，尿素氮会明显升高。该项指标的测定，主要用于诊断各种原发性和继发性肾小球肾炎、肾肿瘤、多囊肾等导致的慢性肾衰竭、急性肾衰竭等疾病，还可以用作肾衰竭时透析的评估充分性指标。

尿素氮低于正常值，一般无实际临床意义。

📄 **处理指导**

（1）尿素氮增高者，患者注意摄入足量热量，此外还需补充维生素及叶酸等营养素，保持低盐饮食，限制蛋白摄入，避免食入辛辣刺激性的食物。

（2）尿素氮降低者，在日常生活中主要是由于蛋白质摄入太少导致，一般属于生理性，无太大临床意义，可多吃高蛋白质食物，提高尿素氮水平。

（3）患者应保持良好的心态，减轻压力，保持健康的体重，适度运动，规律作息，不要熬夜。

（4）建议定期复查该指标，以动态观察变化。

2. 肌酐（Cr）增高/降低

肌酐由磷酸肌酸代谢生成，是肌肉产生能量过程中产生的一种化合物。正常的肾脏能过滤血液中的肌酐，而肌酐作为一种代谢产物通过尿液排出体内。它是衡量肾脏滤过功能的常用指标。肌酐水平越高，通常提示肾功能越差。

肌酐降低，则多由外源性蛋白摄入减少，或者老年人肌肉含量减少所致，无积极临床上的意义。

📄 **处理指导**

（1）血肌酐增高者，需医生诊断，确定是否患有慢性肾脏病，以及判断慢性肾脏病分期,根据具体情况采用不同的饮食方案,减少蛋白质的摄入总量;限制钾的摄入,少食含钾高的食物,如番茄、竹笋、空心菜、橙子、香蕉、樱桃、菠菜、胡萝卜、豆类、菌类、浓肉汤、咖啡等;限制磷摄入,少食含磷高的食物,如粗粮、坚果、动物内脏及海产品等。

（2）营养不良可能导致肌酐偏低,患者饮食上应均衡营养,适量多吃高蛋白食物,如鱼虾、肉类、豆制品等。

（3）保持健康的生活方式,作息规律,慎用易导致肾功能损伤的药物,包括喹诺酮类抗生素、氨基糖苷类抗生素、解热镇痛药、抗真菌药、造影剂、马兜铃酸等,遵医嘱及时调整药物剂量及给药时间。

（4）建议定期复查该指标,以动态观察变化。

3. 尿酸（UA）增高/降低

尿酸微溶于水,易形成晶体,是人体的主要代谢产物。正常人体尿液中代谢产物主要为尿素,少量为尿酸。

人体中尿酸主要来源于机体自身的代谢以及日常饮食中的摄入,机体中的核蛋白和核酸以及饮食摄入的嘌呤,通过肝脏代谢分解形成尿酸存在于血液中,大部分的尿酸都通过肾脏排出体外,极少部分的尿酸通过胆汁排泄。

尿酸增高提示产生过多以及排泄障碍,有助于判断痛风、单纯高尿酸血症、肾炎等疾病。

尿酸降低提示肝脏代谢功能降低或者肾重吸收异常,有助于判断肝坏死、肝豆状核变性等。

📄 **处理指导**

（1）尿酸增高者,饮食要避免高嘌呤饮食,常见的有火锅、烧烤、动物内脏、海鲜等。由于酒精对尿酸的代谢与生成作用十分复杂,必须戒酒以维持人体内尿酸的稳定。患者需要大量饮水,以促进尿酸的排泄,建议每日的饮水量在 2 000 ml 以上。

（2）尿酸降低者,应均衡饮食,避免饮食不规律以及长时间不进食。

（3）禁止剧烈运动,建议规律进行适当且舒缓的运动,例如游泳、慢走、打太极拳等。规律生活,注意增减衣物避免着凉。

（4）建议定期复查该指标,以动态观察变化。

4. 胱抑素 C（CysC）增高/降低

胱抑素 C 是胱抑素的一个分类,是体内胱氨酸代谢的产物,经过肾脏排出,主要特点是较稳定,不受饮食、情绪、性别、年龄的影响,早期比肌酐更敏感。

胱抑素 C 增高,提示肾小球疾病、慢性糖尿病肾病等。

胱抑素 C 降低则一般无临床意义。

📑 **处理指导**

（1）胱抑素 C 增高者，除了针对不同病因治疗外，还需特别关注患者的饮食。一般建议低盐、低脂、优质蛋白饮食，忌辛辣刺激性食物。多吃蔬菜水果，避免有毒有害食物的摄入。

（2）理论上胱抑素 C 越低越好，故而指标偏低没有实际临床意义。

（3）定期去医院复诊，严格遵循医嘱服用药物，关注无尿、少尿、水肿等症状和血管紧张素受体拮抗剂、血管紧张素转换酶抑制剂等药物不良反应，如有不适及时就诊。多喝水以便加速肾脏代谢。患者应减轻压力，保持良好的心态。

（4）建议定期复查该指标，以动态观察变化。

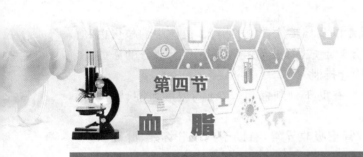

第四节

血　脂

1. 总胆固醇（TC）增高/降低

总胆固醇是血液中各种脂蛋白中所含胆固醇的总和，胆固醇是组成细胞膜的主要成分，同时也是合成性激素、肾上腺皮质激素、胆汁酸及维生素 D 等活性物质的重要原料。

人体血液中总胆固醇浓度通常作为脂代谢的指标，以评估动脉粥样硬化和缺血性心脑血管疾病的发病风险。

总胆固醇增高，常提示混合性高脂蛋白血症、家族性高胆固醇血症、家族性 ApoB 缺陷症，以及肾病综合征、糖尿病、甲状腺功能减退、慢性肾衰竭、梗阻性黄疸等疾病。

总胆固醇降低，常提示甲状腺功能亢进、家族性低或无 β 脂蛋白血症、营养不良、肝硬化等疾病。

📑 **处理指导**

（1）总胆固醇增高者，应选择食用新鲜蔬果以及优质蛋白，例如坚果、大豆、牛奶等。同时营养均衡饮食，保证食物种类的多样性，保持三餐规律。限制脂肪摄入量，避免高脂肪食物，例如油炸食品、动物内脏等。清淡饮食，减少糖、盐的摄入量，不喝或少喝含糖饮料。同时，应避免饮用含酒精的饮品，限制饮酒。

（2）总胆固醇降低者应三餐定时，保证营养均衡，增加新鲜水果、蔬菜以及高蛋白食物的摄入。总胆固醇偏低的人群，因导致原因的不同，其建议避免的食物会有所不同。

（3）应保持健康、规律的生活方式，保持乐观的心态和轻松愉快的心情。同时积极戒烟，以降低心血管疾病的发病风险。可根据身体情况选择适量的体育运动，以适当消耗能量，控制体重，增强身体素质。

（4）建议定期复查该指标，以动态观察变化。

2. 甘油三酯（TG）增高/降低

甘油三酯是甘油分子与脂肪酸反应所形成的脂类，又称为中性脂肪，是血脂的一种组成部分，为细胞代谢提供能量。甘油三酯测定是血浆中各脂蛋白所含甘油三酯的总和，为血脂检查中的一项重要内容。血液中甘油三酯水平可用于了解人体内甘油三酯代谢情况，帮助医生排查相关疾病。

甘油三酯单项指标异常升高和降低可提示不同疾病，但还应结合其他指标综合分析，以进一步明确病因。甘油三酯增高常提示冠心病、动脉粥样硬化、高甘油三酯血症等疾病。甘油三酯降低常提示甲状腺功能亢进、慢性阻塞性肺病、营养不良、吸收不良综合征等疾病。

📑 处理指导

（1）甘油三酯增高者，应营养均衡饮食，三餐规律，食用新鲜蔬果以及优质蛋白，例如大豆、坚果、牛奶等，同时保证食物种类的多样性。应避免高脂肪食物，减少糖、盐的摄入量，清淡饮食，同时限制饮酒。

（2）甘油三酯降低者应保持健康的饮食习惯，保证营养均衡，三餐定时，适当增加新鲜水果、蔬菜的摄入。同时避免食用浓茶、浓咖啡等刺激性饮品。特别注意，因甲状腺功能亢进导致的甘油三酯降低者，应避免食用含碘丰富的食物，如海带、紫菜等。

（3）应保持健康、规律的生活方式。同时积极戒烟，以降低患者心血管疾病的发病风险。适量进行体育运动，控制甘油三酯水平。

（4）建议定期复查该指标，以动态观察变化。

3. 低密度脂蛋白（LDL－C）增高/降低

低密度脂蛋白是血浆胆固醇中含量占比最高的一类脂蛋白，为胆固醇、蛋白质和磷脂的复合体，是由极低密度脂蛋白中的 TG 通过水解代谢后转化而来，其主要是作为胆固醇存在于血液中的载体。

低密度脂蛋白可帮助排查患者高胆固醇血症，以及评估冠心病等动脉粥样硬化性心脑血管疾病风险和指导治疗，是血脂检查的一项重要内容。血液中的低密度脂蛋白浓度过高，且未能及时被肝脏有效摄取，则易沉积于动脉内壁，形成动脉粥样斑块，是动脉粥样硬化的致病性危险因素。

低密度脂蛋白浓度降低则一般无临床意义。

📄 **处理指导**

（1）低密度脂蛋白浓度过高患者，应保证食物种类的多样性，营养均衡饮食，多食用新鲜蔬果以及优质蛋白，例如大豆、坚果、牛奶等。同时限制每日总热量摄入，包括限制脂肪摄入比例与胆固醇摄入比例，避免高脂肪食物，如油炸食品、动物内脏等。减少糖、盐的摄入量，清淡饮食。

（2）避免熬夜，保持健康、规律的生活方式，戒烟以降低心血管疾病的发病风险。

（3）控制体重，适量进行体育运动，恢复低密度脂蛋白胆固醇水平。

（4）建议定期复查该指标，以动态观察变化。

4. 高密度脂蛋白（HDL‐C）增高/降低

高密度脂蛋白胆固醇测定是血脂检查的一项重要内容，可帮助排查冠心病、动脉粥样硬化等疾病。高密度脂蛋白是由胆固醇、蛋白质和磷脂等物质组成的一种血浆脂蛋白，主要在肝脏和小肠之中合成。具有将肝外组织中的胆固醇运送到肝脏分解代谢，排出体外的作用。高密度脂蛋白是冠心病和动脉粥样硬化等心脑血管疾病的保护物质。

高密度脂蛋白的增高，对防止动脉粥样硬化、预防冠心病的发生有积极作用。但临床上也可见于慢性肝炎、原发性胆汁性胆管炎等疾病。

高密度脂蛋白降低，常见于动脉粥样硬化、冠心病、糖尿病、肾病综合征等疾病。

📄 **处理指导**

（1）高密度脂蛋白增高者，日常应三餐规律，保证营养均衡，保持健康的饮食习惯，适当增加水果、蔬菜以及富含膳食纤维的全谷物等，同时戒烟戒酒，避免食用辣椒、姜蒜等辛辣刺激性食物。

（2）高密度脂蛋白降低者，应多食用新鲜蔬果以及优质蛋白，保证食物种类的多样性，限制脂肪摄入量，避免如油炸食品、动物内脏等，减少糖、盐的摄入量。

（3）保持规律、健康的生活方式，保证充足的睡眠，避免熬夜。根据自身情况适量进行体育运动，不仅有利于控制体重，也能增强身体素质。

（4）建议定期复查该指标，以动态观察变化。

5. 脂蛋白 a[Lp(a)]增高/降低

脂蛋白 a 是不能转化为其他种类脂蛋白的一类独立的脂蛋白，直接由肝脏产生。该脂蛋白可促进动脉粥样硬化以及血栓形成，为动脉粥样硬化性心脑血管性疾病的独立危险因素。通过测定脂蛋白 a 水平可评估该类疾病的发病风险。

脂蛋白 a 增高常提示脑血管疾病、缺血性心脏病、周围动脉粥样硬化症、肾病综合征、糖尿病、家族性高胆固醇血症及严重甲状腺功能减退等疾病。

脂蛋白 a 降低一般没有临床意义,但肝硬化或者肝脏合成功能受损时可以出现。

📄 **处理指导**

(1)脂蛋白 a 增高者应以低脂、低能量、高膳食纤维饮食为主,多食用新鲜蔬果。低脂高蛋白的饮食为鸡蛋、鱼、虾等,高膳食纤维的食物有燕麦、绿豆、紫菜等,低能量的食物有黄瓜、西红柿等。同时还要注意保证食物种类的多样性,营养均衡,三餐规律。同时避免如油炸食品、动物内脏等高脂肪食物。减少糖、盐的摄入量,清淡饮食。

(2)脂蛋白 a 降低者日常应保持健康的饮食习惯,保证营养均衡,三餐规律,适当增加水果、蔬菜以及富含维生素、无机盐的食物。同时戒酒少盐,少食咸肉、酱菜等高钠食物。

(3)保持乐观的心态和轻松愉快的心情,保持健康、规律的生活方式。积极戒烟,降低心血管疾病的发病风险。可根据身体情况适量进行体育运动。

(4)建议定期复查该指标,以动态观察变化。

6. 载脂蛋白 A‑Ⅰ(ApoA‑Ⅰ)增高/降低

载脂蛋白是血浆脂蛋白中蛋白质的部分,能够将血脂结合和运输到机体各组织进行代谢及利用。载脂蛋白检测属于脂肪代谢相关项目,临床上多作为辅助诊断心脑血管疾病、冠心病、肾病综合征、糖尿病、高脂血症等疾病的参考数据。

载脂蛋白 A‑Ⅰ是高密度脂蛋白的主要结构蛋白,可以代表 HDL‑C 的水平,其功能是将肝外组织细胞中多余的胆固醇转运到肝脏细胞中。另外,载脂蛋白 A‑Ⅰ还可以激活 LACT(卵磷脂胆固醇酰基转移酶),从而催化胆固醇的酯化作用,进一步可加强脂蛋白携带脂类的能力,起到清除组织中的脂质和抗动脉粥样硬化作用。

载脂蛋白 A‑Ⅰ的含量与冠心病发病率呈负相关。心脑血管疾病、冠心病、糖尿病、高脂血症、肝功能不全等,均可以见到载脂蛋白 A‑Ⅰ含量降低。

📄 **处理指导**

(1)载脂蛋白 A‑Ⅰ增高者,日常应保持健康的饮食习惯,保证营养均衡,三餐规律,适当增加水果、蔬菜以及富含膳食纤维的全谷物等。同时避免饮酒以及食用辣椒、姜蒜等辛辣刺激性食物。

(2)载脂蛋白 A‑Ⅰ降低者,应多食用新鲜蔬果以及优质蛋白,例如大豆、坚果、牛奶等。同时保证食物种类的多样性,限制脂肪摄入量,避免如油炸食品、动物内脏等。减少糖、盐的摄入量,清淡饮食。

(3)保持规律、健康的生活方式,避免熬夜,保证充足的睡眠。根据自身情况适量进行体育运动,不可过于疲劳。

(4)建议定期复查该指标,以动态观察变化。

7. 载脂蛋白 B（ApoB）增高/降低

载脂蛋白是血浆脂蛋白中蛋白质的部分，能够将血脂结合和运输到机体各组织进行代谢及利用。载脂蛋白检测属于脂肪代谢相关项目，临床上多作为辅助诊断心脑血管疾病、冠心病、肾病综合征、糖尿病、高脂血症等疾病的参考数据。

载脂蛋白 B 的主要作用与载脂蛋白 A‑I 的作用相反，是将肝脏合成的胆固醇运送到外周各个组织和细胞，其具有促进动脉粥样硬化的作用。

载脂蛋白 B 增高常见于冠心病、甲状腺功能减退、糖尿病、肾病综合征等。

载脂蛋白 B 降低可见于肝功能不全、营养不良、恶性肿瘤、甲状腺功能亢进等。

📋 **处理指导**

（1）载脂蛋白 B 浓度过高患者，应多食用新鲜蔬果以及优质蛋白，以保证食物种类的多样性，营养均衡饮食，三餐规律。患者应限制每日总热量摄入，并注意饮食结构均衡，包括限制脂肪摄入比例与胆固醇摄入比例，避免摄入如油炸食品、动物内脏等。减少糖、盐的摄入量，清淡饮食。

（2）应保持健康、规律的生活方式，避免熬夜，保持乐观的心态和轻松愉快的心情。同时积极戒烟，以降低心血管疾病的发病风险。

（3）适量进行体育运动，控制体重。

（4）建议定期复查该指标，以动态观察变化。

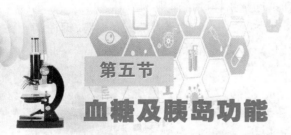

第五节

血糖及胰岛功能

1. 空腹血糖（GLU）增高/降低

血糖通常是指血液中葡萄糖的含量，属于糖代谢检查项目，可用于筛查、诊断及监测糖尿病、低血糖症等糖代谢异常相关疾病，反映机体对葡萄糖的吸收、代谢状态。血糖监测最常使用的检查指标是空腹血糖。

短期的轻度血糖升高可能与脱水、饮食、运动、用药等因素有关，但持续的血糖升高，一般提示患者糖代谢能力的减弱，存在糖耐量减低、空腹血糖受损、糖尿病等情况。

正常人群一过性的血糖降低可能由于糖摄入不足或者消耗、转化过多,需结合症状综合判断,但反复发作的血糖降低可能提示患者的糖代谢、摄入出现异常,与胰岛素分泌过多等疾病因素,以及降糖药或胰岛素过量、进食减少等外源性因素有关。

📄 **处理指导**

(1)空腹血糖增高者,需要控制主食摄入,增加绿豆等杂粮的摄入,增加新鲜蔬菜的摄入。蔬菜富含维生素、膳食纤维及多种具有抗氧化作用的营养物质,每日摄入量最好控制在 500 g 左右,其中深色蔬菜应当在一半以上。增加食物的丰富程度,可增加酸奶、豆制品、坚果等食物的摄入。避免含糖饮料,减少烹饪用油的用量,限制盐、酱油的用量,避免食用烟熏、烘烤等加工肉类产品。

(2)发现空腹血糖降低后,注意随身携带一些高糖食物如奶糖、巧克力、蜂蜜、饼干等,以便在出现血糖降低后及时补充,饮食上需要规律进食三餐。

(3)保证充足的睡眠,避免熬夜,保持规律、健康的生活方式。根据自身情况适量进行体育运动,控制体重,增强身体素质。

(4)建议定期复查该指标,以动态观察变化。

2. 糖化血红蛋白(HbA1c)增高/降低

糖化血红蛋白是红细胞中的血红蛋白与血清中的糖类,主要指葡萄糖,通过非酶反应相结合的产物。形成糖化血红蛋白的非酶反应具有缓慢、持续、不可逆的特点,因此糖化血红蛋白的含量反映的是过去的而非即时的血糖浓度,与检测前是否空腹、是否服用降糖药物、是否注射胰岛素等因素无关。通常认为,糖化血红蛋白浓度有效地反映过去 8～12 周平均血糖水平。糖化血红蛋白由 HbA1a、HbA1b、HbA1c 组成,其中 HbA1c 占约 70%,且结构稳定,临床上常用作糖尿病控制的监测指标,用其浓度应占成人血红蛋白的百分比表示。

📄 **处理指导**

(1)糖化血红蛋白增高者,需要控制主食摄入,增加杂粮、新鲜蔬菜、豆制品、坚果、酸奶等食物的摄入,控油控糖,限制盐、酱油的用量,避免食用烟熏、烘烤等加工肉类产品。

(2)糖化血红蛋白降低者,饮食上需要注意规律进食三餐,随身携带一些高糖食物以便在出现血糖降低后及时补充。

(3)保持规律、健康的生活方式,保证充足的睡眠,避免熬夜。根据自身情况适量进行体育运动,不仅有利于控制体重,也能增强身体素质。

(4)建议定期复查该指标,以动态观察变化。

3. 抗胰岛素抗体(ICA)阳性

临床上接受异源性胰岛素治疗的糖尿病病人,其血清中常产生抗胰岛素抗体(IAB),

这种抗体能与胰岛素形成复合物,使胰岛素失活,这正是导致糖尿病病人对胰岛素抵抗的主要原因之一。现已知抗胰岛素抗体 5 种 Ig 类型都存在,但以 IgG 类为主。

正常人血清抗胰岛素抗体为阴性。血清抗胰岛素抗体阳性即为异常结果,可以指导胰岛素依赖型糖尿病病人的治疗,也可以判断胰岛素依赖型糖尿病预后,少数情况的甲状腺功能亢进患者也可检出抗胰岛素抗体。

📄 **处理指导**

(1) 血清抗胰岛素抗体阳性的患者,需要定期检测血糖、尿糖,根据情况调整胰岛素剂量。

(2) 日常进行适量的运动锻炼,增加胰岛素的敏感性,促进葡萄糖的利用,以利于血糖控制。要根据年龄和运动能力规划,运动时间以进餐 1 h 后、2~3 h 以内为宜,避免空腹时运动,运动后有低血糖症状时可加餐,血糖低于 5 mmol/L 时不宜运动。

(3) 注意保暖,预防感染,保持良好的卫生习惯。避免皮肤损伤,定期检查身体,尤其是口腔、牙齿。

4. 血清乳酸(LAC)增高/降低

乳酸主要来自白色的骨骼肌、脑、皮肤、肾脏髓质和红细胞,是葡萄糖无氧代谢的产物。主要在细胞质中通过葡萄糖酵解途径由丙酮酸代谢生成,血液中乳酸浓度是反映外周组织灌注情况和判断细胞内是否缺氧的标志物,也是作为死亡预兆的指标。

它的动态变化与机体的内环境有着重要的相关性,动态检测乳酸值能帮助医生在救治患者过程中发现病情变化,对判断细胞的损伤程度和组织的缺氧状态,提高抢救成功率具有重要意义。

血清乳酸增高,通常是甲状腺功能减退、身体过度疲劳、急性心肌梗死等原因导致,也可能与肝硬化等疾病有关,建议患者及时就医治疗,根据具体情况进行对症改善。

血清乳酸降低,一般没有太大的临床意义,无需过多担心。

📄 **处理指导**

(1) 乳酸增高者,首先积极治疗原发病,同时对不同病因辅以不同饮食方案,危重疾病患者应补充蛋白质、热量,休克患者需适当限盐摄入,呼吸系统疾病患者应立足于清补,内分泌疾病患者应以新鲜蔬菜水果及高蛋白、低脂、低盐食物为主,恶性肿瘤患者要合理补充营养,增强身体抵抗力,肝病患者应该多吃如芹菜、黄瓜、西红柿、苹果、香蕉、葡萄、柑橘等新鲜蔬菜和水果,对促进肝脏的再生和修复有辅助食疗作用。

(2) 单纯的乳酸降低者,未出现呼吸不畅、躯体疼痛等不适症状,则不需要过多担心。养成良好的生活习惯,有助于缓解乳酸偏低。

(3) 日常保持良好的心态,保证充足的睡眠,养成规律作息,适当进行游泳、跑步等体育锻炼即可。

(4) 建议定期复查该指标,以动态观察变化。

5. 胰岛素（Ins）增高/降低

血清胰岛素浓度可了解胰岛 B 细胞基础功能状态和储备功能状态，间接了解患者血糖控制情况，主要用于糖尿病分型诊断和低血糖的诊断与鉴别诊断。

正常情况下，空腹血清胰岛素的浓度为 10～20 mU/L，如果胰岛功能较差，尤其是 1 型糖尿病患者，胰岛素浓度可能在 5 mU/L 以下，甚至检测不到。2 型糖尿病患者在早期较胖时，血清胰岛素的浓度可高于正常水平，若超过 15 mU/L 可称为高胰岛素血症。若患者的血清胰岛素浓度较高，但因胰岛素抵抗导致胰岛素无法正常发挥降血糖作用，也可造成血糖增高。

因此血清胰岛素测定对于诊断评价糖尿病患者的胰岛功能较重要，如果患者情况良好，则仅测空腹血清胰岛素即可。但如果患者病情复杂，则需测餐后 1 h、2 h、3 h 的胰岛素，判断血清胰岛素浓度是否有高峰延迟。另外，糖尿病患者出现胰岛素抵抗时，血清胰岛素浓度也可能较高。

📋 **处理指导**

（1）胰岛素增高者，需要注意观察病情发展，胰岛素偏高可能是 2 型糖尿病所引起的病症表现，应定期监控血糖水平，预防糖尿病发生，一旦出现低血糖症状表现，应及时就医治疗；还要均衡饮食结构，限制糖分、脂肪、胆固醇等物质的摄入量，选择膳食纤维、低蛋白饮食方式，可多摄入燕麦、奶制品、新鲜蔬果等；保证良好的护理措施。

（2）胰岛素降低者，需要加强健康教育，预防并发症，了解胰岛素相关的不良反应及护理；制订个人运动计划，包括运动前的准备、运动方式、时间、频率以及类型等；正确使用降糖药物和胰岛素，定期监测血糖并记录。

（3）日常生活中，注重充足的睡眠与规律作息，将自身体重管理在合理范围内。

（4）建议定期复查该指标，以动态观察变化。

6. C 肽（C-P）增高/降低

血清 C 肽由胰岛素原在蛋白水解酶作用下分解而成，是一种等分子的肽类物质，且不受外源性胰岛素和抗胰岛素抗体的干扰，故而能准确地反映胰岛 B 细胞的功能，也可用于胰腺移植和胰腺切除术的疗效评估和监测，鉴别低血糖等。

血清 C 肽增高一般提示患者可能存在 2 型糖尿病、肝硬化、胰岛素瘤等情况，可结合血糖测定、CT、B 超、胰腺薄层扫描增强 CT 等检查，进一步明确病因，从而进行针对性的治疗。

血清 C 肽降低提示基础胰岛素分泌的量不足，一般可能存在 1 型糖尿病，可结合血糖测定、尿酮测定等检查；还可能为生理性饥饿所导致。

📋 **处理指导**

（1）血清 C 肽增高者，应均衡饮食，控制每日摄入的总热量，同时合理搭配膳食，保证营养多样化,不要过于单一。以清淡为主,多吃蔬菜粗粮等多膳食纤维食品,多吃富含矿物元素以及各种微量元素如铁和锌的食物。避免油炸食物、腌制品、红肉、动物内脏及辛辣刺激的食物。

（2）血清 C 肽降低者,应均衡饮食,注意每日能量摄入适宜,做到荤素搭配合理,不偏食,不挑食,粗粮和细粮同时食用。

（3）日常生活中应注意适当运动,如骑车、游泳、步行、慢跑、打太极拳、徒手体操、羽毛球、跳健身操等,同时戒烟酒,规律作息,保持心情愉快。

（4）建议定期复查该指标,以动态观察变化。

7. 脂联素（ADP）增高/降低

脂联素是一种脂肪因子,由脂肪细胞分泌,可以调节葡萄糖水平、脂质代谢与胰岛素敏感性。因此,脂联素检测可用于预测糖尿病发病风险,针对高危人群进行糖尿病筛查,有助于降低发病率和并发症。

脂联素浓度与胰岛素抵抗之间呈反比关系,可促进胰岛素水平升高,反映胰岛素敏感性。同时也参与脂质代谢,诱导循环脂质水平降低,故而在体内发挥降脂作用。还可用于评估心血管疾病的发病风险等。

脂联素增高,可能是高脂血症、高脂肪食物进食过多,或者糖尿病等因素导致的,需要根据实际情况进行相应的处理,少数情况下冠状动脉粥样硬化性心脏病、动脉硬化也可以导致,如果症状比较严重,需要及时就医检查。

脂联素降低,可能出现动脉粥样硬化等糖脂代谢异常,如 2 型糖尿病、胰岛素抵抗、代谢综合征、动脉粥样硬化等,还会发生多囊卵巢综合征、胎儿生长发育异常等生殖分泌系统疾病。

处理指导

（1）脂联素增高者,如果是进食原因引起的,一般建议清淡饮食,减少高脂肪食物的摄入;如果是高脂血症,应该遵医嘱进行等药物治疗;如果是糖尿病,建议遵医嘱服用盐酸二甲双胍缓释片、格列齐特片等药物进行治疗。

（2）出现脂联素降低者,建议完善相关检验检查,根据自身情况、家族史等,明确病情及进一步治疗。

（3）应科学地调整饮食,适当运动,控制体重等。

（4）建议定期复查该指标,以动态观察变化。

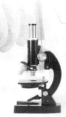

第六节
高血压及心肌病变相关检查

1. 肾素活性（PRA）增高/降低

肾素是一种水解蛋白酶，由肾小球旁细胞产生、贮存、分泌，能作用于血管紧张素原转变为血管紧张素Ⅰ，进一步通过转化酶的作用形成血管紧张素Ⅱ。肾素-血管紧张素系统在机体血压和水电平衡的调节中起重要作用。

肾素活性升高，常见于原发性高血压。也可见于继发性高血压，如血管性高血压、妊娠、肾素型、恶性高血压、巴特综合征、肝硬化水肿、肾上腺功能减退、肾小球旁细胞瘤、低钠饮食等。

肾素活性降低，见于原发性醛固酮增多症、原发性高血压低肾素型、假性醛固酮增多症、糖皮质素抑制性醛固酮增多症、肾上腺素瘤、11-β羟化酶缺乏症、17-α羟化酶缺乏症、分泌促肾上腺激素异位瘤、肾实质性疾病等。

📄 **处理指导**

（1）血浆肾素活性增高者，可通过对继发性或原发性高血压病进行针对性的降压治疗。日常要做到合理饮食，平时选择低脂肪低盐分的食物，不要吃生冷辛辣刺激性的食物，多吃蔬菜和水果，戒烟戒酒。

（2）血浆肾素活性降低者，注意低盐、低脂饮食为主。遵医嘱按时服药，日常注意在平卧起立或坐位起立时动作缓慢一些，以免导致晕厥现象。

（3）合理休息，规律作息，保持良好心态，适量做一些户外活动，避免劳累。

（4）建议定期复查该指标，以动态观察变化。

2. 血管紧张素Ⅰ（ATⅠ）增高/降低

血管紧张素是一类具有极强的缩血管与刺激肾上腺皮质分泌醛固酮作用的肽类物质，参与人体血压及体液的调节，可分为血管紧张素Ⅰ到Ⅶ。

在循环血量减少或肾血流量减少的时候，可刺激肾小球旁器的球旁细胞分泌肾素，进入血液后促使血中由肝生成的血管紧张素原，水解为血管紧张素Ⅰ。血管紧张素Ⅰ刺激肾上腺髓质分泌肾上腺素,直接收缩血管的作用并不明显。

血管紧张素Ⅰ增高可能是肾上腺素分泌过多导致,同时跟血容量也有很大关系,也有可能是内分泌紊乱、肾功能不全、肿瘤、药物副作用等因素引起。

血管紧张素Ⅰ降低通常是正常生理现象,也可能与血压升高有关,一般不属于严重情况。

📄 处理指导

(1)改善生活方式和药物治疗是两种主要的调理方法,但需要根据具体情况选择不同的方法。

(2)预防措施也很重要,日常保持健康的饮食习惯,少油少盐,保持心情舒畅,多休息,适量运动,避免过度劳累等。

(3)建议定期复查该指标,以动态观察变化。

3. 血管紧张素Ⅱ(ATⅡ)增高/降低

血管紧张素是一类具有极强的缩血管与刺激肾上腺皮质分泌醛固酮作用的肽类物质,参与人体血压及体液的调节,可分为血管紧张素Ⅰ到Ⅶ。

在循环血量减少以及肾血流量减少的时候,血管紧张素Ⅰ随血液流经肺循环时,受肺所含的转化酶的作用,可被水解为8肽的血管紧张素Ⅱ。

血管紧张素Ⅱ能使全身小动脉收缩从而升高血压。此外,也可以促进肾上腺皮质分泌醛固酮,醛固酮作用于肾小管保钠、保水、排钾引起血量增多。

血管紧张素Ⅱ主要是肾脏分泌,和肾素有关,如果肾素增多也会引起血管紧张素Ⅱ增高。血管紧张素Ⅱ与血容量也有一定的关联,如果出现血容量不足时,同样会导致其升高,某些肿瘤也会影响。

血管紧张素Ⅱ降低除了可能是正常现象,也可能是由于营养不良、肾小球肾炎等原因引起的,建议临床上根据不同的原因采取相应的处理措施。

📄 处理指导

(1)改善生活方式和药物治疗是两种主要的调理方法,但需要根据具体情况选择不同的方法。

(2)保持健康的饮食习惯,少油少盐,多休息,保持心情舒畅,适量运动,避免过度劳累等。

(3)建议定期复查该指标,以动态观察变化。

4. 血醛固酮(ALD)增高/降低

醛固酮由肾上腺皮质球状带分泌,是一种盐皮质激素,主要生理作用是调节人体的水、盐代谢,经过代谢后可以由尿中排出。

醛固酮通常是指测量血液或尿液中醛固酮含量的检查,是属于肾内科、内分泌科及心血管内科常用的检查项目,用于排查原发性肾上腺皮质功能减退症、原发性醛固酮增多症、肾血管性高血压、先天性肾上腺皮质增生症等疾病。

醛固酮增高一般见于原发性醛固酮增多症、肾动脉狭窄、肾血管性高血压、肾病综合征、充血性心力衰竭、肝硬化腹水等疾病,也有可能见于大量出汗、近期低钠饮食,服用避孕药、雌激素类药物、呋塞米等药物。此外,女性妊娠期也可能出现醛固酮升高。

醛固酮降低一般见于先天性肾上腺皮质增生症、原发性肾上腺皮质功能减退症等疾病,也有可能是由于使用利血平、去氧皮质酮、甲基多巴及肝素等药物引起,喝水较多或者钾摄入不足也会出现醛固酮偏低。

📄 处理指导

(1)醛固酮增高者,先明确升高的病因,根据原发病因在医生的指导下进行饮食调整,对于因近期低钠饮食或者大量出汗等出现醛固酮升高的患者,可以较平时多补充钠、钾等,但注意适量。对于已经确定相关疾病的患者,由于醛固酮增多会引起体内电解质的紊乱,应尽量避免进食高能量、高钠、高饱和脂肪酸以及刺激性强的食物,各种甜食也不建议进食过多,可选择低钠、低脂肪的食物;肉类可以选择如鸡胸肉等脂肪含量低的;平时可适量多吃西红柿、黄瓜和苹果等维生素含量丰富的水果蔬菜。

(2)醛固酮降低者,饮食上要注意钠平衡,可以在饮食中适当添加食盐。同时注意补充营养,多吃富含维生素的新鲜水果、蔬菜等。

(3)在医生的指导下,有计划地进行体育锻炼,锻炼时注意进行心率、血压的监测,保持正常的体型,避免肥胖,戒烟戒酒,避免情绪过度激动。

(4)建议定期复查该指标,以动态观察变化。

5. 血清肌酸激酶(CK)增高/降低

肌酸激酶(CK)又称肌酸磷酸激酶,是一种在肌肉收缩、细胞内能量转换等方面起重要作用的激酶,主要存在于人体的心肌与骨骼肌中,部分存在于脑组织和平滑肌中,极少部分存在于胰腺、肝脏和红细胞中。

肌酸激酶为心肌酶检测中的一项,主要用于心肌、骨骼肌疾病的诊断,当肌酸激酶含量增高时,常提示心肌或骨骼肌出现损伤,细胞内的肌酸激酶释放到血液中,可能患有急性心肌梗死、病毒性心肌炎、骨骼肌损伤等疾病。当肌酸激酶含量降低时,常提示肌肉出现萎缩,导致肌肉中的肌酸激酶含量降低,提示患者可能甲状腺功能亢进症,也可能与受检者长期卧床有关。

📄 处理指导

(1)肌酸激酶增高者,应进食高维生素、高蛋白、清淡易消化的食物,如新鲜蔬菜、水果等。戒烟戒酒,避免进食刺激性的食物,如辣椒、咖啡等。

(2)肌酸激酶降低者,可增加优质蛋白质的摄入,避免进食刺激性的食物。若存在甲状腺功能亢进,应避免进食含碘丰富的食物。

(3) 日常生活中应保持规律的生活作息,保证充足的睡眠,还应根据气候变化及时增减衣物,防止感冒。避免劳累,注意休息。

(4) 建议定期复查该指标,以动态观察变化。

6. 肌酸激酶-同工酶(CK‐BB、CK‐MB、CK‐MM)增高/降低

肌酸激酶(CK)有三个不同亚型的同工酶:肌酸激酶同工酶肌肉型(CK‐MM)、肌酸激酶同工酶杂化型(CK‐MB)和肌酸激酶同工酶脑型(CK‐BB),CK‐MM 主要存在于心肌和骨骼肌,CK‐MB 主要存在于心肌细胞,CK‐BB 主要存在于脑组织。在临床上,心肌梗死时,肌酸激酶在起病 6 小时内升高,24 小时达高峰,3～4 日内恢复正常。其中肌酸激酶同工酶 CK‐MB 诊断的特异性最高。所以,一般临床上说的肌酸激酶同工酶即肌酸激酶同工酶杂化型(CK‐MB),主要存在于心肌中。

CK‐MB 指标升高通常提示心肌损伤,如心肌梗死、心肌损伤、心包炎等疾病。

CK‐MB 为单向检查,降低一般对疾病的诊断与鉴别没有临床意义。

📄 **处理指导**

(1) CK‐MB 结果增高者,控制摄入热量,低盐低脂饮食,忌油腻、高糖、高盐的食物,三餐规律,营养均衡。

(2) 宜多吃富含蛋白质和维生素的食物,如黄瓜、苹果、牛奶等。

(3) 适当锻炼身体,建议如呼吸操、瑜伽、太极拳、慢跑等有利于锻炼心功能而又安全的体育活动;控制体重,适当减肥。戒烟戒酒,心态平和,保持好心情。

(4) 建议定期复查该指标,以动态观察变化。

7. 乳酸脱氢酶(LDH)增高/降低

乳酸脱氢酶是糖酵解酶的一种,一般属于心肌酶谱检查和肝功能检查项目,是临床上常用的一项检查指标,一般用于肝细胞损伤程度、心肌损伤的判定,可辅助心肌梗死、急性肝炎、活动性肝病的诊断和鉴别。

乳酸脱氢酶增高有非疾病因素或疾病因素两种情况。如果是轻度升高(<10%),无需太过担心,可能是运动过度所导致。但数值升高到参考值的 2 倍及以上,应警惕心肌梗死、急性肝炎、肝硬化等疾病。

乳酸脱氢酶降低,一般考虑为生理性的降低,与食物或蛋白质和维生素的摄入不足有关,也可能和睡眠质量或心情不好有关。

📄 **处理指导**

(1) 导致乳酸脱氢酶升高的原因较多,可能是心脏、肝脏等脏器疾病,一般注意饮食清淡,多吃易消化的食物,以谷物为主,多吃绿色蔬菜和新鲜水果等,避免油腻、辛辣、刺

激食物的摄入。

（2）乳酸脱氢酶降低意义不大，无需过度担心，日常多吃富含维生素的食物，多休息，保证充足的睡眠，保持好的心情，可促进指标恢复正常。

（3）保持良好的心态，配合治疗，避免焦虑、抑郁的情绪；保持充足的睡眠和休息时间，工作时注意劳逸结合；选择合适的运动方式，增加机体的抵抗力；对于怀疑因生理因素导致升高的患者，应一周后进行复查；对于心梗后增高的患者，可能遗留心功能不全，应限制活动量，不宜重体力劳作；对于因肝硬化引起增高的患者，应严格按照医生要求复诊。

（4）建议定期复查该指标，以动态观察变化。

8. 肌红蛋白（MB）增高/降低

肌红蛋白主要存在于人体的心肌和骨骼肌中，是一种含氧结合蛋白，由于其分子量小，更易从坏死肌肉细胞（如心肌梗死、创伤）中释放出来，当出现急性心肌梗死或者骨骼肌损伤时，血液中的肌红蛋白水平会升高，因此，可用于心肌梗死的早期诊断。对于需冠脉手术的，还可以用于监测急性心肌梗死溶栓治疗的效果。此外，由于迅速被肾脏清除，肾衰竭患者特别是晚期患者，肌红蛋白可能出现异常，临床上还会通过检测肌红蛋白清除率以便评估复合型创伤或横纹肌溶解并发肾衰竭的危险程度。

肌红蛋白检测结果增高可能为运动等生理原因造成的，也可能是由急性心肌梗死、各种肌病、休克、急性肌肉损伤、急慢性肾功能衰竭等疾病引起。

肌红蛋白降低，无明显的临床意义，部分营养不良者，或者有消耗性疾病，由于身体肌肉组织成分变少，会出现肌红蛋白降低的情况。

📄 处理指导

（1）对于病理性肌红蛋白增高，主要是因为骨骼肌或心肌损伤引起的，饮食上宜清淡易消化，戒烟戒酒，避免进食煎炸、辛辣、高脂和含糖度高的食品。如果因为剧烈运动引起的生理性肌红蛋白偏高，饮食上一般没有明显禁忌。

（2）肌红蛋白降低者，需要戒烟戒酒，避免吃高糖、高脂肪的食物，如奶油、动物内脏等，建议多吃优质蛋白类食物，如鸡肉、牛肉、鱼肉和虾等，以及各种新鲜蔬菜水果与豆制品等。

（3）生理性肌红蛋白增高者无需治疗，病理性肌红蛋白增高者应及时就诊，遵医嘱治疗及复诊，同时应注意充分休息，保证充足的睡眠，避免熬夜。保持情绪稳定，尽量减少运动，病情稳定后，在医生指导下适当地进行体育锻炼，循序渐进地增加活动量。

（4）建议定期复查该指标，以动态观察变化。

9. 血清肌钙蛋白Ⅰ（CTn-Ⅰ）增高/降低

肌钙蛋白是肌肉组织的调节蛋白，主要存在于肌肉细胞中，对于肌肉的收缩和舒张有着重要意义。肌钙蛋白主要包含三个亚型,即快反应型、慢反应型、心肌肌钙蛋白,其中快反应型和慢反应型主要与骨骼肌相关,临床意义不大,临床上说的肌钙蛋白检测,通常指心肌肌钙蛋白检测。

心肌肌钙蛋白是心肌损伤标志物中的一项,主要检测心肌中肌钙蛋白两种亚型的含量,即心肌肌钙蛋白 T(cTnT)和心肌肌钙蛋白 I(cTnI)。当心肌细胞损伤时,细胞内的肌钙蛋白会释放入血,因此当血液中的肌钙蛋白含量升高时,提示受检者存在心肌损伤类的疾病,如急性心肌梗死、心绞痛等。

正常情况下人体内肌钙蛋白含量极低,指标偏低无特殊的临床意义,仅仅提示受检者存在心肌细胞损伤类的疾病可能性很低。

📋 **处理指导**

(1)肌钙蛋白增高者,应选择低脂、低胆固醇的清淡饮食,如豆制品、洋葱、香菇等。患者还应避免吃一些辛辣刺激食物,切忌暴饮暴食。

(2)积极戒烟戒酒,养成早睡早起的好习惯,保证每天的睡眠充足,切忌熬夜。

(3)保持愉悦积极的心理,根据自身状况进行适当的体育锻炼,如散步、太极、慢跑等。

(4)建议定期复查该指标,以动态观察变化。

10. α-羟丁酸脱氢酶(α-HB-DH)增高/降低

α-羟丁酸脱氢酶是心肌酶中的一种,主要存在于心肌、胰腺、肝脏等组织细胞中,可以帮助医生诊断相关疾病。

α-羟丁酸脱氢酶通常存在于心肌细胞中,如果出现指标增高的情况,可能是剧烈运动、过度劳累、长期熬夜等因素造成的,也有可能是心肌梗死、病毒性心肌炎等疾病因素造成的。

如果出现指标降低的情况,则可能是药物刺激、营养不良及贫血等因素造成的。可以去正规医院,进一步进行血液检查、影像学检查等以便确诊。

📋 **处理指导**

(1)α-羟丁酸脱氢酶增高者,应清淡饮食,选择低脂、低胆固醇的食物,还应避免吃辛辣刺激食物,切忌暴饮暴食。

(2)应积极戒烟戒酒,养成早睡早起的好习惯,切忌熬夜,保证每天的睡眠充足。

(3)日常生活中,还需要保持乐观的心态,有助于身体的恢复。

(4)建议定期复查该指标,以动态观察变化。

11. 同型半胱氨酸(HCY)增高/降低

同型半胱氨酸(HCY)是蛋氨酸和半胱氨酸代谢的中间产物,属于含硫氨基酸,只能由蛋氨酸转变而来,人体内无法合成蛋氨酸,必须从食物中获取。

大多数同型半胱氨酸是通过二硫键和蛋白质结合形式存在,没有结合的同型半胱氨酸,主要以胱氨酸或者半胱氨酸-同型半胱氨酸形式存在。结合和未结合的同型半胱氨酸称为总同型半胱氨酸。

同型半胱氨酸增高,提示冠状动脉粥样硬化性心脏病、心肌梗死、脑梗死等疾病风险高,降低无临床意义。但该检查需要联合其他检查进行联合诊断。

📄 **处理指导**

（1）同型半胱氨酸增高者,注意三餐规律,不要暴饮暴食,膳食合理搭配、营养均衡。需要多吃富含维生素、叶酸的食物,比如牛油果、猕猴桃,少吃高胆固醇食物,如食猪牛羊的内脏、猪牛羊的脂肪。

（2）保证足够的休息,禁烟戒酒,避免劳累和受凉感冒,避免熬夜。

（3）每日适当运动,运动量从小到大循序渐进,找到合适自己体力的运动项目和运动强度,坚持科学、规律、持续的运动。

（4）建议定期复查该指标,以动态观察变化。

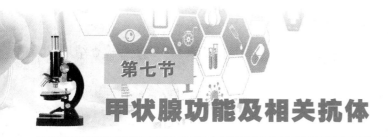

第七节
甲状腺功能及相关抗体

1. 血清总甲状腺素(TT4)增高/降低

血清总甲状腺素(TT4)是甲状腺功能检查的主要指标之一,可以较好地反映甲状腺功能状态。由于60%～75%的甲状腺素会与甲状腺激素结合球蛋白(TBG)相结合,因此检测结果会受到 TBG 水平影响,所以还需要结合 FT4、TSH 等指标综合评估甲状腺功能。

血清总甲状腺素(TT4)增高常提示甲状腺功能亢进症,但是如果处于妊娠期、新生儿期或者在服用某些药物,也可能出现 TT4 偏高。

血清总甲状腺素(TT4)降低一般提示甲减或者缺碘性甲状腺肿。一些可以引起TBG 下降的疾病,如肾病综合征、低蛋白血症等,也可导致 TT4 偏低。

处理指导

（1）血清总甲状腺素（TT4）增高者，饮食上要注意控制主食的量，可以适当增加奶类、蛋类、瘦肉类优质蛋白的摄入，多吃新鲜的蔬菜和水果，适当增加饮水量，避免进食含碘丰富的食物，如紫菜、海鱼、海带等，避免进食刺激性的饮料或者食物，如烧烤、浓茶以及咖啡等。

（2）血清总甲状腺素（TT4）降低者，饮食上要注意多吃新鲜蔬菜、水果，进食一些富含优质蛋白的食物，如瘦肉、鸡蛋、牛奶等。同时要注意戒酒，限制高胆固醇和高脂肪食物的摄入，避免进食辛辣刺激性的食物等。

（3）在身体条件允许的情况下规律运动，养成规律的作息习惯，不熬夜，注意控制自己的情绪，避免激动、生气等。按照医生的意见规范化地使用药物。

（4）建议定期复查该指标，以动态观察变化。

2. 血清游离甲状腺素（FT4）增高/降低

游离甲状腺素（FT4）是甲状腺素（T4）的一种生理活性形式，由于其不受血清甲状腺结合球蛋白（TBG）的影响，因此敏感性和特异性高于总甲状腺素（TT4），可以更直接地反映甲状腺功能，临床上常用于甲状腺功能减退症、甲状腺功能亢进症、甲状腺炎等疾病的诊断。

游离甲状腺素（FT4）增高者常提示存在甲亢、甲状腺激素不敏感综合征、低 T3 综合征等疾病，某些生理性原因也可以引起游离甲状腺素偏高。因此，需要结合检查结果以及患者的临床表现来看。

游离甲状腺素（FT4）降低常提示存在甲减，但某些生理性因素或者药物性因素也可能引起 FT4 偏低。

 处理指导

（1）游离甲状腺素（FT4）增高者，可以吃一些高蛋白、高维生素的食物，比如瘦肉类、新鲜的蔬菜和水果等。如果确诊为甲亢，应避免过多摄入海带、紫菜、贝类等含碘高的食物，但可适量用碘盐、碘酱油。

（2）游离甲状腺素（FT4）降低者，饮食要健康，少量多餐，可以选择一些高膳食纤维食物，如新鲜的蔬菜、水果，以及全麦制品等。避免钠含量高以及脂肪高的食物，如熏制品、腌制品、油腻的肥肉等。由于桥本氏甲状腺炎导致的游离甲状腺素偏低，诊断为甲减者，应避免摄入含有碘的药物或者食物。

（3）注意休息，避免熬夜，保持作息规律。心情舒畅，避免紧张、焦虑的情绪等。根据自身情况选择一些适当的运动，以增强抵抗力。

（4）治疗期间应遵从医生嘱咐，按时服药，定期复查，避免因突然停药导致体内激素水平紊乱。

3. 血清总三碘甲状腺原氨酸（TT3）增高/降低

总三碘甲状腺原氨酸（TT3）是一种含碘的酪氨酸，10%～20%由甲状腺合成与释放，80%～90%由周围组织四碘甲状腺原氨酸脱碘转化而成。TT3是反映甲状腺功能亢进最敏感的指标，血清中TT3浓度的改变，常提示甲状腺功能的异常，通过测量TT3可以帮助医生明确诊断、决定治疗方案、评估疗效。

总三碘甲状腺原氨酸（TT3）增高常提示甲亢，也可能是摄入碘化钾等药物引起的，还可能是因为剧烈运动、紧张等生理性因素导致的。因此，当结果异常的时候，需要结合相关的辅助检查结果和患者的临床表现等综合来看。

总三碘甲状腺原氨酸（TT3）降低一般提示甲减，但慢性肾衰、肺心病等全身性疾病也可能导致TT3下降。此外，服用生长激素、糖皮质激素等外源性药物，由于长时间处于饥饿的状态等，也可能导致TT3偏低。

📄 **处理指导**

（1）总三碘甲状腺原氨酸（TT3）增高者，建议平时多食用新鲜蔬菜和水果以及富含蛋白质的食物，如牛奶、鸡蛋、瘦肉等，平时要避免高碘饮食，如海带、紫菜、贝类等含碘量高的食物，要避免使用含碘盐、碘酱油等含碘高的调味品。避免辛辣刺激食物，忌烟酒、浓茶、咖啡等。

（2）总三碘甲状腺原氨酸（TT3）降低者，建议以高碘饮食为主，适当摄入一些海带、紫菜、贝类等，可酌情食用碘盐、碘酱油等含碘高的食物。同时患者要避免进食高钠、高脂肪的食物，如熏制品、腌制品等。

（3）注意休息，劳逸结合，保持心情愉悦，避免紧张、焦虑的情绪。根据自身情况选择合适的运动，如散步。

（4）治疗期间遵从医生的嘱咐，按时服药、定期复查。

4. 血清游离三碘甲状腺原氨酸（FT3）增高/降低

人体中大部分的三碘甲状腺原氨酸（T3）与结合蛋白以结合状态存在，只有0.3%左右的是具有生物活性的FT3。血液循环中FT3的水平与甲状腺功能状态关系密切，且不受血液循环中结合蛋白浓度和结合特性变化的影响。临床上常用于甲状腺功能亢进症、甲状腺功能减退症等疾病的诊断。

游离三碘甲状腺原氨酸（FT3）增高一般提示患者存在甲亢或者甲状腺激素不敏感综合征，但也可能只是生理性的增高，没有临床意义。

游离三碘甲状腺原氨酸（FT3）降低一般提示患者存在甲状腺功能减退症或者低T3综合征，也可能是使用某些药物引起的。

📄 **处理指导**

（1）游离三碘甲状腺原氨酸（FT3）增高者，平时应多吃新鲜蔬菜水果，富含蛋白的食物也可以多摄入,如牛奶、鸡蛋、瘦肉。忌食如海带、紫菜、贝类等含碘量高的食物。少食辛辣刺激食物,忌烟酒、浓茶、咖啡等。

(2)游离三碘甲状腺原氨酸(FT3)降低者,要注意健康饮食,少量多餐,进食一些新鲜的蔬菜水果,也可以摄入一些高蛋白的食物,如鸡蛋、瘦肉等。此外,还要注意保持适当的碘的摄入量,但如果是由于桥本氏甲状腺炎引起的FT3低者,则要注意避免摄入含碘的食物,避免进食高钠、高脂肪的食物,如熏制品、腌制品等。

(3)避免熬夜、抽烟、喝酒等不良习惯,注意休息,劳逸结合。患者应遵从医生的医嘱按时服药,定期复查,避免突然停药或者自行减量的行为,以免体内激素水平紊乱而使病情反复。适当进行锻炼,保持心情舒畅,避免长期处于紧张、焦虑的状态。

(4)建议定期复查该指标,以动态观察变化。

5. 血清促甲状腺激素(TSH)增高/降低

促甲状腺激素(TSH)主要由垂体促甲状腺激素细胞分泌,负责调节甲状腺细胞的增殖以及甲状腺激素的合成与分泌,以维持正常甲状腺功能。TSH是反映甲状腺功能最敏感的指标之一,通过测量 TSH 以及总三碘甲腺原氨酸(TT3)、血清总甲状腺素(TT4)、游离三碘甲状腺原氨酸(FT3)、游离甲状腺素(FT4)等指标,可以反映甲状腺功能,帮助医生明确诊断、决定治疗方案、评估疗效。

促甲状腺激素(TSH)增高一般提示原发性甲减。

促甲状腺激素(TSH)降低一般提示甲亢,也可能是存在严重的躯体疾病、甲状腺毒症以及处于妊娠状态等。

处理指导

(1)对于碘缺乏引起的促甲状腺激素增高者(TSH),保证适量的碘摄入。而在我国已基本消灭碘缺乏病,造成 TSH 升高的常见原因是自身免疫性甲状腺炎,由于过量碘摄入会加剧甲状腺自身免疫,必须低碘饮食。

(2)发现促甲状腺激素(TSH)降低后,建议以低碘饮食为主,可以多进食一些新鲜的蔬菜和水果及高蛋白的食物等。

(3)合理安排工作学习,注意劳逸结合,保持情绪稳定,避免过度紧张。根据自身情况选择能够耐受的运动,进行适当的锻炼。

(4)建议定期复查该指标,以动态观察变化。

6. 血清甲状腺结合球蛋白(TBG)增高/降低

甲状腺结合球蛋白是了解甲状腺完整性的最有效的指标,也可以作为甲状腺癌患者手术切除后随访的重要参考指标,是甲状腺功能中的常见检测指标之一。它是甲状腺滤泡上皮细胞分泌的一种糖蛋白,通常情况下只有极微量的甲状腺球蛋白进入血液,但是当甲状腺被破坏或甲状腺肿、增生时,该项指标会出现异常。

甲状腺结合球蛋白增高主要是疾病因素,很少见于生理因素。临床上常见的是甲状腺破坏和甲状腺肿或甲状腺增生。甲状腺破坏主要见于亚急性甲状腺炎或甲状腺肿,甲状腺增生主要见于结节性甲状腺肿、Graves 病、分化型甲状腺癌等。

甲状腺结合球蛋白降低主要见于先天性甲状腺功能减退,或者各种因素引起的甲状腺功能减退,少见于生理因素。

📄 **处理指导**

(1)甲状腺结合球蛋白增高者,选择清淡、低盐低脂、易消化的食物,食物应提供充足的碳水化合物。摄入充足的新鲜水果青菜,以补充维生素。忌辛辣刺激重口味,还应避免食用加碘盐,以免加重甲状腺疾病。

(2)甲状腺结合球蛋白降低者可适当选择含碘的食物,如海带、紫菜、碘盐、碘酱油,但也不建议过量摄入。食用蛋类、乳类、肉类、鱼类、豆制品补充植物蛋白、必需氨基酸和动物性蛋白质。避免食用大量致甲状腺肿的食物,故应限制脂肪的摄入,防止血脂黏稠;减少食盐的摄入,避免加重水肿。

(3)戒除烟酒,保证充足的休息时间,作息要规律,适宜静养甚至可以卧床休息。病情稳定后,可进行轻松工作,避免重体力劳动。不宜长时间看书报、看电视,应注意减少眼部的刺激和视力疲劳。对于有原发疾病引起的本指标升高,应严格按照医生的指导,不能随意减少或增加药物。保持乐观的态度和良好的情绪,不宜剧烈活动,可依据身体情况进行适度的运动和锻炼。

(4)建议定期复查该指标,以动态观察变化。

7. 甲状腺球蛋白抗体(TGAb)增高

甲状腺球蛋白抗体是一种常见的自身抗体,由于自身免疫性甲状腺疾病致病人血清中产生,主要由 IgG1、IgG2 和 IgG4 组成,少部分为 IgA 和 IgM。一般认为甲状腺球蛋白抗体对甲状腺本身无损害作用,甲状腺球蛋白抗体与甲状腺球蛋白结合后,可以通过 Fc 受体与结合的抗体相互作用,激活 NK 细胞,进一步攻击靶细胞,从而导致甲状腺细胞破坏。

甲状腺球蛋白抗体增高一般是自身免疫的原因,可能与甲状腺炎症或功能亢进等疾病有关,这些疾病会导致甲状腺组织细胞出现异常改变产生大量的甲状腺球蛋白抗体,不需要特殊处理。

📄 **处理指导**

(1)调整饮食结构,需要忌口含碘量过高的食物,包括海鲜、紫菜、海带等,摄入过多会促进甲状腺激素的合成,造成原有疾病进一步加重。

(2)足量足疗程用药。如果合并有甲状腺功能异常,如出现甲状腺功能亢进症时,还需要遵医嘱进行规范治疗。

(3)合理安排工作学习,注意劳逸结合,保持情绪稳定。根据自身情况进行适当的锻炼。

（4）定期复查。正常人抗体不会出现阳性，出现上述情况还需要定期去医院复查，了解甲状腺功能是否正常。

8. 抗甲状腺过氧化物酶抗体（TPOAb）增高

抗甲状腺过氧化物酶抗体是甲状腺疾病检查常用的检测指标之一。正常人一般均为阴性，只有患有相关的疾病时才会为阳性。

抗甲状腺过氧化物酶抗体增高多提示患者患有免疫系统疾病或甲状腺的疾病，常见的比如甲亢、甲减、系统性红斑狼疮等疾病。除此之外，部分生理因素也可以导致检查结果为阳性，比如检查前应用药物、高脂血症患者。

处理指导

（1）原发性甲状腺功能减退，如果是由于本身缺碘引起的，可以在饮食上选择一些含碘量较高的食物和蔬菜，比如说紫菜、海带、碘盐等。如果患者伴随一定的贫血，可以多吃一些含铁较为丰富的食物，如动物的内脏等。

（2）如果表现为甲亢，可以多吃一些蛋白质和钙含量较高的食物，比如牛肉、豆类、牛奶等。根据实际情况适当摄入一些动物的内脏，同时多吃一些新鲜的水果蔬菜，保证体内维生素以及微量元素的摄入。每日的饮水量应当维持在 2 000～3 000 ml。

（3）系统性红斑狼疮患者，可以多吃一些维生素和优质蛋白含量较高的食物，定时摄入一些新鲜的水果蔬菜。

（4）日常生活中一定要保证高质量的休息，避免过度劳累。合理安排工作和学习。在治疗期间，需要按照医生的指导和建议，定期进行复查。

9. 抗甲状腺微粒体抗体（TmAb）增高

甲状腺微粒体抗体是人体在免疫过程中产生的一种甲状腺自身抗体，这种抗体与甲亢疾病有很大的关系。

甲状腺微粒体抗体偏高主要见于慢性淋巴细胞性甲状腺病人。这是一种甲状腺自身免疫性疾病，主要是由于遗传所致，受到感染或者饮食中含有过量的碘化物也会导致患病，通过抗甲状腺抗体测定能有效诊断该种疾病。当甲状腺微粒体抗体数值降低时，主要见于患有弥漫性甲亢病的病人，这是人体甲状腺的一种常见病理变化，比较常见的类型有桥本甲状腺炎、结节性甲状腺肿和甲状腺癌。

甲状腺微粒体抗体目前是甲状腺自身免疫过程中的一种重要标志，是最具有代表性的一种抗体。在诊断自身免疫性甲状腺疾病时是一个很重要的指标。

处理指导

（1）甲状腺炎需要观察，遵医嘱定期复查甲状腺功能，如果甲减可在医生指导下服用药物治疗。

（2）保持良好的心情，忌辛辣刺激性食物，多喝水，不熬夜，注意休息，戒烟戒酒，不自行调整药量。

（3）建议定期复查该指标，以动态观察变化。

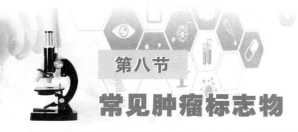

第八节

常见肿瘤标志物

1. 血清癌胚抗原（CEA）增高

癌胚抗原是一种具有人类胚胎抗原特性的酸性糖蛋白，也作为细胞膜结构蛋白存在于癌细胞表面，同时分泌到周围体液中，属于常见的肿瘤标志物。癌胚抗原主要用于胃癌、胰腺癌、结肠癌、肺癌、乳腺癌以及胰腺炎、结肠炎、胃肠道息肉、胆管炎、支气管炎、肺气肿等疾病的鉴别诊断，也可以用于恶性肿瘤疾病治疗效果和复发监测。

不能仅凭单独的癌胚抗原检测对疾病做出明确的诊断，临床上常与其他肿瘤标志物、粪便隐血试验、肝肾功能、血常规、病理检查、胃镜检查及胃黏膜活检、CT、超声等检查联合应用于诊断疾病。

癌胚抗原偏高一般提示上述疾病，也可能出现在吸烟的人群中。

📄 **处理指导**

（1）日常生活中注意保护胃肠道黏膜，确保营养丰富均衡，合理搭配饮食，食物以温热、细软、易消化的为宜，多吃蔬菜、水果、肉类等。

（2）肠息肉患者饮食中可选择粥类，其中增加水果、蔬菜等，维持食物清淡，又具有营养价值。结肠癌患者常伴有腹泻或消化吸收障碍，导致营养、水和电解质摄入不足，可以依据血液检查结果，在医生的指导下，适当增加食盐及蛋白质的摄入量。

（3）养成健康的生活方式，戒烟戒酒，注意保暖，避免感染，并适当参与体力活动，同时治疗上严格按照医嘱。

（4）建议定期复查该指标，以动态观察变化。

2. 血清甲胎蛋白（AFP）增高

甲胎蛋白（AFP）原本是胎儿体内合成的一种糖蛋白，出生后逐渐降低至极低浓度。当肝细胞或生殖腺胚胎组织发生癌变时，AFP 的合成会增加，导致其在血清中含量升高。

甲胎蛋白属于肿瘤标志物中常用的一种，主要用于原发性肝癌及其他恶性肿瘤的辅助诊断。

甲胎蛋白增高，一般提示可能存在肝炎、肝硬化、肝癌和其他恶性肿瘤如畸胎瘤等，应结合其他肿瘤标志物检查、实验室检查和影像学检查等，进一步明确原因，并进行针对性的治疗。

此外，女性妊娠期间，甲胎蛋白会有一定程度的升高，其数值变化与胎儿的生长发育有关联，临床上也可以用来辅助诊断胎儿宫内死亡、无脑儿及脊柱裂、神经管畸形等。

📄 处理指导

（1）AFP 偏高多见于原发性肝癌，饮食上应注意少食多餐，摄取适量的蛋白质，选择新鲜的水果蔬菜，多食用天然的食物。避免添加过多防腐剂及添加剂的食品，避免食用发霉食物，少吃辛辣刺激的食物，避免摄入过高的油脂，戒烟戒酒。

（2）根据自身情况，选择适宜的运动方式、强度、频率，增强自身体质，改变不良生活习惯。

（3）注意作息规律，避免熬夜；注意保暖，避免受凉；养成良好的卫生习惯，勤洗手；尽早接种乙肝、甲肝等疫苗；保持轻松愉悦的心情，避免过度紧张。

（4）建议定期复查该指标，以动态观察变化。

3. 血清铁蛋白（Fer）增高

血清铁蛋白是肝脏疾病、缺铁性贫血检查较为常用的检测指标，也是体内铁缺乏最敏感的指标。正常人体中铁蛋白会在一定范围内波动，当患有相关疾病时才会出现异常的情况。

临床上会导致铁蛋白异常增高的疾病主要是恶性肿瘤疾病，常见于肝癌、乳腺癌、白血病等疾病。

📄 处理指导

（1）铁蛋白偏高的患者，宜针对不同的疾病采用不同的饮食策略：肝癌患者，选择吃一些容易消化的食物，适当多吃一些新鲜的水果、蔬菜，比如猕猴桃、香蕉等，保持大便的通畅；乳腺癌患者，除新鲜的水果、蔬菜外，还需要注意低盐低脂饮食，可以吃一些富含优质蛋白的食物，比如鱼肉、瘦肉、坚果等；白血病患者，则需要高热量、高维生素、高蛋白等饮食，比如摄入奶制品、鱼肉、虾肉、猕猴桃、西红柿等食物，多饮水维持体内的水电平衡。

（2）日常生活中注意休息，避免劳累，定时开窗通风，保证室内空气的流通，需要根据自身的实际情况，进行适当的体育运动，以身体舒服为佳。白血病的患者，在日常生活中要加强对自身身体的保护,避免到人群聚集的地方,避免感染,用药一定要严格按照医生指导建议规范进行。

(3)建议定期复查该指标,以动态观察变化。

4. 血清前列腺特异性抗原(PSA)增高

血清前列腺特异性抗原(PSA),是由前列腺上皮细胞合成分泌的物质,主要分为总前列腺特异性抗原(tPSA)和游离前列腺特异性抗原(fPSA),主要是判断前列腺肿瘤的标志物。

正常浓度是在 4 ng/ml 以下。如果 tPSA 达到了 4~10 ng/ml 之间,考虑是前列腺肿瘤的灰区,即可疑的肿瘤存在。如果连续几次检测 tPSA 都超过了 10 ng/ml 以上,就需要考虑前列腺癌的可能,45 岁以上的男性患者多见。

急性的前列腺炎症,也可能引起前列腺特异性抗原的升高,经过规范治疗之后会下降到正常的水平。

📋 处理指导

(1)指标增高患者,注意合理搭配饮食与营养丰富均衡,戒烟戒酒,不吃辛辣刺激性食物。

(2)避免长时间骑车与久坐,坚持运动锻炼,推荐慢跑以及下体锻炼,避免剧烈运动。

(3)建议定期复查该指标,以动态观察变化。

5. 血清总前列腺特异性抗原(tPSA)增高

总前列腺特异性抗原是由前列腺上皮细胞分泌产生,属激肽酶家族蛋白,存在于前列腺组织和精液中,正常人血清中含量极微。

总前列腺特异性抗原增高时常常需要考虑有前列腺炎的可能。但是任何引起前列腺收缩或者感染的因素,都可引起指标增高,如尿路系统的感染、前列腺结石或尿道膀胱镜检查等。前列腺手术和前列腺穿刺活检,也可引起总前列腺特异性抗原升高。

📋 处理指导

(1)总前列腺特异性抗原增高患者,注意合理搭配饮食与营养丰富均衡,戒烟戒酒,不吃辛辣刺激性食物。

(2)避免长时间骑车与久坐,坚持运动锻炼,推荐慢跑以及下体锻炼,避免剧烈运动。

(3)建议定期复查该指标,以动态观察变化。

6. 血清游离前列腺特异性抗原(fPSA)增高

游离前列腺特异性抗原是以游离形式存在血液中的前列腺特异性抗原,临床上对于前列腺癌、前列腺良性疾病的诊断和鉴别有重要价值。

当游离前列腺特异性抗原升高时,提示患者可能存在前列腺癌、前列腺良性疾病。为了进一步诊断疾病,联合前列腺液检查、直肠指检、超声等检查,明确患者是否存在前列腺良性疾病;如果以上检查发现可疑前列腺癌,还会联合前列腺穿刺病理活检,该项检查为诊断前列腺癌的主要方法。

📄 **处理指导**

(1) 游离前列腺特异性抗原偏高时,注意合理搭配饮食与营养丰富均衡,戒烟戒酒,不吃辛辣刺激性食物。

(2) 避免长时间骑车与久坐,坚持运动锻炼,推荐慢跑以及下体锻炼,避免剧烈运动。

(3) 建议定期复查该指标,以动态观察变化。

7. 血清糖类抗原 15 - 3(CA15 - 3)增高

糖类抗原 15 - 3(CA15 - 3)是一种大分子糖蛋白,属于常见的肿瘤标志物中的一种,主要用于肿瘤的辅助诊断、疗效和预后监测,以及其复发和转移的诊断。

CA15 - 3 属于糖链抗原类标志物,是目前临床上诊断乳腺癌最有参考价值的肿瘤标记物,结果异常多提示患者存在乳腺癌,也提示患者可能存在其他恶性肿瘤或肝脏及卵巢等部位的良性疾病,需结合超声、CT、MRI、组织活检和其他肿瘤标志物等检查具体判断。

📄 **处理指导**

(1) CA15 - 3 增高患者,饮食上应注意保持营养全面均衡,推荐低脂饮食,可多吃水果、蔬菜,适当进食肉蛋奶等优质蛋白食物,避免食用刺激辛辣、过度油腻或生冷不易消化的食物,避免饮酒。此外,如果是乳腺癌引起的糖类抗原 15 - 3 偏高,应避免摄入含有大量雌激素的食物或保健品,防止加重病情。

(2) 日常生活中还需要注意控制体重,坚持锻炼,调整饮食结构;根据自身情况,选择适宜的运动方式、强度、频率;注意作息规律,避免熬夜;戒烟戒酒,保持轻松愉悦的心情。

(3) 建议定期复查该指标,以动态观察变化。

8. 血清糖类抗原 19 - 9(CA19 - 9)增高

糖类抗原 19 - 9 是一种血清中肿瘤相关性蛋白质类物质,属于常见的肿瘤标志物,主要用于胃癌、胰腺癌、胆囊癌、胆管癌、肝癌、结肠癌等恶性肿瘤的排查,还用于恶性肿瘤的治疗效果和复发的监测,同时糖类抗原 19 - 9 还可以出现在胆囊炎、急性胰腺炎、胆汁淤积性胆管炎等良性疾病中。

由于糖类抗原 19 - 9 几乎仅通过肝脏排泄,轻微的胆汁淤积就会引起其水平明显增加。因此单一的升高不能直接诊断恶性肿瘤,需结合超声、病理、其他血清肿瘤标记物等指标进行综合判断。

📄 **处理指导**

（1）糖类抗原 19-9 增高患者，日常生活中注意合理搭配饮食，确保营养丰富均衡，多吃蔬菜、水果、肉类等，食物以细软、温热、易消化的为宜，以保护胃肠道黏膜，避免暴饮、暴食、饮酒，避免高脂肪、辛辣刺激的饮食。

（2）如为急性胰腺炎的患者，开始应选择易于消化的碳水化合物饮食，如米粥等，然后由少至多，向正常过渡，逐渐增加少量蛋白质，如鸡蛋、牛奶等。

（3）采取乐观的生活态度，保持良好的精神状态，日常生活规律，适当增加户外活动，安定情绪，切忌急躁或暴怒，注意保暖，避免感染。

（4）建议定期复查该指标，以动态观察变化。

9. 血清糖类抗原 125（CA125）增高

糖类抗原 125 是一种非均一的黏蛋白样糖蛋白，起初通过卵巢浆液性囊腺癌细胞株俅抗原给小鼠作免疫接种，从免疫接种后的小鼠血液中分离纯化出。

CA125 起源于胎儿体腔上皮组织，正常人群中分布于间皮细胞组织，包括胸膜、腹膜及心包膜；当间皮细胞及米勒管衍生物发生肿瘤，包括输卵管癌、卵巢上皮癌、子宫内膜癌、宫颈癌及间皮细胞癌等，CA125 可明显升高。

CA125 对多种肿瘤，包括卵巢癌、肺癌、肝癌、结直肠癌等常见肿瘤，都有较高的灵敏度，一些炎性疾病和卵巢良性疾病也可以导致其升高，是一类灵敏度高且特异性差的肿瘤标志物。

📄 **处理指导**

（1）糖类抗原 125 增高患者需要规律饮食，避免暴饮暴食，避免吃辛辣油腻食物，以免加重病情，可以适当吃一些新鲜的水果蔬菜。

（2）适当进行体育锻炼，如游泳、慢跑、散步等，有利于增强体质，提高抗病能力。

（3）保持良好的作息习惯，避免熬夜，保持充足的睡眠，能够促进身体恢复，有利于身体健康。

（4）建议定期复查该指标，以动态观察变化。

10. 血清糖类抗原 242（CA242）增高

糖类抗原 242（CA242）是通过人结直肠癌细胞系 Cold205 免疫，以杂交瘤技术获得单克隆抗体 C242 所识别的肿瘤相关抗原，具有唾液酸化的糖类结构，是一种可识别 CA50 和 CA19-9 决定簇的黏蛋白。存在于正常的胰腺及结直肠黏膜中，正常时表达量低。

CA242 是常规血清学肿瘤标志物检测项目。异常升高时，通常与消化系统肿瘤相关，比如胃部肿瘤、胰腺癌、大肠癌、胆道癌等，但并不绝对。除消化系统肿瘤外，机体其他器官、脏器存在肿瘤时，也可导致其升高。

在临床上，CA242异常升高不能作为肿瘤诊断的绝对指标，还是要参照客观的影像学评估如局部CT检查，或者对空腔脏器的胃镜、肠镜检查，以综合判断体内是否存在肿瘤。除肿瘤方面原因外，其他包括感染、炎症，或者自身免疫性疾病可能存在时，也会导致指标升高。

血清中CA242在非鳞状组织恶性肿瘤中比鳞癌水平高，可用于胰腺、结直肠癌患者的辅助诊断、治疗的监测。

📄 **处理指导**

（1）糖类抗原242升高患者，应按照原发病的不同，给予不同的饮食策略。消化道肿瘤患者主要进食高热量、高蛋白、高维生素、低脂、易消化的流质饮食，每日少量多餐，每日喝水2 000 ml以上以增加尿量；肺癌患者应多食用易消化、高蛋白、高维生素及低脂食物，如水果、蔬菜及适量的肉类。

（2）患者应建立健康的生活方式，保持体重，坚持日常锻炼，戒烟戒酒，选择一项适合自己的有氧运动，如快走、骑车、游泳、打太极拳以及有氧舞蹈等。

（3）建议定期复查该指标，以动态观察变化。

11. 血清糖类抗原724（CA724）增高

糖类抗原724是一种存在于血液（或其他体液）中的肿瘤相关糖类蛋白质，属于常见的肿瘤标志物，主要用于胃癌、结直肠癌、胰腺癌、卵巢癌、非小细胞肺癌、乳腺癌等疾病的辅助诊断，同时可以监测恶性肿瘤的治疗效果、复发、预后评估等。

单独检测糖类抗原724，不能对疾病做出明确的诊断，常与其他肿瘤标志物、血常规、肝肾功能、病理检查、胃镜检查及胃黏膜活检、CT、磁共振等检查联合应用，用于诊断疾病。最常与癌胚抗原、糖类抗原199和糖类抗原125等联合检测，用于胃癌、结直肠癌、卵巢癌的辅助诊断。

📄 **处理指导**

（1）日常生活中注意合理搭配饮食，确保营养丰富均衡，多吃蔬菜、水果、肉类等。食物以温热、细软、易消化为宜，保护胃肠道黏膜。乳腺癌的患者应避免含大量雌激素的保健品，以免再次刺激乳腺上皮细胞增殖。

（2）形成积极的生活态度，养成健康的生活方式，并适当参与体力活动，戒烟戒酒，保证充足的休息，养成良好的生活习惯。休息时注意保暖，避免感染。

（3）建议定期复查该指标，以动态观察变化。

12. 血清糖类抗原 50(CA50)增高

糖类抗原 50 主要是唾液酸糖脂和唾液酸糖蛋白构成,是一种肿瘤糖类相关抗原,对于肿瘤诊断具有广泛性。糖类抗原 50 数值增高,通常见于胰腺癌、原发性肝癌、胆道癌以及部分卵巢癌、乳腺癌、结直肠癌、子宫癌等患者。

对糖类抗原 50 进行连续检测,如果能够发现动态的水平变化,那么对于肿瘤的疗效、预后判断、复发监测具有重要的参考价值,同时还可以鉴别肿瘤的良恶性,也可以用于恶性胸水、腹水的鉴别。在慢性肝病发作时,数值也会出现升高。所以如果出现糖类抗原 50 增高,一定要引起重视,明确病因,从而有针对性地治疗。

📄 **处理指导**

(1) 糖类抗原 50 偏高有可能是不良的饮食习惯、生活习惯等原因引起的。患者要注意合理膳食,多吃清淡易消化的食物,避免吃高糖、高脂等食物,还要戒烟戒酒。

(2) 保持积极的生活态度,养成健康的生活方式,并适当参与体力活动,保证充足的休息,养成良好的生活习惯。休息时注意保暖,避免感染。

(3) 建议定期复查该指标,以动态观察变化。

13. 血清神经元特异性烯醇化酶(NSE)增高

神经元特异性烯醇化酶(NSE)是由人体神经系统合成的一种酶类,主要参与人体的糖代谢,在正常人的脑组织中含量最高,是肿瘤标志物的一种。主要用于辅助诊断小细胞肺癌和神经母细胞瘤,也可用于肿瘤的病情监测、疗效评估以及预后判断。

NSE 数值明显升高,提示患者可能存在小细胞肺癌或神经母细胞瘤,也可能存在甲状腺髓样癌、嗜铬细胞瘤、恶性黑色素瘤等疾病。因此,不能凭单一结果明确诊断,应结合临床进行胸腹超声、CT、MRI、组织病理和其他肿瘤标志物等检查,进一步明确病因,并进行针对性的治疗。

📄 **处理指导**

(1) 饮食上应注意营养均衡,保证足够的能量摄入;养成良好的饮食习惯,规律饮食;避免不洁或过期的食物。

(2) 日常应避免饮酒、吸烟,保持规律的作息,避免熬夜,注意休息,适当锻炼身体,保持心情舒畅。

(3) 建议定期复查该指标,以动态观察变化。

14. 血清细胞角蛋白 19 片段(Cyrfa21 - 1)增高

细胞角蛋白 19 片段(Cyrfa21 - 1)是一种可溶性酸性多肽,由 CK19 型角蛋白的可溶性片段组成,属于细胞角蛋白家族,主要存在于单层及复层的上皮肿瘤细胞的胞质中。

当肿瘤细胞溶解、死亡时，蛋白酶大量被激活，继而导致 CK19 型角蛋白降解，裂解生成细胞角蛋白 19 片段，并进入血液循环，因此细胞角蛋白 19 片段的血清水平能够有效提示肿瘤的发生及发展状态，为肿瘤相关疾病的诊断、治疗、预后提供重要依据。

需注意，细胞角蛋白 19 片段需要持续复查才能确定其升高，单纯一次升高，对疾病的提示作用不大。

📄 处理指导

（1）细胞角蛋白 19 片段偏高的患者，避免辛辣及较油腻的食物，饮食应注意清淡易消化，可多吃各类果蔬以及富含优质蛋白质的食物。对进行放、化疗的患者，建议常吃动物肝脏、红肉、黑芝麻、桂圆等，以维持正常的血细胞数量和功能。

（2）注意患者心理疏导，当优先保证其生活的舒适性，减少如吸烟、熬夜等不健康的生活习惯，可适当运动，增强机体抵抗力。

（3）建议定期复查该指标，以动态观察变化。

15. 血清鳞状细胞癌相关抗原（SCC）增高

鳞状细胞癌抗原（SCC）是一类糖蛋白相关抗原，主要存在于鳞状上皮细胞癌的细胞质中，正常组织中含量极微，在恶性病变的上皮细胞中含量增高。

临床上常作为一种肿瘤标志物，用于监测肿瘤的疗效、复发、转移及预后的评价，一般不建议作为肿瘤初筛诊断指标，仅适用于辅助诊断或者鉴别诊断鳞状上皮细胞癌，如宫颈癌、食管癌、肺癌、卵巢癌、口腔癌、鼻咽癌等。

📄 处理指导

（1）鳞状细胞癌抗原增高的患者，饮食上应保持营养全面均衡，多吃水果、蔬菜，适当进食肉蛋奶等优质蛋白食物，避免食用刺激辛辣、过度油腻或生冷不易消化的食物，避免饮酒。

（2）根据自身情况，选择适宜的运动方式、强度、频率，注意作息规律，避免熬夜，戒烟戒酒，寒冷时注意保暖等。此外，宫颈癌引起的鳞状细胞癌抗原偏高，患者还应注意养成良好的卫生习惯，尤其应注意经期卫生；肺部疾病引起的鳞状细胞癌抗原偏高，日常还应注意避免到空气污染严重的地方，保持室内定期通风，当户外空气质量差时注意佩戴口罩。

（3）建议定期复查该指标，以动态观察变化。

16. 血清生长激素（HGH）增高

生长激素由 191 个氨基酸组成，是人体垂体前叶分泌的一种肽类激素，主要的作用是促进骨骼、内脏，以及全身的生长，促进蛋白质的合成，还可以影响脂肪和无机盐的代谢，在人体的生长发育中起着关键性作用。

生长激素分泌过多也会导致疾病,儿童期可以导致巨人症,成人期可以导致肢端肥大症。生长激素偏高多考虑是生长激素分泌过多引起的,也可能是运动、睡眠等原因导致的。患者可根据具体病因选择合适的治疗方式。

在儿童期如果生长激素缺乏,可以导致矮小,成人如果生长激素缺乏,可以导致代谢异常。可在医生指导下,接受生长激素的注射治疗,对年龄较小的孩子效果尤其好。治疗同时应积极治疗原发病,必要时可注射甲状腺激素进行综合治疗。

📄 **处理指导**

(1) 人体生长激素分泌过多,会导致生长激素过高,可以通过饮食来调理,少吃含有生长激素的食物,如动物内脏、海鲜等。也可以通过运动来调理,如跑步、游泳等,有助于减少生长激素过高的情况。症状比较严重时,可以在医生的指导下通过药物来调理。

(2) 生长激素偏低,需要健康的作息,保持晚上充足的睡眠可以促进生长激素分泌,多吃含优质蛋白和钙的食物,荤素搭配,保持营养均衡,合理运动和户外活动能促进生长激素的释放,预防生长过度迟缓。

(3) 通过放松心情等方式来调理,建议患者及时就医,避免症状加重。

(4) 建议定期复查该指标,以动态观察变化。

17. 血清人绒毛膜促性腺激素(HCG)增高

人绒毛膜促性腺激素(HCG)主要由胎盘滋养细胞分泌产生,是一种由 α 和 β 二聚体糖蛋白组成的激素,男性和未受孕女性的垂体也有少量分泌。

该激素的生理作用是促进排卵和胚泡植入、维持黄体寿命和保胎,不仅能促进性腺的发育和性激素的分泌,还能促进第二性征的发育、刺激甲状腺的活性及保护滋养层不受免疫攻击。该指标可评估胎盘功能,对于正常妊娠以及妊娠期特有疾病、胎儿先天性缺陷或疾病的诊断或筛查有重要意义。

女性非孕期尿液 HCG 阴性,妊娠后增高,均为正常指标。

男性及未绝经女性,HCG 大于 5 U/L,绝经女性 HCG 大于 10 U/L,提示 HCG 偏高。非妊娠期女性 HCG 偏高多提示病理性改变。

📄 **处理指导**

(1) 根据导致 HCG 偏高的不同疾病,其治疗方法也有所区别,在消除病因以后,HCG 异常的情况可缓解。

(2) 日常应保持健康的饮食习惯,三餐规律,保证营养均衡,适当增加水果、蔬菜以及富含膳食纤维的全谷物等。进行手术治疗的患者,术后体质虚弱,应加强营养。

(3) 葡萄胎患者在治疗后的随访期间应采取避孕措施,在 HCG 降至正常之前,避免选用宫内节育器,以免混淆子宫出血的原因或造成穿孔。

(4) 建议定期复查该指标,以动态观察变化。

18. 血清 β2-微球蛋白(β2-MG)增高

β2-微球蛋白是白细胞抗原分子的一个 β 轻链。其主要功能是参与淋巴细胞表面识别以及与杀伤细胞受体有关。体内几乎所有有核细胞均能合成 β2-微球蛋白,附着于细胞表面。同一个体每日生成 β2-微球蛋白的量保持恒定,分泌于各种体液中。

测定血液中的 β2-微球蛋白对诊断多种疾病有重要的意义。β2-微球蛋白是一种小分子球蛋白,正常情况下由肾小球自由滤过,99.9% 在肾小管重吸收,其排出是很微量的,血清 β2-微球蛋白可反映肾小球滤过功能是否受损或滤过负荷是否增加的情况。

血液中的 β2-微球蛋白增高,常见于肾功能减退,如肾功能衰竭、各种急慢性肾炎、肾肿瘤、肾移植排斥反应等;也可见于恶性肿瘤,如肺癌、胃癌、原发性肝癌、大肠癌、多发性骨髓瘤、淋巴性白血病、恶性淋巴瘤;自身免疫性原因也可导致其增高,如系统性红斑狼疮、类风湿关节炎、干燥综合征、类肉瘤病、艾滋病、自身免疫性溶血性贫血,还有器官移植排斥反应。

📄 **处理指导**

(1) 血清 β2-微球蛋白偏高的患者,要坚持均衡饮食,饮食保持清淡,多食用蔬菜、水果,以补充维生素;肾病患者应限制盐的摄入,禁忌腌制食品。如果患者出现水肿、尿量减少,还应限制水分的摄入。饮食要清淡,禁忌辛辣刺激性食物。以低蛋白饮食为主,血液透析后应增加蛋白质量,补充钙元素和锌元素和维生素 D、维生素 C,除膳食中的钙质摄入,还需额外补充钙制剂;对于感染性疾病和恶性疾病的患者要摄入优质蛋白,还要补充适量碳水化合物、维生素、膳食纤维等,以补充身体所需营养。

(2) 培养健康的生活习惯,生活起居规律,不要熬夜。保持乐观的心态,注意防寒保暖,避免着凉。

(3) 个人情况稳定时可增加活动量,但不可剧烈运动。

(4) 建议定期复查该指标,以动态观察变化。

19. 血清降钙素(CT)增高

降钙素是一种多肽激素,由甲状腺滤泡旁细胞(又称 C 细胞)合成和分泌,可降低血液中钙浓度,抑制钙吸收,所以命名为降钙素。

该指标通常用作甲状腺和甲状旁腺激素检查,主要用于明确人体内钙磷代谢情况,对于肺小细胞肺癌等非甲状腺癌、甲状腺髓样癌、甲状旁腺功能亢进、先天性甲状腺萎缩以及绝经后骨质疏松症的诊断、判断甲状腺手术疗效以及监测术后复发有重要意义。

特别注意的是,女性妊娠期、儿童生长期这些特殊生理时期,人体内的血钙水平较高,用于调节血钙浓度的降钙素分泌也会随之增加,出现降钙素偏高属于正常生理现象。

📄 **处理指导**

(1) 降钙素偏高时,避免食用海带、紫菜等碘含量高的食物,以免诱发或加重甲状腺病变情况,同时避免食用辣椒、姜蒜等辛辣刺激性食物,选择食用高营养、高膳食纤维食物,以蔬菜、水果、蛋奶类食物为主。

（2）应保持良好的生活习惯,规律作息,避免熬夜,同时保持良好的心情状态。

（3）可根据自身情况进行适度的运动,如散步、骑自行车等,帮助改善患者的生活质量,提高身体素质。

（4）建议定期复查该指标,以动态观察变化。

20. 酸性磷酸酶（ACP）增高

酸性磷酸酶是一种酸性条件下催化磷酸单酯水解生成无机磷酸的水解酶,是临床上一种常用的监测指标。在人体的多个器官和部位中存在,其中前列腺中的含量最高。人血清中的最适 pH 为 5～6,最适作用温度 37℃。

多种疾病可以引起酸性磷酸酶增高,例如前列腺癌,特别在发生转移时,血清酸性磷酸酶明显增高。其他如肝炎、肝硬化、胆囊炎、白血病、乳腺癌、心肌梗死、溶血性疾病、急性尿潴留时也可增高。因此血清中酸性磷酸酶常作为多种疾病的监测指标之一。

酸性磷酸酶偏高有时也可能是正常生理现象,如在检查前进食了大量肉类食物,会导致酸性磷酸酶短暂性升高,一般不需要进行特殊治疗。

📄 **处理指导**

（1）酸性磷酸酶偏高的患者,饮食宜清淡,避免油腻和辛辣刺激性饮食,多摄入蛋白质,以及新鲜的蔬菜、水果等维生素丰富的食物,保证营养充足。根据具体病因做相应的生活管理,如甲状腺功能亢进,需注意避免摄入高碘食物;如前列腺癌,应规律随访;如变形性骨炎,应注意预防跌倒,日常补充钙和维生素 D 等。

（2）在疾病严重期应卧床休息,避免劳累,在恢复期可根据身体情况,选择适合的运动,如散步等,具体的运动方式、时间、频率等,需在医生指导下进行。

（3）保持积极乐观的心态,消除紧张、恐惧、焦虑等不良情绪。

（4）建议定期复查该指标,以动态观察变化。

21. 端粒酶增高

端粒酶是一种由 RNA 和蛋白质组成的特殊反转录酶,与真核生物细胞 DNA 末端的端粒合成有关。正常体细胞的端粒长度随着细胞的分裂逐渐缩短,而端粒酶活性增强,可维持端粒的长度不缩短,使细胞持久增殖而癌变,故端粒酶检测可用于肿瘤诊断。

适用于各类肿瘤性疾病的诊断与鉴别诊断。如小细胞肺癌早期即有端粒酶活性升高,非小细胞肺癌则多于中晚期出现活性改变。

📄 **处理指导**

（1）端粒酶偏高的患者,饮食保证营养充足,多摄入蛋白质,以及新鲜的蔬菜、水果等维生素丰富的食物,避免油腻和辛辣刺激性食物。

(2) 注意休息,避免劳累,根据身体情况选择适合的运动,避免剧烈运动。

(3) 消除紧张、恐惧、焦虑等不良情绪,保持积极乐观的心态。

(4) 建议定期复查该指标,以动态观察变化。

22. 肿瘤坏死因子(TNF)增高

肿瘤坏死因子是一种细胞因子,主要是活化的巨噬细胞、NK 细胞及 T 细胞产生,属于常见肿瘤标志物之一,可用于排查恶性肿瘤(如肺癌、乳腺癌)、脓毒血症、急性呼吸窘迫综合征、类风湿关节炎、心力衰竭、银屑病、强直性脊柱炎、急性移植排斥反应、艾滋病等疾病。

肿瘤坏死因子在人体内主要发挥抗肿瘤、抗病毒、抗细菌作用,以调节机体的免疫功能。分为 TNFα 和 TNFβ 两种,但临床上检测的肿瘤坏死因子多指 TNFα。

肿瘤坏死因子的单独检测结果往往不能对疾病做出明确的诊断,需与抗体及细胞因子检测、肝肾功能、血常规、病原体检查、病理检查、胸部 X 片、胸部 CT、超声等联合应用,用于诊断,还需要结合患者临床表现判断。

📑 处理指导

(1) 肿瘤坏死因子偏高患者,首先要明确病因,确定原发病后在医生的指导下进行饮食调整,注意均衡饮食,推荐低脂饮食,选用优质蛋白(如鱼肉、瘦肉、蛋类等),多吃新鲜的蔬菜水果以及全谷物,少吃油炸食品、高脂食物、甜品、奶茶等食品。同时注意饮食适量,不宜暴饮暴食。乳腺癌的患者应慎用含雌激素的保健品,以免再次刺激乳腺上皮细胞增殖。

(2) 规律锻炼,保持健康的体重,对于营养不良或体重过轻的患者,制订和施行营养改善计划,戒烟戒酒,增加体力活动,保证充足的休息,养成良好的生活习惯,注意心理健康。

(3) 建议定期复查该指标,以动态观察变化。

23. 肿瘤相关生长因子(TSGF)增高

血清 TSGF 是一种新的、敏感性和特异性较高的广谱肿瘤标志物,恶性肿瘤病人血液中常存在 TSGF,对恶性肿瘤血管增生起重要作用,在肿瘤形成早期即明显升高。对恶性肿瘤的初筛、早期辅助诊断、疗效评价和肿瘤复发预示均具有重要临床意义和应用价值。

肿瘤相关生长因子轻微偏高的情况,可能是由于生理性因素引起的,比如熬夜、饮食不当等,通常不需要进行特殊的治疗。

📄 **处理指导**

（1）肿瘤相关生长因子偏高患者，建议注意保持清淡饮食，避免食用辣椒、花椒等辛辣刺激的食物。同时，也可以适当进行体育锻炼，如慢跑、游泳等，有助于排解压力，保持良好的心态。

（2）日常生活中，要注意做好保暖措施，避免着凉，同时注意休息，避免过度劳累。

（3）注意保持良好的心态，避免情绪激动，如果出现不适症状，建议及时就医治疗。

（4）建议定期复查该指标，以动态观察变化。

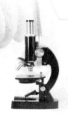

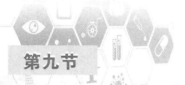

第九节

常见病毒性肝炎病原学

1. 乙型肝炎病毒感染标志物（二对半）抗原、抗体阳性

乙型肝炎病毒是导致慢性肝炎的重要病毒，乙型肝炎未得到控制和病毒在体内长期存在，往往会有发展为肝癌的风险。乙型肝炎病毒感染主要检测乙肝病毒的抗原和抗体，包括乙肝表面抗原（HBsAg）、乙肝表面抗体（HBsAb）、乙肝 e 抗原（HBeAg）、乙肝 e 抗体（HBeAb）和乙肝核心抗体（HBcAb）。其阳性标志着感染了乙肝病毒。具体有以下三种可能：

第一种是过去感染了乙肝病毒，现在感染已经结束，或是乙肝恢复期，即将痊愈，或接种了乙肝疫苗，血中的乙肝病毒标志物主要是"抗体"；第二种是感染了乙肝病毒，但没有发病，成为无症状乙肝病毒携带者，血中既有"抗原"又有"抗体"；第三种是感染了乙肝病毒并且发病，有症状，转氨酶升高，血中也是"抗原""抗体"兼有。

（1）HBsAg、HBeAg、HBcAb 均阳性（称为乙肝"大三阳"）：表示病毒在人体内不断复制，有较强的传染性，如肝功能升高，表示肝炎还处于活动期，建议去医院传染科就诊，进行保肝和抗病毒治疗。

（2）HBsAg、HBeAb、HBcAb 均阳性（称为乙肝"小三阳"）：表示病毒感染后，除产生了乙型表面抗体，还产生了 e 抗体和核心抗体，可以是处于病情活动期（有肝炎症状和肝功能异常），也可以是病毒携带者，建议去医院传染科就诊，确定是否进行保肝和抗病毒治疗。

（3）HBsAg、HBcAb 阳性：表示病毒感染后，除产生了乙型表面抗体，还产生了核心抗体，如无肝炎症状和肝功能异常，则为病毒携带者，建议去医院传染科就诊，确定是否进行抗病毒治疗。

（4）HBsAb、HBcAb 阳性：表示有既往感染，已获得免疫力，建议定期复查二对半和肝功能。

（5）HBsAb 阳性：表示接种过"乙型疫苗"或感染过乙型病毒产生了被动免疫，建议定期复查二对半和肝功能。

（6）HBeAb、HBcAb 阳性：表示既往感染过乙型病毒，或最近感染了乙型病毒但已处于感染恢复期，建议去医院传染科就诊，确定是否进行抗病毒治疗。

（7）HBcAb 阳性：表示乙型病毒急性感染核心窗口期（尚未发病但可传染），建议去医院传染科就诊，确定是否进行抗病毒治疗。

📄 **处理指导**

（1）生活规律，避免过度疲劳，注意均衡营养，不抽烟、不饮酒。

（2）在专科医生指导下积极抗病毒治疗。

（3）一般每半年到 1 年必须进行一次乙型二对半、肝功能、甲胎蛋白、异常凝血酶和肝脏彩超检查，必要时选择 CT 检查。

2. 乙型肝炎病毒感染标志物定量增高

与乙型肝炎病毒感染定性检查一样，检测内容也包括乙肝病毒表面抗原（HBsAg）、乙肝病毒表面抗体（HBsAb）、乙肝病毒 e 抗原（HBeAg）、乙肝病毒 e 抗体（HBeAb）和乙肝病毒核心抗体（HBcAb）。通过这些标志物的检测，可以了解受检者是否感染了乙肝病毒、病毒的复制情况、传染性大小以及对治疗的反应等方面。

定量检测的优点是可以更准确地了解病毒的复制状态和传染性，并且可以监测抗病毒治疗的效果。如果 HBsAg 和 HBeAg 定量值较高，说明病毒复制活跃，传染性较强；HBsAb 和 HBeAb 定量值较高，则说明机体对乙肝病毒产生了免疫应答。

此外，通过乙肝二对半定量检测还可以发现一些特殊情况，例如表面抗原阴性、核心抗体阳性的"窗口期"感染，以及表面抗体阳性的自愈或隐性感染等。这些情况在定性检测中可能会被漏检，而在定量检测中则能够更准确地发现。

📄 **处理指导**

同"乙型肝炎病毒感染定性检查"。

3. 乙型肝炎病毒（HBV－DNA）定量增高

乙肝病毒定量检测主要是检测血液中乙肝病毒的 DNA 含量，即 HBV－DNA 的定量检测。该检测可确定受检者是否存在乙肝病毒感染，以及病毒的复制程度。HBV－

DNA 定量检测结果以 IU/ml 或 copies/ml 表示,高于正常值表明乙肝阳性,需要治疗;低于正常值表明感染乙肝病毒后可能康复、乙肝病毒处于非活跃期和无感染乙肝病毒等。

乙肝病毒 DNA 定量检测是筛查乙肝病毒感染、抗病毒治疗效果的重要指标,也是制订抗病毒治疗计划的重要参考指标。

📄 处理指导

同"乙型肝炎病毒感染定性检查"。

4. 甲型肝炎病毒抗体阳性

甲肝病毒抗体主要有 IgM、IgG 和 IgA 三种。IgM 是甲型肝炎病毒感染后最早出现的抗体,也是早期感染的标志,约在发病后 1 周内即可检测出阳性;IgG 是既往感染的标志,也是一种长期存在于体内的抗体,可长期持续并有效保护人体免受甲型肝炎病毒的侵害;IgA 在体液中较少发现,主要在眼泪、鼻咽分泌物等体液中检测出,有助于判断是否是急性感染。

甲肝抗体检测结果可以表达为阴性或阳性。如果甲肝抗体检测结果为阴性,这通常意味着受检者从未感染过甲肝病毒,也没有注射过甲肝疫苗;如果甲肝抗体检测结果为阳性,这可能意味着受检者曾经感染过甲肝病毒或者注射过甲肝疫苗,目前已经彻底恢复,在这种情况下,通常会表现出甲肝病毒抗体 IgG 阳性,这表明受检者既往感染过甲肝病毒;如果检查发现甲肝病毒抗体 IgM 阳性,则提示近期感染甲肝病毒,如果受检者有明显的症状,比如乏力、食欲下降、恶心、呕吐、黄疸等,并且检查肝功能存在异常,则提示存在急性甲型黄疸型肝炎。

📄 处理指导

(1)如果甲肝抗体检测阳性,应迅速报告当地的疾病预防(卫生防疫)机构,以便采取有效隔离措施,切断传播途径,保护易感人群,从而控制疫情的扩散。

(2)如有乏力、食欲下降、恶心、呕吐、黄疸等症状,并且检查肝功能存在异常,应及时去医院传染科就诊。

(3)应以清淡易消化的食物为主,适当进食富含维生素的蔬菜水果,如西红柿、香蕉、苹果等;注意休息,劳逸结合;保持良好的心理状态。

(4)注意个人卫生,勤换内衣,勤洗澡,勤晒被褥。

(5)定期去医院做检查,最好做到每周测体重 1 次,定期抽血监测肝功能等变化。

5. 甲型肝炎病毒定量增高

甲肝病毒定量检测是通过检测患者血清中甲肝病毒的 RNA 或 DNA 含量,评估病毒的复制程度和传染性。检查意义包括:① 确诊甲肝:当甲肝病毒定量检测结果呈阳性时,结合临床表现和肝功能检查结果,可以确诊为甲型肝炎;② 判断病情:甲肝病毒定量检测结果的高低可以反映病情的严重程度,有助于指导临床治疗和评估预后;③ 监测治疗效果:通过甲肝病毒定量检测可以监测抗病毒治疗的效果,帮助医生调整治疗方案;④ 预测复发:甲肝治愈后,甲肝病毒定量检测结果转阴,当出现再次升高时,提示疾病复发。

📄 **处理指导**

同"甲型肝炎病毒抗体检测"。

6. 丙肝抗体和丙肝 RNA(HCV‐RNA)阳性

丙肝抗体检测是用于筛查丙型肝炎病毒感染的重要手段。丙型肝炎是由慢性丙型肝炎病毒感染引起的肝脏炎症性疾病,具有隐匿性,因此及时发现丙肝病毒感染对于疾病的诊断和治疗具有重要意义。

丙肝抗体检测的正常结果应为阴性,阳性结果则提示有丙型肝炎病毒感染的可能性。然而,丙肝抗体阳性并不一定意味着当前感染,也可能是曾经感染或与甲、乙、戊型肝炎病毒的合并感染等情况。因此,对于丙肝抗体阳性者,应进一步进行 HCV‐RNA检测,以确定是否为丙型肝炎患者。HCV‐RNA 检测是丙肝病毒感染的确诊方法,如果检测结果为阳性,则可以确诊为丙型肝炎。

丙肝抗体检测的意义在于及时发现丙肝病毒感染,为疾病的诊断和治疗提供重要的依据。对于有过输血史、不洁性生活史、肝功能波动等高危人群,定期进行丙肝抗体检测有助于及早发现丙肝病毒感染,避免病情恶化。同时,丙肝抗体检测也可以用于判断各型肝炎是单纯性丙型肝炎病毒感染,还是与甲、乙、戊型肝炎病毒的合并感染,有助于急性肝炎的临床诊断和预后判断。

丙肝 RNA 检测是直接检测血液中丙肝病毒的核酸,可以更准确地确定病毒的复制程度和传染性。此外,通过监测丙肝 RNA 水平的变化,可以评估抗病毒治疗的效果,以及预测患者预后。

📄 **处理指导**

(1) 如果被确诊为丙型肝炎,应在医生指导下进行抗病毒治疗(包括直接抗病毒药物和干扰素联合抗病毒治疗)。

(2) 保持良好的生活习惯,如规律作息、均衡营养等,以促进康复。

(3) 备孕女性病毒感染者应在治愈后再考虑怀孕。如妊娠期间发现丙肝,应在分娩后进行抗病毒治疗,并且不建议母乳喂养。

(4) 为预防丙型肝炎感染,应防止医源性及经破损皮肤黏膜传播,不共用剃须刀及牙具等,理发、穿刺和文身等用具应严格消毒,对男男同性和有多个性伴侣者应定期检查,建议 HCV 感染者使用安全套。

(5) 定时进行丙肝抗体、肝功能和肝脏彩超检查,必要时选择 CT 检查。

7. 戊型肝炎病毒感染抗体阳性

戊型肝炎病毒感染抗体主要包括抗-HEV IgM 和抗-HEV IgG 抗体的检测。抗-HEV IgM 阳性对戊型肝炎病毒感染的早期诊断有重要价值,尤其在发病后 1～4 个月内,抗-HEV IgM 的持续时间较短,可作为急性感染的诊断指标;抗-HEV IgG 抗体出现较晚,一般在发病后 3～4 个月达到高峰,可维持多年甚至终身。戊型肝炎病毒感染恢复期及慢性感染患者,抗-HEV IgG 抗体滴度会逐渐升高或维持较高水平。戊型肝炎病毒感染检测的意义在于:① 戊型肝炎病毒感染的早期诊断:抗-HEV IgM 抗体是戊型肝炎病毒感染后最早出现的抗体,有助于早期诊断;② 判断疾病进程:抗-HEV IgG 抗体滴度变化可以反映病情的轻重和恢复情况,病情较重时,抗体滴度较低,病情好转后,抗体滴度逐渐升高;③ 评估治疗效果:通过监测抗-HEV IgG 抗体滴度变化,可以评估治疗效果和预后;④ 预测戊型肝炎复发:对于慢性戊型肝炎患者,定期检测抗-HEV IgG 抗体滴度可以监测病情变化,预防复发。

📋 **处理指导**

(1) 保持规律的作息时间,适当运动,多吃蔬菜水果,保持均衡饮食,适当补充维生素,增强免疫力。

(2) 注意个人卫生,勤洗手,避免食用生或半生的肉类和海鲜,尽量避免与戊型肝炎患者接触。

(3) 接种重组戊型肝炎疫苗,可以有效预防戊型肝炎。该疫苗适用于 16 岁及以上的易感人群,尤其是那些属于戊型肝炎病毒感染的重点高风险人群,如畜牧养殖者、餐饮业人员、学生或部队官兵、育龄期女性、疫区旅行者等。

(4) 已感染戊型肝炎病毒,密切注意肝功能变化,应在专科医生指导下进行积极治疗。

8. 优生十项病原抗体阳性

优生十项检测内容包括单纯疱疹病毒Ⅰ、单纯疱疹病毒Ⅱ、巨细胞病毒、风疹病毒和弓形虫病毒等病原体 IgM 抗体和 IgG 抗体,由于这些病原体可能会导致胎儿畸形和流产,因此,是怀孕前必须检查的优生项目。

检查显示以上病原体 IgM 抗体阳性,通常提示当前感染或者是近期感染,而 IgG 抗体通常在感染后数周或数月才出现,在感染期间会逐渐增加,并在感染结束后仍然保持一定的浓度,IgG 抗体阳性提示既往感染或者是长期感染。

📋 **处理指导**

(1) 孕前及孕期避免接触猫、狗等动物的唾液和尿液,不与它们分享食物或共用器具。

(2) 蔬菜、水果清洗干净,蛋、肉类洗净并煮熟,器具生熟要分开,做好家居环境卫生,防止动物粪便污染食物。

（3）规律生活，适量运动，保持良好的心态，以提高身体抵抗病原体感染能力。

（4）检查显示以上病原体 IgM 抗体或 IgG 抗体阳性，建议去医院产科就诊，接受优生优育咨询。

9. EB 病毒抗体阳性

EB 病毒是一种常见的病毒，与多种疾病有关，是诱发鼻咽癌发生的重要病毒，与口腔腺体肿瘤、胸腺瘤、淋巴细胞瘤等有密切联系。EB 病毒检测有助于提示发生以上疾病的风险，也可以帮助诊断这些疾病，并评估其严重程度和预后。

EB 病毒可通过检测病毒抗体和病毒 DNA 进行判断。

病毒抗体包括衣壳抗原 IgG 抗体（VCA - IgG，在感染早期即可出现，可持续终身）、衣壳抗原 IgM 抗体（VCA - IgM，感染早期即可出现，1～2 周后可消失）、早期抗原 IgM 抗体（EA - IgM，在感染急性期可出现，3～5 周达到高峰，之后逐渐消失）和核心抗原 IgG 抗体（NA - IgG，出现于感染后的 4～6 周，阳性效价较低，但可持续终身。如果发现该抗体，则提示感染实际早已存在）。

EB 病毒 DNA 检测采用的是 PCR（聚合链反应）技术，可辅助诊断是否有 EB 病毒感染，对相关疾病的早期筛查、早期诊断、临床分期、疗效评估、预后判断等方面有着重要临床意义，另外可以对 EB 病毒感染患者药物治疗的疗效进行监控。

📄 **处理指导**

为预防 EB 病毒感染，应落实以下措施：

（1）增强免疫力：通过调节饮食结构，多吃富含维生素 C 的水果和蔬菜，如苹果、橙子、南瓜、西红柿等，注意多休息，避免过度劳累，适当参加体育锻炼，如慢跑、骑自行车等，以增强自身免疫力。

（2）切断传播途径：EB 病毒主要通过唾液传播，因此要注意个人防护，避免与感染者密切接触。如果出现口腔溃疡、皮疹等症状，应及时就医治疗，以免感染。

（3）注意个人卫生和环境卫生，在 EB 病毒高发期，尽量减少前往人群密集的公共场所。

EB 病毒阳性或 EB 病毒含量高者，不一定会发病，但应加强预防，定期进行病毒检测，健康体检时应特别关注鼻咽、口腔腺体、胸腺瘤、淋巴细胞等方面的检查。

10. 肺炎支原体抗体阳性

肺炎支原体是一种常见的呼吸道病原体，会导致非典型肺炎和其他呼吸系统疾病。身体感染后会产生 IgM 抗体和 IgG 抗体（抗 MP - IgG、抗 MP - IgM），通过检测可以帮助判断是否感染了肺炎支原体。

肺炎支原体 IgM 抗体和 IgG 抗体的临床意义和出现时间有所不同。IgM 抗体通常在感染早期出现,是肺炎支原体感染的急性指标。如果体内检测出 IgM 抗体,通常说明是肺炎支原体感染的早期,并且具有传染性,需要积极治疗。而 IgG 抗体通常在感染后期或免疫期出现。如果 IgG 抗体阳性而 IgM 抗体阴性,说明属于免疫期,不需要治疗。

📄 **处理指导**

为预防肺炎支原体感染,应落实以下预防措施:

(1) 免疫力低下的人是支原体感染的多发人群,因此应该通过合理饮食、适量运动等方式来提高免疫力。

(2) 在支原体感染的高发季节,如秋冬季节,应该尽量避免去人流量密集的场所,如商场、车站等。

(3) 保持室内环境卫生,经常开窗通风,使室内空气流通,减少病毒和细菌的滋生。同时需要调节室内的温湿度,保持温度适宜,湿度适中,平时尽量不要与他人共用个人物品,比如毛巾和床单,以减少交叉感染的风险。

如肺炎支原体抗体阳性,且有呼吸道症状或发热,应去医院呼吸科进一步检查和治疗。

11. 结核分枝杆菌抗体(TB‑Ab)阳性

结核杆菌抗体(TB‑Ab)检查是指检测人体内是否存在结核分枝杆菌特异性抗体,其临床意义包括:① 辅助诊断结核病:如果抗体检查结果呈阳性,提示有结核菌感染可能,或近期接触过结核病人;② 监测病情变化:对于已经确诊为结核病的患者,定期进行结核分枝杆菌抗体检查可以监测病情的变化和治疗效果;③ 评估免疫状态:接种过卡介苗抗体检查呈阳性,如果没有接种过卡介苗,应为阴性,如果抗体检查呈阳性,说明既往已感染过结核杆菌,且也具有了对结核病的抵抗力。

📄 **处理指导**

为防止结核分枝杆菌感染,应做好以下预防工作:

(1) 生活预防:结核病可以通过飞沫的方式进行传播,日常生活中要勤洗手,多通风,要少去人口较密集的地方,以此降低结核病的发生风险。

(2) 加强锻炼:平时要多参加户外运动,比如跑步、爬山、游泳等,通过运动能够增强自身的免疫功能。

(3) 注意在人员密集地方或公共场所戴口罩,不随地吐痰,防止大笑和情绪激昂的讲话;保持室内通风,空气清洁。

如抗体阳性,且有发热、易疲劳、体重减轻等症状,建议去医院传染科就诊。

12. 梅毒螺旋体(TP)抗体阳性

当人体感染梅毒螺旋体后,免疫系统会产生特异性抗体,通过检测这种抗体可以辅助诊断梅毒。如果检查结果呈阳性,结合患者的临床表现和流行病学史,可以确诊为梅毒。另外,对于已经确诊为梅毒的患者,定期进行梅毒螺旋体抗体检查可以监测病情的变化和治疗反应,并通过比较治疗前后的抗体检查结果,评估治疗的效果以及复发的风险。

由于梅毒螺旋体抗体检查存在一定程度的假阳性率和假阴性率,对于疑似患有梅毒的患者,应结合其他实验室检测方法(如直接检测梅毒螺旋体抗原)和临床表现进行综合判断,避免误诊和漏诊。

📄 处理指导

(1)如梅毒螺旋体抗体阳性,表示感染过或正罹患梅毒,建议去医院感染科进一步检查,以明确诊断和规范治疗。

(2)安全性行为是防止梅毒螺旋体感染的主要措施,应避免不洁性行为,正确使用避孕套,尽量减少性伴侣数量,不与患有性传播疾病的人发生无保护的性行为。

(3)为预防梅毒螺旋体感染,应尽量选择正规医院就诊,避免因医疗操作不当或医疗器械未消毒而感染梅毒螺旋体。在正规机构进行拔牙、文身、文眉、穿耳洞等有创操作时,要注意消毒,以减少感染梅毒螺旋体的风险。

(4)养成良好的卫生习惯,不与他人共用毛巾、牙刷、剃须刀等私人物品。

13. 人类免疫缺陷病毒抗体(HIV-Ab)阳性

HIV-Ab 是用来检查艾滋病(AIDS),也称获得性免疫缺陷综合征的项目。

当人体感染人类免疫缺陷病毒(HIV)后,免疫系统会产生特异性抗体,通过检测可以辅助诊断 HIV 感染。如果检查结果呈阳性,结合患者的临床表现和流行病学史,可以确诊为 HIV 感染;对于已经确诊为 HIV 感染的患者,定期进行抗体检测可以监测病情的变化和治疗反应;通过比较治疗前后的抗体检查结果,可以评估治疗的疗效以及预防母婴传播的效果。

为避免假阳性和假阴性,HIV-Ab 检测阳性,需再检查一次,若再呈阳性,及时上报卫生部门专门机构进一步做确认检查。

📄 处理指导

(1)了解和掌握预防艾滋病的基本知识,增强自我保护意识和能力。

(2)安全性行为是防止 HIV 感染的主要措施,应避免不洁性行为,正确使用避孕套,尽量减少性伴侣数量,不与患有性传播疾病的人发生无保护的性行为。

(3)保持健康的生活方式,不吸烟、不喝酒、不吸毒,不滥用药物。

(4)避免与他人共用注射器、牙刷、剃须刀等个人物品,接受输血或血液制品时,要选择正规医疗机构,确保血液来源安全可靠。

14. 抗链球菌溶血素 O（ASO）增高

ASO 是人体感染链球菌后产生的相应抗体，该指标通常用于提示近期有化脓性链球菌感染。ASO 检查可辅助诊断风湿性疾病，尤其是风湿性关节炎和急性肾小球肾炎等链球菌感染后变态反应性疾病。此外，ASO 检查还可以用于评估疾病的活动及缓解期，以及治疗效果的监测。需要注意的是抗链球菌溶血素。检查也存在一定程度的假阳性率和假阴性率，应结合其他实验室检测方法（如类风湿因子、红细胞沉降率、C 反应蛋白等）和临床表现进行综合判断，避免误诊和漏诊。

📄 处理指导

（1）ASO 滴度增加者，建议去医院就诊，进行类风湿因子、红细胞沉降率、C 反应蛋白等检查，以明确诊断和治疗。

（2）经常有咽部，特别是扁桃体链球菌感染者，应由医生开处方，规范使用青霉素类抗生素，预防风湿性关节炎和急性肾小球肾炎发生。

（3）增强免疫力：通过调节饮食结构，多吃富含维生素 C 的水果和蔬菜，如苹果、橙子、南瓜、西红柿等，注意多休息，避免过度劳累，适当参加体育锻炼，如慢跑、骑自行车等，以增强自身免疫力。

15. 幽门螺杆菌抗体（HP－Ab）阳性

幽门螺杆菌是生长在胃黏膜内的一种细菌，在正常人群中，幽门螺杆菌感染率在 50％以上，症状包括恶心、呕吐、反酸、嗳气以及腹胀等消化不良的表现，有的可无症状。应该引起重视的是，消化道溃疡、消化道肿瘤及胃恶性淋巴瘤都与幽门螺杆菌感染有相关性。

幽门螺杆菌抗体检测阳性，提示体内有过该菌感染，但已依靠自身抵抗力，或经过治疗该菌已清除但抗体仍未消失，或胃内还存在该菌感染，需进一步行碳 13 呼气试验，如也呈阳性（数值增高），建议去医院消化科进一步检查和规范治疗。

📄 处理指导

（1）胃幽门螺杆菌主要通过口—口传播及唾液传播等途径传染给其他人，建议在日常生活中避免共用碗筷和日常生活用品。

（2）在专科医生指导下，规范使用抗生素治疗。

（3）如有消化道肿瘤家族史或有消化系统不适，建议去医院进行胃镜检查。

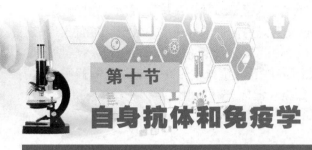

第十节

自身抗体和免疫学

1. 免疫复合物（IC）阳性

IC 是指抗原和抗体在身体内结合后形成的复合物，这些复合物可以被身体的免疫系统识别并清除。如果 IC 检查结果为阳性，这表明体内存在免疫复合物，可能存在自身免疫性疾病（如红斑狼疮、类风湿关节炎、结节性多动脉炎等）、膜增生性肾小球肾炎、急性链球菌感染后肾炎、慢性乙型肝炎、感染、肿瘤等疾病。例如，系统性红斑狼疮（SLE）是一种常见的自身免疫性疾病，患者体内可以检测到多种自身抗体和免疫复合物。如果 IC 检查结果为阴性，这表明体内不存在免疫复合物，或者已经清除了所有的免疫复合物。通过检测免疫复合物，可以帮助医生了解疾病的类型、活动性和严重程度，从而制订合适的治疗方案。

📄 处理指导

（1）疑患自身免疫性疾病，或 IC 阳性者，应去医院变态反应科就诊，进一步检查以明确诊断和治疗。

（2）定期复查包括 IC、血沉、C 反应蛋白等，以动态观察变化。

（3）保持良好的心态，积极配合医生检查和治疗。

2. 类风湿因子（RF）阳性

RF 是一种自身抗体，在类风湿关节炎（RA）患者的血清或关节液中检出率较高，是诊断类风湿关节炎的重要指标之一，且其滴度越高，关节损害越严重。RF 持续高水平的患者，其疾病更容易处于活动状态。通过观察类风湿因子的变化，可以帮助判断治疗效果。其他一些疾病也可能出现类风湿因子阳性，如系统性红斑狼疮、干燥综合征、自身免疫性滑膜炎等。

📄 处理指导

（1）有关节疼痛或疑患自身免疫性疾病，或 RF 阳性、滴度增高者，应去医院变态反应科就诊,进一步检查以明确诊断和治疗。

(2)定期复查包括 RF、血沉、C 反应蛋白等,以动态观察变化。

(3)保持良好的心态,积极配合医生检查和治疗。

3. 抗环瓜氨酸肽抗体(ACPA)阳性和滴度增高

ACPA 是以合成的环瓜氨酸多肽(CCP)为抗原产生的一种自身抗体,对类风湿关节炎(RA)具有较高的敏感性,是 RA 早期诊断的一个特异指标。ACPA 的滴度高低可以反映病情的活动性和严重程度,通过监测患者治疗前后的 ACPA 变化,可以评估治疗效果。另外,ACPA 阳性的患者较阴性患者更容易发生关节骨质破坏和关节功能丧失。因此,ACPA 的检测有助于预测患者的关节损伤风险。

📄 **处理指导**

(1)有关节疼痛或疑患类风湿关节炎,或 ACPA 阳性或滴度较高者,应去医院变态反应科就诊,进一步检查以明确诊断和治疗。

(2)定期复查包括 ACPA、血沉、C 反应蛋白等,以动态观察变化,有助于评估病情、调整治疗方案。

(3)保持良好的心态,积极配合医生检查和治疗。

4. 抗突变型瓜氨酸波形蛋白抗体(Anti‐MCV)阳性和滴度增高

Anti‐MCV 主要在类风湿关节炎患者的血清中出现,是诊断类风湿关节炎(RA)的特异性抗体,抗体阳性或偏高,提示患者可能患有类风湿关节炎。Anti‐MCV 与抗环瓜氨酸肽抗体(ACPA)有一定的相关性,两者联合检测能提高对类风湿关节炎的诊断准确性。抗体的滴度可能与类风湿关节炎的活动度相关,高滴度的抗体可能提示类风湿关节炎的活动性增强。

通过检测 Anti‐MCV 的变化,可以评估类风湿关节炎的治疗效果和预后。如果治疗后抗体滴度下降,可能说明治疗有效;反之,则可能提示病情恶化。

📄 **处理指导**

(1)有关节疼痛或疑患类风湿关节炎,或 Anti‐MCV 阳性或滴度较高者,应去医院变态反应科就诊,进一步检查以明确诊断和治疗。

(2)定期复查包括 Anti‐MCV、血沉、C 反应蛋白等,以动态观察变化,有助于评估病情、调整治疗方案。

(3)保持良好的心态,积极配合医生检查和治疗。

5. 抗角蛋白抗体（AKA）阳性和滴度增高

抗角蛋白抗体（AKA）是一种自身免疫抗体，在类风湿关节炎诊断中，AKA 的特异性可达 95% 以上，尤其在关节症状不典型的早期类风湿关节炎诊断中意义更大。但 AKA 的敏感性偏低，其结果阴性也不能完全排除类风湿关节炎的可能，需结合其他特异性抗体结果及临床症状共同判断。

📋 **处理指导**

（1）有关节疼痛或疑患类风湿关节炎，或 AKA 阳性或滴度较高者，应去医院变态反应科就诊，进一步检查以明确诊断和治疗。

（2）定期复查包括 AKA、血沉、C 反应蛋白等，以动态观察变化，有助于评估病情、调整治疗方案。

（3）保持良好的心态，积极配合医生检查和治疗。

6. 抗核抗体（ANA）和抗双链 DNA 抗体（ds-DNA）阳性和滴度增高

ANA 是一类在人体内产生的自身抗体，其特点是可以结合到细胞的细胞核上，并对核酸等结构进行反应，是自身免疫病的重要生物学标志。主要用于辅助诊断和评估多种自身免疫性疾病，如系统性红斑狼疮、类风湿关节炎、混合性结缔组织病、干燥综合征、自身免疫性炎性肌炎、自身免疫性甲状腺炎、全身性硬皮病、狼疮性肝炎和原发性胆汁性肝硬化等。

另外，ANA 也可见于慢性感染性疾病、肿瘤及健康人群（阳性率高达 11.27%）中。

抗 ds-DNA 抗体是针对体内双链 DNA 产生的一种自身抗体，属抗核抗体的一种亚型。与 SLE 肾脏受累有密切关系。阳性患者肾脏受累的概率较高，而且抗双链 DNA 抗体滴度的升高与狼疮病情活动相关。经过积极治疗，抗双链 DNA 抗体可以转为阴性。

📋 **处理指导**

（1）疑患类风湿关节炎或其他自身免疫性疾病，或 ANA 阳性或滴度增高者，应去医院变态反应科就诊，进一步检查以明确诊断和治疗。

（2）定期复查包括 ds-DNA、血沉、C 反应蛋白等，以动态观察变化，有助于评估病情、调整治疗方案。

（3）保持良好的心态，积极配合医生检查和治疗。

7. 抗 ENA 抗体阳性和滴度增高

抗 ENA 抗体又称盐水可提取性核抗原的抗体，是一种自身免疫性抗体。抗 ENA 抗体谱包括多种抗体，如抗 Sm 抗体、抗 SSA 抗体、抗 SSB 抗体、抗 Scl-70 抗体、抗 RNP 抗体等，其中抗 Sm 抗体与系统性红斑狼疮（SLE）的特异性较高，抗 SSA 抗体和抗 SSB

抗体则在原发性干燥综合征患者中阳性率较高,抗 Scl-70 抗体是硬皮病的标记抗体,对于硬皮病的诊断和鉴别诊断,有重要的临床意义,而抗 Jo-1 抗体是诊断皮肌炎和多肌炎的血清标记抗体,抗 RNP 抗体在混合性结缔组织病患者中,其阳性率更是高达 $90\%\sim100\%$。

📄 **处理指导**

(1) 疑患 SLE 或其他自身免疫性疾病,或抗 ENA 抗体谱抗体中滴度增高者,应去医院变态反应科就诊,进一步检查以明确诊断和治疗。

(2) 定期复查包括 ENA、血沉、C 反应蛋白等,以动态观察变化,有助于评估病情、调整治疗方案。

(3) 保持良好的心态,积极配合医生检查和治疗。

8. 抗核小体抗体(AnuA)阳性和滴度增高

AnuA 是一种针对细胞内核小体产生的自身抗体,通常是由 DNA 和蛋白质形成的免疫复合物。这种抗体主要出现在系统性红斑狼疮(SLE)患者的血清中,阳性率高于抗 Sm 抗体,特异性高达 97%,因此对于 SLE 的早期诊断具有重要意义。检测抗核小体抗体有助于对系统性红斑狼疮进行早期诊断,并反映病情的活动度。此外,该检测还可用于评估狼疮性肾炎等并发症的风险。

📄 **处理指导**

(1) 疑患 SLE 或其他自身免疫性疾病,或 AnuA 阳性或滴度较高者,应去医院变态反应科就诊,进一步检查以明确诊断和治疗。

(2) 定期复查包括 AnuA、血沉、C 反应蛋白等,以动态观察变化,有助于评估病情、调整治疗方案。

(3) 保持良好的心态,积极配合医生检查和治疗。

9. 抗组蛋白抗体(AHA)阳性和滴度增高

AHA 是以细胞中组蛋白为靶抗原的自身抗体,属于自身抗体检测的一项指标。主要在多种结缔组织疾病中出现,例如系统性红斑狼疮、类风湿关节炎等。此外,抗组蛋白抗体还可能在药物性狼疮、人类免疫缺陷病毒感染、阿尔茨海默病等疾病中出现。抗组蛋白抗体可以对自身免疫性疾病,如系统性红斑狼疮、类风湿关节炎等进行辅助诊断。同时,抗组蛋白抗体检测还可以协助判断疾病的活动性和预后。

📄 **处理指导**

(1) 疑患结缔组织疾病,或 AHA 阳性或滴度较高者,应去医院变态反应科就诊,进一步检查以明确诊断和治疗。

（2）定期复查包括 AHA、血沉、C 反应蛋白等，以动态观察变化，有助于评估病情、调整治疗方案。

（3）保持良好的心态，积极配合医生检查和治疗。

10. 抗核糖体 P 蛋白抗体（ARPA）阳性和滴度增高

ARPA 是一种自身抗体，主要用于诊断系统性红斑狼疮（SLE）等自身免疫性疾病。在 SLE 患者中，抗核糖体 P 蛋白抗体几乎表现为阳性，是该疾病的标志性抗体。此外，抗核糖体 P 蛋白抗体与狼疮肾炎有很高的相关性，在肾炎患者中尤为显著。

📄 **处理指导**

（1）疑患 SLE 或其他自身免疫性疾病，或 ARPA 阳性或滴度较高者，应去医院变态反应科就诊，进一步检查以明确诊断和治疗。

（2）定期复查包括 ARPA、血沉、C 反应蛋白等，以动态观察变化，有助于评估病情、调整治疗方案。

（3）保持良好的心态，积极配合医生检查和治疗。

11. 抗线粒体抗体（AMA）阳性和滴度增高

AMA 测定是诊断原发性胆汁性肝硬化（PBC）的重要指标，AMA 在 PBC 患者的血清中呈阳性，且滴度较高，因此，通过检测 AMA 可以辅助诊断 PBC，也有助于鉴别诊断肝脏疾病与其他原因引起的黄疸，并对病情进行监测。

AMA 也可出现在其他免疫系统疾病患者的血清中，如系统性红斑狼疮、类风湿关节炎等。

📄 **处理指导**

（1）AMA 阳性或滴度较高者，应去医院消化内科就诊，进一步检查以明确诊断和治疗。

（2）定期复查 AMA，以动态观察变化，有助于评估病情、调整治疗方案。

（3）保持良好的心态，积极配合医生检查和治疗。

12. 抗胰岛细胞抗体（ICA）阳性

ICA 是诊断胰岛素依赖型糖尿病（IDDM）和预测非胰岛素依赖型糖尿病（NIDDM）转归的重要指标。ICA 在 IDDM 患者中的阳性率较高，而在 NIDDM 患者中的阳性率较低。在临床中，ICA 的阳性结果可以用于诊断胰岛素依赖型糖尿病，预测非胰岛素依赖型糖尿病的转归，以及监测胰岛移植术后的排斥反应。ICA 的阳性结果仅表明存在抗体，并不一定意味着胰岛细胞受损或糖尿病。

ICA 更多的是用评估高危人群（如家族中有 1 型糖尿病病史的人群）是否具有患 1 型糖尿病的风险，从而采取预防措施。

📄 **处理指导**

（1）ICA 阳性提示患 1 型糖尿病的风险大，应定期进行糖尿病筛查方面的检测。

（2）积极进行适宜运动，增强身体糖代谢能力。

（3）规律生活、合理饮食，积极控制体重，保证充足睡眠。

13. 人类白细胞抗原-B27（HLA-B27）阳性

HLA-B27 是 HLA-I 类基因中 B 位点上的一个等位基因，与多种脊柱关节病具有相关性，是诊断强直性脊柱炎的重要参考指标，对于早期类风湿关节炎或临床症状不典型的类风湿关节炎也具有诊断意义。

📄 **处理指导**

（1）HLA-B27 阳性者，应去医院变态反应科就诊，进一步检查以明确诊断和治疗。

（2）定期复查包括 HLA-B27、X 线、CT 和血沉、C 反应蛋白等以动态观察变化，有助于评估病情、调整治疗方案。

（3）保持良好的心态，积极配合医生检查和治疗。

14. 血清免疫球蛋白 G（IgG）增高/降低

IgG 是人体免疫系统中的一种免疫球蛋白，通过检测人体血液中 IgG 的含量，可以判断一个人是否曾经感染某种疾病，或者是否具有免疫保护能力。

IgG 的功能主要是抵御感染（大多数抗菌、水痘、麻疹、甲型肝炎等）后形成长期免疫保护。其指标对于诊断某些疾病也具有意义：结缔组织病（如红斑狼疮、类风湿关节炎）、多发性骨髓瘤、肝脏病（如慢性病毒性活动性肝炎、肝硬化）、传染病（如结核）等可升高；各种先天性和获得性抗体缺乏症、肾病综合征、病毒感染、多发性骨髓瘤、甲状腺功能亢进、变应性湿疹等可降低。

📄 **处理指导**

检查 IgG 升高或降低者，应根据身体健康状况和已患疾病情况，去医院相关专科进一步检查，必要时进行相应治疗和免疫功能调理。

15. 血清免疫球蛋白 M（IgM）增高/降低

IgM 是分子量最大的免疫球蛋白，主要分布于血清中，具有强大的杀菌、激活补体、免疫调理和凝集作用，能够中和病毒，在感染早期发挥清除病原体的作用。

IgM 检测,具有对身体感染的早期诊断作用(在感染发生时,IgM 抗体是机体最先出现的特异性抗体,其水平明显增高,通常发生在感染的 3～5 天)。另外,血清 IgM 增高也可见于慢性或亚急性感染、传染性单核细胞增多症、支原体肺炎、肝病和结缔组织疾病等;降低主要见于遗传性或获得性抗体缺乏症。由于不同疾病状态下,血清 IgM 的水平可能不同,因此血清 IgM 检测对肝硬化、淋巴系统肿瘤、肾病综合征及代谢性疾病等疾病有帮助鉴别诊断、疗效监测和预后判断作用。

📄 处理指导

检查 IgM 升高或降低者,根据身体健康状况和已患疾病情况,去医院相关专科进一步检查,必要时进行相应治疗。

16. 血清免疫球蛋白 A(IgA)增高/降低

IgA 是免疫球蛋白的一种,分为血清型及分泌型两种,分泌型 IgA 存在于分泌液中,如唾液、泪液、初乳、鼻和支气管分泌液、胃肠液、尿液、汗液等,是机体黏膜局部抗感染免疫的主要抗体。临床检测的 IgA 为血清型,含量升高的疾病有各类肾炎、皮肌炎、结核病、内源性哮喘、肺气肿、溃疡性结肠炎、肝炎、肝硬化、风湿热、干燥综合征等,含量降低的疾病有代谢性低丙球血症、肾病、失蛋白性肠病等。通过对 IgA 检测一方面可了解机体的免疫功能状态,另一方面可辅助诊断相关疾病。

📄 处理指导

检查 IgA 升高或降低者,根据身体健康状况和已患疾病情况,去医院相关专科进一步检查,必要时进行相应治疗。

17. 血清免疫球蛋白 E(IgE)增高

IgE 是身体内一种叫浆细胞分泌的抗体,主要参与 I 型变态反应,在人体对过敏原的免疫反应中起到关键作用。血清 IgE 升高是过敏性疾病最有力的提示,当血清 IgE 水平过高时,可能提示患者存在过敏体质或 I 型变态反应,如过敏性鼻炎、外源性哮喘、慢性荨麻疹等。血清 IgE 水平过低可能出现在原发性无丙球蛋白血症、肿瘤及化疗药物应用后等。另外,根据 IgE 水平可以评估过敏症状的严重程度和治疗效果。

值得注意的是,即使 IgE 水平高于正常范围,也不一定意味着过敏症状。只有当 IgE 水平与特定的过敏原相关联时,才可能引发过敏反应。

📄 处理指导

IgE 升高和任何疑似过敏的情况,应去医院接受专业的评估和诊断,必要时进行相应治疗。日常生活中应注意过敏发生的预防(参考本章"20　过敏原检测阳性")。

IgE 水平过低者应根据已患疾病,去医院进一步检查和治疗。

18. 血清淋巴细胞亚群 CD3＋、CD4＋、CD8＋、CD4/CD8 增高/降低

免疫淋巴细胞亚群 CD3＋、CD4＋、CD8＋、CD4/CD8 是一组人体免疫细胞变化的指标,其变化反映了机体免疫系统状态。其中 CD3＋是总 T 淋巴细胞,增高表示总 T 淋巴细胞水平较高,机体免疫力好,肿瘤患者的预后较好;降低表示总 T 淋巴细胞水平较低,机体免疫力差。CD4＋代表辅助/诱导 T 淋巴细胞,增高说明机体免疫力好,肿瘤患者的预后较好;降低见于恶性肿瘤、遗传性免疫缺陷病、艾滋病、应用免疫抑制患者。CD8＋代表抑制/细胞毒性 T 淋巴细胞,降低提示免疫系统出现异常,例如艾滋病病毒感染等。CD4＋和 CD8＋正常比值在 1.4～2.0 之间,如比值大于 2.0 或小于 1.4,则表明细胞的免疫功能发生了紊乱,比值小于 1.4 可见于免疫缺陷病(如艾滋病)、恶性肿瘤、再生障碍性贫血、某些白血病、某些病毒感染(如急性巨细胞病毒感染症)、狼疮肾炎、传染性单核细胞增多症和骨髓移植恢复期等。比值大于 2.0 常见于自身免疫性疾病,如系统性红斑狼疮、类风湿关节炎、1 型糖尿病等。

📄 处理指导

血清淋巴细胞亚群检测结果指标增高或降低者,应去医院进一步检查,在医生指导下,根据身体状况和患有的疾病进行免疫功能的调整。日常生活中,应通过以下措施增加和调整自身的免疫功能。

(1)饮食调整:保持均衡的饮食是提高免疫力的关键。尽量多食用富含维生素和无机盐的食物,如新鲜蔬菜、水果、全谷类等,同时要保证足够的水分摄入。避免过度摄入糖分、盐分和饱和脂肪,以免影响免疫系统的正常运作。

(2)适度运动:适度的运动能够增强免疫系统的功能。建议每周进行至少 150 分钟的中等强度有氧运动,如快走、游泳、骑自行车等。避免过度运动或运动不足,以免对免疫力产生负面影响。

(3)保持良好的生活习惯:充足的睡眠、减少压力、规律作息等良好的生活习惯有助于维持免疫系统的健康。尽量避免吸烟、饮酒等不良习惯,这些会影响免疫细胞的功能。

(4)保持心理健康:心理健康与免疫系统密切相关。保持积极乐观的心态,学会应对压力的方法,如冥想、深呼吸、放松训练等,有助于减轻免疫系统的负担。

(5)避免感染:尽量避免接触可能引起感染的病原体,如病毒、细菌等。注意个人卫生,勤洗手、戴口罩等措施可以有效减少感染的风险。

(6)疫苗接种:根据医生建议接种相应的疫苗,可以预防某些传染性疾病,从而保护免疫系统的正常运作。

19. 补体 C3、C4 增高/降低

补体 C3 和 C4 是免疫学中重要的检测指标,主要用于评估机体的免疫状态,尤其是与免疫应答和炎症反应相关的状态。血中补体 C3、C4 量下降,主要见于由变态反应机制

所致的自身免疫病(如红斑狼疮、免疫性肾脏疾病、风湿病等),往往是这类疾病活动期补体消耗增加所致,疾病缓解补体可恢复正常,故补体的变化可了解疾病的进展及治疗效果。补体 C3、C4 量下降有的提示有原发性免疫缺陷。在补体 C3、C4 下降的情况下,身体容易发生感染。

📄 **处理指导**

补体 C3、C4 增高或降低,应去医院进一步检查,在医生指导下,根据身体状况和患有的疾病进行免疫功能的调整。日常生活中,应通过适量运动、合理饮食和保持良好心态等方法增加和调整自身的免疫功能(参考本章"18 血清淋巴细胞亚群 CD3＋、CD4＋、CD8＋、CD4/CD8")。

---

20. 过敏原检测阳性

混合组过敏原检测是一种检测多种过敏原的方法,它可以帮助确定个体对多种过敏原的敏感性。通常包括常见过敏原(如尘螨、花粉、动物皮毛等),以及对某些食物(如鸡蛋、牛奶、花生等)的检测。混合组过敏原检测的意义包括:① 可以确定个体对哪些过敏原敏感,从而了解过敏反应的原因;② 了解过敏原后,可以采取相应的预防措施,如避免接触过敏原、调整饮食等,从而有助于减少过敏症状的发作;③ 监测治疗效果以帮助调整治疗方案。

📄 **处理指导**

(1) 尽量不接触已知过敏原、不进食已知过敏的食物,减少暴露在花粉浓度较高的环境中,保持皮肤清洁,避免使用含有刺激性成分的化妆品和护肤品,在户外活动佩戴口罩、眼镜等防护用品,及时清洗面部和双手,避免将过敏原带入室内。

(2) 定期清理室内卫生,包括床铺、沙发、地毯等容易积聚灰尘的地方。使用空气净化器可以过滤掉空气中的过敏原,保持室内空气清新。

(3) 保持充足的睡眠时间,合理饮食,适当锻炼,调节身体免疫力,减少过敏反应的发生。

(4) 备用一些抗过敏药物,如抗组胺药(氯雷他定等)、肾上腺素等。在接触过敏原后,如果出现过敏反应,可以及时使用药物缓解症状。

---

21. 血沉增快

血沉是指红细胞在一定条件下沉降的速度,可作为红细胞间聚集性的指标。红细胞沉降率增快分为生理性增快和病理性增快,导致病理性增快的常见疾病为急、慢性炎性疾病(细菌感染、结核、风湿热等),组织损伤及坏死,恶性肿瘤等。

📄 **处理指导**

需结合病史综合判断,如有上述病史,建议去医院相关科室就诊,进一步检查和治疗。

如轻度增高,无症状,建议1～2周内复检,以动态观察变化。

22. C反应蛋白(CRP)增高

CRP是机体受到感染或组织损伤时血浆中一些急剧上升的蛋白质(急性蛋白),升高可见于急性炎症、组织损伤、心肌梗死、手术创伤、放射性损伤等情况,也可作为细菌与病毒感染的鉴别诊断,以及评估肿瘤患者的严重程度。

📄 **处理指导**

结合病史综合判断,如有上述病史,建议去医院相关科室就诊,进一步检查和治疗。如C反应蛋白轻度增高,无症状,建议1～2周内复检,以动态观察变化。

23. 高敏C反应蛋白(Hs‐CRP)增高

高敏C反应蛋白是血浆中的一种C反应蛋白,是由肝脏合成的一种提示全身性炎症反应急性期的非特异性标志物,目前认为它是心血管事件最强有力的预测因子之一。

📄 **处理指导**

明显增高者,建议去医院就诊,进一步检查,明确增高原因。轻度增高,无症状,建议1～2周内复检,以动态观察变化。

24. 降钙素原(PCT)增高

降钙素原是一种用于细菌感染早期诊断、鉴别诊断、治疗监控及预后判断的诊断指标,也可用作抗生素治疗效果的评估。

📄 **处理指导**

需结合病史综合判断,建议去医院相关科室就诊,进一步检查明确增高原因。如轻度增高,无症状,建议1～2周内复检,以动态观察变化。

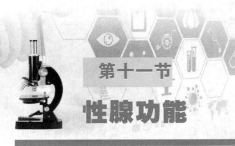

第十一节
性腺功能

1. 血清催乳素（PRL）增高/降低

　　PRL 是脑垂体所分泌的激素，主要作用是在妇女的怀孕后期以及哺乳期，促进乳腺的发育以及泌乳。PRL 水平升高可引起女性月经不调、有泌乳情况（挤压乳房可见乳汁）。

　　生理因素可以导致 PRL 水平的变化，由于其分泌有昼夜节律，一般在睡后逐渐增高，睡醒前可达到峰值，睡醒后会迅速下降。另外，在运动、性交、情绪紧张时，都可引起 PRL 水平生理性增高。女性进入更年期，激素水平下降导致 PRL 水平降低。

　　长期服用抗精神病药、抗抑郁药、抗高血压药等药物，也可能导致 PRL 偏高。比较剧烈的物理刺激、运动、创伤可能也会导致催乳素在短期急剧升高。

　　PRL 病理性增高的原因包括脑垂体的肿瘤、催乳素瘤、下丘脑疾病（颅咽管瘤、炎症等）、垂体损伤、甲状腺功能减退、多囊卵巢综合征、自身免疫性疾病、慢性肾功能衰竭和使用雌激素药物等。

 处理指导

　　（1）PRL 检测异常者，建议去医院进行头颅 CT 或磁共振等检查，或去妇科等相关专科就诊，接受咨询，寻找增高原因。

　　（2）规律生活，保持良好的心态，积极配合医生进行检查。

　　（3）根据情况，定期复查，以动态观察变化。检查前需要保持空腹状态，24 小时之内不要有性生活，放松心情，注意饮食清淡、戒烟戒酒、保证充足的睡眠等。

2. 血清睾酮（T）增高/降低

　　睾酮是一种主要由男性睾丸或女性卵巢所分泌的性激素，作用是维持男性的性特征和性功能，同时能够促进血液生成，维持体内钙平衡，促进骨矿化，调节脂代谢、糖代谢和促进前列腺增长，具有维持肌肉强度及质量、维持骨质密度及强度、提神及提升体能等作用。

　　睾酮增高可见于性早熟、肾上腺皮质增生或肿瘤、睾丸肿瘤、多囊卵巢综合征、松果体瘤、特发性多毛症、甲减等;降低可见于尿毒症、肌营养不良征、肝功能不全、性腺功能减退症等。通过进行睾酮检查,可以了解睾酮的分泌水平是否正常,从而判断是否存在内分泌疾病或相关症状。例如,女性睾酮增高可能导致多毛、闭经、不孕等症状,而男性睾酮降低则可能导致雄性特征改变等,还可能增加恶性肿瘤的发病率。确诊一些特定的内分泌疾病,如女性的多囊卵巢综合征,松果体瘤,男性的性功能障碍、睾丸肿瘤等。对于幼童性早熟的情况,也可以通过睾酮测定来进行判断。

如果睾酮水平异常,可能会引起一些健康问题,例如甲状腺功能亢进症、肝硬化、肾功能损伤、肾上腺肿瘤、脑垂体前叶功能减退等。

📄 **处理指导**

(1) 睾酮检测异常者,建议去医院就诊,接受咨询,并进一步检查,寻找异常原因。

(2) 规律生活,保持良好的心态,积极配合医生进行检查。

(3) 根据情况,定期复查,以动态观察变化,检查前需要保持空腹状态,24 小时之内不要有性生活,放松心情,注意饮食清淡、戒烟戒酒、保证充足的睡眠等。

3. 血清促卵泡生成激素(FSH)增高/降低

FSH 即促卵泡生成素,又称卵泡刺激素,是一种糖蛋白,是由脑垂体合成并分泌的促性腺激素,主要促使性腺和肾上腺分泌雌激素和雄激素,刺激卵子成熟和精子生成。FSH 浓度变化可以反映生育能力的情况,在女性血清 FSH 水平在排卵期会达到峰值,这有助于增加受孕的概率。

FSH 检测是一种检查女性体内血清促卵泡激素水平的医疗程序,在正常情况下,卵巢功能良好的女性,其血清 FSH 水平应在正常范围内。如果检测结果明显低于正常标准值,则可能表明卵巢功能出现下降,即出现早衰的症状。

FSH 水平增高原因包括:① 卵巢功能早衰(卵巢功能减退导致的负反馈调节,使卵泡刺激素升高);② 卵巢功能异常综合征(可能与间脑、垂体的血管具有遗传性的调节障碍有关);③ 卵巢纤维瘤;④ 其他疾病,如睾丸精原细胞瘤、克兰费尔特综合征、特纳综合征、原发性闭经、先天性卵巢发育不良、肾上腺皮质激素治疗后、原发性生殖功能减退、卵巢性肥胖、垂体功能亢进症早期等。

FSH 水平降低原因可能是多囊卵巢综合征、卵巢功能早衰、下丘脑-垂体问题等引起。其他包括药物(激素药物、抗抑郁药物)或药物滥用(可能干扰促卵泡生成素分泌药物)、中枢神经系统疾病或手术(可能干扰下丘脑-垂体-卵巢轴的正常功能),另外某些基因突变或遗传疾病可能导致促卵泡生成素分泌异常(例如先天性卵巢发育不全)。

📄 **处理指导**

(1) FSH 检测异常者,建议去医院就诊,接受咨询,并进一步检查,寻找异常原因。

(2) 规律生活,保持良好的心态,积极配合医生进行检查。

(3) 根据情况,定期复查,以动态观察变化,检查前需要保持空腹状态,24 小时之内不要有性生活,放松心情,注意饮食清淡、戒烟戒酒、保证充足的睡眠等。

4. 血清黄体生成激素(LH)增高/降低

LH 是由腺垂体细胞分泌的一种糖蛋白类促性腺激素,可促进胆固醇在性腺细胞内转化为性激素。LH 在女性中参与促卵泡激素的促排卵,促进雌激素、孕激素的形成和分泌;在男性中促进睾丸合成、分泌雄激素。

测定血清中 LH 的含量有助于判断下丘脑-垂体-性腺轴功能状态,预测排卵时间。LH 高峰的出现预示着 24~36 小时卵巢排卵,因此,在月经中期监测血清 LH 峰值可以确定最佳受孕时间。女性在不同时期有不同的正常值:卵泡期为 1~12 U/L,排卵期为 16~104 U/L,黄体期为 1~12 U/L,绝经期为 16~66 U/L。

LH 降低见于垂体功能减退症、卵巢功能衰退、下丘脑性闭经、继发性性功能减退症等。

LH 升高见于中枢性性早熟、多囊卵巢综合征、垂体性闭经、先天性卵巢发育不全、先天性睾丸发育不全、卵巢切除术后、妇女绝经期等。

📄 **处理指导**

(1) LH 检测异常者,建议去医院就诊,接受咨询,并进一步检查,寻找异常原因。

(2) 规律生活,保持良好的心态,积极配合医生进行检查。

(3) 根据情况,定期复查,以动态观察变化,检查前需要保持空腹状态,24 小时之内不要有性生活,放松心情,注意饮食清淡、戒烟戒酒、保证充足的睡眠等。

5. 血清雌二醇(E_2)增高/降低

E_2 主要由卵巢的卵泡细胞等分泌,是性腺功能启动的标志,不但能调整女性生殖器官成熟期,控制排卵周期和经期时间,还能促进身体骨骼发育。

通过 E_2 水平检测,可以了解卵巢的功能状态。例如,在排卵监测中,雌二醇的水平会随着卵泡的发育而逐渐升高,达到峰值后逐渐下降,因此可以预测排卵时间,指导女性选择最佳受孕时机。

E_2 水平检测对评价各种月经异常是非常有用的指标,如女孩青春期提前或延迟、原发性或继发性闭经、卵巢功能早衰等;如果身体雌二醇偏低,就很容易导致子宫内膜过薄和生长缓慢。

E_2 水平检测能够对一些疾病进行诊断和辅助诊断,如多囊卵巢综合征雌二醇水平会异常升高,甲状腺功能亢进症、肾上腺功能减退症等内分泌疾病 E_2 水平也会出现变化。另外,一些生殖系统相关疾病如子宫肌瘤、子宫内膜异位症等可能需要手术治疗或药物治疗,而治疗效果的评估通常需要进行血清雌二醇检测。通过监测雌二醇的水平,可以了解疾病的发展情况和治疗效果,为后续治疗提供依据。

📄 **处理指导**

（1）E_2 检测异常者，建议去医院就诊，接受咨询，并进一步检查，寻找异常原因。

（2）规律生活，保持良好的心态，积极配合医生进行检查。

（3）根据情况，定期复查，以动态观察变化，检查前需要保持空腹状态，24 小时之内不要有性生活，放松心情，注意饮食清淡、戒烟戒酒、保证充足的睡眠等。

6. 血清孕酮（P）增高/降低

孕酮又称黄体酮，是由女性卵巢黄体分泌的一种天然孕激素，为胎儿早期的生长发育提供支持和保障，在孕期起到保护子宫的作用。孕酮分泌因时间、地点以及母体情绪的影响而发生波动，值偏低往往是先兆流产的表现之一。检测意义包括：① 判断女性是否怀孕；② 监测胎儿发育情况（孕酮水平过低，可能表明胎儿发育不良或存在其他问题）；③ 评估黄体功能（孕酮水平低，说明黄体功能不足，可能导致不孕或流产等问题）；④ 孕酮水平在排卵后会升高，通过监测血清孕酮水平可以了解排卵情况，从而指导受孕；⑤ 通过检测血清孕酮水平，还可以辅助诊断多囊卵巢综合征。

📄 **处理指导**

（1）孕酮检测异常者，建议去医院就诊，接受咨询，并进一步检查，寻找异常原因。

（2）规律生活，保持良好的心态，积极配合医生进行检查。

（3）根据情况，定期复查，以动态观察变化，检查前需要保持空腹状态，24 小时之内不要有性生活，放松心情，注意饮食清淡、戒烟戒酒、保证充足的睡眠等。

7. 血清皮质醇（PC）增高/降低

PC 是一种由肾上腺皮质产生的激素，属于糖皮质激素。在人体中参与免疫、抗炎及升高血糖的过程。如果血清皮质醇水平异常，可能会影响免疫系统、心血管系统、神经系统等多个系统的正常功能，导致一系列健康问题。

当身体受伤疼痛、情绪压力、精神紧张、焦虑、睡眠不足、过度训练等，皮质醇会被释放出来帮助身体应对压力，因此也称为压力激素。饮食不当（高糖、高脂、高热量饮食）、患肾上腺功能亢进和甲状腺功能亢进等内分泌疾病、某些药物（例如糖皮质激素）等也会引起 PC 水平升高。另外，肾上腺肿瘤可能导致 PC 水平异常升高。

经常偏食和缺乏运动，会导致体内摄入营养成分不均衡和身体机能下降，会影响皮质醇正常分泌造成 PC 水平降低；患有肾上腺结核、淋巴瘤、白血病、低蛋白血症和肾衰竭等疾病 PC 水平往往会下降。

处理指导

（1）PC 检测异常者，如患上列疾病，或怀疑疾病导致的，建议去医院相关专科就诊，接受咨询，进行进一步诊断和治疗。

（2）如因不当的生活方式和压力所致，应规律生活、合理饮食、适度运动、戒烟戒酒、保证充足的睡眠、放松心情和自觉主动减压。

（3）根据情况，定期复查，以动态观察变化。必要时寻求专业医生进行身体和心理健康管理。

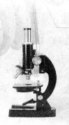

第十二节

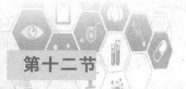

电解质、维生素和微量元素

1. 血清钠（Na）增高/降低

血清钠（Na）是维持人体正常生理功能所必需的电解质之一，在维护人体内的水分平衡、渗透压和酸碱平衡状态等方面，具有重要的生理意义。

血清钠（Na）水平增高常见于严重脱水、高钠血症、摄入过多钠盐等情况。这种情况可能导致细胞外液容量减少、渗透压升高和酸碱平衡失调，进而引发一系列的并发症，如脑水肿、肾脏功能损害等。血清钠水平降低则常见于低钠血症、消化液大量丢失、肾上腺功能不全等情况。可能导致细胞外液容量减少、渗透压降低和酸碱平衡失调，引发一系列的症状，如恶心、呕吐、头痛、乏力等，严重时可能导致意识障碍、昏迷等。

处理指导

（1）如血清钠（Na）明显增高或降低，建议去医院就诊，进一步检查，明确原因，积极处理。如由原发病所致，积极治疗原发病，以恢复血清钠（Na）到正常水平。

（2）血清钠（Na）增高者，应减少高钠食品的摄入，如腌制食品、加工食品等，适当增加每日饮水量，保持充足的水分摄入；血清钠（Na）降低者在饮食中适当增加钠盐的摄入，如多吃一些含盐食品，或在烹饪时适量添加食盐，注重摄入富含钾、镁等微量元素的食物，如香蕉、豆类、绿叶蔬菜等，同时注意控制每日饮水量，避免过量饮水。

（3）定期进行肾功能和电解质检查，动态监测血清钠水平，以便及时发现血清钠异常并采取相应措施。

2. 血清钾（K）增高/降低

钾（K）离子是维持细胞正常功能和代谢的必需元素。血清钾（K）反映了钾（K）在细胞外的水平。当血清钾浓度低于 3.5 mmol/L 时，称为低钾血症，这可能导致肌肉无力、心律失常等症状；血清钾浓度高于 5.5 mmol/L 时，称为高钾血症，可能导致心脏传导阻滞和心律失常，严重时甚至可能引发心搏骤停。

低钾血常见于摄取不足（如长期禁食、厌食、少食）、钾向细胞内移行（如胰岛素治疗、碱中毒、周期性麻痹）、尿中钾排泄增加（如原发性醛固酮增多症、17α-羟化酶缺乏症、库欣综合征等）、消化道钾丢失过多（如呕吐、腹泻）等情况。高钾血症则常见于肾功能不全、钾过量摄入等。

📄 **处理指导**

（1）血清钾（K）增高或降低，建议去医院就诊，进一步检查，明确原因，积极处理。如由原发病所致，积极治疗原发病，以恢复血清钾（K）到正常水平。

（2）血清钾降低可以适当进食含钾的食物，如香蕉、海带、紫菜等，有助于改善血清钾降低的情况。同时，还可以适当进食富含维生素的食物，如苹果、西红柿等。

（3）定期进行肾功能和电解质检查，动态监测血清钾水平，以便及时发现血清钾异常并采取相应措施。

3. 血清氯（Cl）增高/降低

氯离子主要存在于细胞外液中，对于维持细胞内外液容量、渗透压和酸碱平衡起着重要作用。血清氯增高常见于高钠血症、呼吸碱中毒、高渗性脱水、肾炎少尿及尿道梗塞等。血清氯降低常见于低钠血症、呕吐、腹泻、肾功能减退及阿狄森氏病等。

📄 **处理指导**

（1）血清氯（Cl）增高或降低，建议去医院就诊，进一步检查，明确原因，积极处理。如由原发病所致，积极治疗原发病，以恢复血清氯（Cl）到正常水平。

（2）如果出现严重呕吐、腹泻、高温作业时间过久、出汗过多等情况，应及时补充液体和电解质，以防血清氯偏低。

（3）定期进行肾功能和电解质检查，动态监测血清氯水平，以便及时发现血清氯异常并采取相应措施。

4. 血清镁（Mg）增高/降低

镁是人体必需的微量元素之一，参与多种生理功能，包括酶的催化，ATP 代谢，细胞生长,维持心肌、骨骼肌以及胃肠道平滑肌的兴奋性等。

血清镁增高可能表明镁摄入过多、肾脏排泄障碍或其他疾病如内分泌疾病、多发性骨髓瘤等。血清镁降低可能表明镁摄入不足、消化系统问题或镁丢失过多等。血清镁检测可以辅助诊断肾脏疾病,如肾功能衰竭、慢性肾盂肾炎等,因为这些疾病会影响肾脏对镁的排泄;还可以用于评估患者是否存在电解质紊乱、心血管疾病风险、神经肌肉问题等。例如,低镁血症可能与心律失常、心肌梗死、糖尿病神经病变等疾病有关,而高镁血症可能导致肌肉松弛、呼吸抑制等。

📄 **处理指导**

(1)血清镁(Mg)增高或降低,建议去医院就诊,进一步检查,明确原因,积极处理。如由原发病所致,积极治疗原发病,以恢复血清镁(Mg)到正常水平。

(2)血清镁增高生活中要注意减少含镁量比较高的食物摄入,如坚果、豆类、全谷物等;而血清镁降低建议适当增加富含镁元素的食物。同时,避免过度限制镁的摄入,如避免长期禁食或营养不良。

(3)对于血清镁降低的患者,应定期监测血清镁水平,以便及时调整治疗方案。

5. 血清钙(Ca)增高/降低

钙是人体最主要的常量元素,主要沉积在骨骼和牙齿等组织,称骨钙,当人体缺钙的时候,就会从骨骼中游离出来到血液,通过血液循环供应身体的各个神经肌肉组织,来完成正常的生理反应。血钙增高主要见于恶性肿瘤、甲状旁腺功能亢进症和维生素 D 中毒。血钙降低主要见于骨软化症、佝偻病、维生素 D 缺乏和甲状旁腺功能低下症。

📄 **处理指导**

(1)血清钙增高或降低,建议去医院就诊,进一步检查,明确原因,积极处理。

(2)血清钙降低,疑钙摄入或吸收不足所致,注意补充含钙丰富的食物、优质蛋白质,多注意接触阳光,可口服维生素 D;血清钙增高应减少饮食中高钙食品的摄入,如牛奶、奶制品、豆制品等,同时停用维生素 D 和钙剂。

(3)定期复查,以动态观察血清钙水平变化。注意规律生活,进行适量运动,增强身体抵抗力。

6. 血清磷(P)增高/降低

磷是人体含量较多的元素之一,主要集中于骨骼和牙齿,其余散在分布于全身各组织及体液中,它不但构成人体成分,而且参与生命活动中非常重要的代谢过程,是机体很重要的一种元素。

血清磷可能是由于肾脏疾病(如慢性肾炎晚期、尿毒症、急性肾衰竭等)、代谢性疾病(如甲状旁腺功能减退)以及维生素 D 过多症、骨折愈合期、急性重型肝炎等因素引起,如血钙也高,要排除恶性肿瘤可能,如骨髓增生性疾病(如多发性骨髓瘤、粒细胞性白血病)。非疾病因素如年龄和季节也可能影响血清磷的水平,一般来说,新生儿和儿童的血清磷水平较高,夏季的血清磷值相对较高。血磷增高会出现精神及神经系统的症状、胃肠道功能紊乱、心血管异常等。

血清磷降低原因包括摄入不足、患肾病时排泄增加和丢失、维生素 D 缺乏和软骨病等。血清磷降低会出现神经肌肉的症状,包括肌肉无力、吞咽困难,还会伴随头晕、纳差、肠胃道蠕动变慢等。

📄 **处理指导**

(1)血清磷(P)增高或降低,建议去医院就诊,进一步检查,明确原因,积极处理。如由原发病所致,积极治疗原发病,以恢复血清磷(P)到正常水平。

(2)血清磷增高应减少食用磷含量较高的食物,如动物内脏、豆类、坚果等,而且要注意选用一些含蛋白质多而含磷少的食物,如鸡蛋清。多用煮的烹饪方式来降磷,多喝水来补充液体,促进磷酸盐经肾脏排出,降低体内血清磷浓度。血清磷降低者,增加饮食中磷的摄入量即可。

(3)定期复查,以动态观察血清磷(P)水平变化。注意规律生活,进行适量运动,增强身体抵抗力。

7. 血清铁(Fe)增高/降低

铁是造血的重要原料,是构成血红蛋白的必要成分。

血清铁增高原因包括利用障碍(例如铁粒幼细胞性贫血、再生障碍性贫血、铅中毒等)、释放增多(例如溶血性贫血、急性肝炎、慢性活动性肝炎等)和铁蛋白增多(例如白血病、含铁血黄素沉着症、反复输血等)。体内铁含量过高会对心脏、肝脏和胰腺造成损害,并且容易发生铁中毒或癌症。

血清铁降低原因包括供给不足(见于不均衡饮食者)、铁需要量增加(发育成长中的婴幼儿、青少年,多次妊娠分娩及哺乳期女性)和慢性失血和铁丢失过多(痔疮、月经量过多、消化性溃疡、胃癌等)。血清铁降低主要导致血红蛋白合成减少,进而导致缺铁性贫血。

📄 **处理指导**

(1)血清铁(Fe)增高或降低,建议去医院就诊,进一步检查,明确原因,积极处理。如由原发病所致,积极治疗原发病,以恢复血清铁(Fe)到正常水平。

(2)血清铁降低应多吃富含铁质的食物,如动物肝脏、黑木耳、芝麻酱、大枣、豆制品、绿叶蔬菜等,多摄入丰富的优质蛋白质食物,如瘦肉、蛋、乳、鱼虾、动物血等。血清铁降低的情况比较严重,可以考虑使用含铁的药物进行治疗,如多糖铁胶囊等。具体药物的使用需遵医嘱。

(3)血清铁增高者在饮食方面,应该少吃红肉(如猪肉、牛肉、羊肉等),适量摄入白肉

（如鱼等）。同时，多吃蔬菜、水果，保持营养均衡，避免过度摄入含铁丰富的食物。

（4）血清铁水平可能会受到多种因素的影响，因此应定期进行血液检查，以便及时发现并采取针对性的措施。特别是血清铁水平持续升高，需要进行进一步的检查，如肺部、上腹部 CT 检查等，以排除恶性肿瘤等疾病的可能性。

8. 血清锌（Zn）增高/降低

锌是人体主要的微量元素之一，参与许多辅酶的构成，在生长、智力发育和维持机体免疫功能方面具有重要作用。

血清锌水平降低原因包括：① 摄入不足（长期膳食中缺乏锌的摄入，尤其是对于孕妇、儿童和老年人等特定人群）；② 吸收障碍（慢性腹泻、克罗恩病等肠道疾病）；③ 丢失过多（严重烧伤、慢性肾病、糖尿病等）。另外，随着尿液或汗液大量丢失，也可导致血清锌水平降低。锌缺乏一般可以引起食欲降低、生长发育迟缓、异食癖以及皮炎等。

血清锌水平增高原因可能包括：① 短期内摄入过量的锌，特别是对于一些误服或过量使用补锌产品的人群，可能导致血清锌水平增高；② 肝肾疾病，肝脏和肾脏是体内处理锌的主要器官，当这些器官出现功能异常时，可能导致血清锌水平增高；③ 其他因素包括嗜酒、感染、创伤、免疫系统疾病等情况下，血清锌水平也可能增高。另外，血锌含量过高与从事制造业、印刷行业等容易吸入过量的氧化锌有关。

📄 处理指导

（1）血清锌（Zn）增高或降低，均建议去医院就诊，进一步检查，明确原因，积极处理。如由原发病所致，积极治疗原发病，以恢复血清锌（Zn）到正常水平。

（2）血清锌（Zn）增高者要注意避开富锌环境，避免被动吸入，不吃或少吃贝壳类海产品（如扇贝、海螺、海蚌等含锌高的食物），多饮水，以加快排泄。

（3）血清锌（Zn）降低者应多食含锌丰富的食物（如鱼类、肉类、动物肝肾、奶品、蛋品），明显缺乏者，可在医生的指导下服用一些补锌药物，如葡萄糖酸锌、硫酸锌等。

（4）定期复查，以动态观察血清锌（Zn）水平变化。注意规律生活，进行适量运动，增强身体抵抗力。

9. 血清硒（Se）增高/降低

血清硒是人体必需的微量元素之一，是谷胱甘肽过氧化物酶的必需成分，广泛分布于机体各个组织中，对维持心、脑、肝、肌肉以及免疫的正常功能具有重要意义。

血清硒水平降低可见于心脑血管疾病、肝脏疾病、白内障和一些代谢类疾病和各种肿瘤类疾病。儿童体内硒缺乏时，可见大骨节病、骨骼肌无力、关节炎等疾病。

血清硒增高通常由非疾病因素引起，主要与饮食和生活、工作环境有关。例如，长期过量摄入含硒较高的食物或水可造成硒中毒，使血清硒增高。某些地区含硒量较高，易对食物和水造成硒污染，一旦被人长期摄入，就可导致硒中毒，使血清硒水平增高。如果工作中长期接触过量的硒化物也可造成硒中毒,导致血清硒水平增高。

📄 **处理指导**

（1）血清硒(Se)增高或降低,均建议去医院就诊,进一步检查,明确原因,积极处理。如由原发病所致,积极治疗原发病,以恢复血清硒(Se)到正常水平。

（2）血清硒(Se)增高者要注意避免摄入过多的硒,适当减少高硒食物的摄入,如海产品、动物内脏等,同时避免过度依赖营养补充剂,尤其是过量摄入硒补充剂。对于可能接触高硒环境的人群,如矿工、硒产地居民等,应定期进行血清硒的监测。

（3）非疾病因素引起血清硒(Se)降低者,应改变生活习惯,如适量补充微量元素硒,食用含硒丰富的食物,如海产品、动物肾、肉类、谷物等。此外,也可以在医生的指导下,对明显缺硒者口服亚硒酸钠或含硒的有机物,如含硒酵母等。

（4）定期复查,以动态观察血清硒(Se)水平变化。注意规律生活,进行适量运动,增强身体抵抗力。

10. 血清铜(Cu)增高/降低

铜在人体内具有促进血红蛋白的生成、促进骨质发育、维护中枢神经系统健康、保护毛发正常色素和结构以及保护机体细胞免受超氧离子的毒害等生理作用。

血清铜降低可能与摄入铁和锌过量、膳食摄入铜不足有关。另外,肝豆状核变性、Menke 卷发综合征、低蛋白血症等疾病也可能导致血清铜降低。

血清铜升高与原发性胆汁性肝硬化、原发性硬化性胆管炎等疾病有关。此外,急性和慢性感染、急性和慢性白血病、肿瘤(如淋巴瘤、霍奇金病)、贫血(如再生障碍性贫血、恶性贫血、缺铁性贫血、镰刀状红细胞性贫血、地中海性贫血等)、血红蛋白沉着症、甲状腺功能亢进症、口服避孕药、雌激素治疗、创伤、系统性红斑狼疮以及结缔组织病也可能导致血清铜升高。

📄 **处理指导**

（1）血清铜明显增高或降低者,建议去医院就诊,进一步检查,明确原因,根据病因进行相应治疗和处理。

（2）血清铜增高应该避免摄入含铜高的食物,如动物内脏、海鲜等,同时注意减少其他高热量、高脂肪、高糖分的食物的摄入;血清铜降低应适当增加富含铜的食物,如肉类、干果类、动物内脏等,同时,保持均衡饮食,避免挑食和偏食,避免体内铁、维生素 C 等缺乏。

（3）定期体检和复查血清铜,以及时发现并治疗相关疾病和动态观察血清铜变化。

11. 血清铅(Pb)增高

铅是一种具有神经毒性的重金属元素,在人体内无任何生理作用,其理想的血铅浓度为零。血铅超标会引起机体的神经系统(易怒、好动、注意力短暂等情况)、血液系统(贫血)和消化系统(腹痛、恶心、呕吐等症状)的一系列异常表现,对儿童的智能发育、体格生长、学习能力和听力产生不利影响。

铅可通过多种途径进入人体,例如工业生产中的呼吸道吸入和日常生活中的消化道摄入。血铅超出正常范围,即铅中毒。

📄 **处理指导**

(1) 避免接触铅制品:尽量避免使用铅制炊具、铅制餐具等,特别是避免在酸性环境中使用铅制品,如醋、果汁等。

(2) 饮食调整:增加富含锌的食物,如瘦肉、禽类、鱼类、豆类等,以促进铅的排出,同时多食用富含维生素 C 的食物,如柑橘类水果、草莓、蔬菜等,有助于降低铅的吸收。

(3) 如已出现铅中毒症状的患者,应及时就医,采取相应的治疗措施,包括使用金属络合剂(如依地酸钙钠)来促进铅的排出,以及进行必要的营养支持和对症治疗。

(4) 建议间隔 3~6 个月去医院复查血清铅,以动态了解变化。

12. 血清叶酸(VBc)降低

叶酸是人体必需的营养素,它在 DNA 合成、细胞分裂、神经传导等方面发挥重要作用。特别对胎儿发育尤为重要,如果孕妇缺乏叶酸,就会导致胎儿出现体重低、唇腭裂、心脏缺损等。

叶酸降低一方面是饮食上没有摄入富含叶酸的食物,另一方面可能是由于叶酸代谢异常导致。人体缺少叶酸,会导致出现红细胞的异常,出现巨红细胞性贫血、白细胞减少。还可出现舌炎、舌痛、舌乳头萎缩、舌面光滑、口角炎及食欲减退等症状。

📄 **处理指导**

(1) 饮食调整:增加富含叶酸的食物的摄入,如绿叶蔬菜、豆类、动物肝脏等。同时,减少烹饪过程中对食物中叶酸的破坏,如避免长时间高温加热。

(2) 补充叶酸:对于怀孕期和哺乳期的女性,以及老年人、慢性疾病患者等特定人群,需要在医生的指导下适量补充叶酸。

(3) 病因治疗:对于因吸收不良、代谢异常等原因导致的叶酸缺乏,需要进行病因治疗。例如治疗肠道疾病、控制糖尿病等。

(4) 定期检查:对于高危人群,如长期消化不良、慢性疾病等患者,应定期进行叶酸水平的检测,以便及时发现并处理叶酸缺乏的问题。

13. 血清维生素 B_{12}(VB$_{12}$)降低

维生素 B_{12}是人体必需的维生素之一,它在维持神经系统和红细胞健康方面发挥着重要作用。如果维生素 B_{12}缺乏,可能会导致贫血,神经系统病变,疲劳,抑郁,舌、口腔、消化道的黏膜发炎等症状。血清维生素 B_{12} 降低常见原因有饮食当中摄入维生素 B_{12} 不足、长期腹泻和萎缩性胃炎等。

📄 处理指导

（1）病因治疗：纠正或治疗导致维生素 B_{12} 缺乏的原发病因，如改善膳食结构、戒酒，治疗胃肠疾病以及停用某些可能会影响 B_{12} 吸收的药物。

（2）科学进食：多食用肉类、禽类、豆乳类等富含维生素 B_{12} 的食物；进食时细嚼慢咽（唾液有利于维生素 B_{12} 吸收）；酗酒者应戒酒（酒精代谢必须消耗大量 B 族维生素）。另外严格素食主义者、长期值夜班（脑力劳动者）者等可考虑额外补充维生素 B_{12}，如复合 B 族维生素。

（3）可在医生的指导下，口服维生素 B_{12}（甲钴胺片等药物），严重缺乏者（胃大部切除术后或者是有胃部疾病内因子缺乏者），可考虑注射维生素 B_{12} 进行治疗。

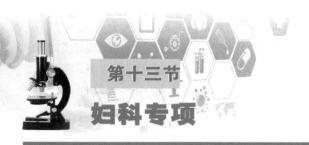

第十三节 妇科专项

一、白带异常

1. 脓血样白带

脓血样白带可能提示着宫颈炎症、阴道感染等妇科疾病，应给予足够的重视。

📄 处理指导

（1）建议去医院妇科就诊，进行必要的检查，明确原因和治疗。

（2）注意个人卫生，勤换内裤，保持阴部清洁干燥，避免过度清洗阴道，以免破坏阴道内环境，避免使用不合格的卫生用品和护垫。

（3）避免频繁性生活，特别是在月经期、妊娠期和产褥期应该禁止性生活。

（4）保持良好的生活习惯和心理状态，规律生活，以提高抗病能力。

2. 黄水样白带

黄水样白带原因包括外阴阴道假丝酵母菌病、滴虫性阴道炎、宫颈炎、子宫内膜炎和宫颈癌等。黄水样白带通常意味着阴道存在细菌感染，可能伴有异味、颜色改变和外阴瘙痒等症状。

📄 处理指导

（1）建议去医院妇科就诊，进行必要的检查，明确原因和治疗，避免自行盲目使用药物。

（2）注意个人卫生，勤换内裤，保持阴部清洁干燥，避免过度清洗阴道，以免破坏阴道内环境，避免使用不合格的卫生用品和护垫。

（3）避免频繁性生活，特别是在月经期、妊娠期和产褥期应该禁止性生活。

（4）保持良好的生活习惯和心理状态，规律生活，以提高抗病能力。

3. 黏液性白带

黏液性白带是指女性阴道中分泌出的一种白色或淡黄色的液体，通常是由宫颈腺体、子宫内膜和阴道上皮细胞分泌的。黏液性白带的出现可以是一种生理现象（排卵期或妊娠期，由于雌激素水平升高所致），又可能是病理因素引起，如阴道炎、宫颈炎等，一些妇科恶性肿瘤，如子宫内膜癌、宫颈癌和卵巢癌等，也可能导致黏液性白带的出现。

📄 处理指导

如排卵期或妊娠期，无其他不适，观察即可。其他时期出现黏液性白带，建议去医院妇科就诊，进行必要的检查，明确原因和治疗，避免自行盲目使用药物。其他注意事项参考本节"脓血样白带"处理指导。

4. 血性白带

血性白带，也称为白带中带血，可能原因包括月经失调、炎症、良性病变和恶性肿瘤等。

📄 处理指导

（1）建议去医院妇科就诊，进行必要的检查，明确原因和治疗。

（2）月经失调导致血性白带，通常与生活压力、精神状态、生活习惯等因素有关，应规律生活、自我减压，保持良好的生活习惯和心理状态。

（3）炎症导致的血性白带，应在医生指导下治疗，避免自行盲目使用药物。

5. 豆腐渣样白带和阴道霉菌阳性

豆腐渣白带是霉菌性阴道炎的特征,主要由念珠菌感染所致。这种病症会导致外阴奇痒难忍,即使在公共场合也禁不住用手揉擦外阴以减轻痒感。豆腐渣样白带比较容易诊断,但需要注意与其他类型的阴道炎进行区分。

📄 **处理指导**

(1)治疗豆腐渣白带,可以采用御外法,主要通过冲洗阴道,改变阴道的酸碱性。可使用御雪清等产品。如果确诊了霉菌感染,可使用克霉唑栓阴道给药,1日1次,连用7~10日为1个疗程;也可以口服氟康唑片150 mg顿服,治疗结束要及时行白带常规检查,确定霉菌孢子阴性,建议巩固治疗1个疗程。在治疗过程中,要保持外阴干燥,避免频繁性生活,不要使用过度清洁剂或消毒药水清洁阴道。

(2)保持阴部的清洁,不洗公共盆浴,使用专用的卫生用品,穿棉质通气的裤子,不要一直使用卫生护垫。

(3)不滥用抗生素,使用抗生素一定要经过医师同意并开处方。

(4)少吃刺激性食物,保持良好的心理状态,不要给自己太大的压力,适当地放松自己,尽量避免过于激动、急躁发怒。

6. 阴道滴虫阳性

阴道滴虫阳性提示阴道发生了滴虫感染。感染途径包括性接触和公共用品间接传播。阴道滴虫感染后会引起阴道口及外阴部瘙痒、灼痛和性交痛,白带增多呈稀薄泡沫状、黄绿色,有臭味。阴道毛滴虫还可侵入尿道或尿道旁腺,甚至膀胱、肾盂,若合并尿道感染时,可有尿频、尿急、尿痛,有时可见血尿。此外,可导致尿道炎、膀胱炎、前庭大腺炎等并发症。

📄 **处理指导**

(1)建议去医院妇科就诊,在医生指导下,使用复方黄柏洗液、甘霖洗剂等药物,清洗外阴,以缓解滴虫性阴道炎引起的外阴瘙痒、疼痛症状。遵医嘱服用一些抗生素药物,如甲硝唑等进行消炎治疗。治疗时最好伴侣一起治疗,期间禁止性生活。

(2)注意个人卫生,保持外阴部的清洁。建议在临睡前用温水清洗外阴道,勤换洗内裤,并及时对内裤进行消毒处理。

(3)避免进食辛辣之品及饮酒。保持良好的生活习惯和心理状态,规律生活,以提高抗病能力。

7. 阴道淋球菌阳性

阴道淋球菌阳性提示阴道发生了淋球菌感染,也称为淋菌性阴道炎,是由淋病奈瑟球菌(淋球菌)引起的阴道炎。淋球菌感染可引起泌尿生殖系统的化脓性感染,是常见的性传播疾病之一,俗称淋病。症状主要包括下腹部疼痛、阴道分泌物增多且呈脓性、阴道口红肿疼痛等。如不及时治疗,可转为慢性妇科炎症,有 10%~20% 的女性可出现不孕或宫外孕。

处理指导

(1) 避免不洁性行为和与多个性伴侣发生性行为,以及在未采取安全措施的情况下发生性行为。

(2) 保持外阴清洁干燥,每天更换干净的内裤。避免使用公共浴池、游泳池等可能被污染的场所。一旦出现阴道分泌物增多、瘙痒、疼痛等症状,应及时就医。在医生的指导下进行治疗,包括抗生素治疗和局部用药等。

(3) 避免自行购药和使用非处方药,有些药物可能会掩盖症状,使疾病恶化。如果需要使用药物,一定要在医生的指导下进行。

(4) 高危人群,如性工作者、多性伴侣者等,应该定期进行淋球菌检测。如果检测结果为阳性,应该立即进行治疗。

二、宫颈癌相关病毒(HPV)阳性

HPV 感染是一种导致皮肤和黏膜感染的性传播疾病,传播途径包括性接触,污染部位、污染物品以及母婴传播。持续的高危型 HPV 感染被认为是宫颈癌和癌前病变发生的主要原因。

HPV 有许多亚型,目前,将与宫颈癌发展有关系的 HPV,根据导致宫颈癌的风险程度将其分为高危、中危和低危。宫颈 HPV 检查是一种用于检测宫颈部位是否有 HPV 感染的检查方法。

高危阳性包括:16、18、31、33、35、39、45、51、52、56、58、59、68 型。

中危阳性包括:26、53、66、73、82 型。

低危阳性包括:6、11、13、32、34、40、42、43、44 型。

处理指导

(1) HPV 阳性者,建议去医院妇科就诊,进行宫颈 TCT 检查,根据 TCT 检查结果和 HPV 阳性风险类型,决定是否进行包括药物、冷冻、电灼、微波、激光等治疗。

(2) 由于 HPV 感染后绝大多数可通过自身免疫力清除,应定期(一般半年到 1 年)复查,以观察是否持续存在。

(3) 如不对蛋白质过敏,不在孕期、哺乳期,可在医生指导下接种预防性 HPV 疫苗,以降低感染风险。

(4) 正确对待已发生的感染,克服恐惧心理,通过健康的生活方式,适宜的运动锻炼,合理全面的营养和充分的休息,以增强自身的免疫功能和抵抗力。同时,应保持个人卫生,杜绝不洁性行为,勤换内衣内裤,避免在公共场所接触污染部位或污染物品。

三、宫颈 TCT 检查

宫颈 TCT 检查,全称为宫颈液基细胞学检查,是一种重要的宫颈癌筛查手段,对于早期发现和治疗宫颈癌及癌前病变具有重要意义。如果 TCT 检查结果出现异常,如鳞状上皮细胞异常、腺上皮细胞异常等,则提示可能存在宫颈内瘤样变、宫颈癌、子宫内膜癌等异常病变。此时需要进一步检查,明确病变性质和程度并给予相应治疗。由于持续性 HPV 感染会增加宫颈癌风险,因此需要联合 HPV 检查进行综合判断。

1. 宫颈细胞炎症反应性改变

宫颈细胞炎症反应性改变是 TCT 检查对宫颈细胞状态的一种描述,可能存在有不同程度的宫颈炎症,但未观察到癌前病变或癌细胞。

📄 **处理指导**

如无阴道分泌物异常增多、白带颜色和气味无异常,一般不需要处理。

2. 宫颈非典型鳞状细胞

宫颈 TCT 检查显示非典型鳞状细胞,意味着宫颈上皮细胞存在异常,可能存在宫颈炎、宫颈上皮内癌变等疾病,也可能属于宫颈癌癌前病变。按病变程度分为轻度不典型增生、中度不典型增生和重度不典型增生。

📄 **处理指导**

(1)建议去医院妇科就诊,如明确为宫颈炎症可以在医生的指导下使用微波、红外线进行物理治疗,或口服抗宫炎片进行药物治疗;明确为宫颈上皮内癌变可以通过液氮冷冻、激光等方式治疗(必要时进行宫颈锥切术);如果怀疑宫颈癌,需要通过进一步的检查(如 HPV 病毒检测、阴道镜、病理检查等)进行确诊并治疗。

(2)保持健康的生活方式,包括均衡饮食、适量运动和良好的睡眠;尽量避免吸烟和二手烟暴露,以降低患宫颈癌的风险。

(3)避免容易感染 HPV 病毒风险的性生活,定期进行宫颈 TCT 检查,及早发现并治疗宫颈问题;接种 HPV 疫苗可以有效预防 HPV 感染,从而降低患宫颈癌的风险。

3. 宫颈非典型鳞状细胞,意义不明

宫颈 TCT 检查显示宫颈非典型鳞状细胞,意义不明,提示需要去医院妇科进一步检查以明确诊断。非典型鳞状细胞可能是由于宫颈炎症、上皮内癌变、癌前病变等原因导致的,需要结合其他检查,明确病因后对因治疗。

📄 **处理指导**

参考本书"宫颈非典型鳞状细胞"。

4. 宫颈非典型鳞状细胞，不除外高度鳞状上皮内病变

宫颈 TCT 检查显示宫颈非典型鳞状细胞，不除外高度鳞状上皮内病变，提示需要去医院妇科进一步检查，明确诊断。

📄 **处理指导**

参考本书"宫颈非典型鳞状细胞"。

5. 宫颈细胞改变提示 HPV 感染可能

宫颈 TCT 检查显示"宫颈细胞改变提示 HPV 感染可能"，提示需要去医院妇科进行宫颈 HPV 检查，明确诊断。

📄 **处理指导**

参考本书"宫颈非典型鳞状细胞"和"宫颈癌相关病毒 HPV 阳性"。

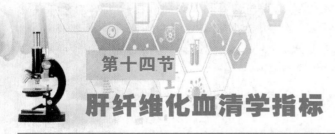

第十四节

肝纤维化血清学指标

肝纤维化是慢性肝病共同的病理基础，持续的肝纤维化导致肝硬化甚至肝细胞癌发生，肝病患者应及时进行血清肝纤维化指标检查，以判断其有无肝纤维化及严重程度，以有利于进一步治疗。

肝纤维化的血清学指标主要有透明质酸、Ⅲ型前胶原、Ⅳ型胶原、层粘连蛋白及金属蛋白酶组织抑制因子，临床上一般常应用前四项指标。这四种肝纤维化的血清学指标均是主要存在于肝细胞内的酸性蛋白或者糖蛋白，如果患者的肝细胞受损，将会导致这四种蛋白合成或者分泌增加，从而引起血清中相应的含量增加。

1. 透明质酸(HA)增高

血清 HA 水平主要反映肝脏内皮细胞功能及受损程度。肝硬化病程长,肝组织纤维化变性程度严重,血清 HA 水平明显增高,甚至达 1 000 mg/L 以上。

2. 血清Ⅲ型前胶原(PC-Ⅲ)增高

PC-Ⅲ是胶原纤维的前体,在成纤维细胞内被合成和释放,在细胞外其 N 端和 C 端肽可被特殊的酶所裂解,被裂解的 N 端即为 PC-Ⅲ,是肝纤维化指标之一,与其病理变化有较好的平行关系,即 PC-Ⅲ含量随着肝纤维化程度加剧而逐渐升高。另外,PC-Ⅲ可作为肝纤维化病情的动态观察、抗纤维化疗效及预后判断的指标。

3. 血清Ⅳ型胶原(PC-Ⅳ)增高

PC-Ⅳ是构成基底膜的重要成分。正常肝内基底膜主要存在于血管、淋巴管、胆管周围,肝窦壁处缺乏。在肝病时随炎症发展,纤维组织增生活跃,纤维组织生成过程中有大量胶原沉积,各种胶原均有所增加,但其中最为重要的就是构成基底膜的Ⅳ型胶原的增加。目前认为,Ⅳ型胶原的测定可作为检查肝纤维化的近期指标。

4. 层粘连蛋白(LN)增高

LN 是构成基膜的主要成分,是一种糖蛋白。肝纤维化时,随肝窦内皮细胞的胶原沉着形成基膜而毛细血管化,血清中层粘连蛋白增高,并与组织纤维化程度相平行。慢性活动性肝炎、肝硬化、原发性肝癌、慢性阻塞性肺病可见该指标增高。

📄 处理指导

(1)肝纤维化血清学指标的敏感性和特异性都有限制,在慢性肝病或肝硬化时检测结果会出现重叠。如果仅凭血清肝纤维化指标对患者作出肝纤维化或肝硬化的诊断并不可靠,建议去医院消化内科就诊,结合其他实验室检查、影像学检查等进行综合判断,明确诊断。

(2)肝纤维化指标增高的患者,日常饮食中应避免饮酒,因为酒精对肝脏伤害极大,饮酒会加重患者肝脏的损伤。其次,避免不易消化的食物,过多进食此类物质会加重肝脏消化负担。平时应避免油腻、油炸和辛辣的食物,此类食物同样会加重肝脏的代谢负担。

(3)保持规律的作息习惯,避免熬夜,保持积极乐观的心态,精神紧张和焦虑也会影响肝脏的正常功能。应注意选择营养丰富、易于消化的流质或半流质食物,多吃新鲜水果和蔬菜,帮助营养物质更好地被患者吸收,有利于身体的恢复,平常的饮食建议应遵循营养师及临床医师的建议,如有身体不适,及时就诊。

(4)建议定期复查该类指标,以动态观察肝脏纤维化状态的变化。

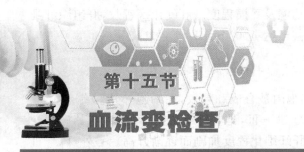

第十五节

血流变检查

血流变学是研究血液流动及血细胞变形规律的一门分析型医学学科。临床上血流变检查主要内容包括血液的流动性和黏滞性、红细胞和血小板的聚集性和变形性等。血流变检查在疾病的诊断、治疗和预防方面均具有重要的意义。血流变检查包含的具体项目及临床意义如下：

1. 全血黏度异常

全血黏度是反映血液流变学特征的基本参数，也是血液黏滞程度的重要指标。影响全血度的主要因素有红细胞压积、红细胞聚集性和变形性以及血浆黏度等。根据切变率区分为高、中、低切黏度。高切黏度反映了红细胞的变形性，低切黏度反映了红细胞的聚集性。

全血黏度在血栓前状态和血栓性疾病的诊断、治疗和预防中发挥着重要作用。全血黏度增高，直接影响组织的血流灌注，可引发组织缺水和缺氧、机体功能障碍、代谢失调，从而导致严重后果。

全血黏度升高会导致诸如循环系统疾病（高血压、冠心病、动脉硬化、心绞痛、周围动脉硬化症、心肌梗死、高脂血症、心力衰竭、深静脉栓塞、肺源性心脏病等）、糖尿病、脑血管病（脑血栓、脑血管硬化症等）、血液类疾病（多发性骨髓瘤、真性红细胞增多症、原发性巨球蛋白血症等），以及休克、先兆子痫等疾病的发生或加重。

全血黏度减低常见于各种贫血、大出血等。

2. 血浆黏度异常

血浆黏度同样是反映血液黏滞程度的一个重要指标，其影响因素有白蛋白、球蛋白、纤维蛋白原、脂类和血糖等。

血浆黏度越高，全血黏度相应地也越高。临床上血浆黏度增高可见于一些缺血性心脑血管病、遗传性球型红细胞增多症、巨球蛋白血症、糖尿病等。

3. 红细胞压积异常

红细胞压积又称红细胞比积，是指经特定离心力离心处理后，红细胞所占血液容积的比例。

红细胞压积增高常见于各种原因导致的血液浓缩（如腹泻、呕吐、烧伤等）、真性红细胞增多症、继发性红细胞增多症（体内氧供应不足引起的代偿反应，如高山居住者、新生儿和慢性心肺疾病患者等），正常人剧烈运动或情绪激动也可以发生。

红细胞压积降低常见于正常孕妇、各种贫血患者，以及部分用药患者，如应用青霉素、干扰素、吲哚美辛、维生素 A 等。

4. 全血还原黏度异常

全血还原黏度通常是指红细胞压积为 1 时的全血黏度值，也称单位压积黏度，它反映了红细胞自身的流变性质对血液黏度的影响。

如果全血黏度和全血还原黏度同时增高，说明血液黏度大，且与红细胞自身流变性质变化有关；如果全血黏度增高，而全血还原黏度正常，说明红细胞压积高而引起血液黏度增大，但红细胞自身流变性质并无异常；如果全血黏度正常而全血还原黏度增高，说明红细胞压积低，但红细胞自身的流变性质异常，相对意味着全血黏度还是高的；如果全血黏度和全血还原黏度都正常，说明血液黏度正常。

5. 红细胞聚集指数异常

红细胞聚集性是指当血液的切变力降低到一定程度，红细胞互叠形成所谓"缗钱状"聚集物的能力，是反映红细胞聚集及其程度的客观指标。

增高表示聚集性增强，全血黏度增高，见于感染性胶原病、炎症、异常蛋白血症、恶性肿瘤、心梗及烧伤等。

6. 红细胞变形指数异常

红细胞变形性是指红细胞在流动的血液中的变形能力，即红细胞在外力作用下改变其形状的能力。

临床上红细胞变形性减低主要见于心肌梗死、脑血栓、冠心病、溶血性贫血、高血压及外周血管病等。

急性心肌梗死患者红细胞变形能力下降，在第 1～3 天变化就明显。脑血栓患者与糖尿病患者，红细胞变形明显低于健康人。高脂血症使红细胞膜中胆固醇含量升高，导致膜面积增加，使红细胞变成棘状，继而变形性降低。其他的，如慢性肾功能衰竭、多发性动脉硬化、高血压病、肿瘤均可使红细胞变形能力降低。吸烟也是原因之一。

7. 血沉增快

血沉，即红细胞沉降率，是指红细胞在一定条件下的沉降速度。血沉增快多有病理性因素。结核和风湿患者的活动期血沉明显增快，而病情好转或稳定后，血沉也逐渐恢复正常。可用于鉴别心肌梗死与心绞痛、胃癌与胃溃疡、盆腔炎性包块与无并发症卵巢囊肿。特别是多发性骨髓瘤的患者，由于血浆中出现大量异常球蛋白，血沉加速非常显著。

8. 血沉方程 K 值异常

通过 K 值的计算,把血沉转换成一个不依赖于红细胞压积的指标,这样比血沉能更客观地反映红细胞聚集性变化。

9. 红细胞刚性指数异常

一般情况下,人体血液中红细胞的数量及质量相对稳定。如果造成红细胞的生成和破坏失常,都会引起红细胞数量和质量的改变,从而导致疾病的发生。

红细胞刚性指数越大,代表红细胞变形性越小,是高切变率下血液黏度高的主要原因。

10. 红细胞电泳时间异常

人体红细胞表面带有负电荷,在直流电场的作用下,移动一定距离所需的时间叫红细胞电泳时间。影响电泳时间的因素主要与血浆中球蛋白、血脂和纤维蛋白原的增加以及血浆黏度的增加有关。高血压、冠心病、肺心病、心肌梗死、中风及系统性红斑狼疮患者的红细胞电泳率都呈降低,电泳时间延长。

11. 纤维蛋白原异常

血浆中的纤维蛋白原是凝血系统中的重要凝血因子。纤维蛋白原含量增高是血栓性疾病的重要危险因素。

纤维蛋白原减少常见于先天性低(无)纤维蛋白原血症、弥漫性血管内凝血、重症肝炎、肝硬化、新生儿及早产儿、原发性纤维蛋白溶解症、重症贫血及恶性肿瘤。

纤维蛋白原增多常见于妊娠晚期妊高征、动脉粥样硬化症、老年人糖尿病、急性传染病、急性肾炎和尿毒症、结缔组织病、烧伤、手术后、心肌梗死、多发性骨髓瘤、休克及剧烈运动后。

📄 **处理指导**

(1)不良饮食、不良生活习惯及高血压等因素均可能引起血流变异常,可以通过调整饮食、改变生活习惯、口服药物等方式进行纠正。

(2)饮食上避免油腻的食物,比如猪油、肥肉等,否则容易引起血液黏稠度的增加,可以适当多吃一些稀释血液的食物,比如菠菜、青菜、黑木耳等,改善血液黏稠度的异常。

(3)日常生活中避免经常熬夜,养成良好的生活习惯,注意戒烟戒酒,合理安排工作,保证充足的休息。

(4)高血压容易引起血液流动障碍,同时伴有头痛、头晕等症状,可以在医生指导下服用复方丹参片、养血清脑颗粒、脉络宁口服液等进行药物治疗。

(5)建议定期复查该类指标,以动态观察及评估变化。

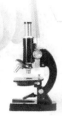

第十六节
尿素呼气试验检测

尿素呼气试验阳性

幽门螺杆菌的尿素酶在分解尿素后,产生带有碳 13 或碳 14 同位素标记的二氧化碳(正常空气中的 CO_2 中的碳原子为碳 12),测定其含量即可反映机体幽门螺杆菌的菌群数量,超出正常范围时提示阳性,判断为幽门螺杆菌感染。

幽门螺杆菌感染与胃部疾病通常有较大的关联,但呼气试验本身并不是检查胃病的,碳 13 或碳 14 尿素呼气试验都是用于检测人体是否有幽门螺杆菌感染。碳 13 和碳 14 的主要区别在于碳 13 是碳 14 的改良版,更加高级与安全。碳 13 是稳定核素,无放射性,适用任何群体。而碳 14 呼气试验即使是医学剂量下,依旧可能存在辐射危害,一般不用于孕妇和哺乳期的妇女。

📄 处理指导

(1)呼气试验检查阳性,建议去医院消化科就诊,结合病史和是否有恶心、呕吐、反酸、嗳气、口臭等消化道症状,决定是否进行消化内镜检查,以及使用针对幽门螺杆菌的抗生素治疗。

(2)规律饮食,勿过饥或过饱,食物应多样化,避免偏食,注意补充多种营养物质。宜食用易消化无刺激性的食物。

(3)饭前洗手,餐具应单独使用,避免将幽门螺杆菌传染给家人。

(4)建议定期复查该指标,以动态观察是否发生了再次感染。

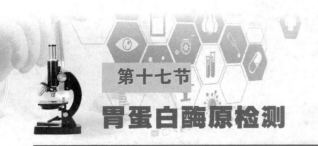

第十七节

胃蛋白酶原检测

胃蛋白酶原主要是由胃泌酸腺的主细胞合成与分泌的,通常分为 2 种亚型,即临床上常说的胃蛋白酶原Ⅰ(PGⅠ)和胃蛋白酶原Ⅱ(PGⅡ)。

1. 胃蛋白酶原Ⅰ(PGⅠ)增高/降低

PGⅠ主要是由胃底腺的主细胞和黏液颈细胞分泌,当胃萎缩时会影响 PGⅠ 的分泌。因此 PGⅠ 的检测可作为判断胃黏膜萎缩程度的可靠依据,用于萎缩性胃炎、胃溃疡、胃癌等疾病的诊断。

PGⅠ增高,提示胃黏膜细胞分泌功能异常,可能是胃酸分泌过多或胃炎导致。原因有幽门螺杆菌感染、急性糜烂性胃炎、胃溃疡等疾病。

PGⅠ降低,反映了胃黏膜分泌功能异常,胃酸分泌不足,导致因素可能是萎缩性胃炎、胃癌等。

📄 处理指导

(1)PGⅠ增高者,注意戒烟忌酒,避免进食诸如过辣、过酸、过热与过冷的食物,以及浓茶、咖啡等刺激的食物饮品。患者保持饮食规律,多吃新鲜蔬菜和水果,少吃油炸、烟熏、腌制食物。

(2)PGⅠ降低者,同样要注意戒烟酒,避免使用损害胃黏膜的药物如非甾体抗炎类药物以及对胃部有刺激的食物饮品,所食食品要新鲜并富有营养,保证摄入足够的蛋白质,多吃新鲜蔬菜和水果,少吃不健康食物。

(3)除了饮食外,还可以配合使用一些益生菌进行调理,标本兼治,注意休息,调整心态。需要强调的是,单纯调整饮食与作息是无法完全纠正的,指标的降低最终依赖于临床上针对性的治疗。

(4)建议定期复查该指标,以动态观察变化。

2. 胃蛋白酶原Ⅱ(PGⅡ)增高/降低

PGⅡ是胃蛋白酶的前体,主要由胃底和胃体的主细胞及壁细胞分泌。

PGⅡ参与了蛋白质的分解代谢,其分泌水平与胃黏膜状态有极大的关联。胃溃疡、慢性胃炎、胃癌等疾病均可导致胃黏膜受损,从而影响PGⅡ的分泌。通过检测PGⅡ的水平,可以帮助了解胃黏膜的状态,为疾病的诊断提供参考依据。

PGⅡ增高除了癌症的因素,也可以由其他原因引起,包括胃炎、消化性溃疡、幽门螺杆菌感染等。这些疾病同样需要及时诊断和治疗,以避免病情继续进展。

临床上如果PGⅡ增高同时伴有如腹痛、反酸、嗳气等其他消化道症状,需要进一步做胃镜检查以排除胃癌的可能性。胃镜可以直接观察胃黏膜的病变部位,同期进行活检,以确定是否存在癌细胞。

需要注意的是,PGⅡ不仅受胃部疾病的影响,也可能受到生活方式、饮食、遗传等其他因素的影响。

📋 **处理指导**

(1)PGⅡ增高者,日常生活中注意饮食清淡,选择小米粥、面条等食物,避免食用辣椒、花椒等辛辣刺激的食物,以免加重胃黏膜损伤的情况。患者如果出现胃痛、胃胀等不适症状,建议在医生指导下使用药物进行治疗。

(2)长期精神压力过大,会导致体内胃酸分泌过多,从而引起PGⅡ增高的情况。因此日常生活中坚持良好的生活作息,避免熬夜和过度劳累,保持愉悦的心情和稳定的情绪,避免过度紧张和压力过大。

(3)适当的运动可以增强胃肠道的消化吸收,改善胃肠道的蠕动,有助于缓解PGⅡ偏高的情况,可以适当进行户外散步、慢跑、游泳等活动。

(4)建议定期复查该指标,以动态观察变化。

3. 胃蛋白酶原Ⅰ/胃蛋白酶原Ⅱ比值降低

PGⅠ/PGⅡ正常值范围是大于或者等于7.5。PGⅠ/PGⅡ比值进行性降低与人体胃黏膜的萎缩进展相关。

如果胃蛋白酶原比值在3.0～7.5之间,多考虑人体胃黏膜发生了溃疡和糜烂,也可能是胃内发生了幽门螺杆菌感染,建议去医院做胃镜进一步详细检查。如果胃蛋白酶原比值小于3.0,多考虑是胃内腺体发生了萎缩,继而影响了腺体的正常分泌,提示发生胃癌和萎缩性胃炎的风险高,建议尽早去医院进行胃镜检查,同时要进行肿瘤标志物的检查。

📋 **处理指导**

参考"胃蛋白酶原Ⅰ增高/降低"与"胃蛋白酶原Ⅱ增高/降低"。

4. 胃泌素17(G-17)增高/降低

G-17是由人体胃窦G细胞合成与分泌的酰胺化胃泌素,主要生理功能为刺激胃酸分泌,促进胃黏膜细胞增殖和分化,它的含量占有生物活性胃泌素总量的90%以上。若人体胃窦黏膜发生萎缩或异常增殖,就会导致 G-17 的异常分泌。同时,G-17 在胃癌的发生与发展过程中也有促进作用。因此,G-17 是反映胃窦内分泌功能的敏感指标之一,增高通常提示 A 型萎缩性胃炎、胃溃疡、胃癌等疾病可能,降低则通常提示 B 型萎缩性胃炎、胃食管反流等疾病可能。

📄 处理指导

（1）G-17 增高者,需注意戒烟戒酒,避免过酸、过辣、过热、过冷食物,及浓茶、咖啡等对胃部有刺激的食物,平时规律饮食,多吃新鲜蔬菜和水果,少吃油炸与腌制食物。

（2）G-17 降低者,同样需戒烟戒酒,避免损害胃黏膜如非甾体抗炎类药物以及对胃部有刺激的食物饮品,三餐规律,食品新鲜并富有营养,保证摄入足够的蛋白质。

（3）除饮食注意外,发现 G-17 异常,应注意放松心情,不必过分紧张,保持精神愉悦,在积极治疗同时,保持健康作息。

（4）建议定期复查该指标,以动态观察变化。

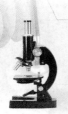

第十八节
肿瘤易感基因检测

现代医学证明,除外伤外的大多数疾病,其发生均与基因有关,而疾病易感基因与疾病的发生有着密切的关系,大多数疾病的发生,正是基因与外部环境因素共同作用的结果。

肿瘤易感基因检测主要是指通过血液、体液或细胞对人体遗传物质进行检测,包括染色体、DNA、RNA 等遗传物质,检测内容为多种基因变异,包括癌基因、抑癌基因、表观遗传物质等,可以确定易感基因的种类,帮助医生更好地了解被检者的健康状况和预后,从而制订更加精准与合理的治疗方案,有效地提高患者生存率和生活质量。

以下是临床经常检测的几种易感基因的意义：

1. 乳腺癌卵巢癌全面易感基因

BRCA1 和 BRCA2 是目前国际上公认的遗传相关肿瘤基因,属于"乳腺癌卵巢癌全面易感基因"。BRCA1 和 BRCA2 属于肿瘤抑制基因,致病性突变主要包括移码突变、无义突变、剪接位点突变以及大基因组重排。携带有 BRCA1/BRCA2 基因突变的女性,其一生患乳腺癌的风险高达 87%,患卵巢癌的风险也超过 40%,而且发病年龄会提前。

BRCA 突变不仅会导致乳腺癌和卵巢癌的风险增加,也会导致继发性乳腺癌、男性乳腺癌、胰腺癌的风险增加。研究表明,BRCA1 为乳腺癌/卵巢癌易感基因,而 BRCA2 基因与家族聚集性乳腺癌有很强的相关性,但与卵巢癌无明显的相关性。

2. 胃癌易感基因

在正常情况下,人体利用多种基因、生长因子以及生物酶的调控维持胃黏膜上皮细胞增殖与凋亡的平衡。一旦平衡破坏,上皮细胞的过度增殖可能逐渐进展为胃癌。而即使是在胃癌高发区域中,也只有少数人才会发病,这提示胃癌发生在很大程度上取决于个体的遗传易感性。

目前,胃癌的易感基因种类主要包括对胃黏膜起保护作用的基因(如黏液素基因中的 MUC1 亚型与 MUC5AC 亚型)、免疫反应相关的基因(包括白介素基因 IL、人类白细胞抗原基因 HLA 和肿瘤坏死因子基因 TNF)、代谢酶基因(主要是 CYP1A1、CYP2E1、CYP2C19 基因)、DNA 损伤修复基因(如 XRCC1、OGG1、ERCC2、MLH1、MSH2 等)、叶酸和蛋氨酸代谢的限速酶基因(如 MTHFR 基因)、抑癌基因(如 P53 基因)以及转化生长因子 B(TGFB)基因。

在胃癌的发生、发展中,胃癌的遗传易感基因起着非常重要的作用。因此,相关基因检测能够发挥早发现、早治疗作用。

3. 肾癌易感基因

在我国泌尿生殖系统肿瘤发病率中,肾癌仅次于膀胱癌和前列腺癌,居第 3 位,占成人恶性肿瘤的 2%~3%。部分肾癌患者发病年龄早,双侧、多灶性肾癌比例高,有肾癌家族史,提示由易感基因胚系突变导致。

对于发病较早且双侧、多发肾癌的患者,及有肾癌家族史的患者,建议进行肾癌易感基因检测。检测基因的选择,应结合临床表现、年龄和病理类型。

遗传性肾透明细胞癌患者,推荐选择 VHL、SDHC、BAP1、TCS1 和 TSC2 基因检测;Ⅰ型遗传性乳头状肾细胞癌患者,推荐选择 MET 基因检测;Ⅱ型遗传性乳头状肾细胞癌患者,推荐选择 FH 基因检测;遗传性嗜铬细胞瘤和肾癌患者,推荐选择 FLCN、TSC1、TSC2 基因检测;早发的疑似遗传性肾癌患者,可选择 SDH 和 FH 基因检测。

4. 前列腺癌易感基因

前列腺癌的发病原因与饮食因素、环境因素、家族遗传因素等均有关。和前列腺癌相关的基因,通常包括 BRCA1 基因、BRCA2 基因、P16 基因及 P53 基因。

BRCA1 基因是多个生殖相关基因的融合变异,会导致前列腺癌的发生。而 BRCA2 基因突变与前列腺癌的发病风险呈剂量相关,约 20% 的前列腺癌患者中 BRCA2 基因为阳性。P16 基因是一种抑癌基因,其发生突变,会导致前列腺癌的发生,P16 基因阴性的患者,多表现为无症状性前列腺癌。P53 基因可诱导细胞凋亡,如果突变会导致前列腺癌,P53 基因阳性的患者多为偶发病例。

5. 多发性内分泌腺瘤易感基因

多发性内分泌肿瘤综合征(MEN)主要分为1型和2型,分别为MEN-1和MEN-2,其中MEN-2又可以再细分为MEN-2A和MEN-2B。

MEN-1涉及的内分泌腺肿瘤主要包括垂体瘤、甲状旁腺腺瘤、胃泌素瘤、胰岛素瘤等。MEN-2A涉及的内分泌腺肿瘤主要包括嗜铬细胞瘤、甲状腺髓样癌、甲状旁腺增生或腺瘤等。MEN-2B涉及的内分泌腺肿瘤主要包括黏膜神经纤维瘤、甲状腺髓样癌、嗜铬细胞瘤等。

每种类型的综合征与不同的基因突变相关,通过对多发性内分泌腺瘤相关易感基因检测,以确定是否存在与该综合征关联的突变。实际操作中,根据患者的家族史和临床表现,选择相应的基因进行检测。对于MEN1综合征,选择MEN1基因检测;对于MEN2A和MEN2B综合征,选择RET基因检测。

6. 甲状腺癌易感基因

甲状腺癌的易感基因主要包括TSH易感基因和RAS基因。此外,如BRAF突变、TSH抵抗综合征等相关基因突变也可解释其易感性。

促甲状腺激素易感基因是刺激甲状腺产生甲状腺激素的易感基因,如果发生突变,则导致甲状腺细胞过度增生,进而形成甲状腺癌。

促甲状腺激素抵抗综合征基因主要存在于甲状腺滤泡细胞膜上,垂体细胞通常不会分泌TSH,因此当垂体细胞出现异常时,可促使甲状腺细胞增生,从而形成甲状腺癌。

其他的基因如BRAF突变、TBSR/ABCCD1基因等,如果发生缺失,也可导致甲状腺癌的发生。

7. 甲状旁腺癌易感基因

甲状旁腺癌易感基因可以检测细胞组织如RAS、K-RAS、BRAF等特异性基因表达。检测结果发现突变,则提示患者甲状旁腺癌发生的可能。

8. 黑色素瘤易感基因

黑色素瘤易感基因检测主要包括BRAF基因、POT1碱基组变异和基因表观结构的变异检测等。

黑色素瘤最常见的遗传突变是BRAF基因编码的突变。根据功能,BRAF基因突变可分为激活型和抑制型,其中激活型突变临床上较常见,激活型突变包括V600E、V600D、V600G、V600K等。

黑色素瘤的POT1碱基组突变,通常伴有BRAF和PTEN等基因突变发生,可引发突变基因的数量或功能异常,其中突变最多的是POT1编码基因的exon18。

此外,黑色素瘤检测还可以包括C-KIT和NRAS等基因的突变,其表观结构变异包括氧化和甲基化等。C-KIT基因被认为是一种重要的促进黑色素瘤发生的因子,其基因突变是黑色素瘤的重要原因之一。而NRAS基因编码突变常发生于褐斑和日晒斑等皮肤斑块,是黑色素瘤发病和发展的重要原因。

9. 结直肠癌易感基因

与结直肠癌的发生高度关联的基因,被称为"结直肠癌易感基因"。严格来说,结直肠癌易感基因的易感性是一个相对概念,仅仅提示拥有这种基因型的个体要更易患结直肠癌。所以,测出携带结直肠癌易感基因的人,日常生活中就要注意避免那些诱发结直肠癌的因素,从而最大限度规避该病的发生。

结肠癌的基因检测主要包括 BRAF、KRAS、EGFR、PIK3CA、PTEN、APC 等突变。其中,BRAF 和 KRAS 两个突变是结肠癌最常见的遗传机制,是结肠癌基因检测的首选。通常情况下,结肠癌检测还要检测 EGFR 基因突变,它影响结肠癌的发病机制,是结肠癌的驱动基因。还有 PIK3CA、PTEN 这两个肿瘤抑制基因,它们的功能是可以抑制结肠癌细胞的增殖。最后是 APC 基因,其变异会导致正常调节基因功能的失调,使细胞增殖迅速,最终导致肿瘤细胞形成。

10. 胰腺癌易感基因

胰腺癌易感基因的研究较多,不断有新的易感基因被发现,就目前而言,较确定的是 BRCA1、BRCA2、CDKN2A、TP53、MLH1 和 ATM 等基因突变,其携带个体患胰腺癌风险较普通人风险高。并且,CDKN2A、BRCA1/2、PALB2 等基因突变已经被证实与家族性胰腺癌发病密切相关。胰腺癌易感基因携带者不是一定会患胰腺癌,无需过分担心。平时应注意预防,包括控制体重,避免肥胖,适当运动,营养均衡,戒烟戒酒等,均可在一定程度上降低胰腺癌发病风险。

11. 子宫内膜癌易感基因

子宫内膜癌易感基因,主要包括 BRCA1、BRCA2、ATM、PALB2 等基因。通过检测上述基因是否存在突变,进而判断是否为高危人群,以便为后续的治疗方案提供依据。

BRCA1/BRCA2 属于乳腺癌/卵巢癌易感基因之一,同样提示子宫内膜癌的风险。ATM 与 PALB2 均属于 DNA 损伤修复基因,如果存在基因突变,也提示患子宫内膜癌风险。

除上述基因外,还有其他一些非常见的癌症易感基因,如 MLH1、MSH2、MSH6 等。

📄 **处理指导**

(1)对于确诊为恶性肿瘤的患者,肿瘤易感基因检测是很有必要的。它可以为后续的治疗提供精准的方案。根据基因检测的结果,结合其他检查结果与临床表现,进行综合分析,可以选择对于患者而言最有效的、副反应较轻的方案进行治疗,从而获得最大的生存获益。减少了常规化疗方案因治疗无效而延误最佳治疗时机的概率。

(2)已知许多肿瘤的发生是有家族遗传史的,对于普通人群,如果经济条件许可,在肿瘤发生之前有针对性地选择肿瘤易感基因检测项目,确认自身的风险性,日常生活中提前选择一些预防的手段,可以避免或延后肿瘤的发生。

(3)考虑到肿瘤基因检测费用较为昂贵,临床上需要根据自己的经济条件、病情需要有针对性地选择基因检测的项目。

第三章 心电图检查

1. 窦性心律不齐

窦性心律不齐系心脏窦房结发出的心电显著不规律,导致心房和心室的节律不规则。绝大多数是生理性,与呼吸周期有一定关系,通常出现在青少年和老年人身上。也有可能与心脏疾病、代谢异常、药物反应等有关。

📄 处理指导

(1)如无身体不适,观察即可。如有心悸、头晕、乏力等不适,建议去医院心内科就诊,进一步检查后对窦性心律不齐的意义进行评估,以确定是否需要进行治疗。

(2)保持充足的睡眠,避免过度劳累和情绪激动,尽量少吃高脂肪、高糖、高盐的食物,多吃蔬菜水果等富含维生素的食物。

(3)应坚持适当运动,以促进血液循环,增强心脏功能,改善心肌缺血和缺氧的状况,有助于预防和治疗窦性心律不齐。

(4)定期进行心电图等检查,以便及时发现潜在问题和及时处理。

2. 窦性心动过速

当窦性心律的频率超过每分钟 100 次,称为窦性心动过速。通常与交感神经兴奋和迷走神经张力降低有关。窦性心动过速包括生理因素和病理因素,生理因素包括如活动、情绪激动、紧张,或饮浓茶、咖啡、吸烟和饮酒后,一般心动过速通常持续时间较短,不需要特殊治疗。病理因素引起的心动过速包括心力衰竭、甲状腺功能亢进、急性心肌炎以及药物反应等,则需要引起重视,采取治疗措施。另外,发热、感染、贫血、缺氧以及自主神经功能紊乱等也可能导致窦性心动过速。

📄 处理指导

(1)如无特殊不适,或除感觉心跳加快外无其他不适,避免诱发因素和观察即可。如窦性心动过速持续时间比较长,或伴有心悸、头晕、乏力等不适,建议去医院心内科就诊,进一步行 24 小时心电图(Holter)、超声心动图、影像学、甲状腺功能等检查,明确是否为病理原因引起,以便对因处理。

(2)保持良好的生活方式,戒烟限酒,饮食适宜,不过度操劳,避免精神紧张、情绪激动,保持充足的睡眠。

（3）诱发或原发病控制后，仍心动过速者，可在医生评估和指导下，选择使用酒石酸美托洛尔片、阿替洛尔等β1受体阻滞剂（如心率明显减缓应减量或停用）。心悸不宁、气短乏力者，可选用稳心颗粒、益气养血口服液等中成药。

3. 窦性心动过缓

窦性心律低于每分钟60次，称为窦性心动过缓。这种情况可见于健康的成人，尤其是运动员、老年人和睡眠时。其他原因包括颅内压增高、血钾过高、甲状腺功能减退、低温以及服用某些药物，例如洋地黄、β1受体阻滞剂、利血平、胍乙啶、甲基多巴等。

窦性心动过缓可能会出现乏力、头晕、记忆力差、反应迟钝等症状。心率持续而显著减慢时，可能出现气短、疲劳、胸闷等症状，或心绞痛。如果是器质性心脏病伴发窦性心动过缓，可能会合并窦性停搏或较持久反复发作的窦房传导阻滞而又不出现逸搏心律、黑矇、晕厥或阿-斯综合征发作发生过晕厥或阿-斯综合征。另外，心肌梗死也可能导致窦性心动过缓。

📄 处理指导

（1）对于健康年轻人、运动员及睡眠状态下窦性心动过缓，通常无需治疗，观察即可。若心率明显缓慢，或有乏力、头晕、记忆力差、反应迟钝等，建议去医院行24小时动态心电图、运动负荷试验等检查，明确原因，进行评估和相应处理。

（2）避免食用辛辣刺激性及油腻食物，尽量保持清淡饮食。进行适当运动以增强身体素质，避免过于剧烈运动，可选择打太极、慢跑等有氧运动。另外，要保持心情愉快，避免给自己太大压力，保持情绪稳定。

（3）一旦明显出现头晕、胸闷、晕厥等心、脑等脏器血供不足症状，立即去医院急诊处理。

4. 阵发性心动过速

阵发性是指正常时显示正常的窦性心律，发作时可能心脏跳动很快，伴有阵发性心律失常。原因包括原发性的阵发性心动过速（如室上性心动过速、房速、房颤等）和缺血性心肌病（如急性心肌梗死相关的室速或再灌注治疗后出现的加速性室性自主心律）。另外，缺血性或贫血性疾病（如缺铁性贫血、巨幼细胞贫血、地中海贫血、多发性骨髓瘤、白血病以及恶性肿瘤等）和各种类型的休克、心力衰竭也可继发阵发性心动过速。

阵发性心动过速一般会突然发作，之前可能仅有心悸的前驱症状。症状表现为心悸、胸闷、气短、心前区不适。严重时会出现头晕、头痛伴随晕厥、眼前视物模糊、一过性黑矇、视物成双，以及不同程度的心力衰竭、心绞痛、四肢苍白、湿冷、四肢出冷汗、血压下降、脉搏细速、呼吸困难、呼吸窘迫。少数患者如果没有及时用药，还会有心源性休克，甚至发展成室性扑动或心室颤动的情况。

📄 **处理指导**

（1）一旦发生，建议及时去医院心内科就诊，进行动态心电图、超声心动图、胸部 X 线和冠状动脉造影等检查，明确病因诊断和进行相应处理。

（2）症状较轻的患者，可以尝试一些简单的方法来控制心率，如深呼吸、屏气、刺激咽部或按压眼球等。症状较重或无法通过非药物治疗缓解的患者，在医生指导下可用抗心律失常药物来控制心率。对于药物治疗无效或无法接受药物治疗的患者，可以考虑非药物治疗，如射频消融治疗等。

（3）对于没有明显症状者，应多休息，保证充足的睡眠，避免诱发因素，如情绪激动、饮食不当等，严格戒烟和限酒。在医生指导下，逐步增加活动量，提高身体素质。

（4）规律监测心跳、血压变化，定期进行心电图检查，一旦出现心悸、头晕、乏力等不适，应及时急诊就医处理。

5. 非阵发性房性心动过速

非阵发性房性心动过速，也称为加速性房性逸搏心律。其意义在于提示可能存在某些潜在的心脏疾病或病理状态（例如风湿性心脏病、慢性肺源性心脏病、肺部感染、肺气肿、冠心病、心肌梗死、心肌炎），但因其心室率多不快，故对血流动力学影响不大。

📄 **处理指导**

（1）建议去医院进一步检查，明确原因和进行相应处理。非阵发性房性心动过速发作时，在医生指导下，可用药物（如 β1 受体阻滞剂、非二氢吡啶类钙离子通道阻滞剂、洋地黄等）控制心室率，必要时电复律转复窦性心律。

（2）日常生活中应该注意保持稳定的心态，避免情绪激动和过度劳累。同时，还应该保持良好的生活习惯，如规律作息、合理饮食、戒烟限酒等。保证充分休息和睡眠，保持良好心态。

（3）规律监测心跳、血压变化，定期进行心电图检查，一旦出现心悸、头晕、乏力等不适，及时急诊就医处理。

6. 心房颤动（房颤）

心房颤动是心房不规则的快速颤动，主要可引起心排血量降低，同时导致心室率不规则。其主要风险是心房内血栓可脱落，导致心脏和身体其他器官发生栓塞。房颤多见于有器质性心脏病（如心脏瓣膜病、冠心病、高血压性心脏病等），少部分见于正常人（发病原因不明）。

📄 **处理指导**

（1）建议及时去医院心内科就诊，以进一步检查，明确原因，进行药物和导管消融等治疗。

（2）控制基础疾病（高血压、冠心病、糖尿病等），降低心房颤动的风险，必要时在医生指导下，使用抗凝药物。

（3）保持健康的生活方式，包括戒烟、限制饮酒、保持适度运动、充分休息和睡眠，保持心态良好等。忌食辛辣油腻食物，忌饮浓咖啡和浓茶，可以进食富含维生素、蛋白质的食物。

（4）规律监测心跳、血压变化，定期进行心电图检查，一旦出现心悸、头晕、乏力等不适，及时急诊就医处理。

7. 心房扑动

心房扑动（房扑）通常是由于心房的异位起搏点频率达到 250～350 次/分，且比较规律，引起的心房极快的收缩。心房扑动大多发生于冠心病、高血压性心脏病、肺心病、低血钾、急性肺部感染、洋地黄中毒等。

📄 处理指导

（1）建议及时去医院心内科就诊，以进一步检查，明确原因，进行药物、直流电复律和导管消融等治疗。

（2）在医生指导下，针对可能导致心房扑动的病因进行治疗，如控制血压、改善心肌缺血、治疗甲状腺功能亢进等。

（3）保持健康的生活方式，包括戒烟、限制饮酒、保持适度运动、充分休息和睡眠，保持心态良好等。忌食辛辣油腻食物，忌饮浓咖啡和浓茶，可以进食富含维生素、蛋白质的食物。

8. 室性早搏

室性早搏是指在心脏窦性激动尚未到达之前，源于心室的异位起搏点，提前发生激动所导致。早搏不多时可偶感心悸不适，频繁早搏可导致心排血量减少而出现心悸、低血压、心绞痛甚至晕厥发生。偶发者大多为自主神经功能失调时引起，与过量的烟、酒、茶、咖啡等摄入，精神过度紧张、过度疲劳、长期失眠、进食过饱、神经衰弱、更年期等因素有关，频繁、多发早搏多由心脏器质性病变、电解质平衡失调和药物等导致。

📄 处理指导

（1）偶发早搏，也无心悸不适等感觉，观察即可。如出现频繁（特别是呈现二联律、三联律）、多源早搏，建议及时去医院心内科就诊，以进一步检查，明确原因，进行药物（如 β 受体阻滞剂、美西律、普罗帕酮等）治疗，药物治疗效果不理想者可考虑导管射频消融。

（2）吸烟、饮酒诱发者应戒烟限酒，疲劳、紧张、激动所致者应劳逸结合，心态平静。忌食辛辣油腻食物，忌饮浓咖啡和浓茶，可进食富含维生素、蛋白质的食物。

（3）规律监测心跳、血压变化，定期进行心电图检查，一旦出现心悸、头晕、乏力等不适，应及时急诊就医。

9. 房室传导阻滞

房室传导阻滞是心脏电激动传导过程中，发生在心房和心室之间的电激动传导异常，根据阻滞程度的不同，可分为一度、二度（分Ⅰ型和Ⅱ型）和三度房室传导阻滞。房室传导阻滞可导致心律失常，使心脏不能正常收缩和泵血。发生原因与身体迷走神经兴奋性增加、心肌炎、器质性心脏病、电解质平衡失调、药物等有关。根据传导阻滞程度不同，有的可无任何不适，仅在心电图检查时发现，严重的可出现头晕、疲乏、头昏、心功能不全甚至晕厥、抽搐，需及时处理。

📄 处理指导

（1）一度房室传导阻滞和二度Ⅰ型的传导阻滞，如无心率明显变缓和胸闷等不适，一般不需要治疗。但如果患者的心率比较慢，可在医生指导下使用提高心率的药物，比如阿托品。如是Ⅱ型二度阻滞和三度阻滞，可能会出现头晕、黑矇、心绞痛的症状，甚至发生阿-斯综合征或猝死，建议及时去医院心内科就诊，以进一步检查，明确原因和进行治疗，必要时可以植入临时性或者永久性的心脏起搏器。

（2）保持健康的生活方式，包括戒烟、限制饮酒、保持适度运动、充分休息和睡眠，保持心态良好等。忌食辛辣油腻食物，忌饮浓咖啡和浓茶，可以进食富含维生素、蛋白质的食物。

（3）规律监测心跳、血压变化，定期进行心电图检查，一旦出现心悸、胸闷、头晕、乏力等不适，应及时急诊就医。

10. 心脏束支传导阻滞

束支传导阻滞是心脏传递阻滞中的一种类型，为心脏心电传导束以下部位的电活动传导发生减慢或者阻滞，可分为左束支和右束支阻滞，与包括各种疾病内在的退行性变有关，可不伴心脏疾病，通常无症状，不需直接治疗。

📄 处理指导

（1）保持健康的生活方式，包括戒烟、限制饮酒、保持适度运动、充分休息和睡眠，保持心态良好等。忌食辛辣油腻食物，忌饮浓咖啡和浓茶，可以进食富含维生素、蛋白质的食物。

（2）在医生指导下，积极控制和延缓身体慢性疾病，例如控制血压、改善心肌供血等。保证充分休息和睡眠，保持心态良好。

（3）应定期随访观察（包括心电图、超声心动图等定期检查）。

11. 早期复极综合征

早期复极综合征是在心脏的正常传导途径外多了一条旁路,可引起部分心室肌提前激动,引起阵发性室上性心动过速。

📄 **处理指导**

(1)早期复极综合征多数情况下为良性临床过程,若无阵发性室上性心动过速则无需治疗,观察即可。若阵发性室上性心动过速反复发作,应到医院心血管内科诊治,目前最佳治疗是采用射频消融术。

(2)日常生活中,要注意多休息,避免做重体力劳动和剧烈运动,同时还要注意饮食健康,尽量以清淡易消化的食物为主,适当进行温和的体育锻炼,可以提高身体素质。

(3)定期进行心电图复查,动态观察变化。

12. Brugada 综合征

Brugada 综合征是一种由于编码心肌离子通道基因突变引起离子通道功能异常的常染色体显性遗传疾病。心电图特征主要表现为胸导联 V1 - 3 ST 段"穹窿样"或"马鞍样"抬高的 Brugada 波。

临床表现主要多形性室速、室颤、晕厥甚至心脏性猝死,常常在夜间出现呼吸困难等症状。

📄 **处理指导**

(1)由于该疾病首发症状通常是猝死,很难进行预防和治疗。因此,一旦心电图发现有 Brugada 波,应及时去医院心内科就治,目前已经证实对 Brugada 综合征治疗的唯一有效方法是植入式心脏除颤器(ICD)。

(2)对有 Brugada 综合征家族史者,建议进行遗传学检查以了解患者的患病风险。

(3)定期进行心电图复查,动态观察变化。

13. 左心房肥大

心电图左心房肥大可能意味着身体存在一些健康问题,比如心脏二尖瓣狭窄、左心室扩大、长期高血压、房间隔缺损等。这些问题可能会引起左心房压力升高,从而导致左心房肥大。

📄 **处理指导**

参考"第四章 超声显像和影像学检查,第三节 心脏和血管,4.左心房增大"。

14. 右心房肥大

右心房肥大可能是由于各种原因导致的右心系统长期负荷过重,压力增高所引起。心电图表现是 P 波形态和振幅改变。引起右心房肥大的疾病包括先天性心脏病、慢性支气管炎、慢阻肺等。

处理指导

参考"第四章 超声显像和影像学检查,第三节 心脏和血管,5.右心房增大"。

15. 左心室肥厚

左心室肥厚本身并非一种疾病,但往往是心脏病的先兆。左心室肥大的原因有很多,包括高血压性左心室肥大、淤血性心力衰竭、前部心肌梗死、运动员的心脏、二尖瓣逆流、主动脉狭窄、增生性阻塞性心肌病、肺动脉高压、心肺病、扩张性心肌病变、心内膜炎、心包膜积水、左心室动脉瘤、二尖瓣狭窄等。左心室肥厚可出现血压偏高、呼吸困难、食欲缺乏和乏力、头晕、昏厥等心脏供血不足症状。

处理指导

参考"第四章 超声显像和影像学检查,第三节 心脏和血管,6.左心室增大"。

16. 右心室肥厚

右心室肥厚分原发性肥厚和继发性肥厚。其中,原发性心肌肥厚主要由肥厚型心肌病、心肌淀粉样变等原因引起。继发性右心室肥厚常常继发于肺动脉高压,如肺源性心脏病、风湿性心瓣膜病中的二尖瓣狭窄等。也有可能与遗传,长期生活在高海拔地区,患有结缔组织疾病等因素有关。长时间出现右心室肥厚会导致心肺功能代偿,一般临床表现为气短、咳嗽、运动后呼吸困难加重、心慌等,有的可能会有胸痛甚至咯血的表现。

处理指导

参考"第四章 超声显像和影像学检查,第三节 心脏和血管,右心室增大"。

17. T 波异常

T 波异常是指心电图上 T 波与正常 T 波有所不同,可以表现为 T 波倒置、高尖、低平以及双峰等,它既可以出现在正常人身上,也可以见于心脏疾病,大多数与心肌血供不足(如冠心病)有关,其他因素(如精神紧张、某些药物以及电解质紊乱)也会引起 T 波改变。

📄 **处理指导**

（1）如有胸闷、心悸、头晕、乏力等不适，建议去医院心内科就诊，进一步寻找病因，对因处理。如无不适，建议近期复查心电图，以动态观察变化。

（2）采取健康的生活方式，如戒烟、戒酒、低盐饮食、适量运动、减轻体重等，避免过度劳累。如为电解质紊乱引起，适当多吃点咸菜、香蕉、新鲜的果汁等食物。

（3）如考虑心肌缺血所致，可以在医生的指导下使用硝酸异山梨酯、单硝酸异山梨酯、美托洛尔、他汀类等药物治疗。

18. ST 段改变

心电图 ST 段改变是指心脏的电生理状态发生了变化，可能是生理性的，也可能是病理性的。生理性改变可能是由于剧烈运动、情绪波动过大等引起的。病理性改变可能与心肌缺血、心肌炎、心包炎、冠状动脉粥样硬化性心脏病等疾病有关。

心电图可表现：① ST 段抬高，可能是由于急性冠状动脉阻塞、急性心肌梗死、变异型心绞痛、急性心包炎、早期复极综合征、左束支传导阻滞等引起；② ST 段压低，可能与典型心绞痛、无症状心肌缺血、心肌病、心室肥大、洋地黄中毒、心肌炎、自主神经功能紊乱等有关；③ ST 段延长，可能与低钙血症、房室传导阻滞伴缓慢心律失常等有关；④ ST 段缩短，可能与高钙血症、洋地黄等药物影响有关。

📄 **处理指导**

（1）如有胸闷、心悸、头晕、乏力等不适，建议去医院心内科就诊，进一步寻找病因，对因处理。如无不适，建议近期复查心电图，以动态观察变化。

（2）采取健康的生活方式，如戒烟、戒酒、低盐饮食、适量运动、减轻体重等，避免过度劳累。

（3）在医生指导下，积极治疗和控制原发疾病。一旦出现呼吸困难、胸闷、心慌、胸痛等不适，应及时急诊就医。

19. Q-T 间期延长

心电图 Q-T 间期延长是心电信号中 Q 波和 T 波之间的时间间隔增加。Q-T 间期受心率的影响，心率较快时，Q-T 间期会相应缩短；反之，心率较慢时，Q-T 间期会相应延长，在标准化的心电图中，Q-T 间期的正常范围为 0.32 秒至 0.44 秒，实际值可能因个体差异而有所不同。

Q-T 间期的异常延长表明心脏的电信号传导异常，与心律失常、心肌肥厚、心肌缺血等心脏疾病有关，电解质紊乱、一些药物副作用也可引起 Q-T 间期异常延长。Q-T 间期延长也可能是遗传性的，即由基因突变引起的。

📄 **处理指导**

（1）Q-T 间期异常延长可能提示存在心脏疾病或电解质紊乱等问题，如果出现相关症状，应及时去医院就诊检查。如无不适，建议近期复查心电图，以动态观察变化。

（2）采取健康的生活方式，如戒烟、戒酒、低盐饮食、适量运动、减轻体重等，避免过度劳累。

（3）在医生指导下，积极治疗和控制原发疾病。一旦出现呼吸困难、胸闷、心慌、胸痛等不适，应及时急诊就医。

20. P-R 间期延长

P-R 间期延长是指心脏传导的电信号在心电图上心房到心室的传导时间延长。P-R 间期正常范围在 0.12 秒到 0.20 秒之间，如果大于 0.20 秒，说明 P-R 间期延长。P-R 间期延长可见于冠心病、心肌炎、电解质紊乱、结缔组织病导致房室传导阻滞等病理情况，也可能出现在一些正常人的心电图上。

📄 **处理指导**

（1）由于 P-R 间期延长可能提示存在心脏疾病或电解质紊乱等问题，如果出现相关症状，应及时去医院就诊检查和治疗。如无不适，建议近期复查心电图，以动态观察变化。

（2）采取健康的生活方式，如戒烟、戒酒、低盐饮食、适量运动、减轻体重等，避免过度劳累。

（3）在医生指导下，积极治疗和控制原发疾病。一旦出现呼吸困难、胸闷、心慌等不适，应及时急诊就医。

21. QRS 波群异常

QRS 波群代表了心室的电活动。常见心电图 QRS 波群异常表现包括：① 宽大畸形，通常与室性早搏、室性逸搏和室内差异传导等有关；② Δ 波，也称为预激波，这种波的出现通常与心脏异常电传导有关；③ 嵴性 r 波，通常与右室流出道的局部除极延迟或除极电力增大有关，是一种正常变异。QRS 波群异常临床上可见于心肌梗死、心肌病、心肌炎、心脏瓣膜病和电解质紊乱等。

📄 **处理指导**

（1）QRS 波群出现异常，建议及时去医院心内科就诊，进一步检查，针对病因治疗。如无不适，建议近期复查心电图，以动态观察变化。

（2）积极治疗和控制原发病，可在医生的指导下使用抗心肌缺血、抗心律失常等药物。

（3）采取健康的生活方式,如戒烟、戒酒、低盐饮食、适量运动、减轻体重等,避免过度劳累。

（4）定期进行心电图检查以及早发现心脏异常,一旦出现呼吸困难、胸闷、心慌等不适,应及时急诊就医。

22. 心脏低电压

心脏低电压是心电图图形的高度低于正常范围。低电压可见于多种情况,包括生理状态下肥胖的人群、肺气肿和心包积液患者、心肌缺血和低血钾患者等。

📄 处理指导

（1）心脏低电压可能提示存在心肺疾病或电解质紊乱等问题,如果出现相关症状,应及时去医院就诊检查。如无不适,建议近期复查心电图,以动态观察变化。

（2）保持健康的生活方式,控制体重、保持健康的饮食习惯,避免过度劳累和精神压力过大。肥胖者建议通过适当控制饮食、进行体育锻炼等,增加热量的消耗使体重减轻,以减轻心脏电压低的情况。

（3）在医生指导下,积极治疗和控制原发疾病。如肺气肿患者应积极控制感染、预防感冒;心包积液患者应进行胸腔闭式引流;心肌缺血者,使用药物治疗或介入治疗植入支架;低血钾患者,会引起乏力、心律失常等症状,可以通过口服或静脉注射补钾药物进行治疗。

23. 左心室高电压

左心室高电压是心电图图形 V1 的 S 波加上 V5 的 R 波的高度高于正常范围,提示左心室肥大可能,还可见于激动易兴奋的人及胸壁较薄、瘦长体质的青年人。

📄 处理指导

（1）如无不适,不需特殊处理,如有长年高血压或罹患冠心病,或有胸闷、乏力等不适,建议去医院就诊,进行心脏彩超检查和对因治疗。

（2）在医生指导下,控制高血压、糖尿病、高胆固醇等危险因素。

（3）保持健康的饮食习惯(低盐、低脂、低糖、高膳食纤维)、适量运动、避免烟草等,以助于控制血压和预防心脏疾病。

（4）对于有心脏病家族史或高危人群,应定期进行心电图检查,以便早期发现心脏问题。

24. 右位心

右位心是指心脏位于胸腔的右侧,是一种较为罕见的先天性畸形。根据心脏和内脏的转位程度,右位心可分为三种类型:镜像右位心、右旋心和右移心。心脏如无其他先天性畸形,不引起明显的病理生理变化,也不引起症状。

 处理指导

（1）如果是首次发现,建议进一步行超声心动图和心脏影像等检查,心脏如无其他先天性异常,不必处理,观察即可。

（2）合并其他心血管畸形,如房间隔缺损、室间隔缺损等,建议去医院心胸外科就诊,进行评估后,可手术治疗,以纠正心血管畸形。

（3）定期进行体检,以便及时发现并治疗潜在的心血管疾病。同时,保持健康的生活方式,如合理饮食、适量运动、戒烟限酒等。

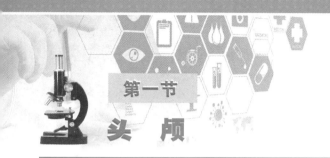

第四章 超声显像和影像学检查

第一节
头 颅

1. 颅骨骨折

颅骨骨折是由于暴力作用于头颅所产生的反作用力的结果。这种暴力可能是钝性暴力或穿透性损伤。症状取决于骨折的类型和严重程度。一般来说，可能会出现头痛、恶心、呕吐、意识模糊、视力障碍、面部变形、听力丧失、脑脊液漏（从鼻子或耳朵流出清澈液体）等症状。如果出现这些症状，应急诊就医。

📋 **处理指导**

（1）体检头颅 X 线、CT 或磁共振显示的颅骨骨折，通常为非急诊类型，可能是单纯线性骨折，未及时就诊，或已经急诊处理后遗留的骨折征象，如无骨折处或颅内血肿，无需再进行特殊处理，继续随访和定期复查。

（2）如有头晕、头痛和其他颅骨骨折损伤后遗症状，或有血肿（未完成吸收），建议去医院就诊，作进一步处理，在医生指导下进行康复治疗。

（3）应保证充足的休息，保持营养均衡，多吃新鲜的水果和蔬菜，避免摄入过多辛辣、刺激或油腻的食物。适当摄入蛋白质丰富的食物，有助于骨折的快速恢复。

2. 硬膜下血肿

硬膜下血肿最常见的原因是外伤，如脑部受到撞击、摔倒等。脑血管疾病和凝血功能异常也可能导致硬膜下血肿。急性硬膜下血肿临床症状通常较重，并迅速恶化，可能出现昏迷、偏瘫、失语、头痛、视物模糊、一侧肢体无力等症状。此外，颅内压增高症状出现较早，脑疝症状出现较快。慢性硬膜下血肿病史多不明确，可能有轻微外伤史，症状通常在伤后 1～3 个月出现，包括头痛、视物模糊、一侧肢体无力等。此外，患者可能表现出记忆力减退、智力迟钝、精神失常等精神智力症状，以及轻偏瘫、失语等局灶性症状。

📄 处理指导

（1）体检头颅 X 线、CT 或磁共振显示的往往是慢性硬膜下血肿，建议去医院就诊，明确诊断和处理。如血肿小，且无症状和不适，可随访和定期复查，动态观察血肿变化，一旦增大，或出现不适和症状，立即就医。

（2）如考虑为脑血管疾病和凝血功能异常所致，应积极治疗和控制原发病，如高血压、糖尿病、血液系统疾病。如在服用抗凝药（如阿司匹林、华法林），应在医生指导下，调整用药。

（3）应保证充足的休息，保持营养均衡，多吃新鲜的水果和蔬菜，避免摄入过多辛辣、刺激或油腻的食物。保持良好的心态，避免情绪激动。

3. 脑室扩大

脑室扩大可能是由于多种原因导致的，常见的包括脑积水、脑部炎症、脑肿瘤、脑血管疾病等。脑室扩大可能导致颅内压升高，从而引起包括头痛、呕吐、视力模糊、眩晕、意识障碍和癫痫等症状，症状根据病情的严重程度和病因的不同而有所差异。

📄 处理指导

体检影像学检查发现脑室扩大，建议去医院就诊，通过进一步检查，明确病因，然后针对病因进行治疗。例如，如果是脑积水导致的脑室扩大，可能需要通过手术引流脑脊液；如果是脑部炎症导致的，可能需要使用抗生素或抗病毒药物进行治疗。

4. 脑梗死灶

体检影像学检查发现脑梗死灶，提示发生了脑梗死，或发生过脑梗死。脑梗死是指脑部出现局部脑组织缺血、缺氧形成的局限性脑组织的缺血性坏死或软化。形成脑梗死灶的原因有多种，包括动脉粥样硬化、高血压、高血脂、糖尿病等。

根据梗死灶的范围和程度，轻的可无任何不适，或仅有或出现过头昏、一时性肢体麻木、无力等短暂性脑缺血发作的表现，仅在进行脑 CT 等检查后发现；重的可出现程度不同的脑卒中表现。

📄 处理指导

（1）如有高血压、糖尿病、高血脂，请在医生指导下积极治疗，特别是低密度脂蛋白胆固醇增高者，应在医生指导下使用降脂药物，以降低再发脑梗死风险。

（2）小的局限性脑梗死灶，且无症状者，定期复查，密切观察，同时注意休息，避免劳累，严禁烟、酒、辛辣食品，清淡饮食，注意营养均衡搭配，根据身体状况进行适量运动，并保持良好的心态。注意每日保证足够的饮水,特别是早上起床应及时饮水。也可在医生指导下服用活血化瘀的中药,如三七粉等。

(3)如有头昏、一时性肢体麻木等症状者,应及时去医院神经科就诊,进一步检查,根据病情严重程度,采用溶栓、抗血小板聚集和改善脑代谢等治疗。

(4)如有肢体活动、语言障碍等脑梗死后遗症表现,应在专业人员帮助下,通过按摩、被动和主动运动和语言训练进行康复治疗。也可采用中西医结合的电针疗法、超声显像疗法、穴位磁疗、中西药直流电导入疗法等促进功能恢复。

5. 脑萎缩

脑萎缩指脑组织体积缩小,细胞数目减少,脑室和蛛网膜下腔扩大。引起脑萎缩的病因很多,包括正常衰老、脑部创伤、痴呆、感染等。脑萎缩分类包括退行性脑萎缩、局限性脑萎缩、遗传性脑萎缩,还可分为以小脑病理改变为主的脑萎缩及以大脑病理改变为主的脑萎缩。

根据病情的严重程度和进展情况而有所不同,常表现为记忆力下降、性格改变、痴呆、无法胜任工作等。轻度脑萎缩可能不会对日常生活产生太大影响,而重度脑萎缩可能导致认知功能障碍、生活不能自理等情况。此外,脑萎缩还可能增加患上其他神经系统疾病的风险,如帕金森病等。

📄 处理指导

(1)如有高血压、高脂血症、糖尿病等慢性疾病,应积极接受规范治疗。补充富含必需脂肪酸的食物(如核桃),多吃些富含维生素的新鲜水果和蔬菜,不宜食用含有较多饱和脂肪酸和胆固醇的食物,如油条、动物内脏等,避免过咸的食物,最好不吃咸菜等腌制食品。可在医生指导下,使用药物进行缓解,如奥拉西坦胶囊、尼莫地平片或尼麦角林胶囊等药物,以促进脑代谢、改善微循环和修复神经等作用。

(2)多接触社会,与人交流,避免日常生活中发生意外伤害,家属及时关注其主要症状的变化,如尽可能记录患者记忆力、言语不利的程度,反馈给医生。

(3)出现认知功能障碍等情况,应主动去医院神经内科就诊,进一步检查后综合评估,通过心理治疗、运动及语言训练和药物治疗等进行系统干预。

6. 脑组织钙化灶

体检影像学检查发现脑组织钙化灶可能是生理性原因,见于健康人群,可无临床症状,随着年龄增长,脑部出现钙化灶的概率增高。其他原因与甲状旁腺激素分泌异常、脑梗死、脑炎、寄生虫病有关。

根据钙化灶的位置和大小,症状可能有所不同。常见症状包括头痛、头晕、恶心、呕吐、记忆力减退、癫痫发作等。

处理指导

如仅为小钙化灶,且无上述症状,定期复查,动态观察即可。如钙化灶较大,或较多,或有上述症状,建议去医院进行包括甲状旁腺功能等方面的检查,明确病因,进行相应治疗。

7. 脑软化灶

脑软化灶是由于脑组织坏死软化、脑脊液充填而形成的囊性软化灶。根据脑软化灶的部位和大小,可以分为单发或多发、局灶或弥漫性等。常见原因包括脑出血、脑梗死、脑炎和脑外伤等。一旦形成脑软化灶,恢复较为困难。

症状根据软化部位功能不同而不同,可出现健忘、语言障碍、头晕、头痛、偏瘫等。

处理指导

(1)如有高血压、糖尿病等慢性病,应规范治疗;如有脑梗死等疾病,可在医生的指导下,服用阿司匹林肠溶片、硫酸氢氯吡格雷片等药物进行抗凝治疗。如果病情严重,存在脑梗死、脑缺血、脑出血或脑损伤等情况,可能需要服用特定的药物来改善脑功能,如奥拉西坦、胞磷胆碱等。

(2)在专业人员指导下,进行康复训练,如语言训练、运动训练等,以在一定程度上促进脑部的血液循环,改善上述症状。也可通过刺激穴位,调和气血,舒筋通络,促进脑部血液循环,从而改善脑软化灶的症状。

(3)家属要做好心理支持作用,鼓励患者多接触社会,与人交流,避免日常生活中发生意外伤害。同时饮食应均衡搭配,多选择蛋类、奶类、瘦肉等含优质蛋白质的食物。

8. 脑出血灶

体检影像学检查发现脑出血灶,提示发生了脑出血,或发生过脑出血。脑出血通常是由于高血压、动脉硬化、脑血管畸形、脑动脉瘤、血液疾病(如血友病、白血病)、脑淀粉样血管病等原因导致,也可能与使用某些药物(如抗凝药、溶栓药)有关。

症状可能包括身体麻木、无力、活动不便、流涎、走路不稳、吐字含糊不清、暂时性视物模糊和头晕、周围景物出现旋转、站立不稳甚至晕倒在地等。

处理指导

(1)如为陈旧性出血灶,且无症状者,定期复查,密切观察,同时注意休息,避免劳累,严禁烟、酒、辛辣食品,清淡饮食,注意营养均衡搭配。积极控制高血压、糖尿病、高血脂等慢性病,以降低再发脑出血风险。

(2)新发生的出血灶,应及时去医院神经科就诊,进一步检查,根据病因和病情严重程度,进行综合治疗,应积极控制血压,以降低进一步出血风险,但不宜将血压降得过低,以防供血不足。同时,应卧床,保持安静。

（3）如有肢体活动、语言障碍等脑出血后遗症表现,应在专业人员帮助下,通过按摩、被动和主动运动和语言训练进行康复治疗。也可采用中西医结合的电针疗法、超声显像疗法、穴位磁疗、中西药直流电导入疗法等促进功能恢复。

9. 脑血肿

体检影像学检查发现脑血肿,大多应为急性脑出血遗留形成。脑出血原因包括外伤、高血压、动脉瘤等。血液疾病,如再生障碍性贫血等,也可能导致凝血功能降低,颅内血管破裂后引发血肿。

脑血肿症状可能包括头痛、恶心、呕吐、意识障碍、昏迷等。具体症状取决于血肿的大小和位置。

📄 处理指导

建议及时去医院脑外科就诊,听取脑外科专业医生的处理建议。

10. 脑脓肿

脑脓肿通常是由于病原体入侵脑部并引起感染而形成的脓肿。原因除颅脑开放性损伤,导致病原体直接入侵脑部,引发感染形成脓肿外,还可由隐源性感染导致,这类感染来源不明确,但多为潜在的血源性感染,病原体通过血液传播至脑部。

脑脓肿可表现:① 急性感染症状如发热,体温可能高达 38℃以上;② 颅内压增高,可能导致剧烈性头痛、喷射样呕吐等症状;③ 脑功能受损,脑脓肿压迫脑组织出现脑功能受损表现,如单侧肢体瘫痪、失语等,甚至可能导致昏迷;④ 其他症状如恶心、呕吐、脖子僵硬等。

📄 处理指导

体检影像学检查发现脑脓肿,应及时去医院脑外科就诊,根据病因和症状,进行药物治疗和手术治疗等处理。在发病期间,注意补充营养,多吃清淡易消化的食物。出现呕吐时要及时补充水分,防止电解质紊乱、酸碱平衡失调。

11. 脑血管瘤

大多数脑血管瘤是由于先天性局部脑血管变异导致。另外,与外伤或高血压有一定关系。未破裂出血,多数无明显症状,仅在体检时被发现;少数可能会因为瘤体增大而出现复视、眼睑下垂等压迫症状。突发性剧烈头痛并伴恶心呕吐,出现颈部僵直脑膜刺激征表现,提示脑血管瘤已破裂出血。

📄 处理指导

体检影像学检查发现脑血管瘤,应及时去医院脑外科就诊,行 DSA 等检查评估后,决定选择进行脑血管瘤夹闭术,或血管瘤介入栓塞术等手术治疗。术前阶段应避免情绪激动,在医生指导下使用降压药,积极控制血压以降低破裂风险,对于已经出现脑血管瘤破裂的患者,可使用甘露醇来降低颅内压,减少脑组织的损伤。

12. 脑膜瘤

脑膜瘤是一种起源于脑膜及脑膜间隙的衍生物,可能与遗传、激素、辐射等因素有关。脑膜瘤患者体内存在异常的内环境和遗传因素,这些因素在人类染色体结构的改变中发挥作用。最常见的异常是 22 号染色体上缺少一个基因片段。

脑膜瘤症状因肿瘤的部位和大小而异,但通常与颅内高压有关。典型症状包括头疼、恶心、呕吐、重影或瞳孔大小不等、记忆力减退、反应迟缓、抽搐偏瘫等。此外,还可能出现逐渐加重的背痛、渐进性的腿部痉挛性无力和尿失禁、失语症等症状。

📄 处理指导

(1) 对于良性且无症状的脑膜瘤,可以选择定期随访,观察肿瘤的生长情况。如果肿瘤进行性生长或出现临床症状,则需要积极治疗。

(2) 手术是脑膜瘤的主要治疗方法,目的是尽可能完全切除肿瘤,减少复发。放疗和化疗可以作为辅助治疗方法,用于控制肿瘤的生长和缓解症状。

(3) 应调整心态,积极面对疾病,减轻焦虑和抑郁情绪。手术后,通过康复训练恢复身体功能。

13. 蛛网膜囊肿

蛛网膜囊肿的形成原因可能包括先天发育异常、脑外伤、脑部感染、脑部手术和脑出血等。其中,先天发育异常是最常见的原因之一。

蛛网膜囊肿症状主要包括颅内压增高,如头痛、恶心、呕吐等,这些症状在早晨和晚间可能更为严重。此外,囊肿压迫到周围组织时可能会影响到正常发育,导致反应迟钝。大脑凸面的蛛网膜囊肿,可能会出现头颅进行性增大、两侧不对称,以及癫痫发作等症状。

📄 处理指导

(1) 体检影像学发现蛛网膜囊肿,如无脑外伤、脑部感染、脑部手术和脑出血等病史,囊肿较小,且无症状,可先行观察,定期随访,动态观察变化。

(2) 如囊肿较大,或有上述症状,应及时去医院神经外科就诊,进一步检查评估后进行处理。手术治疗主要适用于囊肿合并癫痫反复发作且药物治疗无效的患者,手术方式包括开颅手术、内镜手术、囊肿分流手术等。

（3）日常或手术后观察过程中，应避免剧烈运动，多休息，保持清淡饮食，多喝水补充体液。若出现头痛、呕吐或其他症状，应及时就医治疗。

14. 烟雾病

烟雾病是一种原因不明、慢性进行性的脑血管闭塞性疾病，主要表现为单侧或双侧颈内动脉远端大脑中动脉和大脑前动脉近端狭窄或闭塞伴脑底部和软脑膜烟雾状、细小血管形成。

烟雾病具有一定的遗传倾向。长时间处于高温环境，可能会导致脑血管出现异常扩张；患有高血压、高脂血症、系统性红斑狼疮、结节性多动脉炎等疾病，可能会导致脑血管出现病变，从而引起烟雾病。另外，细菌、病毒等病原体侵入脑血管，引起感染，也可导致血管出现异常扩张，从而引起烟雾病。

烟雾病症状复杂多样，包括认知功能障碍、癫痫、不随意运动或头痛等。其中最常见的是脑缺血，可表现为短暂性脑缺血发作（TIA）、可逆性缺血性神经功能障碍（RIND）或脑梗死。自发性颅内出血多见于成年患者，主要原因是烟雾状血管或合并微动脉瘤破裂出血，以脑室内出血或脑实质出血破入脑室最为常见，也可见基底节区或脑叶血肿，单纯蛛网膜下腔出血较少见。神经功能障碍与脑缺血或颅内出血部位等相关。

📄 **处理指导**

（1）可以在医生的指导下使用阿司匹林、氯吡格雷等药物进行抗血小板治疗。这些药物可以改善脑缺血症状，减少脑血管事件的发生，如脑缺血和颅内出血。

（2）对于病情严重的烟雾病患者，可以考虑进行手术治疗。手术方式包括直接血管重建术和间接血管重建术。直接血管重建术是通过将头皮上的血管扩张后连接到大脑中，以增加大脑的血液供应。间接血管重建术则是通过刺激大脑表面的血管生长，以增加大脑的血液供应。

（3）日常生活中，应密切观察，定期复检，一旦出现认知功能障碍、癫痫、不随意运动或头痛等，应及时就诊。对已发生脑血管事件或手术过的病人，应在专业人员指导下，进行康复治疗，同时帮助患者调整心态，增强信心，提高康复效果。

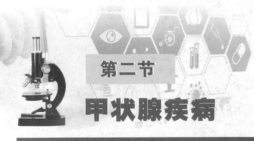

第二节
甲状腺疾病

甲状腺疾病总体上可分为局灶性病变和弥漫性病变两个大类,局灶性病变的影像学表现为甲状腺结节或肿块;弥漫性病变则以双侧性甲状腺肿大为主。

一、甲状腺结节

甲状腺结节是指在甲状腺正常组织中的小团块,其直径一般在 2 cm 以下,颈部触诊不易发现,直径 1 cm 或 0.5 cm 的结节还可称为小结节或微小结节;较大的甲状腺结节亦可称为甲状腺肿块,常规体检常常在颈部可以触及。

甲状腺结节是一种常见的甲状腺局灶性疾病的影像学表现,其产生的原因有以下几种。① 环境因素:例如辐射暴露,甲状腺对辐射敏感,可能引发细胞基因变异,形成结节。此外,碘缺乏也可能导致甲状腺结节。② 遗传因素:家族性甲状腺疾病可能增加甲状腺结节的风险。③ 生活方式:长期的精神压力、过度劳累、睡眠不足等都可能导致甲状腺功能紊乱,从而形成结节。此外,不良的生活习惯,如烟酒过度,也可能增加甲状腺结节的风险。④ 营养因素:长期的碘缺乏或过量、硒元素不足等都可能影响甲状腺的正常功能,进而引发结节。⑤ 激素因素:例如,女性在怀孕、哺乳、更年期等特殊时期,体内激素水平发生变化,可能导致甲状腺功能紊乱,从而形成结节。

甲状腺结节的主要症状表现包括甲状腺肿大、疼痛、咽部异物感、声音嘶哑和呼吸困难等。当甲状腺部位出现肿大时,可能会损伤周围黏膜,引起疼痛感。如果结节体积较大,可能会压迫咽喉组织,导致咽部异物感。当结节过大时,会压迫喉返神经,引起声音嘶哑。随着结节的持续增大,还可能压迫局部气管,造成呼吸困难。

甲状腺结节的超声显像影像有多种分类法,按其物理性质可分为囊性、实质性和囊-实混合性;按其疾病类型可分为增生性结节、肿瘤性结节和炎性结节等。

1. 甲状腺增生结节

甲状腺增生结节是甲状腺组织、细胞的局部增生形成的团状。超声显像表现为一侧或双侧甲状腺内部出现单个或多个结节状回声,边界清楚,内部不均匀,可见小灶性无回声或/和由胶质形成的斑点状强回声。增生结节生长缓慢,发生囊性变或出血时其体积突然增大;囊变部分液体也可因吸收而体积变小。

2. 甲状腺炎性结节

大多因病毒感染所致,累及范围较大、局部疼痛、发热者为亚急性甲状腺炎,超声显像表现为患侧甲状腺肿胀,出现较大范围低回声区,无明显边界。其最大特点是无回声区随病程发生变化,可以向临近正常组织或对侧甲状腺移行。炎症累及范围较小者,通常症状不明显,仅在超声显像图像上出现边界不清的低回声结节,随着炎症消退而逐渐消失。

3. 甲状腺钙化性结节

甲状腺钙化性结节是钙盐沉积所致,即结节伴有钙化,是甲状腺组织结节、囊肿、腺瘤内出现钙质沉积,是组织坏死、局部出现钙盐所致,需要排除恶性倾向的可能性。甲状腺结节钙化可能导致甲状腺内出现大小不一的肿块,肿块质地坚硬、表面粗糙、形状不规则,可伴有局部疼痛,疼痛可能延伸到耳朵等部位,同时可能伴有明显的压迫感和疼痛感。在病情较严重时,甲状腺结节钙化可能与周围组织产生粘连,导致颈部压痛等症状。

甲状腺结节完全钙化时,整个结节为一钙化灶/团,超声显像表现为一强回声团,其后方伴有声影。结节边缘全部或部分钙化则表现为环状或半环状强回声。结节内部组织钙化则出现斑点状强回声。当实质性结节内出现微钙化时,超声显像表现为沙粒状强回声,只有这一征象才作为评判恶性结节的依据之一。

4. 甲状腺腺瘤

甲状腺腺瘤的确切病因仍不清楚,可能与性别、遗传因素、射线照射、TSH 过度刺激、地方性甲状腺肿疾病有关。临床可表现颈前无痛性肿块,早期无症状,个别有吞咽不适或梗塞感;甲状腺内可触及单个圆形结节,质地不一,表面光滑,界限清楚,实性者软,囊性者则硬,与皮肤无粘连,可随吞咽上下移动。部分因肿瘤出血而突然增大,出现局部胀痛和压痛,且有一过性甲亢症状。肿瘤增大后可引起邻近器官组织压迫症状。

5. 甲状腺恶性肿瘤

甲状腺出现结节或团块状回声,大多呈低回声,边界不清,内部可有细小沙粒状强回声,CDFI 血流丰富,近期复查体积增大明显,或有颈部淋巴结肿大。

对甲状腺结节良恶性风险度评估则通常采用 TI-RADS(甲状腺影像报告资料系统)分级体系,分为六级:1 级表示正常的甲状腺,没有结节;2 级表示甲状腺有良性的病变;3 级表示以实质性的甲状腺结节为主,恶性概率在 5%;4 级表示甲状腺存在结节,但良恶性不好鉴别,恶性程度在 5%~80% 不等;5 级表示大部分结节为恶性,需要进行活检穿刺或直接手术;6 级表示病理已经证实为恶性结节。

📄 **处理指导**

(1) 2 级甲状腺结节,动态观察,每年定期复查即可;3 级甲状腺结节,3~6 个月复查;4~5 级甲状腺结节,建议及时去医院专科就诊,进行甲状腺核素扫描和活检等检查综合评估进行处理。

（2）通过自我评估生活方式、饮食习惯、生活环境，或通过咨询相关专业医生和必要的检验检查，寻找导致甲状腺结节的可能原因，并进行健康干预，防止结节的进一步发展。

（3）保持良好的心态，避免情绪过度激动和过度劳累，保持良好的饮食习惯，避免过多食用含碘量过高的食物，避免食用辛辣刺激的食物，避免长期熬夜等。

二、甲状腺弥漫性病变

甲状腺弥漫性病变是一种超声显像描述，可能原因包括甲状腺炎症、缺碘、TSH 增多以及甲状腺癌变等。临床症状根据病因不同而不尽相同，甲状腺肿大是常见特征，程度不一，通常不对称，可能伴有呼吸、吞咽困难、声音嘶哑等症状，部分可能出现全身无力、怕热多汗等症状。

1. 甲状腺肿大

常见于单纯性甲状腺肿、甲状腺功能亢进（甲亢）等，超声显像表现为双侧甲状腺均匀性增大，内部回声增粗，当甲状腺功能亢进时 CDFI 显示血流信号增多。

2. 结节性甲状腺肿

通常是在单纯性甲状腺肿的基础上形成结节，超声显像表现为甲状腺体积明显增大，或双侧甲状腺不对称肿大，内部回声不均匀，可见散在结节状回声。

3. 桥本氏甲状腺炎

桥本氏甲状腺炎，又名慢性淋巴细胞性甲状腺炎，具有一定的遗传倾向，是一种慢性自身免疫性疾病，可导致甲状腺功能亢进或下降。由于免疫系统产生攻击甲状腺的自身抗体引起的。桥本氏甲状腺炎往往是感染（可能是病毒）及其代谢产物、甲状腺和自身免疫反应三者相互作用的结果。另外，桥本氏甲状腺炎发生与长期接触辐射和化学毒物，以及碘过量或缺乏硒等也有一定关系。超声显像表现为双侧甲状腺回声弥漫性分布不均匀，早期有甲亢症状时，其体积增大、血流信号增多；后期有甲减症状时，其体积缩小，血流信号减少。

📄 **处理指导**

（1）首次发现者，建议去医院专科就诊，根据具体病情，进一步行甲状腺功能、甲状腺自身抗体或碘摄入水平检测，或甲状腺核素扫描等检查，明确甲状腺弥漫性病变原因，对因处理。

（2）保持均衡饮食，饮食上注意补充优质蛋白质、维生素，避免刺激性食物如茶、咖啡，戒烟限酒，多食含硒食物或硒类产品（如硒酵母片），保持良好的心态，避免不良情绪和保证充足的睡眠。避免长期暴露于可能导致甲状腺炎症的细菌、病毒等病原体环境中。

（3）对无症状表现者，建议定期复检，动态观察变化。一旦出现症状，特别是出现压迫症状时，应及时就医。

三、甲状腺体积缩小

甲状腺体积缩小可能由多种原因导致，其中包括炎症性萎缩、心情因素以及缺乏碘元素等。炎症性萎缩可能是由于患过急性或慢性甲状腺炎出现不同程度的萎缩。此外，长期过度郁闷或烦躁等情绪问题也可能导致甲状腺长期处于不稳定状态，进而出现缩小。另外，碘元素缺乏也可能影响甲状腺功能正常运转，导致甲状腺逐渐缩小。

甲状腺缩小的症状包括体重增加、疲劳、抑郁、声音变粗、皮肤干燥、便秘和性欲减退等。超声显像表现为双侧甲状腺体积明显小于正常值，回声大多增粗，CDFI 显示血流信号减少。

📑 处理指导

（1）体检超声显像检查显示甲状腺缩小，建议去医院进行甲状腺功能检查、超声显像检查等，以确定甲状腺体积缩小的原因以及是否合并甲状腺功能减退。如果甲状腺激素水平降低，促甲状腺激素水平升高，则可能确诊为甲状腺功能减退，可在医生指导下补充甲状腺素进行替代治疗。

（2）保持心情愉悦，学会自我调节情绪，避免情绪波动过大。此外，应补充优质蛋白质、维生素，适量摄入碘元素，多吃含碘的食物，如紫菜、海带等。同时，避免进食过量的油煎、油炸、辛辣的食品。

（3）加强自我管理，定期复查甲状腺功能（FT3、FT4、TSH）和甲状腺抗体，动态观察变化，特别是甲状腺素进行替代治疗者，以便及时调整药物剂量。

四、甲状腺全切后

甲状腺全部切除术是将双侧及峡部甲状腺全部切除，不留任何甲状腺组织的手术。

📑 处理指导

（1）根据医生的指导进行康复训练，如颈部肌肉锻炼、吞咽功能训练等，以促进术后恢复。

（2）注意饮食调理，适量食用易咀嚼的食物，如面条、杂粮粥、银耳汤等，以减轻吞咽压力。同时，多吃蔬菜和水果，补充多种维生素。保持乐观的心态，根据身体状况进行适量运动。

（3）严格遵守医嘱，定期复查甲状腺功能，以便及时调整甲状腺素用药剂量，避免过量或不足。

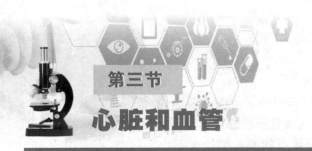

第三节
心脏和血管

1. 房间隔缺损

房间隔缺损是一种常见的先天性心脏畸形,是原始房间隔在胚胎发育过程中出现异常,导致左、右心房之间遗留孔隙。类型包括以下几种。① 原发孔型缺损:位于房间隔和心内膜垫的交界处,也称为第一孔未闭型房缺损;② 继发孔型缺损:位于房间隔中心卵圆窝部位,也称为中央型房间隔缺损;③ 静脉窦型缺损:位于心房间隔的上部,与上腔静脉入口处相连,也称为高位缺损;④ 冠状静脉窦部缺损:位于冠状静脉窦上端和左心房之间;⑤ 心房间隔完全缺失:左心房和右心房合二为一,也称为单心房。房间隔缺损原因可能与宫内感染、放射线接触、代谢紊乱性疾病、宫内缺氧以及药物感染等有关。另外,约15％与遗传有关,特别是染色体易位与畸变三体综合征。

小的房间隔缺损可无症状,仅在超声显像或影像学检查时发现,也可仅在体力活动时出现呼吸困难,重者或随肺充血程度的加重可在静息状态下出现憋气、呼吸困难、血压偏低,以及水肿(包括双下肢水肿)、肝淤血、胸腔积液等。

📄 处理指导

体检超声显像或影像学检查发现房间隔缺损,应及时去医院心胸外科就诊,通过进一步检查,明确缺失类型、大小和对血流动力学的影响程度,作出综合评估后确定是否需要手术和手术时机。

2. 室间隔缺损

室间隔缺损是一种常见的先天性心脏病,根据缺损部位可分为膜周缺损、肌部缺损、流出道部缺损和流入道部缺损四种类型。室间隔缺损原因可能与妊娠期的孕妇接触某些因素有关,包括感染因素(如流感病毒、风疹病毒、柯萨奇病毒感染等)、物理因素(如电离辐射、CT、X线等放射线检查)和化学因素(如孕妇在妊娠时服用过的药物或接触到的化学试剂等)。此外,遗传因素也可能导致室间隔缺损的发生。室间隔缺损表现与缺损的大小有关。

小的缺损通常没有明显的临床症状,而中、重度的缺损则可能出现运动能力减弱、水肿、肺动脉高压和发育异常等表现。具体来说,患者可能会出现反复呼吸道感染、喂养困难、生长发育迟缓等症状。

📄 **处理指导**

体检超声显像或影像学检查发现室间隔缺失,应及时去医院心胸外科就诊,通过进一步检查,明确缺失类型、大小和对血流动力学的影响程度,作出综合评估后确定是否需要手术和手术时机。

3. 动脉导管未闭

动脉导管未闭是一种常见的先天性心脏病,具有一定的家族发病趋势,可能由父母生殖细胞染色体畸变引起。另外,孕妇在怀孕前三个月感染病毒或细菌,如风疹病毒和柯萨奇病毒,可能导致胎儿出现先天性心脏病,包括动脉导管未闭。

动脉导管未闭在婴儿时就可能出现持续性的咳嗽和气喘,喂养困难,体重增长缓慢,心律异常,心跳声可能较弱,长时间不治疗可能导致孩子胸部突出,出现鸡胸症状。

📄 **处理指导**

体检超声显像或影像学检查发现动脉导管未闭,应及时去医院心胸外科就诊,通过进一步检查,明确对血流动力学的影响程度,作出综合评估后进行手术治疗。

4. 左心房增大

左心房增大是指心脏的四个腔室之一左心房,其大小超过了正常范围。左心房是接收来自肺部富含氧的血液的腔室,然后将血液输送到左心室,以供应全身。左心房增大通常是由于多种原因引起的,包括高血压、心脏瓣膜疾病(二尖瓣病变多见)、冠心病、心房颤动等。例如,长期的高血压会导致心脏负荷过重,从而引起心肌肥厚和扩张,最终导致左心房增大;心脏瓣膜疾病可能导致左心房承受过量的血液压力,从而引起扩大。

左心房增大可能会导致一系列的问题,如心悸、胸闷、气短、乏力等。如果不及时治疗,可能会增加心脏病、中风等严重并发症的风险。

📄 **处理指导**

(1)体检超声显像或/和影像学检查显示左心房增大,建议去医院心内科就诊,通过进一步检查,明确原因和评估病情,对因对症处理。例如,高血压是导致左心房增大的主要原因之一,因此需要采取措施控制血压。建议定期测量血压,遵医嘱服用降压药物,并注意饮食和生活习惯的调整。

(2)吸烟和饮酒会增加心血管疾病的风险,对于已经存在左心房增大的患者更应该戒烟限酒。

（3）肥胖是导致高血压和其他心脏疾病的危险因素之一，因此需要控制体重。建议通过合理的饮食和运动来达到减肥的目的。对于已经存在左心房增大的患者来说，过度剧烈的运动可能会加重心脏负担，因此需要避免剧烈运动或在医生指导下进行适当的运动。

（4）加强自我管理，定期进行心脏超声显像等检查，以动态了解病情的变化和治疗效果。一旦出现心悸、胸闷、气短、乏力等症状，及时就医。

5. 右心房增大

右心房增大是指心脏的四个腔室之一右心房，其大小超过了正常范围。右心房是接收来自全身各部位含有二氧化碳的血液的腔室，然后将血液输送到右心室，以供给肺部进行气体交换。右心房增大通常是由于多种原因引起的，包括肺动脉高压、肺栓塞、先天性心脏病等。例如，肺动脉高压会导致右心房承受过量的血液压力，从而引起扩大；肺栓塞会导致右心房负担加重，最终导致扩大。

右心房增大可能会导致一系列的问题，如心悸、胸闷、气短、水肿、乏力等。如果不及时治疗，可能会增加心脏病、中风等严重并发症的风险。因此，如果发现自己有右心房增大的症状或风险因素，应及时就医。

📋 处理指导

（1）体检超声显像或/和影像学检查显示右心房增大，建议去医院心内科就诊，通过进一步检查，明确原因和评估病情，对因对症处理。

（2）保持健康的饮食习惯，减少高脂肪、高盐、高糖的食物摄入，增加蔬菜、水果、全谷类食物的摄入；吸烟和饮酒会对心脏健康造成很大的影响，应该尽量避免；进行适量运动可以帮助控制血压和体重，但要避免过度运动和剧烈运动。

（3）加强自我管理，定期进行心脏超声显像等检查，以动态了解病情的变化和治疗效果。一旦出现心悸、胸闷、气短、乏力等症状，及时就医。

6. 左心室增大

左心室是心脏的主泵，主要负责将氧合血输送到全身各个器官和组织。当左心室受到负荷过重、疾病或其他因素影响时，就会出现左心室增大的情况。左心室增大通常是由于高血压、冠心病、心肌病等引起的。高血压会导致心脏负荷过重，长期累积会导致心肌肥厚和扩张，最终引起左心室增大；冠心病则是由于冠状动脉狭窄或阻塞导致心肌缺血，长期缺血也会引起心肌肥厚和扩张，最终引起左心室增大；心肌病则是由于心肌本身的病变导致心脏功能下降，最终引起左心室增大。

左心室增大可能会导致心脏功能下降，增加心血管疾病的风险。因此，对于出现左心室增大的患者，需要进行进一步的检查和治疗，以确定病因并采取相应的措施来控制病情。

📄 **处理指导**

（1）体检超声显像或/和影像学检查显示左心室增大，建议去医院心内科就诊，通过进一步检查，明确原因和评估病情，对因对症处理。例如，高血压通常影响左心结构，因此需要采取措施控制血压。可以通过饮食调整、运动锻炼、药物治疗等方式来控制血压。

（2）肥胖是导致高血压和心脏疾病的重要因素之一，因此需要控制体重。可以通过合理饮食和适量运动来控制体重。

（3）保持均衡饮食，摄入富含 $\omega-3$ 的食物，如深海鱼类，并限制饱和脂肪和反式脂肪的摄入，戒烟限酒，以减少心血管系统损害。根据身体状况，定期进行适量有氧运动。

（4）加强自我管理，定期进行心脏超声显像等检查，以动态了解病情的变化和治疗效果，及时调整治疗方案。一旦出现心悸、胸闷、水肿、乏力等症状，及时就医。

7. 右心室增大

右心室是心脏的另一个重要泵，主要负责将含有二氧化碳的静脉血输送到肺部进行气体交换。右心室增大通常是由于肺动脉高压、肺源性心脏病、肺栓塞等疾病引起的。肺动脉高压是指肺动脉内的压力升高，长期高压会导致右心室负荷过重，从而引起右心室增大；肺源性心脏病是指由于肺部疾病导致的右心室增大，如慢性阻塞性肺疾病；肺栓塞是指肺动脉或其分支被血栓阻塞，导致右心室负荷增加，最终引起右心室增大。

右心室增大可能会导致心脏功能下降，增加心血管疾病的风险。因此，对于出现右心室增大的患者，需要进行进一步的检查和治疗，以确定病因并采取相应的措施来控制病情。

📄 **处理指导**

（1）体检超声显像或/和影像学检查显示右心室增大，建议去医院心内科就诊，通过进一步检查，明确原因和评估病情，对因对症处理。根据医生建议使用药物，如血管紧张素转化酶抑制剂（ACEI）、血管紧张素Ⅱ受体阻滞剂（ARB）、β受体拮抗剂等。

（2）保持良好的睡眠习惯，减轻压力。均衡膳食，限制盐分摄入，避免高脂肪和高胆固醇食物，以减轻心脏负担。戒烟限酒，以减少心血管系统损害。根据身体状况，定期进行适量有氧运动，但要避免过度劳累。

（3）加强自我管理，定期进行心脏超声显像等检查，以动态了解病情的变化和治疗效果，及时调整治疗方案。一旦出现心悸、胸闷、气短、乏力等症状，及时就医。

8. 全心增大

全心增大是指在 X 线、CT 或 MRI 等影像学检查中，发现心脏的形状和大小超过了正常范围。引起全心增大的原因很多，例如高血压、心脏瓣膜病、先天性心脏病、心肌病、心力衰竭、肺动脉高压、心包积液、贫血和甲亢等。

临床可出现血压低、呼吸困难,劳力性呼吸困难或者静息状态下有明显呼吸困难等左心衰表现,也可出现颈静脉怒张、肝淤血、双下肢严重水肿等右心衰表现。治疗方法可能包括药物治疗、手术治疗或其他治疗方法,具体取决于病因和病情的严重程度。

处理指导

(1)建议去医院心内科就诊,行进一步检查综合评估后,决定处理方案。

(2)积极治疗和控制原发病,例如高血压是导致全心增大的主要原因之一,因此要控制好血压,保持在正常范围内。

(3)保持健康的饮食习惯,减少高脂肪、高盐、高糖的食物摄入,增加蔬菜、水果、全谷类食物的摄入;吸烟和饮酒会对心脏健康造成很大的影响,应该尽量避免;避免过度劳累和剧烈运动,以免加重心脏负担。注意情绪调节,保持心情愉悦。

(4)在随访观察期间,应遵循医生的治疗方案,按时服药并定期复诊。

9. 心影缩小

影像学检查显示心影缩小通常意味着心脏的某些部分收缩或扩张不足,或者存在其他心血管疾病,如心肌病、冠心病等。心影缩小可能是心脏病的一个征兆,但并不一定意味着患有严重的心脏问题。有些人天生心脏就比较小,或者是因为年龄、体型等因素导致的。

处理指导

(1)建议去医院心内科就诊,结合其他症状和检查结果进行综合分析,以确定是否存在潜在的心血管疾病。如为生理性缩小,定期复查即可;如为病理性,应遵专业医生医嘱,对病对症积极治疗。

(2)减少盐分、饱和脂肪和胆固醇的摄入,增加新鲜蔬菜、水果和全谷物的摄入,积极控制体重,根据身体状况进行如散步、游泳或骑自行车等有氧运动,以帮助增强心脏功能。

(3)定期进行心脏相关的体检,如心电图、超声显像心动图等,以动态观察心脏变化。

10. 二尖瓣型心脏

影像学检查显示二尖瓣型心脏指的是左心房显著增大时,胸骨左缘第3肋间心浊音界扩大,使心腰消失。当左心房与肺动脉段均扩大时,胸骨左缘第2、3肋间心浊音界向外扩大,心腰部更为饱满或膨出,使心浊音界呈梨形。因其常见于二尖瓣狭窄,故称二尖瓣型心脏。二尖瓣狭窄时,舒张期血液由左房进入左室受阻,血液在左心房内潴留,使心房内压力和负荷异常增高,左房发生代偿性扩大与肥厚,肺动脉高压及扩张,右心室肥厚及扩大,使得主动脉弓缩小,肺动脉主干突出,左心房增大,右心室增大,心脏呈梨形,所以又称梨形心。

📄 **处理指导**

（1）保持健康的饮食习惯，减少高脂肪、高盐、高糖食物的摄入，进行适量运动，增强心肺功能，保持良好的作息时间，不熬夜，不吸烟不喝酒。

（2）控制基础疾病：高血压和糖尿病是心脏疾病的常见危险因素，应该积极控制血压和血糖水平。

（3）定期进行心脏检查，包括心电图、超声显像心动图等，以监测二尖瓣的功能和健康状况。

11. 主动脉型心脏

影像学检查显示主动脉型心脏是指心脏的左心室和主动脉的连接部分增大，导致心脏的形状变化。左心室扩大时胸片上表现为主动脉结增大，心腰凹陷，心尖下移、隆突并向左增大。查体时显示心脏浊音界向左下扩大，心腰部由钝角变为近似直角，使心浊音界呈靴形，又称为靴形心。这种类型的心脏通常是由于主动脉瓣狭窄或主动脉瓣关闭不全等疾病引起的，也可见于高血压性心脏病、法洛四联症等。主动脉型心脏是一种异常的心脏结构，需要及时治疗以避免进一步的健康问题。

📄 **处理指导**

（1）保持健康的饮食习惯，减少高脂肪、高盐、高糖食物的摄入，增加蔬菜、水果、全谷类食物的摄入。进行适量运动，有助于控制体重、血压和血糖水平，但是，应避免过度运动和剧烈运动。不吸烟不喝酒。

（2）积极治疗和控制原发疾病，如积极控制血压和血糖到正常水平。

（3）遵医嘱服用药物，不要随意更改剂量或停药。定期进行心脏检查，包括心电图、超声显像心动图等，以动态监测主动脉瓣的功能和健康状况。

12. 室间隔厚度增厚

心脏室间隔厚度增厚是指心脏的室间隔（左右心室之间的隔板）的厚度超过了正常范围。室间隔是分隔左右心室的结构，正常厚度为 6～10 毫米，超过 10 毫米为室间隔增厚。心脏室间隔厚度增厚可能是由于多种原因引起的，包括先天性心脏病、高血压、心肌病等。例如，肥厚型心肌病是一种常见的遗传性心脏病，会导致心肌肥厚，包括室间隔厚度的增厚。心脏室间隔厚度增厚可能会导致心脏功能下降，增加心血管疾病的风险。因此，对于出现心脏室间隔厚度增厚的患者，需要进行进一步的检查和治疗，以确定病因并采取相应的措施来控制病情。

📄 **处理指导**

（1）体检超声显像或/和影像学检查显示室间隔厚度轻度增厚，并无任何症状，可先行观察，定期复查，以动态观察室间隔厚度变化。如厚度明显增厚，或有心慌心悸、胸闷气短、身体乏力、头晕等症状，建议去医院心内科就诊，进一步检查作出综合评估后决定处理方案。

（2）在专业医生指导下，积极治疗和控制原发疾病，例如高血压、心肌病等。

（3）保持均衡的饮食，限制盐分和饱和脂肪的摄入，增加新鲜水果、蔬菜和全谷物的摄入，根据医生的建议进行适度的有氧运动，如散步、游泳或骑自行车，但要避免过度劳累和剧烈运动；避免吸烟和过量饮酒。

（4）加强自我管理，定期进行心脏超声显像等检查，以动态了解病情的变化和治疗效果，及时调整治疗方案。一旦出现心悸、胸闷、气短、乏力等症状，及时就医。

13. 室壁运动幅度减低

心脏室壁运动幅度减低通常指的是心脏的某一部分，如左心室或右心室，在收缩和舒张时的运动范围或活动能力降低。这可能是由于心肌病、心肌损伤、心脏瓣膜疾病、心脏室壁增厚、纤维化、炎症或其他病理性改变导致的。当心脏室壁运动幅度减低时可导致心力衰竭、心肌缺血或心肌梗死。

📄 **处理指导**

体检超声显像检查显示室壁运动幅度减低，如程度不重，且无任何症状，可先行观察，定期复查。观察期间，一旦出现胸闷、胸痛、气短、乏力等症状，应及时就医。

如运动幅度减低比较明显，或有心力衰竭、心肌缺血等症状，建议去医院心内科就诊，进一步检查，明确原因后积极治疗和控制原发病。

14. 心脏黏液瘤

心脏黏液瘤是一种临床上常见的心脏良性肿瘤，发生原因尚不清楚，但可能与遗传、内分泌、炎症等多种因素有关。心脏黏液瘤症状取决于肿瘤的大小、位置以及是否影响心脏功能。常见的症状包括呼吸困难、发绀、晕厥等，这些症状可能是由于肿瘤堵塞心脏瓣膜或影响心脏血液流动所致。此外，心脏黏液瘤还可能引起体循环栓塞，如脑、肾、腹内脏器、四肢血管或肺栓塞。全身症状可能包括发热、体重下降、全身不适和贫血等。

📄 **处理指导**

体检超声显像检查显示心脏黏液瘤，应及时去医院心内科就诊，通过包括心电图、X线、超声显像心动图和心血管造影等进一步检查，明确黏液瘤大小、位置以及与周围组织的关系，了解对心脏血液流动和功能的影响情况，综合评估后确定手术切除方法（对于较小的肿瘤,可以采用微创手术切除;而对于较大的肿瘤或影响心脏功能的肿瘤,则需要采用开胸手术切除)。术后应根据医嘱,定期接受复查,以确保肿瘤没有复发或转移。

15. 心脏瓣膜(主动脉瓣、肺动脉瓣、二尖瓣、三尖瓣)反流

　　心脏瓣膜反流,包括主动脉瓣反流、肺动脉瓣反流、二尖瓣反流和三尖瓣反流。瓣膜反流原因不同瓣膜可能不尽相同,总体可归纳的原因包括以下几点。① 正常生理现象:例如部分正常人可能存在轻微的肺动脉瓣关闭不全,导致少量的肺动脉瓣反流;② 先天性因素:例如主动脉瓣应为三叶瓣,但患儿出生后可能是两叶瓣,导致血液主动脉瓣的反流;③ 功能性病变:例如肺动脉高压,导致三尖瓣功能性关闭不全;④ 疾病影响:例如风湿性心脏病、冠心病、心肌缺血,导致肺动脉瓣的反流;⑤ 瓣膜退行性变:随着年龄增大,包括瓣膜在内的组织器官出现退行性变而导致瓣膜关闭不全而出现反流,特别是患有高血压、糖尿病、高血脂、高尿酸血症等慢性病者,更易加快瓣膜退行性变。

　　体检超声显像和影像学检查发现的心脏瓣膜反流,可根据血流反流程度,分为轻度反流、中度反流和重度反流。轻度反流可能没有明显的临床症状。中度以上反流可能导致心脏代偿性增大、心肌增厚,收缩和舒张功能降低,引起心脏功能不足、冠状动脉供血不足和心肌缺血,甚至心力衰竭。

📄 **处理指导**

　　(1) 瓣膜轻度反流,或无临床不适,建议观察,定期复查即可。期间一旦出现胸闷、胸痛、气短、乏力、水肿等症状,及时去医院就诊。

　　(2) 中、重度瓣膜反流,建议去医院心内科就诊,通过进一步检查,明确反流原因,评估对心脏功能和血流动力学的影响,进行包括药物治疗、瓣膜修复或置换手术、介入治疗等对因对症处理。

　　(3) 保持均衡的饮食,限制盐分和饱和脂肪的摄入,增加新鲜水果、蔬菜和全谷物的摄入,适度活动,要避免过度劳累和剧烈运动,避免吸烟和过量饮酒。规律作息时间和睡眠,并保持良好心态。

16. 心脏瓣膜(主动脉瓣、肺动脉瓣、二尖瓣、三尖瓣)狭窄

　　心脏瓣膜狭窄是指心脏瓣膜的开口变窄,导致血液流动受阻。正常情况下,心脏瓣膜可以完全打开和关闭,以确保血液流向正确的方向。但是,当瓣膜变窄时,就会限制血液的流动。心脏瓣膜狭窄包括主动脉瓣狭窄、肺动脉瓣狭窄、二尖瓣狭窄和三尖瓣狭窄,发生原因和症状不同瓣膜可能不尽相同。主要包括风湿性心脏病、先天发育异常、感染等,另外,老年退行性改变也是瓣膜狭窄常见病因。值得注意的是手术植入心脏起搏器,导线长期对三尖瓣产生损伤,也会导致瓣膜狭窄(三尖瓣)。心脏瓣膜狭窄主要症状包括呼吸困难、胸痛、心悸、眩晕等。

　　体检超声显像和影像学检查发现的心脏瓣膜狭窄,可根据血流狭窄程度,分为轻度

狭窄、中度狭窄和重度狭窄。轻度狭窄可能没有明显的临床症状。中度以上狭窄可能导致心脏代偿性增大、心肌增厚,收缩和舒张功能降低,引起心脏功能不足、冠状动脉供血不足和心肌缺血,甚至心力衰竭。

📄 **处理指导**

(1) 瓣膜轻度狭窄,或无临床不适,建议观察,定期复查即可。期间一旦出现胸闷、胸痛、心悸、水肿等症状,及时去医院就诊。

(2) 中、重度瓣膜狭窄,建议去医院心内科就诊,通过进一步检查,明确狭窄原因,评估对心脏功能和血流动力学影响,进行包括药物、经皮球囊扩张术或人工瓣膜置换术、介入治疗等对因对症处理。

(3) 保持均衡的饮食,限制盐分和饱和脂肪的摄入,增加新鲜水果、蔬菜和全谷物的摄入,适度活动,要避免过度劳累和剧烈运动,避免吸烟和过量饮酒。保持规律的作息时间和睡眠,保持良好的心态,避免过度的精神压力。

17. 心脏瓣膜钙化灶

心脏瓣膜钙化是指在心脏瓣膜瓣上形成钙化斑块,典型者瓣叶中心部增厚,通常是由于动脉粥样硬化引起的。这种斑块可以导致主动脉瓣硬化和狭窄,影响其正常功能,可发展为老年性心瓣膜病,影响正常的生活质量。心脏瓣膜钙化灶是一种常见的老年性改变,可能与高血压、糖尿病、高脂血症等疾病有关。

📄 **处理指导**

(1) 超声显像检查或 CT 扫描显示心脏瓣膜钙化,如果没有任何症状,不需要特别处理,建议观察,定期复查即可。

(2) 如有心悸、胸闷、眩晕、心绞痛等症状,可能需要药物治疗或者手术治疗。建议去医院就诊,评估对心脏功能和血流动力学影响,以决定治疗和处理方案。

(3) 积极治疗和控制基础慢性病,如高血压、糖尿病、高血脂等。

(4) 戒烟戒酒,饮食上选择低盐、低脂、低胆固醇饮食,多吃蔬菜和水果,根据身体情况进行适当运动,保持良好的心态,避免过度的精神压力。

18. 冠状动脉钙化灶

冠状动脉钙化灶是指冠状动脉的血管壁上出现了钙盐沉积,可导致冠状动脉管壁增厚,久而久之可能导致冠状动脉出现狭窄或闭塞。发生原因与高血压、糖尿病、动脉粥样硬化等有关。可能无任何不适,也可能会出现心悸、胸闷、心绞痛等心脏供血不足症状。

📄 **处理指导**

（1）体检影像学（CT）检查显示冠状动脉钙化灶，如无不适，可先行观察，定期复查。期间一旦出现心悸、胸闷、心绞痛等心脏供血不足症状，及时就医。

（2）老年人，特别是患有高血压、糖尿病、血脂异常者，建议去医院心内科就诊，进行冠脉CTA扫描，或冠状动脉造影检查，以进一步判断冠状动脉病变程度后，选择治疗方案。

（3）积极治疗和控制基础疾病，如高血压、糖尿病等，同时改变不良的生活习惯，如戒烟、限酒、低盐低脂饮食等。可能需要在医生指导下，使用他汀类药物如普伐他汀、瑞舒伐他汀等，有助于改善血管内皮功能，延缓动脉粥样硬化进展。

19. 主动脉改变（增宽、迂曲、松散、伸长）

主动脉增宽、迂曲、松散和伸长是指主动脉的结构和形态发生了变化。主动脉是心脏发出的大血管，将血液从心脏输送到全身各个部位。当主动脉出现这些变化时，可能会影响血液的流动和供应，增加心血管疾病的风险。主要在老年人群中比较常见，尤其是长期高血压的老年患者。主动脉增宽通常是由于主动脉瓣狭窄、高血压等原因引起的。主动脉迂曲通常是由于动脉粥样硬化引起的。主动脉松散和伸长通常是由于主动脉瓣关闭不全等原因引起的。症状可能会表现为局部疼痛、发冷、发麻等。

📄 **处理指导**

（1）体检超声显像或/和CT检查显示主动脉增宽，建议去医院心血管科就诊，通过进一步检查确定主动脉宽度，以及是否有其他异常，明确增宽原因。

（2）积极治疗导致主动脉增宽的原发病，特别需积极控制血压、防止进一步的血管损害。

（3）戒烟和限制酒精摄入，注意休息，避免剧烈运动，保持良好的生活习惯和饮食习惯。

（4）做好自我管理，定期去医院进行复查，一旦出现上述症状，应及时就医。

20. 主动脉弓（结）突出

主动脉弓突出是指主动脉弓形态发生了变化。主动脉弓是主动脉的一部分，位于心脏和肺部之间，是将血液从心脏输送到全身各个部位的重要通道。主动脉弓和升主动脉连接处，可形成突出（称主动脉结突出），这可能是由于主动脉壁弱点导致的，也可能是由于主动脉壁的炎症或感染引起的。当主动脉弓和主动脉结突出时，可能会影响血液的流动和供应，增加心血管疾病的风险。主动脉弓突出提示有高血压、主动脉瓣疾病；主动脉结突出的原因有很多，比如马凡氏综合征、心脏瓣膜病、扩张性心肌病、心肌炎以及冠心病、心肌梗死等。

📄 **处理指导**

体检超声显像和影像学检查显示主动脉弓突出，程度不重，也无心悸、胸闷、疲劳等症状，不需要特别处理，定期复查，动态观察即可。如显示主动脉结突出，应至医院心内科就诊，完善检查明确病因，进一步确定具体的治疗方案。

21. 肺动脉增宽

肺动脉是连接右心室和肺脏的血管，肺动脉是将血液从右心室输送到肺部进行气体交换的血管。直径正常在 12～26 mm 之间，是指肺动脉的内径变大，直径超过 26 mm 为肺动脉增宽。通常是由于肺动脉高压、肺栓塞等原因引起的。心脏先天发育异常（如房间隔缺损、室间隔缺损）是肺动脉高压的主要原因，另外，长时间的慢性缺氧、慢性的肺栓塞等也是导致肺动脉压力升高，从而引起肺动脉血管增宽的原因。当肺动脉增宽时，可能会影响肺部的正常功能，导致呼吸困难等问题。

📄 **处理指导**

体检彩超和影像学检查显示肺动脉增宽，建议去医院就诊，通过肺动脉增强 CT 等检查，明确病因，并综合评估肺动脉增宽对血流动力学和心功能的影响后，对因对症治疗和处理。就医期间要注意避免过度运动和剧烈运动，以免加重病情。

22. 肺动脉段膨出

肺动脉段膨出是指在胸部 X 线或 CT 影像上观察到肺动脉的某一段出现局部扩张或膨出的现象。这种情况可能是由多种原因引起的，包括但不限于以下几种：① 肺动脉高压；② 肺动脉栓塞；③ 先天性心脏病；④ 炎症性疾病。另外，胸部外伤或手术可能会影响肺动脉的形态和功能，从而导致肺动脉段膨出。

📄 **处理指导**

参考"肺动脉增宽"。

23. 主动脉钙化和斑块

主动脉钙化和斑块是主动脉壁上的钙质沉积的表现，原因包括高血压、高血脂和糖尿病等。长期高血压会损伤血管内皮细胞，促进钙盐在血管壁沉积；高血脂时，低密度脂蛋白胆固醇会沉积在血管壁，进一步导致钙盐沉积；糖尿病患者往往伴有血糖代谢紊乱和血管内皮功能受损，也会促进动脉壁内的钙盐沉积。除此之外，肾功能不全、炎症反应、遗传因素等也可能导致主动脉钙化的发生。

主动脉钙化和斑块可能没有任何症状，也可能由于主动脉壁变硬、弹性减退，导致心脏的收缩功能受到影响,出现头晕、胸闷、胸痛、呼吸困难,甚至晕厥等症状。

📄 **处理指导**

（1）体检发现主动脉钙化,如程度不重,也无任何症状,可先行观察,定期复查,动态观察变化。如钙化程度较重和范围较大,或有临床症状,建议去医院心血管科就诊,进一步行心电图检测、胸部CT和心脏血管超声显像等检查。判断主动脉病变程度以及是否存在其他心脏疾病。

（2）积极控制高血压、糖尿病和高脂血症等疾病。在医生指导下,使用阿司匹林、氯吡格雷等抗血小板药物,以及他汀类等降脂药物。

（3）饮食方面要注意低盐低脂,减少高胆固醇食物的摄入,如油炸食物、动物内脏、蛋黄等。适当运动,戒烟戒酒,规律作息,保持良好的心态等。

（4）做好自我管理,一旦出现头晕、胸闷、胸痛等症状,及时就医。

24. 主动脉膨出和主动脉瘤

主动脉膨出和主动脉瘤是相似的概念,都是指主动脉壁全层或部分异常扩张和膨出。形成原因包括先天性因素、感染性因素、损伤性因素以及退行性病变等。其中,先天性因素可能是由于主动脉发育不良或血管畸形导致的;感染性因素可能由细菌、病毒等引起的局部炎症反应,进而刺激主动脉管壁,使其发生坏死;损伤性因素可能与外伤史有关,未能及时处理可能导致主动脉受损;退行性病变则与年龄增长、主动脉老化有关,当主动脉老化到一定程度,可能出现主动脉硬化,进而诱发主动脉瘤。

症状包括腹部搏动性包块、疼痛以及肢体远端的动脉栓塞。腹部搏动性包块通常在肚脐偏左位置,大小可能像鸡蛋或拳头,通常没有其他症状,这种搏动性包块往往作为首发症状而被发现。疼痛的部位往往局限在腹部乃至后腰部,如果出现疼痛可能提示腹主动脉瘤有破裂的风险。此外,动脉瘤下可能形成附壁血栓,血栓脱落后可能阻塞肢体远端的血管,导致下肢的皮色苍白、青紫、皮温发凉、疼痛、麻木、感觉障碍等症状。

📄 **处理指导**

（1）体检超声显像或/和CT检查显示主动脉膨出和主动脉瘤,建议及时去医院血管外科就诊,通过进一步检查,评估主动脉膨出和主动脉瘤严重程度,分析判断原因,以确定处理和治疗方案。医生会根据评估采用保守治疗,或药物治疗,或手术治疗。

（2）保守治疗:主要适用于体积较小且无明显不适症状的主动脉瘤患者,需要定期进行医学影像学检查以监测动脉瘤的变化情况。药物治疗:常用的药物有阿替洛尔、巴氯芬和罗西维林,这些药物可以控制血压,降低动脉瘤的扩张速度,改善血管血液供应和缓解疼痛症状。手术治疗:包括开腹手术和血管内修复术。

（3）就医之前和就医过程中,注意测量血压,必须将血压控制在正常范围,并要避免过度活动,保持良好的心理状态,控制情绪,避免激动,以防动脉瘤进一步扩大。

25. 心包积液

心包积液是指心脏周围的心包膜内积聚了过多的液体。心包是一层薄膜,包裹着心脏,由两层组成。当心包膜内积聚了过多的液体时(正常心包积液 30～50 ml),包括液性、浆液纤维蛋白性、脓性和血性等,会给心脏带来压力,影响心脏的正常功能。心包积液的原因有很多,包括感染、心脏手术、心肌梗死、肿瘤等。

心包积液可出现胸痛、呼吸困难、心悸等。治疗方法包括药物治疗、穿刺抽液等。

📑 **处理指导**

(1) 体检超声显像或/和 CT 检查显示少量积液,大多是生理性,不必处理,观察和复查即可。

(2) 如积液较多,即使无任何不适,也建议去医院行进一步检查,找出引起心包积液的原因,然后针对病因进行治疗。

(3) 如积液量较多,或者有症状,应及时去医院就诊,进一步检查,明确原因,积极对因对症处理。如可能需要使用利尿剂、抗生素等药物;影响心脏功能时,可能需要进行心包穿刺术,将积液抽出。

26. 腹主动脉钙化

腹主动脉钙化原因包括以下几点。① 年龄增长:随着年龄的增长,血管弹性逐渐减弱,可能导致腹主动脉钙化;② 高血压:长期高血压状态可能使血管壁受到损伤,进而引发钙化;③ 高脂血症:血液中脂质水平过高,可能导致血管壁内脂质沉积,进而引发钙化;④ 不良生活习惯:如吸烟、饮食不规律、缺乏运动等,都可能增加腹主动脉钙化的风险。

腹主动脉钙化症状因人而异,部分可能无明显症状。常见的症状包括腹部疼痛、腹部肿块、消化不良等。如果钙化严重,可能会影响血液流动,导致下肢缺血、坏死等症状。

📑 **处理指导**

(1) 积极控制引起腹主动脉钙化原因,如控制高血压、高脂血症等疾病,从而减缓腹主动脉钙化的进程。定期随访和复查,动态观察钙化变化。

(2) 对严重的腹主动脉钙化,或已出现症状者,建议及时去医院血管外科就诊,进行增强 CT,或磁共振、血管造影等检查,以评估是否需要行手术治疗。

(3) 低脂、低盐、低糖饮食,增加蔬菜、水果等富含膳食纤维的食物的摄入。适当进行有氧运动,如散步、游泳、慢跑等,以增强心血管功能。保持良好的心态,避免过度焦虑、紧张等不良情绪对心血管健康的影响。

27. 腹主动脉增宽

腹主动脉增宽的原因可能包括生理因素、腹主动脉瘤、高血压、动脉粥样硬化、肾动脉狭窄和肝硬化等。腹主动脉增宽的症状可能包括腹部疼痛、腹部肿块、胃肠道症状（如恶心、呕吐、食欲缺乏等）、腰背部疼痛、下肢缺血等。这些症状可能会随着病情的加重而逐渐明显。

📄 **处理指导**

（1）建议去医院就诊，通过进一步检查，明确腹主动脉增宽原因。生理因素引起的腹主动脉宽粗，不需要特殊治疗。由疾病引起的腹主动脉增宽，进行相应药物治疗或手术治疗，应保持积极的心态，配合医生的治疗。

（2）保持健康的生活方式，如合理饮食、适当运动、戒烟限酒等。避免剧烈运动和重物搬运等活动。

（3）定期随访和复检，一旦增宽加重或出现上述症状，及时就诊。

28. 腹主动脉膨出

腹主动脉膨出，也称为腹主动脉瘤，是由于腹主动脉壁的扩张膨出而形成的。常见的原因有先天性弹力纤维缺乏、后天性感染、损伤等因素导致腹主动脉壁弹性减小或破裂。高血压、血脂异常、高血糖、动脉硬化以及心脏病等也是腹主动脉瘤的高危因素。

腹主动脉瘤的常见症状包括腹痛、腹胀，以及在腹部可触及搏动性肿块和腰背痛等。当腹主动脉瘤增大到一定程度时，可能会压迫周围组织，导致相应的症状，如消化不良、下肢水肿等。

📄 **处理指导**

（1）建议及时去医院血管外科就诊，进行增强 CT，或磁共振、血管造影等检查，评估膨出程度和身体状况，确定治疗方案，包括药物治疗和手术治疗（动脉瘤切除术、动脉瘤腔内修复术等）。

（2）积极控制高血压、糖尿病、高脂血症和高尿酸血症，并定期复查。

（3）如行手术治疗，术后需要卧床休息一段时间，避免剧烈运动和重物搬运等活动。营养支持方面，需要保证摄入足够的营养物质，如蛋白质、维生素、无机盐等，以促进伤口愈合和身体恢复。康复锻炼方面，需在医生指导下进行适度的运动，如散步、打太极拳等，以增强身体素质和提高免疫力。

29. 颈动脉供血不足

颈动脉供血不足原因主要包括颈动脉狭窄或阻塞，其中最常见的原因是动脉粥样硬化。其他可能原因包括血栓形成、颈动脉夹层、颈动脉瘤、颈椎病和颈部外伤等。

颈动脉供血不足的表现因供血不足的严重程度而异，轻症可能会出现精神不振、注意力不集中、失眠烦躁、乏力、盗汗等症状，重症可能会出现视物模糊、复视、视野缺损、晕厥等症状。部分还可能有性格变化，如孤僻、沉默寡言，甚至短暂性的智力减退或意识丧失。

📄 **处理指导**

（1）超声显像检查提示颈动脉供血不足，如有上述症状，建议去医院神经内科就诊，进行颈部血管 CT、颈部血管核磁共振和血脂、血糖等检查，以明确颈部血管是否存在狭窄、斑块等情况，对因处理。如积极控制高血压、高血脂等，如动脉粥样硬化合并血脂异常时，应在医生指导下，使用抗血小板聚集药物（如阿司匹林、氯吡格雷等）和他汀类调脂药物（如阿托伐他汀、瑞舒伐他汀等）。

（2）可遵医嘱，使用改善血液循环的药物，如丹参、红花、三七、银杏叶滴丸等。也可采用物理治疗包括颈部牵引、按摩、理疗、针灸等，以增加颈部肌肉的力量和柔韧性。

（3）注意保持均衡饮食，避免暴饮暴食，注意睡眠充足，避免熬夜。避免情绪激动和过度疲劳。

（4）如无特殊不适，观察即可，建议每半年到 1 年复查。一旦出现视物模糊、复视、视野缺损、晕厥等症状，应急诊就医。

30. 颈动脉内-中膜粗糙和增厚

颈动脉内-中膜粗糙和增厚通常与动脉粥样硬化有关。主要原因是动脉粥样硬化，其发生与高血压、高血脂、高血糖、吸烟、肥胖、不健康的生活方式（如饮食不规律、缺乏运动等）以及年龄增长（血管退行性病变）等有关。这些因素会导致血管内膜受损，血液中的胆固醇等脂质物质沉积在内膜下，形成斑块，导致内膜粗糙和增厚。

轻微颈动脉内-中膜粗糙和增厚通常不会引起明显的症状，病变严重或持续时间较长，可能会出现一些神经系统症状，如头痛、头晕、恶心、呕吐等。此外，如果内膜增厚形成斑块，还有可能导致血管狭窄，增加心脑血管疾病的风险。

📄 **处理指导**

（1）超声显像检查提示颈动脉内-中膜粗糙和增厚，如无不适，建议随访观察，隔半年到 1 年复查，以动态观察变化，如有头晕、眩晕等，建议去医院就诊。

（2）减少对脂肪的摄取，少食饱和脂肪酸占有量较多的煎炸食物及含高胆固醇食物，多吃新鲜蔬菜水果及五谷杂粮。限酒，不吸烟并防被动吸烟。根据身体情况，坚持适量的体力活动，注意生活规律，学会放松以释放压力和调节紧张情绪。

（3）注意血压、血糖、血脂等变化，控制在正常范围。根据血脂变化，可在医生指导下，使用抗血小板聚集药物（如阿司匹林、氯吡格雷等）和他汀类调脂药物（如阿托伐他汀、瑞舒伐他汀等）。

31. 颈动脉钙化、硬化、斑块

颈动脉钙化、硬化和斑块的形成与多种因素有关，包括高脂血症、高血压、高血糖、吸烟、肥胖等。这些因素导致动脉内膜损伤和平滑肌细胞增殖，细胞生长因子释放，内膜增厚及细胞外基质和脂质的积聚。同时,动脉壁脂代谢紊乱和血流冲击在颈动脉分叉部位造成的剪切力也会对动脉壁造成慢性机械性损伤,最终形成颈动脉钙化、硬化和斑块。

轻度颈动脉斑块可能导致脑血流不足,出现头晕、一过性黑矇、局灶性的神经症状或短暂性脑缺血发作等。中度或重度颈动脉斑块造成的狭窄会导致严重的脑缺血症状,如头痛、头晕、一过性黑矇等,且持续时间较长。如果是颈动脉斑块导致的急性脑梗死,患者还会出现感觉神经运动功能的障碍、面瘫、肢体活动不灵等症状。

📄 处理指导

（1）超声显像检查显示颈动脉钙化、硬化和斑块,建议去医院神经内科就诊,通过 CT 血管造影、磁共振成像和血脂、血糖等检查,评估颈动脉硬化斑块的厚度、特征和位置等信息,以及斑块内出血和血栓形成的情况,以及制订治疗方案。

（2）颈动脉钙化、硬化、轻度斑块,可以通过调整饮食,控制血压、血糖和血脂等方法进行保守治疗。应遵循低脂、低盐、低糖饮食原则,避免吸烟、喝酒等不良习惯,并保持适量运动。对于中度或重度的颈动脉斑块造成的狭窄,在医生指导下,可以考虑药物治疗,如抗血小板药物、他汀类药物等。当颈动脉斑块导致严重的脑缺血症状或急性脑梗死时,可能需要进行手术治疗,如颈动脉内膜剥脱术、支架植入术等。

（3）定期（半年到 1 年）进行体检和颈动脉超声显像检查,动态观察变化。一旦出现头痛、头晕、一过性黑矇等症状,应急诊就医。

---

32. 颈动脉狭窄

动脉粥样硬化是颈动脉狭窄最常见的病因,常伴随高血压、糖尿病、高脂血症、肥胖、吸烟等其他易导致心脑血管损害的危险因素。

轻度狭窄可能无明显症状,或仅出现头部昏沉感;中度狭窄可能导致脑供血不全,甚至脑梗死的症状,如突发言语不清、肢体麻木、肢体无力、吞咽困难、饮水呛咳、声音嘶哑、头痛头晕、恶心呕吐等;重度狭窄在脑血管堵塞且代偿不全的情况下,可能引发大面积脑梗,导致突发失语、意识不清、呕吐咖啡色胃内容物、肢体抽搐、中枢性高热等危急症状。

📄 处理指导

（1）体检超声显像检查显示颈动脉狭窄,建议去医院神经内科就诊,进行脑血管造影（DSA）检查,进一步判断狭窄程度。根据狭窄程度确定处理原则,轻度狭窄需要控制血压、血糖、血脂,并密切动态观察颈动脉彩超;中度狭窄应密切观察,积极控制血压、血糖、血脂。如有头晕、头痛或一过性黑矇等症状,建议进行颈动脉 CTA 检查,并考虑颈动脉支架植入术或内膜剥脱术。重度狭窄应及时就医行颈动脉 CTA,并根据检查结果采用颈动脉内膜剥脱术或颈动脉支架植入术。

（2）严格控制三高（血糖、血脂和血压）,在医生指导下,口服他汀类降血脂药物。减少高脂肪和高胆固醇食物的摄入,增加富含维生素 C 和膳食纤维的水果和蔬菜,选择适合自己的运动项目,如快走、骑车、游泳、打太极拳等,并坚持每天锻炼 30 分钟以上,学会放松以释放压力和调节紧张情绪。禁止吸烟。

（3）定期复查，动态观察变化。一旦出现耳鸣、眩晕、黑矇、视物模糊、头晕、头痛、失眠、记忆力减退等症状，应急诊就医。

33. 颈动脉瘤

导致颈动脉瘤的原因包括动脉粥样硬化、创伤和细菌感染等。动脉粥样硬化是常见的原因，与长期存在的高血压、高血脂、吸烟和饮酒等因素有关。这些因素会导致体内脂代谢紊乱，大量脂质沉积在血管壁内皮层，从而引发血管内皮细胞损伤，最终形成颈动脉瘤。

颈动脉瘤的症状包括颈部搏动性包块、收缩期血管音、疼痛、吞咽困难、脑神经压迫症状（如面部疼痛、动眼神经麻痹、耳聋、声音嘶哑等）以及中枢神经系统症状（如偏瘫、失语、失明、眩晕、耳鸣等）。此外，颈动脉瘤还可能引发出血等罕见症状，这通常发生在假性动脉瘤和感染性动脉瘤中。

📄 处理指导

体检超声显像检查发现颈动脉瘤，应及时去医院神经外科或血管外科就诊，配合医生进一步行颈部 CT 或 MRI、脑血管造影（DSA）和血常规、凝血功能、肝肾功能、电解质等检查。根据颈动脉瘤病因、位置、大小和全身情况选择不同的治疗方法（结扎、颈动脉瘤切除重建和颈动脉瘤腔内治疗等）。

34. 椎动脉供血不足

椎动脉供血不足的原因有多种，包括先天性异常（如椎动脉发育异常、血管发育狭窄）、动脉粥样硬化、血容量不足等。此外，颈椎病（颈椎骨质增生、椎间盘突出、颈椎脱位）、高血压、糖尿病等原发病也可能导致椎基底动脉供血不足。椎动脉供血不足会出现脑供血不足的症状，如意识障碍（疲乏困倦、神志不清、短暂性意识丧失等）、运动障碍（嘴角抽搐、口嘴歪斜、失语、肢体无力等）、感觉异常（面部麻木、舌部麻木等）以及其他症状（恶心、呕吐、视物模糊、耳鸣等）。

📄 处理指导

（1）体检超声显像检查显示椎动脉供血不足，建议去医院进一步行 CT 血管造影、磁共振成像和血脂、血糖等检查，以了解椎动脉是否狭窄和狭窄程度，观察椎动脉的血流动力学变化等。针对病因进行治疗。

（2）在控制高血压、颈椎病、糖尿病等原发病的基础上，日常生活中应改变不良生活方式如戒烟、戒酒，避免过度压力，低盐低脂饮食，适当进食富含蛋白质、维生素等营养物质的食物，避免油腻、辛辣的食物等。适当运动以促进机体血液循环，改善椎动脉供血不足的情况。

（3）可在医生指导下,采用物理治疗如颈椎牵引、红外线治疗、超短波疗法等以缓解症状。

（4）做好自我观察和定期体检。一旦出现疲乏困倦、神志不清、恶心、呕吐、视物模糊、耳鸣等症状,应急诊就医。

35. 椎动脉狭窄、闭塞

椎动脉壁狭窄、闭塞有先天性和后天性原因。先天性的大多数是因为遗传引起,由于椎动脉是两根血管,如果一侧闭塞,另外一侧可以供应,并不一定出现症状。后天原因主要是高脂肪、高胆固醇导致动脉硬化,引起血栓栓塞,导致管腔狭窄、闭塞。

椎动脉狭窄、闭塞可出现头晕、头痛、乏力、胸闷、恶心、呕吐、视物模糊、视物旋转,严重的出现肢体无力、言语功能障碍等。

📄 处理指导

（1）体检超声显像检查发现椎动脉闭塞,建议去医院进行血管造影检查、CT血管成像和血脂、血糖等检查,以检测椎动脉的血流速度、血流动力学和走行,判断椎动脉狭窄、闭塞程度等情况。医生根据狭窄、闭塞程度和临床症状等情况,使用阿司匹林肠溶片、硫酸氢氯吡格雷片等药物改善血液循环,以及使用血栓通胶囊、复方丹参片等药物进行辅助治疗;严重者采用血管支架手术、颈动脉内膜剥脱术等手术治疗。

（2）进一步检查考虑为先天性原因,并为一侧闭塞,如无症状,密切观察即可。

（3）如考虑为动脉硬化引起,应积极控制高血压、颈椎病、糖尿病等原发病,日常生活中应改变不良生活方式如戒烟、戒酒,避免过度压力,避免油腻、辛辣的食物等。

（4）可在医生指导下,采用物理治疗如颈椎牵引、红外线治疗、超短波疗法等以缓解症状。

（5）做好自我观察和定期体检。一旦出现疲乏困倦、神志不清、恶心、呕吐、视物模糊、耳鸣等症状,应急诊就医。

36. 脑动脉血流速度降低

脑动脉血流速度降低原因主要包括血脂黏稠、血管狭窄或堵塞以及其他疾病如高血压、糖尿病和心脏病等。血脂黏稠会导致血流速度减缓。血管狭窄或堵塞可能是由于颈椎病压迫大动脉、脑梗死或大脑动脉粥样硬化等引起的。此外,血管痉挛和脑供血不足也可能导致脑动脉血流速度降低。

脑动脉血流速度降低表现包括脑缺血缺氧、吞咽困难、脑梗死等,还可能出现饮水呛咳、健忘症、跌倒发作等症状。严重的情况下,可能会导致肢体瘫痪、麻木、部分视野障碍和视觉双重等症状。

📄 处理指导

（1）体检多普勒超声显像检查显示脑动脉血流速度降低，建议去医院进行磁共振血管成像或 CT 血管成像和血脂、血糖等检查，帮助判断血流速度慢的原因，并对因治疗。积极控制高血压、糖尿病和心脏病等原发病。

（2）对于血脂黏稠的患者，需要保持饮食清淡，低脂、低盐、低糖饮食，并口服改善血脂黏稠的药物。对于血管狭窄或堵塞，需要明确病因并对症治疗，如解决受压迫或受堵塞的部位。

（3）如无临床症状，不需特殊治疗，但应做好自我观察和定期体检。一旦出现疲乏困倦、神志不清、恶心、呕吐、视物模糊、耳鸣等症状，应积极就医。

37. 脑动脉血流速度增快

脑动脉血流速度增快可由血管狭窄（如脑动脉粥样硬化、脑血栓等导致的脑底动脉狭窄，以及蛛网膜下腔出血等病理刺激引起的脑血管痉挛）、血管痉挛（可能是由工作压力、过度紧张、过度劳累、休息不好等因素引起）和高血压等引起。另外，情绪激动、剧烈运动等生理因素也可导致脑动脉血流速度增快。

脑动脉血流速度增快可能出现睡眠质量下降、无力、记忆力下降、四肢麻木等症状，严重时可能出现头痛、头胀、心跳加速等症状。

📄 处理指导

（1）体检多普勒超声显像检查显示脑动脉血管血流速度增快，建议去医院进行磁共振血管成像或 CT 血管成像和血脂、血糖等检查，帮助判断血流速度增快原因，并对因治疗。例如，积极控制高血压，口服阿司匹林、氯吡格雷等抗血小板药物，以及使用阿托伐他汀钙片、瑞舒伐他汀钙片等药物治疗。

（2）保持良好的生活习惯，早睡早起，合理安排作息时间，避免过度劳累、长时间熬夜或使用电子产品。保持情绪稳定，避免过度激动或紧张。戒烟限酒，适当进行体育运动。

（3）如无临床症状，不需特殊治疗，但应做好自我观察和定期体检。一旦出现无力、记忆力下降、四肢麻木、头痛、头胀、心跳加速等症状，应积极就医。

38. 脑动脉硬化

脑动脉硬化往往与高血压、糖尿病和高脂血症等疾病有关。高血压会增加血管壁的压力，长期下去会使血管壁弹性变差，堆积硬化斑块；糖尿病会损伤血管，使脂类物质在血管壁上沉积；高脂血症则会导致血液黏稠度增高，血流速度减慢，从而诱发脑动脉硬化。另外，不合理的饮食习惯，如经常摄入高油、高脂、高热量的食物，会增加血液黏稠度，减慢血流速度，导致脑供血不足，进而诱发脑动脉硬化。此外，缺乏运动、吸烟、酗酒等不良生活习惯也可能导致脑动脉硬化。随着年龄增长，脑动脉硬化风险也增加。

脑动脉硬化可能导致注意力不集中,劳动能力下降,记忆力减退和睡眠障碍,也可能引起头晕头痛,尤其是在额头和后脑部位。

处理指导

（1）保持健康的生活方式,包括低盐、低脂饮食,少食饱和脂肪酸占有量较多的煎炸食物及含高胆固醇食物,多吃新鲜蔬菜水果及五谷杂粮;避免熬夜、紧张、压力、吸烟、饮酒等。根据身体情况,坚持适量的体力活动,注意生活规律,学会放松以释放压力和调节紧张情绪。

（2）积极控制高血压、糖尿病和高脂血症等疾病。

（3）可遵医嘱使用血管扩张类药物、调节血脂的药物和抗血小板凝集的药物等。也可通过中医外治法如按摩、针灸等延缓脑动脉硬化发展。

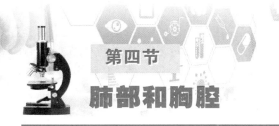

第四节

肺部和胸腔

1. 肺血增多

影像学检查显示肺血增多,通常是指肺动脉及分支充血、扩张,表现为肺动脉增粗、肺动脉段突出,肺野透明度正常。肺血增多主要见于:① 先天性心脏病(如房间隔缺损、室间隔缺损、动脉导管未闭及大动脉转位和单心室等)、心脏瓣膜病、心力衰竭等;② 肺部疾病如慢性阻塞性肺疾病(COPD)、肺动脉高压、肺栓塞等;③ 其他能引起循环血量增加和心排血量增多的全身性疾病,如甲状腺功能亢进、贫血等,均可引起肺血增多。主要症状表现为呼吸困难(尤其是在活动时)、胸闷或胸痛、心悸或心律不齐、乏力或容易疲劳、腿部或踝部水肿和发绀等症状。长期的肺血增多可能导致右心室负荷增加,最终可能导致右心功能不全、肺动脉高压和呼吸功能下降。

处理指导

（1）如有症状和不适,建议去医院呼吸科或心内科就诊,行进一步检查和观察,综合评估心肺功能等状况,进行相应治疗和处理;如果有心脏病、高血压、慢性阻塞性肺病等基础疾病,需要按照医生的建议进行规范治疗。

（2）日常生活中，注意自我健康管理，保持良好的生活习惯，避免吸烟和饮酒，清淡饮食；保持室内空气流通，避免长时间处于高海拔地区；运动量和运动方式应根据自身状况选择，不可过度，避免劳累。

（3）肺血增多情况改善后，应定期进行肺部检查，动态观察变化，一旦出现呼吸困难、胸痛、心悸、乏力、水肿和发绀等症状，应立即就医。

2. 肺血减少

影像学检查显示肺血减少，是指肺部血液供应减少，表现为肺门动脉影缩小，肺野透明度增加，动脉血管影变细。引起肺血减少的原因包括肺部疾病（如肺动脉狭窄、肺栓塞、肺炎、肺纤维化等）、心脏疾病（如先天性心脏病、心力衰竭、冠状动脉疾病等）、严重的肺部感染或者是身体其他部位的疾病（如贫血、低血压等）。肺血减少可能出现的症状表现包括呼吸困难、疲劳乏力、心悸胸闷和咳嗽咳痰等。长期肺血减少会导致氧气供应不足，从而引起缺氧症状，导致肺动脉高压，增加心脏负担；严重的肺血减少可能会导致心力衰竭，危及生命。

处理指导

（1）如有症状和不适，建议去医院呼吸科或心内科就诊，行进一步检查和观察，综合评估心肺功能等状况，进行相应治疗和处理；如有肺炎、肺纤维化、冠心病、贫血等基础疾病，需要按照医生的建议进行规范治疗。

（2）日常生活中，注意自我健康管理，保持良好的生活习惯，避免吸烟和饮酒，清淡饮食；保持室内空气流通，避免长时间处于高海拔地区；运动量和运动方式应根据自身状况选择，不可过度，避免劳累。

（3）肺血减少改善后，应定期进行肺部检查，动态观察变化，一旦出现呼吸困难、胸痛、心悸、乏力、咳嗽咳痰等症状，应立即就医。

3. 肺淤血征象

影像学检查显示肺淤血，是指肺部局部血管出现血液淤积，通常由左心衰竭导致左心腔内压力升高，或其他原因导致肺静脉回流受阻，造成肺淤血。表现为肺血管纹理普遍增粗增多，边缘模糊，肺门影增大，肺野透明度减低，肺野内可见 Kerley B 线、肺尖部可出现 Kerley A 线、肺野内可见水肿。引起肺淤血的原因包括以下几点。① 左心功能不全：如急性心肌梗死、重度心力衰竭等；② 二尖瓣疾病：如二尖瓣狭窄或关闭不全；③ 肺部疾病：如肺炎、肺结核、肺纤维化、慢性阻塞性肺疾病、肺动脉高压等；④ 高原反应：长时间处于高海拔地区，导致低氧血症。肺淤血临床表现为气促、缺氧、发绀，严重时表现为呼吸困难、端坐呼吸，咳嗽时咳出大量浆液性粉红色泡沫样痰。肺部可听到湿啰音或喘鸣音。下肢尤其是在踝部出现水肿。疾病进展可能出现肺水肿、心力衰竭、低氧血症、呼吸衰竭等。

📄 **处理指导**

（1）建议去医院就诊,积极查找引起肺淤血的原发病,针对病因进行治疗。如果有心脏病、高血压、糖尿病等慢性疾病,要按照医生的建议进行治疗和控制。

（2）日常生活中注意自我健康管理,保持良好的生活习惯,避免熬夜、过度劳累,避免吸烟和饮酒;均衡饮食,多吃蔬菜水果,少吃油腻食物;运动量和运动方式应根据自身状况选择,不可过度,避免劳累。

（3）肺淤血缓解消失后,应定期进行肺部检查,动态观察变化,一旦出现气促、缺氧、发绀、咳嗽等症状,应立即就医。

4. 间质性肺水肿征象

间质性肺水肿征象是指在影像学上表现为肺间质增厚、肺泡壁模糊、小叶间隔增宽等。可显示肺野透光度降低,出现肺内间隔线,即 Kerley 线,以 B 线常见,肺门影增大、模糊。通常是由心脏功能不全(如急性左心衰)导致的,也可能是由高血压性心脏病、冠心病、风湿性心脏病、感染、中毒、烧伤、尿毒症等其他疾病引起,肺栓塞、肺癌等也可能导致间质性肺水肿发生。间质性肺水肿症状包括呼吸困难、咳嗽、胸痛等。肺部可听见啰音、呼吸音减弱等。长期存在的间质性肺水肿还可能导致肺纤维化等慢性并发症。

📄 **处理指导**

（1）建议立即就医,进一步进行检查和观察,准确地了解肺部的情况,进行包括吸氧、强心、利尿、扩血管等治疗,并寻找原因,针对原发病进行治疗和处理。

（2）日常生活中注意自我健康管理,避免食用高盐、高脂肪的食物,多吃新鲜蔬菜和水果,保持均衡饮食。

（3）肺水肿缓解消失后,应定期进行肺部检查,动态观察变化,一旦出现呼吸困难、咳嗽、胸痛等症状,应立即就医。

5. 肺泡性肺水肿征象

肺泡性肺水肿征象是指在影像学上表现为肺部组织中出现了大量液体(这些液体在肺泡内积聚,导致肺泡壁增厚、肺泡腔扩大),可见两肺广泛分布的边缘模糊的片状影,重者聚集在肺门区形成"蝶翼状"阴影。发生原因包括以下几点。① 心源性肺水肿:由心脏病引起,心脏由于无法有效地将血液泵出,导致血液在肺部积聚,从而引起肺泡性肺水肿;② 非心源性肺水肿:如高原反应、肺部感染、药物反应等,也可以导致肺泡性肺水肿;③ 急性呼吸窘迫综合征(ARDS):通常由感染、创伤或其他原因引起(ARDS 会导致肺部组织受损,从而引起肺泡性肺水肿)。常见症状为呼吸困难,也会伴有气促、咳嗽、胸闷或胸痛、发绀,某些情况下还会出现咯血、低氧血症、呼吸衰竭。长期未治疗或治疗不当可能导致慢性肺损伤和肺纤维化等永久性肺损伤。

📄 **处理指导**

(1) 建议去医院心内科或呼吸科就医,确定是否需要进一步治疗。治疗肺泡性肺水肿的方法包括控制病因、给予氧气治疗、使用利尿剂等。如果病情严重,可能需要住院治疗。应积极治疗和控制高血压、糖尿病等基础疾病。

(2) 日常生活中注意自我健康管理,避免食用高盐、高脂肪的食物,多吃新鲜蔬菜和水果,保持均衡饮食,戒烟限酒,尽量减少户外活动,佩戴口罩,规律作息时间,避免劳累。

(3) 肺水肿缓解消失后,应定期进行肺部检查,动态观察变化,一旦出现呼吸困难、咳嗽、胸痛、发绀等症状,应立即就医。

6. 肺梗死征象

影像学上显示肺梗死征象是指肺部血管由于血栓形成、脂肪栓塞、气体栓塞突然发生阻塞,导致肺部血液循环受阻,引起肺组织缺血、坏死和炎症反应表现。常见肺梗死原因包括:① 深静脉血栓形成,下肢深静脉血栓脱落并随血流进入肺部;② 心房颤动、心脏瓣膜疾病或心内膜炎等心源性因素形成血栓;③ 肿瘤、外伤或手术可能导致血栓形成;④ 长时间卧床或久坐增加血栓的风险;⑤ 其他疾病如肾病、某些遗传性疾病或高凝状态。肺梗死的症状包括呼吸困难、胸痛、咳嗽、心悸、发热、寒战等。严重的肺梗死还可能导致低血压、休克、心力衰竭等危及生命的情况。肺梗死可能导致肺组织坏死,引起肺功能下降,导致永久性损伤;由于右心室负荷增加,导致右心功能不全甚至右心衰;在未得到及时治疗的情况下,可能导致猝死。

📄 **处理指导**

(1) 建议及时去医院心内科就医,进一步行 CT 肺动脉造影(CTPA)等检查后,根据综合评估,决定治疗和处理方案(包括抗凝治疗、溶栓治疗、取栓术等)。

(2) 病情经治疗缓解后,应遵医嘱,积极治疗和控制原发疾病,在医生指导下,继续使用抗凝治疗。日常生活中注意自我健康管理,避免食用高盐、高脂肪的食物,多吃新鲜蔬菜和水果,保持均衡饮食,戒烟限酒,规律作息,避免劳累,进行适量活动,避免长时间坐卧不动。

(3) 定期进行肺功能检查和胸部 CT 检查,动态观察变化,一旦出现呼吸急促、胸痛、咳嗽、咳痰、心悸等症状,应立即就医。

7. 肺栓塞征象

影像学上显示肺栓塞是指血凝块阻塞并阻止血液流向肺部动脉,致肺部血液循环障碍和肺组织发生缺血、缺氧,表现为肺动脉或其分支内有充盈缺损(即血栓)、肺动脉或其分支扩张和肺实质的局部或弥漫性低密度区(提示肺组织缺血或梗死)。大多数情况下,是由腿部深静脉血栓随静脉血流到达肺动脉所致。深静脉血栓形成原因包括心源性(如房颤、心脏瓣膜病等)、高凝状态(如癌症)、外伤和手术后,以及长时间卧床等。另外,遗传或获得性凝血功能障碍者,也容易形成深静脉血栓。肺栓塞主要症状包括呼吸急促、胸痛、咳嗽、咳痰、心悸、晕厥等,肺部可听到啰音。肺动脉栓塞可能导致肺组织缺血和梗死,引起肺功能下降;右心室负荷增加,进而导致右心衰;未经治疗的患者有再发肺动脉栓塞的风险;严重者可能导致猝死。

📄 **处理指导**

参考"肺梗死征象"。

8. 肺动脉高压征象

肺动脉高压指的是肺动脉内的压力升高,超过正常范围,通常指肺动脉平均压(mPAP)≥25 mmHg,导致心脏负荷加重。肺动脉高压分为原发性(或特发性)和继发性两类。其中原发性肺动脉高压是一种不明原因的、以肺中等或小动脉痉挛、硬化、狭窄引起血管床阻力增加,肺动脉压升高、右心衰竭和低功能状态为特点的进行性加重的疾病。继发性常见原因包括:① 左心疾病如二尖瓣疾病、心肌病等;② 肺部疾病如慢性阻塞性肺疾病(COPD)、肺纤维化、肺栓塞等;③ 慢性低氧血症如慢性阻塞性肺疾病、睡眠呼吸暂停综合征等;④ 家族性肺动脉高压,是一种遗传性疾病;⑤ 药物和毒物如减肥药、甲基苯丙胺等;⑥ 其他如淋巴管平滑肌增生症、肺静脉闭塞性疾病等。肺动脉高压主要症状包括呼吸困难(最常见的症状,通常在活动时加重)、乏力、胸痛、晕厥以及腿部和踝部的水肿等,长期的肺动脉高压会导致右心室肥厚和扩张,最终可能导致右心功能不全,并有猝死风险。

影像学上诊断肺动脉高压征象是指有肺动脉段突出,肺动脉扩张增粗,右心室肥大呈现梨形心表现。

📄 **处理指导**

(1)建议及时去医院心内科就诊,进一步检查,明确诊断,对因对症处理。治疗方法包括药物治疗、手术治疗和介入治疗等。其中,药物治疗是最常用的治疗方法,可以通过扩张肺血管、降低血压等方式来缓解症状。手术治疗和介入治疗则是在药物治疗无效或病情严重时采用的方法。

(2)日常生活中注意自我健康管理,饮食应注意低盐、低脂肪、低糖原则,多吃蔬菜、水果、粗粮,避免食用高盐、高脂肪的食物,戒烟限酒,规律作息,避免劳累,根据身体状况,进行适量活动,避免久坐。保持良好的心态,增加康复的信心。

(3)定期进行胸部CT和肺功能等检查,动态观察变化,一旦出现呼吸困难、乏力、胸痛、腿部和踝部的水肿,应立即就医。

9. 肺静脉高压征象

肺静脉高压是指肺静脉内的压力增高,超过了正常的生理范围。通常是由于肺血管阻力增加或左心室功能不全导致的。由于肺静脉压力升高,导致肺部血管扩张和肺循环受损,可出现肺淤血,血浆可外渗而出现间质性肺水肿,甚至出现肺泡性肺水肿。肺静脉高压原因包括:① 左心疾病如二尖瓣疾病或心肌病;② 肺疾病如肺纤维化、慢性阻塞性肺疾病(COPD)或肺栓塞;③ 肺血管疾病如肺动脉高压、特发性肺动脉高压或慢性血栓栓塞性肺高压;④ 其他原因如慢性低氧血症、某些结缔组织疾病或先天性心脏病。肺静脉高压可能出现呼吸困难、咳嗽、胸痛、疲劳、腿部和脚踝水肿多见以及心悸、晕厥等。长期的肺静脉高压会导致左心室扩大和功能不全,可能进一步发展为左心衰。也可能导致低氧血症,从而影响身体各部位的氧气供应。患者可能会因为呼吸困难和其他症状而限制日常活动,导致生活质量下降。

肺淤血、间质性肺水肿和肺泡性肺水肿是影像学表现的三种征象。

📄 **处理指导**

(1) 建议及时去医院心内科就诊,进一步检查,明确原因,对因对症处理。目前常用的药物包括利尿剂、血管扩张剂、抗凝剂等,可以缓解症状、减轻心脏负担。对于病情较为严重的患者,可以考虑进行手术治疗,如肺移植、肺动脉内膜剥脱术等。

(2) 日常生活中注意自我健康管理,饮食应注意低盐、低脂肪、低糖原则,多吃蔬菜、水果、粗粮,避免食用高盐、高脂肪的食物,戒烟限酒,规律作息,避免过度劳累和精神紧张。可配备家用吸氧机,定时吸氧。也可以采用针灸、中药调理以改善症状。

(3) 定期进行胸部 CT 和肺功能等检查,动态观察变化,一旦出现呼吸困难、咳嗽、胸痛及腿部和踝部的水肿,应立即就医。

10. 肺野透明度增强

肺野透明度增强是指在肺部影像学检查中,肺部组织的密度降低,呈现出比周围组织更亮的影像。这种现象通常是由于肺部内部的空气或液体增多所引起的。肺野透明度增强可以是正常的生理现象,也可以是某些疾病的表现。引起肺野透明度增强的原因包括:长期吸烟、接触污染空气或者因职业暴露长期接触有害气体、粉尘等,导致肺部组织损伤,增加肺气肿和肺大疱的风险。部分人可能存在遗传性肺部疾病,如囊性纤维化等,导致肺部透明度增强。在病理情况下,可能出现呼吸困难、胸闷、咳嗽、咳痰、发绀甚至杵状指(趾)。肺部透明度增强可能导致呼吸功能减退,影响患者的生活质量。也可导致感染的风险增加,如肺炎、肺结核等。

📄 **处理指导**

(1) 如无不适和症状,可先行观察,定期复检,动态观察变化;如出现咳嗽、咳痰、发绀、胸闷、呼吸困难等症状,应及时去医院呼吸科就诊,行进一步检查和观察,明确病因后进行对因对症治疗和处理,如抗生素、抗炎药、抗过敏药等。

（2）日常生活中注意自我健康管理,戒烟限酒,保持室内空气清新,避免吸入有害气体和粉尘,注意个人卫生和环境卫生,保证充足的营养摄入,注意休息,避免过度劳累和精神紧张。

（3）定期进行肺部CT检查和肺功能检查,动态观察病情变化,以及时进行治疗和处理。

11. 肺纹理增粗

影像学上显示的肺纹理主要是由肺动脉、肺静脉、支气管、淋巴管和肺间质组成。肺纹理增粗是指肺部血管和支气管的纹理变得比正常情况下更加明显和粗壮。大部分是生理性的,没有临床意义。少部分可由肺部感染、炎症、过敏等引起。可能会出现咳嗽、咳痰、胸闷、气促等症状。

📄 **处理指导**

（1）如果无任何症状,可能是生理性的,不必处理,观察即可。

（2）如有咳嗽、咳痰、胸闷、气喘等症状,请去医院呼吸科就诊,行进一步检查和观察,明确病因后进行对因对症治疗和处理,如抗生素、抗炎药、抗过敏药等。

（3）保持良好的生活习惯,建议戒烟,做好防护,尽量避免粉尘、烟雾颗粒物等吸入,进行适宜运动,注意营养搭配和保证充足的睡眠。

12. 肺部点状影

肺部点状影是一种经常出现在胸部X线或CT扫描中的病理表现,它通常表现为肺部出现了一些小的结节或斑点,密度比周围正常组织高,没有光滑的边缘。这种病理表现可能代表肺部的多种不同疾病或病理过程。导致斑点状致密影的病因较多,例如肺部感染、肺部结核、肺癌、肺纤维化、肺泡蛋白沉积症等。通常是由于肺部组织的异常增生、炎症、液体积聚、肿块等引起的。

📄 **处理指导**

（1）要了解斑点状致密影的原因,需要去医院就诊,行进一步的检查,如肺功能测试、支气管镜检查、痰液分析、胸部增强CT等,必要时医生可能需要进行活检来确定斑点的性质。

（2）比较小且密度比较高的病灶,如果没有咳嗽、胸痛、咯血等症状,可以临床观察,3～6个月以后复查胸部CT,如果病灶没有增大则可继续观察。如果有咳嗽咳痰、感染指标升高等病原菌感染表现,可针对性抗感染治疗后复查,了解病灶进展。

（3）如病灶有进一步增大趋势或治疗后临床症状无缓解,需要去医院进一步完善相关的检查,如增强CT、支气管镜、CT引导穿刺等,必要时可外科手术切除以进一步明确诊断;如果考虑是肺纤维化,可能需要使用免疫抑制剂和其他药物来控制疾病的进展。

13. 肺斑片状/片状影

肺斑片状/片状影是一种肺部影像学表现,通常出现在 X 线或 CT 扫描图像中,指的是肺部出现一些不规则形状、大小不一的、模糊的阴影。这些阴影可能是由于肺部感染、炎症、肿瘤等引起的。根据不同的病因,可能出现不同的症状,如持续咳嗽、咳痰、咳血、胸痛、呼吸困难、发热、体重减轻等。

📄 **处理指导**

如有咳嗽、咳痰、发热或盗汗、咳血、消瘦等表现,建议去医院呼吸科就诊,进一步检查,明确病因诊断,进行针对性治疗和处理。

定期复查:症状有进展,及时复查;症状无进展,可选择 3～6 个月复查。

14. 肺斑点条索影

肺部 X 线或 CT 影像上出现的斑点状或线状阴影,通俗来讲就是肺部有渗出性的病理变化,可能是机体以往患有肺结核、肺炎、肺脓肿、肺囊肿、肺出血等肺部疾病遗留的陈旧性病灶导致的,其中以肺部炎症后多见。根据不同的病因可能出现咳嗽、咳痰、胸痛等呼吸道症状,发热、寒战、乏力等全身症状,甚至呼吸急促、气促等呼吸困难症状。

📄 **处理指导**

如无任何症状,可以定期复查胸部 CT 即可。如在近期患过肺炎,或出现发热、咳嗽、胸痛等症状,应及时去医院呼吸科就诊,接受专业规范治疗,避免疾病进展或迁延。

15. 肺团块状致密影

肺团块状致密影是指在肺部 X 线或 CT 扫描上发现的一个或多个局部的、相对集中的、密度增高的区域。这些团块可能是良性病变,如肺囊肿、肺错构瘤、结核病、肺炎球菌病、肺脓肿、肺纤维瘤等,也可能是肺癌或转移癌等表现。如果团块影边界比较清楚,炎症、结核的可能性更大;但是如果边界模糊不清,甚至出现相关的磨玻璃样、毛刺样等改变,就存在恶性肿瘤的可能。许多团块状致密影是无症状的,如果肺部受到压迫或阻塞,可能会出现呼吸困难、持续咳嗽甚至伴有血丝;如果肺部或胸膜受到刺激,还会出现胸痛。如为恶性肿瘤,可能还会出现体重减轻、乏力、夜汗等。

📄 **处理指导**

建议及时去医院呼吸科就诊,可能需要进行包括血常规、CRP、血沉、结核菌素试验、痰微生物培养、痰找结核分枝杆菌、血清 G/Gm 试验、支气管镜,必要时行支气管镜或肺穿刺活检等检查,明确诊断后选择治疗和处理方案。

16. 肺部条索影

影像学检查显示肺上有条索影可能是正常现象,如血管、支气管所致,也可能是病理性因素,如肺炎、支气管扩张、肺实质纤维化、淋巴结增大、肿瘤或肿块所致。一般提示患者既往有慢性肺部感染,尤其是长期吸烟以及粉尘作业,均会出现反复的呼吸道感染,而发生肺部条索影。如果临床表现为咳嗽、咳痰,伴有心慌、气促,需要注意是否合并慢性阻塞性肺疾病。肺部条索影的多少提示曾经感染的轻重,如果双肺均出现索条影,一般提示肺纤维化的改变。

📄 **处理指导**

(1)如无症状和不适,定期复检,动态观察变化。如有咳嗽、咳痰等症状建议去医院呼吸科就诊,行进一步检查和观察,明确病因后进行相应治疗和处理。

(2)日常生活中,注意自我健康管理,保持良好的生活习惯,避免吸烟和饮酒,清淡饮食;保持室内空气流通,避免长时间处于高海拔地区;运动量和运动方式应根据自身状况选择,不可过度,避免劳累。

(3)动态观察变化,一旦出现咳嗽、咳痰,伴有心慌、气促等症状,应立即就医。

17. 肺部弥漫性细线网影

影像学检查显示肺部弥漫性细线网影,通常表示肺泡壁增厚和纤维化,表现为肺部出现许多细小的线状影像,呈现出网状分布。主要原因是肺间质纤维化,这是一种慢性肺部疾病,可能由多种因素引起,如长期吸入有害气体、尘埃或烟草烟雾等。此外,其他一些疾病也可能导致肺部弥漫性细线网影的出现,如结缔组织病、药物反应等。肺部弥漫性细线网影的主要表现是呼吸困难、咳嗽、胸痛、发绀等症状,同时可能出现体重下降、乏力等症状。如果不及时治疗,可能会导致肺功能逐渐下降,甚至出现呼吸衰竭等严重后果。一些病因不明的肺部弥漫性细线网影也可能是肺癌等恶性疾病的表现之一,因此需要进一步检查以明确诊断。

📄 **处理指导**

(1)建议去医院呼吸科就诊,进一步检查,明确原因,对因对症处理。

(2)日常生活中注意自我健康管理,尽量避免粉尘、烟雾颗粒物等吸入,饮食应注意低盐、低脂肪、低糖原则,多吃蔬菜、水果、粗粮,避免食用高盐、高脂肪的食物,戒烟限酒,规律作息,避免过度劳累和精神紧张。可配备家用吸氧机,定时吸氧保健。

(3)无不适和症状者,可先行观察,定期进行胸部CT和肺功能等检查,动态观察变化。一旦出现体重下降、乏力、呼吸困难、咳嗽、发绀等症状,应及时就医。

18. 肺部弥漫性粗线网影

影像学检查显示肺部弥漫性粗线网影,通常表示肺部有广泛的纤维化或炎症。这种表现可能与多种疾病或情况有关,包括但不限于肺纤维化、某些类型的肺炎、肺结核、吸入性疾病、职业性肺疾病等。如持续进展,可能出现呼吸功能下降导致呼吸困难、限制日常活动而影响生活质量以及发生肺部感染、肺心病等并发症。

📄 **处理指导**

参考"肺部弥漫性细线网影"。

19. 肺炎

影像学结果显示肺炎,提示肺部出现了炎症和感染。肺炎是一种常见的肺部疾病,通常由细菌、病毒支原体或真菌引起。肺炎常见的临床症状包括咳嗽、咳痰、发热、盗汗、胸痛、呼吸困难等。不同病原菌引起的肺部感染,痰液性状可能有区别。严重的肺炎可能导致肺功能下降,影响氧气交换,出现脓胸、肺脓肿、败血症等并发症。肺炎长期存在,可能导致如肺纤维化、慢性阻塞性肺疾病等。老年人或有基础疾病的患者增加死亡风险。

📄 **处理指导**

(1)建议去医院呼吸科就诊,评估感染程度,明确病原菌类型,针对不同病原菌,选择合适的、针对性的治疗方案。应遵医嘱,保证足量足疗程治疗。

(2)在专业中医指导下,进行辨证施治,例如风热犯肺型肺炎,可服用止咳化痰、辛凉解表中药,如银翘散加减;肺胃热盛型肺炎,可服用宣肺化痰中药,如黄芩清肺汤加减;痰热壅肺型肺炎,可服用化痰止咳、清热生津的中药,如黄芩清肺汤合麻杏石甘汤加减。

除了口服药物外,还可以通过针灸、推拿等方法改善肺炎症状。通过刺激涌泉穴、膻中穴、大椎穴等穴位,促进局部血液循环,疏通经络,改善不适症状。

(3)治疗期间,注意充分休息和睡眠,保持充足的水分和营养摄入。

(4)治疗结束后应遵医嘱进行影像学和相关检验指标复查。

20. 肺结节

肺结节是指影像学表现为直径≤3 cm的局灶性、类圆形、密度增高的实性或亚实性肺部阴影,可为孤立性或多发性,不伴肺不张、肺门淋巴结肿大和胸腔积液。肺结节分类:① 按病灶大小分类,直径≤3 cm者均为肺结节,直径5～10 mm者为小结节,直径＜5 mm者为微小结节。② 按数量分类,孤立性肺结节为边界清楚、密度增高、直径≤3 cm且周围被含气肺组织包绕的单个软组织影;多发性肺结节为2个及以上的病灶,分为原发性和继发性两种情况。③ 按密度分类,实性肺结节为肺内圆形或类圆形密度增高影,病变密度足以掩盖其中走行的血管和支气管影。亚实性肺结节为所有含磨玻璃密度的肺结节。其中包括纯磨玻璃结节(pGGN)、磨玻璃密度和实性密度均有的部分实性结节(mGGN)。部分实性结节的恶性程度最高,其次为纯磨玻璃结节和实性结节。

肺结节原因中良性病变包括肺结核球、肺曲菌病、细菌性肺脓肿、肺炎性假瘤、纤维瘤、肺错构瘤和肺良性畸胎瘤等;恶性病变包括肺癌、转移性恶性肿瘤(原发灶常来自乳腺癌、肝癌、绒癌、结肠癌、黑色素瘤、头颈部恶性肿瘤等)。长期暴露于石棉、氯乙烯、氡等环境时,这些物质可被吸收入肺内产生免疫反应,炎症反应通过包裹机化或者形成肉芽肿的方式形成肺结节。另外,吸烟(包括吸二手烟)和生活在空气污染的环境中可以使肺部结节发生率增加。

持续存在的肺结节具有一定的恶性概率,直径在 6~8 mm 的肺结节恶性概率约为 7.39%,直径>8 mm 的肺结节恶性概率约为 21.79%。

目前胸部 CT 仍是肺结节主要的筛查方式,其中低剂量计算机断层扫描(LDCT)的普及和在肺部体检筛查中的广泛运用,是近年来肺结节检出率增高的主要原因之一。我国肺癌高危人群定义为年龄≥40 岁且具有以下任一危险因素者:① 吸烟≥20 包/年(或 400 支/年),或曾经吸烟≥20 包/年(或 400 支/年),戒烟时间<15 年;② 有环境或高危职业暴露史(如石棉、铍、铀、氡等接触者);③ 合并慢阻肺、弥漫性肺纤维化或既往有肺结核病史者;④ 既往罹患恶性肿瘤或有肺癌家族史者。采用胸部低剂量 CT 对高危人群进行筛查可使肺癌的病死率下降 20%,鉴于上述研究结果,我国推荐肺癌高危人群应每年进行低剂量 CT 筛查,以早期诊断肺癌。而薄层(≤1 mm 层厚)的胸部 CT 可更好地评价肺结节的形态特征。

📄 处理指导

(1) 定期随访比较肺结节的外部结构和内部特征,对肺结节的良恶性鉴别诊断具有重要意义。针对不同类型的肺结节推荐随访方案。① 实性结节:<5 mm 单个或多个实性结节,建议随访,有肺癌高危因素者,间隔 12 个月行 CT 复查;6~8 mm 单个或多个实性结节,6~12 个月行 CT 复查,然后 18~24 个月再行 CT 复查;>8 mm 单个实性结节,3 个月内考虑行 CT 复查或 PET-CT 检查;>8 mm 多发结节,3~6 个月行 CT 复查,然后 18~24 个月再行 CT 复查。② 亚实性肺结节:<6 mm 多个纯磨玻璃结节和多个部分实性结节,3~6 个月行 CT 复查,若无变化,则 2~4 年后随访;≥6 mm 单个纯磨玻璃结节,6~12 个月行 CT 复查,若持续存在,5 年内每 2 年行 CT 复查;≥6 mm 多个纯磨玻璃结节,3~6 个月行 CT 复查,根据恶性程度最高结节处理;≥6 mm 单个部分实性结节,3~6 个月行 CT 复查;若持续存在且实性成分<6 mm,5 年内每年行 CT 复查;若持续存在且实性成分>6 mm,且随访持续存在,高度怀疑恶性;≥6 mm 多个部分实性结节,3~6 个月行 CT 复查,根据恶性程度最高结节处理。存在一项或更多肺癌危险因素的直径≤8 mm 的单个实性结节者,建议根据结节的大小选择 CT 随访的频率和持续时间。

随访中肺结节有如下变化者,多考虑为良性:短期内病灶外部特征变化明显,无分叶或出现极深度分叶,边缘变光整或变模糊;密度均匀或变淡;在密度没有增加的情况下病灶缩小或消失;病灶迅速变大,倍增时间<15 天;实性结节病灶 2 年以上仍然稳定,但这

一特征并不适用于磨玻璃结节（GGN），因原位腺癌（adenocarcinoma in situ，AIS）和 MIA 阶段（微浸润腺癌）的 GGN 可以长期稳定。所以这里定义的长期指需要超过 2 年或更长时间，但究竟稳定时间多长提示良性，还需要更加深入的研究。

肺结节在随访中有以下变化时，多考虑为恶性：直径增大，倍增时间符合肿瘤生长规律；病灶稳定或增大，并出现实性成分；病灶缩小，但出现实性成分或其中实性成分增加；血管生成符合恶性肺结节规律；出现分叶、毛刺和或胸膜凹陷征。

（2）加强自我健康管理，不吸烟，尽量避免长期暴露在各种物理和化学污染环境中，规律作息时间，注意营养平衡，根据身体状况，选择合适的运动方式。在随访观察期间，注意调整心态，避免紧张和焦虑。

（3）结节有磨玻璃改变，或随访观察期间有咳嗽、咳痰等症状，可在医生指导下，进行抗感染治疗，并有发热者，建议至呼吸科就诊处理。

21. 肺肿瘤

影像学检查报告肺肿瘤是指肺部出现了异常的肿块，可能是良性的，也可能是恶性的。

📄 **处理指导**

不管有无不适和临床症状，均应及时去专科医院或呼吸科、肿瘤科就诊，进一步检查，明确肿瘤性质和类型，以决定治疗和处理方案。

22. 肺钙化灶

影像学检查显示肺钙化灶是指肺部组织中出现的钙化点或斑块，是肺实质肺细胞炎症后，机体自我恢复时钙盐沉积形成的，密度比正常肺组织高，类似表皮破损后愈合形成的瘢痕。肺结核后最常见，其次是气管支气管炎、肺炎、肺癌、钙或磷酸盐代谢异常。血栓以及气管支气管淀粉样变、纤维化也可诱发肺钙化灶生成。

📄 **处理指导**

一般不需治疗，定期复查，动态观察变化即可。日常生活中应避免吸烟和二手烟，避免长时间暴露在有害气体和化学物质中。

23. 肺钙化结节

肺部结节钙化是疾病修复后的一种正常遗留，类似于创伤恢复后的瘢痕，大多数由于肺炎或者结核等引起，基本都是良性的。如既往结核菌感染，若为钙化灶，说明肺结核已经痊愈。

📄 **处理指导**

建议戒烟,工作中尽量避免粉尘、烟雾颗粒物等吸入。

有长期重度抽烟史,矿区和特殊工种的工人,有肺癌肿瘤家族史,属于瘢痕癌高危人群,需要定期复查胸部CT,动态观察结节变化。

24. 肺部环状钙化影

肺部环状钙化影通常提示在肺部有一些钙化的区域。这种情况可能出现在多种情况下,包括陈旧性肺结核、肺炎、肺癌的转移,或者血栓形成后的钙化。

📄 **处理指导**

环形钙化灶仅仅单独存在,肺部无其他异常病灶,无需特殊处理,观察和定期复查即可。如有咳嗽等呼吸道症状,或有相关疾病(史),应去医院呼吸科就诊,进一步行胸部CT检查,甚至可以进行高分辨CT检查或支气管镜检查,明确原因和治疗。

25. 肺陈旧性病灶

影像学检查显示肺陈旧性病灶,通常是指肺部疾病经过治疗后,由一些丧失功能的肺部纤维组织形成的病灶。多数是由肺部感染,比如肺炎、肺结核等疾病而导致的,这些肺部疾病通常会使肺部的正常组织受到不同程度的破坏,继而形成纤维组织。肺部感染疾病被治疗后,由于纤维组织的增生和修复,可以形成肺内的瘢痕、条索,最终变成陈旧性病变而残留在肺内。

📄 **处理指导**

不需要处理,只需要定期复查即可。如果陈旧病灶范围较大,影响了呼吸功能,需要加强康复训练,增加健康肺泡的呼吸换气功能,改善肺功能。

26. 肺纤维灶

在某些疾病过程中,肺间质受到损伤或感染时,肺间质的成纤维细胞受到化学性或物理性伤害时,会分泌胶原蛋白进行肺间质组织修补,修补过的组织局部会产生纤维化,就犹如"丝瓜瓤"一样包裹着肺泡,这就是影像学检查显示的肺纤维灶。引起肺纤维化原因包括:① 长期吸烟或吸入有害气体、粉尘等;② 感染性因素,如结核病、支原体肺炎等;③ 免疫性疾病,如系统性红斑狼疮、类风湿关节炎等;④ 药物反应,如化疗药物、抗癫痫药物等;⑤ 其他因素,如遗传因素、环境污染等。如果纤维化范围小,对身体基本无影响;如果范围广,会出现呼吸困难、气促、咳嗽等症状,胸痛、胸闷等不适感,肺功能下降,如气流受限、弥散功能减弱等。

处理指导

（1）戒烟及减少二手烟接触，同时进行肺功能锻炼。

（2）生活规律，坚持适量运动，保证充足睡眠。

（3）如伴有咳嗽咳痰、气喘发热等临床症状，应至呼吸科就诊，根据病因进行相应的药物治疗，如抗生素、抗炎药、抗过敏药等。如果病情严重，可能需要住院治疗。

27. 恭氏灶

恭氏灶是发生于肺部的单发钙化点。大多为原发型肺结核的愈合病性灶。X线或CT扫描等影像学检查呈现点状或高密度影，边界分明。

 处理指导

一般不需处理，定期进行影像学检查即可。

28. 肺气肿

肺气肿是指终末细支气管远端的气道弹性减退，过度膨胀、充气和肺容积增大，同时伴有气道壁破坏的病理状态。由于肺泡过度扩张和破裂，导致肺组织损伤，从而影响了气体交换。X线或CT扫描上可见肺泡扩张、肺泡破裂和结缔组织增生，肺组织破坏和气道狭窄。肺气肿是慢性阻塞性肺疾病（COPD）的组成部分，引起肺气肿的原因有很多，其中长期吸烟是肺气肿的主要原因，哮喘、结缔组织疾病、频繁的呼吸道感染等也是引起肺气肿的原因之一。另外，长时间接触粉尘、有害气体、颗粒物和其他有害物质也可能导致肺气肿发生。早发性肺气肿，往往与α1-抗胰蛋白酶缺乏症有关。典型肺气肿者胸廓前后径增大。早期可无症状或仅在劳动、运动时感到气短。随着肺气肿进展，呼吸困难程度随之加重，以至稍一活动甚或完全休息时仍感气短。另外，可表现乏力、体重下降、食欲减退、上腹胀满、咳嗽、咳痰等症状。如肺气肿持续进展，可能会出现呼吸衰竭、右心衰竭、心律失常等。

 处理指导

（1）日常生活中应注意保暖、避免受凉、预防感冒；避免吸烟和二手烟，并做好个人保护，避免烟雾、粉尘和刺激性气体对呼吸道的影响；饮食上少食盐腌品、高脂食物（肥肉、动物内脏、油炸食品等），多用新鲜蔬菜。根据身体状况，选择合适的运动方式，以增强身体免疫力和呼吸系统功能。在医生指导下，可通过深呼吸或有意屏气进行肺功能锻炼。可配备家用吸氧机，定期吸氧。

（2）可经专业中医辨证后使用经典方剂进行调理。例如，肺气虚弱型可用党参茯苓汤以益气补肺。另外，黄芪、党参、太子参、当归、百合、冬虫夏草、鳖甲、龟板、山药等中药具有健脾、补肾纳气的作用，可以有效改善肺气不足所导致的肺气肿症状。中成药玉屏风颗粒、金匮肾气丸、六味地黄丸等也可以有效改善肺气肿的临床症状。

（3）注意定期去医院进行相关检查，动态观察病情进展，一旦出现呼吸困难加重，应及时就医。经常发生感染者，除在医生指导下，积极抗感染治疗外，可用胸腺素、百令胶囊以增加机体免疫功能。

29. 肺大疱

肺大疱是指由于各种原因导致肺泡腔内压力升高，肺泡壁破裂，互相融合，在肺组织形成的含气囊腔。肺大疱有先天性和后天性两种。先天性多见于小儿，因先天性支气管发育异常，黏膜皱襞呈瓣膜状，软骨发育不良，引起活瓣作用所致。后天性多见于成人、老年患者，常伴慢性支气管炎和肺气肿。一般继发于小支气管炎性病变（如肺炎、肺结核等），也有一些病因不清的特发性肺大疱。肺大疱可单发也可多发。较小且数目少的单纯肺大疱可无任何症状，体积大或多发性肺大疱可有胸闷、气短等症状。大疱内如发生感染可引起咳嗽、咳痰、寒战和发热，严重时出现发绀。少数肺大疱病人有咯血和胸痛等症状。

📄 **处理指导**

影像学检查显示肺大疱征象，如无症状不需治疗，但应观察，定期复查了解肺大疱进展；如有胸闷、气短或咳嗽、咳痰症状，应及时去医院呼吸科或胸外科就诊，进一步检查，评估有无手术指征。如反复多次发生自发性气胸，应尽早手术治疗。

观察期间，应保持情绪稳定，避免激动，少做剧烈运动，避免用力咳嗽或大便、提物或上臂高举等动作，防止肺大疱突然破裂造成气胸。

30. 肺不张

肺不张是指一个或多个肺段或肺叶的容量或含气量减少，导致肺组织萎缩。影像学检查显示肺不张受累区域的透光度降低，邻近结构（支气管、肺血管、肺间质）向不张区域聚集，其他肺组织代偿性气肿。肺不张分为先天性或后天获得性两种。先天性肺不张是指婴儿出生时肺泡内无气体充盈，临床上有严重的呼吸困难与发绀。后天获得性肺不张主要由于黏液栓、肿瘤、肉芽肿或异物阻塞支气管腔所致，亦可由支气管狭窄或扭曲、肿大的淋巴结、肿瘤、胸腔积液和气胸等外源性压迫引起。初期症状可能不明显，随着肺不张的加重，会出现呼吸困难，深呼吸时出现胸痛。可能伴有少量白色或血性痰，心率增快。萎缩的肺组织容易积聚分泌物，感染风险增加；严重的肺不张可能导致肺功能永久受损。

📄 **处理指导**

（1）建议去医院呼吸科就诊，行支气管镜、肺功能等检查，明确肺不张原因，评估肺功能状况，以选择对因对症治疗和处理方案。

（2）就医观察和康复期间，应戒烟，以减少呼吸道内分泌物，避免痰液较多淤积堵塞气道，鼓励咳嗽、翻身，并做深呼吸锻炼。

（3）日常生活中注意自我健康管理,尽量避免粉尘、烟雾颗粒物等吸入,饮食应注意低盐、低脂肪、低糖原则,戒烟限酒,规律作息,避免过度劳累。

31. 肺空洞

肺空洞是指肺内病变组织发生坏死后经引流支气管排出并吸入气体形成的病症。空洞是肺部疾病常见的影像学表现,根据其数目分为单发和多发空洞,根据形态分为肺内空洞和肺叶或肺段实变内的空洞。引起肺空洞的原因很多,如肺结核、肺脓肿、肺恶性肿瘤等。肺空洞可出现持续的咳嗽、咳痰、咳血、胸痛、发热、夜汗、体重减轻等。空洞可能导致气道阻塞,影响正常的呼吸功能;空洞内的细菌或真菌可能扩散到其他部位,导致全身性感染;空洞内的血管可能破裂,导致咳血、出血风险增加;某些类型的肺空洞,如肺癌或结核相关的空洞,可能存在恶性转化的风险;持续的症状和并发症可能影响患者的日常生活和工作能力。

处理指导

建议及时去医院呼吸科就诊,进一步检查明确病因和对病情综合评估后选择相应的治疗方案。如由肺结核引起的肺空洞,需要使用异烟肼、利福平、吡嗪酰胺等抗结核治疗;由肺脓肿引起的肺空洞,需要使用抗生素进行治疗,并可能需要进行支气管镜诊治、进行手术引流;由肺癌引起的肺空洞,评估有无手术指征,并可能需要进行放疗或化疗。

在就诊治疗康复期间,特别需要加强自身营养支持,应选择高蛋白质饮食等。

32. 肺间质性改变

影像学检查显示肺间质性改变,通常指肺部的间质组织（包括肺泡壁、肺泡间隔、小叶间隔等）出现了一些异常的病变。肺间质性改变原因包括:① 自身免疫性疾病（如硬皮病、风湿性疾病）;② 感染（如病毒、细菌、真菌感染）;③ 药物反应;④ 环境因素（如长期接触有害气体或粉尘）等。临床可出现气促、喘息、咳嗽（尤其在夜间或清晨明显）表现。有些会出现胸痛或不适感,容易感到疲劳。

处理指导

（1）建议去医院呼吸科就诊,行进一步检查和观察,对病情和肺功能综合评估后,规范治疗和处理。

（2）日常生活中注意自我健康管理,避免吸烟,尽量避免粉尘、烟雾颗粒物等吸入以减少对肺组织化学刺激;饮食应注意低盐、低脂肪、低糖原则;规律作息,避免过度劳累和精神紧张。

（3）无不适和症状者,可先行观察,定期进行胸部 CT 和肺功能等检查,动态观察变化。一旦出现体重下降、乏力、呼吸困难、咳嗽、发绀等症状,应及时就医。

33. 肺间质纤维化

影像学检查显示弥漫性肺间质纤维化,其特征是肺泡壁和肺间质的纤维化和瘢痕化,可导致肺部弹性减弱和气体交换功能受损。这种疾病通常由长期暴露于有害气体或粉尘中引起,如石棉、硅尘等。早期症状包括咳嗽、咳痰、呼吸困难和胸痛等。随着疾病的进展,可能会出现体重下降、疲劳、低氧血症和心脏病等症状。

📄 **处理指导**

(1)建议去医院呼吸科就诊,行进一步检查和观察,对病情和肺功能综合评估后,规范治疗和处理。

(2)日常生活中注意自我健康管理,尽量避免粉尘、烟雾颗粒物等吸入,饮食应注意低盐、低脂肪、低糖原则,多吃蔬菜、水果、粗粮,避免食用高盐、高脂肪的食物,戒烟限酒,规律作息,避免过度劳累和精神紧张。可配备家用吸氧机,定时吸氧保健。

(3)无不适和症状者,可先行观察,定期进行胸部 CT 和肺功能等检查,动态观察变化。一旦出现体重下降、乏力、呼吸困难、咳嗽、发绀等症状,应及时就医。

34. 肺野内密度增高影

当在肺部 X 线或 CT 扫描中发现密度增高影时,这意味着某些区域的组织比正常肺组织更密。这种密度增高可能是由多种原因引起的,包括但不限于以下几种:感染、肿瘤、炎症性疾病、肺出血或血肿、异物、瘢痕组织、其他疾病(如肺水肿、肺栓塞)等。

📄 **处理指导**

建议去医院呼吸科就诊,进一步检查,明确诊断,针对病因进行治疗和处理。

35. 符合慢性支气管炎表现

符合慢性支气管炎表现通常是指在胸部 X 线或 CT 扫描中,出现了一些与慢性支气管炎相关的病变特征。这些特征可能包括:支气管壁增厚、肺气肿、支气管腔狭窄、肺纹理增多、肺实质内可见斑片状或条索状阴影等。慢性支气管炎是一种慢性肺部疾病,其特征是气道的持续性、不可逆性狭窄。主要原因包括吸烟、空气污染、职业暴露(如接触粉尘、化学物质等)、反复呼吸道感染、遗传因素等。症状主要包括咳嗽、咳痰、气促等,严重时可出现呼吸困难。体征主要包括肺部啰音、呼吸音粗糙等。慢性支气管炎可能会导致气道重塑,进一步发展为慢性阻塞性肺疾病(COPD),严重影响患者的生活质量。此外,慢性支气管炎还可能增加患者发生肺部感染、肺心病、肺癌等疾病的风险。

📄 **处理指导**

(1)身体如无不适和症状,可先行观察,定期复查,动态观察变化,如有咳嗽、咳痰等症状,建议去医院呼吸科就诊,进一步行肺功能和炎症相关方面的检验检查,对病情和肺功能综合评估后,进行专业系统规范治疗。

（2）在专业中医指导下,进行辨证施治,例如对痰湿蕴肺型者,可用二陈汤合三子养气汤加减以健脾祛湿、止咳化痰;对肺阴不足型者,以滋养肺阴、止咳为主,可用麦门冬汤加减。也可以通过针灸来调和气血、平衡阴阳,从而缓解慢性支气管炎的症状。常用的穴位包括肺俞、定喘、风门、膏肓、脾俞、肾俞等。

（3）日常生活中,注意自我健康管理,秋冬季节注意保暖、避免受凉,戒烟,避免长时间暴露在有害气体和化学物质中。根据身体状况,选择适量运动,注意合理均衡饮食,保证足够营养。也可使用胸腺素、转移因子等免疫增强调节制剂,以增加身体免疫功能。

36. 肺术后改变

肺术后改变是指通过影像学检查,发现患者相关部位的肺组织发生缺如,比如缺少某肺叶、肺段结构。同时,部分患者还可表现出纵隔向右侧移位、左肺代偿性肺气肿等伴随征象。这种影像学改变通常见于既往因肺部疾患行手术治疗后。

📄 处理指导

若无胸闷、气短,则暂时不需要特别处理。但需要定期复查胸部影像学检查,如胸部X线、胸部CT以及胸部彩超等,通过此类检查可以判断术后恢复情况,以及是否存在某些并发症。

37. 气胸

气胸是指气体进入胸膜腔,导致肺组织部分或全部塌陷的一种疾病。气胸可以分为自发性气胸和创伤性气胸两种类型。自发性气胸可发生于瘦长体型者,或肺组织发育异常和存在肺大疱者,通常在无明显原因的情况下发生;而创伤性气胸则是由于外伤或手术等原因导致胸膜破裂,使气体进入胸膜腔。气胸的症状包括突然出现的胸痛、呼吸困难、咳嗽等。严重的气胸可能导致低血压、心率加快等症状,甚至危及生命。

📄 处理指导

（1）体检影像学检查发现气胸,应考虑为自发性气胸,如有突发胸痛、胸闷、气喘、呼吸困难等表现,应及时急诊就医。

（2）如仅有少量气胸,且无任何不适,可先行观察,隔1~2天复查,以动态观察变化。

（3）就诊前和观察期间,应保持情绪稳定,避免激动,尽量避免活动、用力咳嗽或大便、提物或上臂高举等动作。

38. 陈旧性胸膜炎

影像学检查显示陈旧性胸膜炎是指胸膜（即覆盖在肺部和胸腔内壁上的薄膜）发生炎症后，经过一段时间的治疗或自然愈合，炎症已经消退，但在胸膜上留下了一些病变或瘢痕。这些病变或瘢痕可能会影响肺部的正常功能，导致一些症状，如呼吸困难、胸痛等。陈旧性胸膜炎的病因可能是多种多样的，包括感染、结核、肺癌、风湿性疾病等。

📄 **处理指导**

（1）如无症状和不适，不需处理，观察即可。

（2）如有影响肺功能的症状（如呼吸困难、胸痛等），遵循医生的治疗方案，定期进行复查以监测病情的变化。

（3）保持良好的生活习惯，如戒烟、避免接触有害物质、保持充足的休息和锻炼等，有助于改善肺部健康。

39. 胸膜钙化

影像学检查显示胸膜钙化是指胸膜（即覆盖在肺部和胸腔内壁上的薄膜）发生异常，导致钙盐沉积在胸膜上。这种情况通常是由于胸膜炎、结核、肺炎等疾病引起的慢性炎症反应。胸膜钙化的症状可能包括胸痛、呼吸困难、咳嗽等。如果钙化严重，可能会影响肺部的正常功能。

📄 **处理指导**

（1）如无症状和不适，可先行观察，定期复查以监测病情的变化。

（2）如有影响肺功能的症状（如呼吸困难、胸痛等），遵循医生治疗方案，感染引起的，可能需要使用抗生素或抗病毒药物，结核引起的，可能需要长期使用抗结核药物。

（3）保持良好的生活习惯，如戒烟、避免接触有害物质、保持充足的休息和锻炼等，增强身体免疫力和呼吸系统功能。

40. 胸膜增厚

影像学检查显示胸膜增厚是指在胸膜病变基础上，纤维蛋白沉着和肉芽组织增生而致纤维化，使胸膜厚度增加的现象，是渗出性胸膜炎或胸膜积液的结果。胸膜增厚可为局限性或广泛性，广泛的脏层胸膜增厚影响肺的呼吸功能，广泛的壁层胸膜增厚可使肋间隙变狭，胸廓缩小。这种情况可能是由于多种原因引起的，如感染、炎症、肺结核、肺癌、风湿性疾病等。胸膜增厚的症状包括呼吸困难、胸痛、咳嗽等。

📄 **处理指导**

（1）局限性胸膜增厚，如无症状和不适，可先行观察，定期复查以监测病情的变化。

（2）广泛性胸膜增厚，或有呼吸困难、胸痛、咳嗽等症状，建议去医院进一步检查，明确原因，针对病因治疗，可能包括药物治疗、手术治疗等。胸膜粘连症状严重者，则应手术治疗。

（3）加强锻炼，进行扩胸运动，保持良好的生活习惯，如戒烟、避免接触有害物质、保持充足的休息等。

41. 胸腔积液

胸腔积液是指在胸膜腔（即肺部和胸壁之间的空腔）中积聚过多的液体。正常情况下，胸膜腔中只有少量液体（5~15 ml 液体，在呼吸运动时起润滑作用），但当液体的产生过多或排出不畅时，就会导致胸腔积液。导致胸腔积液的原因有很多，如感染（肺炎、结核病等）、肿瘤（肺癌、乳腺癌、淋巴瘤等）、心脏病（心力衰竭、心包炎等）、肝脏疾病（肝硬化、肝癌等）、其他疾病（肺术后、肾病综合征、自身免疫性疾病）等。胸腔积液的症状包括呼吸困难、胸痛、咳嗽、发热等。如果不及时治疗，可能会导致肺部受压，影响呼吸功能。

📄 **处理指导**

（1）影像学检查显示胸腔少量积液，往往是生理性的，不需处理，观察即可。

（2）如胸腔积液过多，应考虑疾病所致，应及时去医院就诊，通过进一步检查，明确病因，治疗方法取决于胸腔积液的原因。如果是由于感染引起的，可能需要使用抗生素进行治疗。如果是由于肿瘤引起的，可能需要进行化疗或放疗。如果是由于心力衰竭引起的，可能需要使用利尿剂等药物进行治疗。在某些情况下，可能需要进行胸腔穿刺或胸腔引流以排出积液。

（3）在治疗过程中，应积极进行肺功能锻炼及主动排痰，避免导致或加重肺不张。定期进行胸部影像学检查以监测病情的变化。

42. 膈疝

膈疝是指腹腔内脏器（最常见的为胃）通过膈肌的食管裂孔进入胸腔的疾病。常见类型有食管裂孔疝、膈肌疝、胸骨旁疝等，以食管裂孔疝最常见（占膈疝的 90% 以上），以老年女性多见。膈肌食管膜退化松弛，膈肌壶腹部松弛，反复的干呕或呕吐及腹内压增高（如慢性咳嗽、便秘），先天性发育不良，膈肌外伤、手术史是膈疝的常见原因。膈疝轻者可无症状，有症状表现为胸痛、吞咽梗阻感、反酸、胃灼热，伴有不同程度的恶心、呕吐、呼吸困难等。

📄 **处理指导**

体检影像学检查显示食管裂孔疝、膈肌疝、胸骨旁疝，均应去胸外科或胃肠外科就诊处理。

43. 纵隔内淋巴结显示

纵隔位于左右两侧纵隔胸膜之间,其前方为胸骨,后方为胸段脊柱。纵隔内有许多重要的脏器和组织,如心脏、大血管、气管、支气管、胸腺、淋巴结和神经等。淋巴结是人体中的一种组织,起着过滤和清除体内废物和细菌的作用。正常情况下,在进行胸部X线或CT等影像学检查时,看不到纵隔内淋巴结。纵隔内淋巴结显示是指在胸部X线或CT影像中,观察到纵隔内淋巴结的影像。当局部受到感染或其他疾病影响时,淋巴结可能会发生肿大或异常显示。

📄 **处理指导**

无任何临床症状,如发热、咳嗽、咳痰、盗汗、胸痛、不明原因的消瘦等表现,通常考虑为生理性的,可选择定期复查,观察其变化;有临床症状,或淋巴结较大,较多,建议去医院的呼吸科、胸外科、血液科就诊,进一步检查,明确原因,针对病因治疗和处理。

44. 纵隔占位病变

纵隔占位病变是指发生在位于胸腔中央的纵隔内的肿瘤。肿瘤可以是良性的或恶性的,可能会影响身体的正常功能。往往在行胸部X线检查或为评估其他症状如胸痛、咳嗽、呼吸困难或其他原因而行的其他影像学检查而发现。

建议去医院胸外科就诊,进行计算机断层扫描(CT)、磁共振成像(MRI)和活检等检查,以确定肿块的性质。如为良性且相对稳定,可定期复查;如为恶性或良性但生长较快,应考虑手术切除。

45. 纵隔移位

纵隔移位是指纵隔内脏器向一侧胸腔偏移,它为胸部疾病的一种影像学征象,并非一种单独的疾病。纵隔移位可能是由于多种原因引起的,包括肺部疾病(如肺炎、肺气肿、肺纤维化等)、心脏疾病(如心力衰竭、心肌病等)、胸腔积液、胸膜疾病、胸壁疾病等。在某些情况下,纵隔移位可能是由于身体姿势的改变或者肌肉松弛引起的。

📄 **处理指导**

建议去医院胸外科或呼吸内科进一步检查胸部CT、心电图、超声心动图等,以确定移位的原因和严重程度。遵医嘱进行药物治疗、物理治疗、手术等处理。

46. 横膈天幕状隆起

横膈是位于胸腔和腹腔之间的主要肌肉隔膜,它起到分隔两个腔室的作用。横膈天幕状隆起是指在胸部X线或CT影像中,观察到横膈上方出现隆起的现象,"天幕状"是指这种隆起的形状类似于天幕,通常呈圆形或椭圆形。这种隆起通常是由于膈肌的异常收缩或松弛引起的。可能原因包括：① 肺部疾病如肺炎、肺结核、肺气肿、肺纤维化等，可能导致横膈上方出现阴影；② 心脏疾病如心力衰竭、心肌病等，可能导致横膈上方出现阴影；③ 胸膜疾病如胸膜炎、胸膜积液等，可能导致横膈上方出现阴影；④ 肿瘤如肺癌、纵隔肿瘤等，可能导致横膈上方出现阴影；⑤ 其他如食管疾病、淋巴结肿大等，也可能导致横膈上方出现阴影。

处理指导

横膈天幕状隆起可能是某种疾病的早期信号，也可能是某种疾病的并发症。建议及时至医院胸外科就诊，行进一步检查，如胸部 CT、心电图、超声心动图等，以确定隆起的原因和严重程度，进行针对性治疗和处理。

47. 横膈局限性膨出

横膈局限性膨出是指横膈（位于胸腔和腹腔之间的主要肌肉膈膜）的一部分向外膨出，大多数观点认为是由于膈肌局部发育不全、萎缩和麻痹所引起。在病理上膨出的膈为一层纤维性薄膜，除膈肌纤维先天性发育异常外，可能与肺发育不全使膈肌下降能力减弱有关。横膈局限性膨出一侧性多发生于左侧，局限性多见于右侧膈顶内前方。横膈局限性膨出可能与多种疾病有关，包括肺部疾病、心脏疾病、胸膜疾病、肿瘤等。

处理指导

建议及时至医院胸外科就诊，行进一步检查，如胸部 CT、心电图、超声心动图等，以确定膨出的原因和严重程度，进行针对性治疗和处理。

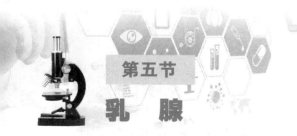

第五节

乳 腺

1. 乳腺小叶增生

乳腺小叶增生是乳腺增生性疾病中最为常见的一种非肿瘤、非炎症性的增生性病变。其发生原因主要包括：① 内分泌失调，乳腺受卵巢内分泌所控制，卵巢功能受到情绪不稳定、心情不舒、过度劳累、性生活不和谐、生活环境变迁等因素影响时，可能会导致乳腺组织增生；② 精神因素，情绪过于激动、紧张，以及睡眠不足等精神因素，也可能加重乳腺增生的症状；③ 饮食因素，摄入过量的高脂肪、高能量食物，可能诱发乳腺增生。另外，长期服用含有激素的补品、药品，或长期使用含有激素成分的化妆品，也可能导致乳腺小叶增生。

乳腺小叶增生症状主要表现一侧或两侧乳房可触及圆形或椭圆形大小不等的结节肿块，质韧不坚硬，与皮肤及深部组织无粘连，没有明显的边界，可活动；乳房局部常有隐痛、胀痛或刺痛感，尤以月经前疼痛较为明显经后减轻为特点。其他症状常伴有头晕、失眠、烦躁易怒、口苦咽干等症状。

📑 **处理指导**

（1）保持心情舒畅，避免情绪过于激动、紧张；保证良好和谐的性生活，避免过度劳累；饮食要均衡，避免摄入过量的高脂肪、高能量食物；避免长期服用含有激素的补品、药品，以及使用含有激素成分的化妆品。

（2）可在医生指导下，使用疏郁调经、消结止痛的药物。

（3）学会乳房自检，并定期进行超声显像复查，动态观察乳腺小叶增生变化，一旦感觉乳房有包块、触痛或乳房表面异常等情况，及时就医。年龄较大、乳腺组织较致密者，建议进行乳腺 X 线摄影检查，以观察乳腺内是否有钙化灶等异常。

2. 乳腺结节

乳腺结节是乳腺组织导管和乳腺小叶结构上退行性病变及进行性结缔组织生长所致，其发病原因主要包括以下几点。① 情绪波动：长期处于焦虑、紧张状态下，容易引发乳腺结节;② 遗传:乳腺结节具有遗传性,家族中有乳腺结节病史的人群患病概率较高;③ 内分泌失调:与饮食、不良生活习惯等有关,女性内分泌失调后,体内雌激素水平变化可能导致乳腺结节。其他因素如炎症感染等也可能导致乳腺结节。

最常见症状为乳房肿块,可以是单个或多个,大小不等;乳腺结节如对乳腺组织产生压迫作用,可引起疼痛。另外,乳头可发现如血丝、血水或脓性分泌物等。

乳腺结节超声显像表现:在腺体层显示团状回声,其内有回声者为实性结节;其内无回声者为囊性结节。目前通常应用 BI‐RADS 法(乳腺影像学报告和数据系统)对乳腺结节(病灶)进行分类(分 7 类):0 类表示病变情况无法评估;1 类表示阴性,没检查到异常;2 类表示良性病灶,大多指囊性结节;3 类表示结节可能为良性,其恶性可能性小于2‰;4 类表示结节的恶性风险增加,其中 4A(恶性可能性 2‰～10‰)、4B(恶性可能性10‰～50‰)和 4C(恶性可能性 50‰～94‰);5 类表示病灶恶性可能性大于或等于95‰;6 类为经病理证实的恶性病变。

📄 **处理指导**

(1) 彩超或钼靶检查乳腺结节显示良性病变,建议定期随诊观察,6～12 个月复查;可能良性病变,且结节不大,3～6 个月复查,较大结节者,或有乳腺癌家族史等高危因素者,建议去医院就诊,行进一步检查评估后确定处理方案。

(2) 彩超或钼靶检查乳腺结节为 4～5 类病变者,建议去医院就诊行穿刺或手术明确结节性质,然后决定治疗方案。

(3) 日常生活中应保持适量运动和良好心态,饮食上忌食咖啡、可可、巧克力和辛辣刺激性调味品或食物,少食动物脂肪、甜食,多吃全麦食品、豆类和蔬菜,忌过多进食补品和饮酒。并可在医生指导下,选择疏肝解郁、调节气血、滋补肝肾的药物缓解症状。

(4) 在随诊观察过程中加强自我管理,学会乳房自检,一旦感觉乳房结节增大、触痛或乳头有血丝、血水或脓性分泌物等时,应及时就医。

3. 乳腺钙化灶

乳腺钙化灶是指乳腺在影像检查中所见到的钙质的沉积,与乳腺增生与复旧不全、乳房内动脉的老化有关,由于乳腺癌细胞会分泌钙化样的分泌物,应特别警惕乳腺恶性病变。乳腺钙化灶可能会有不同程度的乳房疼痛和乳房肿胀(感觉沉重、胀痛)。

📄 **处理指导**

乳腺超声显像检查显示乳腺钙化灶,建议去医院就诊,进一步行钼靶、核磁共振成像等检查,以便医生结合病史等综合判断后作出处理方案。

4. 乳腺导管扩张

乳腺导管扩张发生与乳腺退行性改变导致导管排泄障碍以及异常激素刺激、感染等因素有关。乳腺小叶增生是导致乳腺导管扩张的常见原因。乳腺组织炎症也可能导致乳腺导管的肿胀和扩张。另外,乳腺癌也可导致乳腺导管扩张,但比较少见。

乳腺导管扩张可无症状,在彩超等检查时发现,也可引起乳晕下肿块、乳头溢液,以及乳晕范围内皮肤红、肿、发热、触痛等症状。

📄 **处理指导**

（1）如无症状,建议随访观察,并定期复检,以动态观察变化。彩超检查导管扩张明显,或有症状者,应去医院就诊,进一步行钼靶、核磁共振成像等检查以便医生结合病史等综合判断后作出处理方案。

（2）注意个人卫生,特别是经期卫生;注意保持乳头乳晕区的清洁,适当帮助清除分泌物,避免穿过紧的上衣和乳罩;忌食咖啡、可可、巧克力和辛辣刺激性调味品或食物,少食动物脂肪、甜食,多吃全麦食品、豆类和蔬菜,忌过多进食补品和饮酒;保持好心情,规律睡眠,保持适量运动。

（3）随访观察期间,应经常进行乳房自检,一旦发现乳晕下肿块、乳头溢液以及乳晕范围异常,及时就医。

5. 乳腺纤维腺瘤

乳腺纤维腺瘤是由腺上皮和纤维组织两种成分混合组成的良性肿瘤。其发生与体内性激素水平失衡有关,不良情绪、高脂肪饮食和摄入含雌激素过多的食品也是导致乳腺纤维腺瘤发生的原因。

乳腺纤维腺瘤生长缓慢,一般无明显症状,多在洗澡时突然触摸到,部分月经来潮前会出现疼痛,巨大纤维腺瘤体突然增大而出现压迫可导致皮肤溃疡。

📄 **处理指导**

（1）瘤体较小,且无症状者,建议每隔半年到 1 年复查,以动态观察变化。可在医生指导下使用乳癖消、逍遥丸等中成药。若瘤体积较大或增长较快,可能需要进行微创旋切术、微波射频消融术和冷冻消融术等手术治疗,应及时去医院进一步行乳腺 X 线摄影（乳腺钼靶）等检查后选择处理方案。

（2）日常生活中应保持心情愉快,规律睡眠,保持适量运动;忌食咖啡、可可、巧克力和辛辣刺激性调味品或食物,少食动物脂肪、甜食,多吃全麦食品、豆类和蔬菜,忌过多进食补品。

（3）随访观察期间,可在医生指导下使用乳癖消、逍遥丸等中成药。并应经常进行乳房自检,感觉瘤体增大时应及时就医。

6. 乳腺脂肪瘤

乳腺脂肪瘤是一种常见的良性肿瘤,主要由成熟的脂肪细胞构成。多发生于较肥胖的女性,发生原因与饮食(过度饮酒,过度进食肥肉、动物内脏、无鳞鱼或蛋黄等高胆固醇食物)、体内激素紊乱(如更年期女性、使用激素治疗或服用避孕药等)和情绪(工作压力过大,心情烦躁,情绪紧张)等因素有关。另外,有家族脂肪瘤病史者,发生乳腺脂肪瘤风险增大。

可在乳房上触摸到肿块,常为1～5厘米大小,质地柔软,可以推动,按压可有轻微疼痛,周围皮肤无发热、红肿等表现。当脂肪瘤过度肿大压迫周围神经时,可出现自发性疼痛,或出现麻木感。此外,如果脂肪瘤出现破裂、感染时,也可以出现按压痛。

📄 **处理指导**

(1) 体积较小、无不适症状且不影响生活的乳腺脂肪瘤,无需采取特殊方式治疗,定期复查即可。体积较大,或压迫周围神经(出现疼痛或麻木感)时,应去医院就诊,进一步检查后决定是否行乳房肿块切除术。

(2) 可以在中医指导下服用活血化瘀、散结的药物进行缓解,如乳核散结片、小金丸、桂枝茯苓丸等。

(3) 少吃高胆固醇食品,如鸡蛋黄、肥肉、海鲜、无鳞鱼、动物内脏和刺激性食物等,保持心情愉快,规律睡眠,保持适量运动。

7. 乳腺囊肿

乳腺囊肿也叫慢性囊性乳腺病,是一种乳腺囊性增生症,伴有不同大小的囊肿形成,堵塞导管使其扩张。主要原因是雌激素和孕激素比例失调,导致乳腺导管上皮过度增生和乳腺内分泌增多,进而形成囊肿。也可由于哺乳及吸奶方式不正确,如乳汁过多、排乳不畅、哺乳后未及时将乳汁排出,导致乳汁在乳腺导管内潴留,进而形成囊肿。另外,乳房外伤史和乳腺手术也可能导致乳腺囊肿的形成。

乳腺囊肿局部可出现无痛性肿块,多为不规则的圆球形或卵形,边界欠清,可推动或固定,乳头下方或周围肿块可能导致乳头凹陷、抬高或偏向一侧。经前胀痛,经后症状可缓解或消失。

📄 **处理指导**

(1) 囊肿较小,如无症状,建议随访,半年到1年复查,以动态观察变化。较大囊肿和有症状者,应去医院就诊,进一步行乳腺X线摄影、红外热象图、细针穿刺细胞学等检查,综合评估后选择处理方案。

(2) 忌食咖啡、可可、巧克力和辛辣刺激性调味品或食物,少食动物脂肪、甜食,多吃全麦食品、豆类和蔬菜,忌过多进食补品和饮酒,避免使用含雌激素的美容用品。保持心情愉快,规律睡眠,避免情绪波动。

(3) 随访观察期间,如出现乳腺疼痛,可遵医嘱口服消炎止痛药物。应经常进行乳房自检,感觉囊肿增大时应及时就医。

8. 乳腺占位性质待定

乳腺占位性病变是指乳腺组织中出现的肿块、结节或其他异常影像,可能是良性或恶性的。

📄 **处理指导**

体检超声显像或影像学检查报告为乳腺占位性质待定,应该及时去医院进一步检查,明确占位病变性质,以得到及时处理。

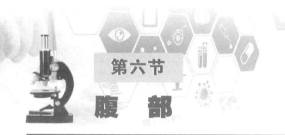

第六节

腹 部

一、肝脏

1. 门静脉增宽

影像学检查显示门静脉增宽,是指门静脉的内径变大。门静脉增宽通常是由于肝脏疾病(如肝炎、肝硬化、肝癌、脂肪肝、肝内胆管结石、肝脏血管瘤、肝囊肿)和门静脉高压等原因导致。门静脉是连接肠道和肝脏的重要血管,将含有营养物质和毒素的血液从肠道输送到肝脏进行代谢和排泄。当门静脉出现问题时,可能会影响肝脏的正常功能,导致一系列健康问题。

📄 **处理指导**

如无症状,可先行观察,定期复查。有腹胀、腹痛、食欲缺乏等症状,建议去医院消化科就诊,完善肝功能、胃镜等相关检查,明确诊断后,针对病因进行治疗,降低门静脉压力,防止引起消化道出血、门静脉血栓等并发症。

2. 肝门(下)淋巴结肿大

肝门(下)淋巴结位于肝门处,可收集肝脏、胆囊、胃等周围组织器官的淋巴液,是抵御致病性微生物、肿瘤细胞侵袭相关脏器的免疫器官。肝门淋巴结肿大,可见于肝炎、胆管炎、结核感染、肿瘤转移等情况。

处理指导

超声显像检查和影像学检查显示肝门(下)淋巴结肿大,建议及时去医院肝胆外科或内科就诊,进行相关检查,明确原因后积极治疗。

3. 肝门结构紊乱

肝门部结构紊乱是影像学检查提示发现肝门解剖结构与正常不一致的描述。导致肝门结构紊乱的常见原因包括肝门部手术后改变、肝门部炎症(如胆囊、胆管炎,胃窦部、十二指肠球部炎症等)或肝门部肿瘤性病变等。

处理指导

建议去肝胆外科或普外科就诊,明确原因后进行针对性治疗。

4. 肝内"牛眼征"

"牛眼征"是指肝脏继发性肿瘤时可见的影像学表现。超声显像检查显示肝内单发或多发结节,可为低回声、强回声或不均匀的回声,肿块内部的回声为高回声,周围包绕宽 0.5～1 厘米的低回声声晕,此即为牛眼征或称为靶环征。CT 增强所示病灶中心为低密度,边缘为高密度强化,最外层密度又低于肝实质。

处理指导

该征象被认为是转移性肝癌典型的影像表现,可见于任何转移性肝癌,但多见于腺性腺癌的肝转移。建议及时去医院肿瘤科就诊。

5. 肝包膜张力增高

肝脏包膜张力增高是影像学(如超声显像、CT)检查的描述。多种肝脏病变均可导致肝包膜张力增高,特别是脂肪肝,其他原因有肝炎症性疾病、肝囊肿、肝肿瘤性疾病(如肝血管瘤、肝癌)等。

处理指导

体检发现肝脏包膜张力增高,需结合其他检查综合分析,建议消化内科或肝胆外科就诊。

6. 肝包膜"锯齿状"

肝包膜"锯齿状"是影像学(如超声显像、CT)检查显示肝被膜表面不光滑,呈现出像锯齿一样的形状的描述。肝包膜"锯齿状"通常与肝纤维化或肝硬化有关。另外肝炎及肝脏其他病变,也会出现此影像学改变。

📄 **处理指导**

为明确诊断,体检发现肝包膜"锯齿状",需结合其他检查综合分析。建议消化内科就诊,在医生的指导下接受规范化诊疗。

7. 肝内钙化灶

肝内钙化灶是由钙盐异常沉积在肝组织内所致,多无症状,常在体检或因其他疾病进行检查时被发现。肝内钙化灶可继发于慢性肝炎、肝包虫病、肝脓肿、肝癌等疾病,与某些药物、吸烟、饮酒、营养不良、进食霉变食物或污染的水源等因素也有关。

📄 **处理指导**

如无基础性疾病,观察即可,但应戒烟限酒,注意均衡营养,避免进食霉变食物或污染的水。如有基础疾病,应去医院规范治疗。

8. 肝内胆管扩张

肝内胆管扩张是指肝内胆管直径超过正常值,一般考虑是由胆管结石、胆管肿瘤等疾病引起的,其中肝内胆管结石比较常见。肝内胆管结石会导致胆管梗阻,致使胆汁排泄不畅,胆汁淤积,从而引起肝内胆管扩张。若身体抵抗力差,可能会出现上腹痛、恶心、呕吐及食欲减退等不适症状,并发胆道感染而发热等情况。

📄 **处理指导**

建议及时去医院肝胆外科就诊,通过进一步检查,查明原因后积极治疗。注意适当活动,均衡饮食,多食蔬菜水果,保持良好的睡眠及愉快的心情。

9. 肝内(胆管)积气

人体胆道与肠道在胆道下端有一个环形的括约肌,正常时可以收缩,以防止肠道内的肠液、气体反流进入胆道。肝内胆管感染时,繁殖的细菌产生的气体会沿着肝内管道向分支胆管积聚,进而形成肝内胆管积气。肝内胆管感染原因一般与胆管结石或狭窄有关,胆道蛔虫病也能引起乳头括约肌功能紊乱,引起肝内胆管积气。另外,乳头切开或胆肠吻合手术,改变正常的结构,胆道和肠道直接相通,肠道内的气体、肠液发生反流,也能引起肝内胆管积气。

📄 处理指导

如无不适症状，可先行观察，不作特殊处理。如有腹痛、发热、黄疸等症状，应及时去医院肝胆外科或普外科就诊。进一步检查，查明原因后积极处理。

10. 肝内胆管结石

肝内胆管结石是胆管结石的一种类型，是指左右肝管汇合部以上各分支胆管内的结石。它可以单独存在，也可以与肝外胆管结石并存。肝内胆管结石常合并肝外胆管结石，并发胆管梗阻，并可诱发局部感染，造成继发胆管狭窄，出现严重并发症。肝内胆管结石的主要成分是胆红素钙结石，发病原因与胆道的细菌感染、寄生虫感染及胆汁滞留有关。

肝内胆管结石早期可能无明显临床症状，随着病情的发展，可能出现上腹部疼痛（可能为典型胆绞痛或持续性胀痛）、寒战发热、黄疸（皮肤、巩膜黄染）等症状。患侧肝区及下胸部可能有经常性疼痛不适，常放射至背、肩部。此外，肝区压痛和叩击痛明显，肝脏可能呈不对称性肿大并有压痛。

📄 处理指导

应及时去医院肝胆外科或普外科就诊，通过进一步检查和观察，根据身体具体情况和结石性质、位置、大小等因素制订治疗方案（药物治疗主要包括利胆排石、抗感染等，手术治疗则包括胆道探查取石、肝切除术等）。

就医观察期间，戒酒戒烟，少食肥甘厚味及辛辣刺激之品，保持平稳心态，避免忧虑和紧张情绪。

11. 肝内低密度灶

肝脏低密度灶是肝脏 CT 的一种异常表现，说明肝脏存在异常病变。临床上引起肝脏低密度灶的原因有很多，有些是疾病经过治疗恢复后的肝脏影像学表现，比如不均匀性脂肪肝。有些疾病是良性病变，如肝囊肿。另外，原发性肝癌、转移性肝癌及肝脓肿等，也可表现为肝脏低密度灶。

📄 处理指导

肝脏低密度灶本身并不需要进行临床处理，但需进一步通过增强 CT，结合其他检查及临床表现等，综合分析、明确原因，对因治疗和处理。

12. 肝内高密度灶和肝内钙化灶

在超声显像检查发现肝局部出现类似结石一样的强回声，或 CT 检查时表现为肝内有高密度影像灶，称肝内钙化灶，原因有可能是炎症（如血吸虫性肝炎等）、局部小血管梗死后肝脏细胞局部坏死后形成的瘢痕。其他原因包括肝囊肿合并钙化，某些寄生虫类虫体坏死形成钙化，肝内良、恶性肿瘤的钙化。另外，恶性肿瘤患者行介入手术以后，碘油沉积也会呈现高密度影。

📄 **处理指导**

一般不会对机体的正常生命活动造成影响，不需要进行治疗，定期复查即可。但需进一步通过增强 CT，结合其他检查及临床表现等，明确原因，对因治疗和处理。

13. 肝内密度不均匀

肝实质密度不均匀可能与多种原因有关，如脂肪肝、肝淤血、肝纤维化或结节性肝硬化等。此外，原发性肝癌肝内播散、肝多发转移瘤等疾病，也可能出现肝内密度不均。

📄 **处理指导**

肝内密度不均通常是 CT 检查时得出的结果，为明确诊断，建议去医院消化科就诊，通过增强 CT，结合其他检查及临床表现等，综合分析，明确诊断后再作下一步处理建议。

14. 脂肪肝（肝脂肪浸润）

脂肪肝是一种以肝细胞脂肪过度贮积和脂肪变性为特征的疾病。超声显像显示肝脏实质回声减低，肝脏呈弥漫性的改变。

根据肝含脂肪比率或每单位面积内肝细胞脂变面积多少，将脂肪肝分为轻度、中度和重度。根据有无长期过量饮酒的病因，可分为酒精性脂肪肝和非酒精性脂肪肝两大类。脂肪肝好发于肥胖或超重、长期大量饮酒、高脂血症、糖尿病等人群。另外，营养不良、快速减肥、病毒感染等也可能导致脂肪肝。其他还可见由妊娠急性脂肪肝、HELLP综合征、Reye 综合征等引起的急性脂肪肝。

轻度脂肪肝可能无明显症状；中度或重度脂肪肝可能出现乏力、食欲缺乏、恶心、呕吐、肝区疼痛等症状；长期发展可能导致肝硬化、肝功能衰竭等严重后果。

📄 **处理指导**

（1）在均衡营养基础上，通过控制脂肪、碳水化合物过度摄入和增加运动，积极将体重、血糖、血脂控制在正常范围，并严格戒酒。

（2）已出现体重明显超标或肥胖、糖尿病、高脂血症等代谢紊乱（综合征）时，建议去医院接受规范治疗。

（3）定期进行超声显像复查和肝功能检查，动态观察变化，出现肝脏功能异常，可使用甘草酸二铵、水飞蓟宾、双环醇、熊去氧胆酸等针对肝脏损伤的药物治疗。

15. 不均匀脂肪肝（不均匀肝脂肪浸润）

超声显像检查显示不均匀脂肪肝是指肝脏局性脂肪堆积。发生原因和表现同脂肪肝。

📄 **处理指导**

如首次发现，建议行肝脏 CT 或磁共振检查，以进一步明确诊断。

16. 肝脏回声增强、增粗

肝脏回声增强、增粗是超声显像检查对肝脏密度较正常明显增高的一种描述。肝脏回声增强、增粗可能与多种疾病有关，如脂肪肝、肝硬化、病毒性肝炎、肝癌等。

📄 **处理指导**

如无不适，也无明确病因，可先行观察，近期内复查超声显像，动态观察变化。也可去医院就诊，通过包括肝功能检查、乙肝病毒 DNA 检测、丙肝病毒 RNA 检测、甲胎蛋白检查和影像学（如肝脏增强 CT 检查、磁共振检查等）检查，明确诊断，根据具体病因进行治疗。

17. 肝实质回声欠均匀

肝超声显像实质回声欠均匀是肝脏超声显像检查的一种描述，提示肝脏内部回声强度和分布不均匀，可能意味着肝脏存在某种病变，包括脂肪肝、肝炎、肝硬化、肝血管瘤、肝纤维化和肿瘤等。

📄 **处理指导**

参考"肝脏回声增强、增粗"。

18. 肝脏结节

肝结节是由于多种因素导致的肝脏纤维组织增生并引起肝小梁排列紊乱所形成的。病因包括病毒性肝炎、酒精、药物刺激、肿瘤，以及囊肿感染机化或血管瘤血栓形成等。

肝结节可能会出现腹部肿块、肝内门静脉高压等症状。临床表现因病因不同而有所差异。如果是由病毒性肝炎引起的，可能出现肝功能异常、黄疸、腹水、低蛋白血症、凝血酶原时间延长等表现。如果是由肿瘤因素引起的，可能会出现甲胎蛋白升高等表现。

📄 **处理指导**

　　体检影像学检查显示肝脏结节,建议去医院普外科或肝胆外科就诊,进一步行肝功能检查、乙肝病毒 DNA 检测、丙肝病毒 RNA 检测、甲胎蛋白检查和影像学检查(如肝脏增强 CT 检查、磁共振检查等),明确诊断,根据具体病因进行治疗。

19. 肝囊肿

　　肝囊肿为肝部囊泡样良性病变。绝大多数肝囊肿是先天性的,往往由于肝内小胆管发育障碍所致(肝内小胆管封闭性囊性水泡的囊壁不断地分泌液体,不断将囊肿撑大,最后形成检查中可以看到的肝囊肿),即因先天发育的某些异常导致了肝囊肿形成。后天性因素少见,在牧区,如染上了包囊虫病,可产生寄生虫性囊肿,外伤、炎症甚至肿瘤也可以引起肝囊肿。

　　小的囊肿可没有任何不适和症状,随着囊肿增大,可能出现腹胀、疼痛、感染和囊内出血等。

📄 **处理指导**

　　囊肿较小且无症状时,可定期检查肝功能及肝脏彩超即可;囊肿较大或有症状时,应去医院普外科或介入科就诊,经专业评估后决定是否需要手术处理,或采用在超声显像引导下,将囊肿内的液体抽出来,然后通过注入纯酒精方法处理。

20. 多囊肝

　　多囊肝又称多发性肝囊肿,为肝脏的多发性弥漫损害,囊肿间的肝细胞正常。多合并多囊肾,同时在胰腺、脾脏、双肺及女性卵巢可发现囊性病变。多囊肝的发生与遗传因素有关,可能是常染色体基因突变导致肝内胆小管发育障碍导致。

　　早期无明显症状,或仅表现出肝脏增大。当囊肿增大到一定程度时,可以出现腹胀、右上腹不适、隐痛、呼吸困难、肠胃道压迫症状等。囊肿占据整个肝脏时,可以导致肝功能不全、肝衰竭,甚至死亡。

📄 **处理指导**

　　(1)无症状或症状轻微者,通常不需要特殊治疗,但需定期观察和监测囊肿的变化。

　　(2)在观察和监测期间,一旦出现症状或症状加重,应该及时就医,进一步检查评估后选择处理方案。

　　(3)日常生活中保持健康的生活方式,如均衡饮食、适量运动、避免过度饮酒等。

21. 肝血管瘤

　　肝血管瘤是肝内最常见的良性肿瘤,大多数为海绵状血管瘤,极少为毛细血管瘤及血管内皮瘤。病因可能是先天性肝血管发育异常,引起血管内皮细胞的异常增生形成肝血管瘤。雌激素刺激(女性青春期、怀孕、口服避孕药等)可使血管瘤的生长速度加快。另外,毛细血管组织感染后变性也被认为是本病的可能因素。

肝血管瘤瘤体较小时无任何临床症状。肝血管瘤体积逐渐增大,压迫周围器官,比如胃十二指肠,引起相应的临床症状,可有上腹部不适、腹胀、嗳气、腹痛等。巨大肝海绵状血管瘤可伴发无纤维蛋白原血症和血小板减少性紫癜,出现凝血功能障碍。

📄 **处理指导**

(1) 如超声显像检查首次显示肝血管瘤,建议进行 CT 检查或增强扫描 CT 检查,进一步明确肝血管瘤诊断。

(2) 瘤体比较小,可每年复查,动态观察变化,瘤体较大(≥4 cm),或出现腹部不适、腹胀、嗳气、腹痛等,建议去医院就诊,综合评估后决定是继续观察,还是采用微创消融术、动脉栓塞疗法或外科手术治疗。

(3) 避免精神紧张情绪激动、失眠、过度劳累,避免摄入酒精等刺激性饮品。可根据中医辨证后使用行气疏肝或活血化瘀或软坚散结为主的中成药物治疗。

(4) 随访观察期间,根据瘤体大小,每年或每半年复查超声,一旦出现腹部不适、腹痛、食欲缺乏、消化不良等,及时就医。

22. 肝脓肿

肝脓肿通常由肠道细菌通过血液或胆道系统进入肝脏引起,特别是阿米巴原虫感染后,会随着血液流入肝脏,导致肝脏组织受损,从而形成肝脓肿。

症状表现为发热(通常为高热),伴有寒战。右上腹疼痛,可能会恶心、呕吐,食欲不振,导致体重下降,也可出现黄疸、乏力、夜间盗汗等。

📄 **处理指导**

(1) 体检超声显像或 CT 检查发现有肝脏脓肿征象,应及时去医院外科就诊,进一步明确诊断和原因,并积极配合医生治疗。

(2) 康复期间,应注意休息,避免过度劳累,建议低脂、高蛋白、高热量、易消化的饮食,以提供足够的营养支持身体康复。

(3) 定期去医院进行复查,以确保脓肿完全治愈并监测任何潜在的并发症。

23. 肝脏占位性病变

体检超声显像或 CT 检查发现肝脏有肿块、结节占位性病变,应及时去医院就诊,配合医生行 CT 增强或磁共振等检查,明确诊断,及时治疗。

24. 肝外胆管扩张

导致肝外胆管扩张的原因包括先天性因素、胆管炎、胆管狭窄、胆道结石和胆管囊肿等。临床表现与病因有关,如果是胆道梗阻引起的,可能会出现发热、腹痛、黄疸等症状;如果是恶性肿瘤引起的胆管扩张,患者可能会出现明显的发热、消瘦、腹痛、黄疸、陶土色大便等症状。

📄 **处理指导**

体检超声显像检查或 CT 扫描显示有肝外胆管扩张,建议及时去医院肝胆外科就诊,进一步行磁共振胰胆管成像(MRCP)、经内镜胰胆管造影(ERCP)和其他相关检查,明确诊断,及时治疗。

25. 肝外胆管结石

肝外胆管结石是指发生在肝外胆管内的结石。发生原因与细菌感染(肠道细菌感染)、胆汁淤积、寄生虫感染,以及暴饮暴食和过度摄入高热量、高脂肪、高胆固醇食物等有关。

肝外胆管结石在发作时可出现中上腹或右上腹疼痛(可能放射至背部和肩部)、寒战和高热、黄疸等,合并重症胆管炎时可能出现低蛋白血症、贫血、肝功能异常,甚至神志改变或休克。

📄 **处理指导**

(1)体检超声显像检查或 CT 扫描显示肝外胆管结石,即使无发作症状,也建议去医院肝胆外科就诊,进一步行 MRI 以及血液检查来评估患者的整体状况,选择包括药物治疗、内镜取石、手术取石等处理方法。

(2)如有上述临床症状,应及时就医,避免耽误处理和治疗时机。

(3)日常生活中,应避免暴饮暴食,减少高热量、高脂肪、高胆固醇食物的摄入,增加膳食纤维的摄入,注意个人卫生,避免肠道感染。

26. 肝硬化肝声像

超声显像检查显示肝硬化肝声像,主要表现为肝脏体积缩小、肝被膜凹凸不平或呈锯齿状、肝内管状结构走行紊乱、肝实质回声不均匀,明显增粗增强,可呈结节状,门静脉内径增宽,脾肿大,肝周、脾周及腹腔有液性暗区。导致肝硬化的疾病包括病毒性肝炎、脂肪肝、酒精肝、药物性肝炎等。肝功能损害和门静脉高压为主要的临床表现,并且有多器官受累的情况,晚期会出现上消化道出血、肝性脑病、肝肾综合征、继发性感染、肝癌等并发症。

📄 **处理指导**

（1）建议去医院消化科就诊，进一步行其他检查，如肝功能检查、CT 或 MRI 等，对病情进行综合评估后进行积极规范治疗。

（2）在医生指导下进行营养支持和对症治疗，如补充白蛋白、利尿、抗感染等。避免使用对肝脏有损害的药物。注意适当休息，避免熬夜、饮酒等不良生活习惯。

（3）可以通过口服中药汤剂或中成药，以调理气血、养肝明目、改善肝功能等为主要目的。常用的中药有大腹皮、香橼、莱菔子、神曲、厚朴、鸡内金、砂仁、干蟾蜍、益母草、鳖甲等。具体的配方和剂量由中医师根据具体病情和体质情况进行个性化调整。也可在医生指导下，进行中医穴位贴敷，通过刺激穴位，达到调理气血、疏通经络、扶正祛邪的作用。

27. 血吸虫肝声像

血吸虫肝病超声显像通常会发现肝脏出现相应改变，如内部回声增粗，呈不均匀改变，肝表面不规则，肝脏边缘可以出现粗细不等的粟粒样结节，门静脉管壁增厚增强，管腔出现不均匀型狭窄等。

📄 **处理指导**

（1）超声显像检查显示血吸虫肝声像，建议去医院就诊，进行血常规、肝功能、CT 或 MRI 等检查，对病情程度进行综合评估后采取相应的治疗方法。

（2）可能需要在医生指导下，使用吡喹酮片、呋喃丙胺片等药物进行抗感染治疗。肝硬化时，使用多烯磷脂酰胆碱胶囊、螺内酯片等药物，缓解肝组织纤维化。

（3）避免吃高脂肪、油炸等食物，多吃新鲜蔬菜、水果。不能食用粗糙、过硬的食物，以避免导致消化道出血。同时要注意休息，避免过度劳累和剧烈运动。

二、胆囊

1. 胆囊炎性改变

胆囊炎性改变一般指的是胆囊在影像学检查（如超声显像、CT、磁共振）上有炎性特征的表现。临床可能无症状，或有右上腹疼痛，多为持续性胀痛，随着胆囊炎症的进展，疼痛亦可加重，疼痛呈现放射性，最常见的放射部位是右肩部和右肩胛骨下角等处。

急性胆囊炎超声表现为胆囊肿大，囊壁增厚，囊内胆汁透声度变差，在超声指引下经腹壁按压胆囊如出现明显触疼，即为超声墨菲征阳性，这一征象不但有助于急性胆囊炎的确诊，而且还可以与十二指肠球部压痛鉴别。典型慢性胆囊炎超声表现为胆囊体积缩小，囊壁增厚，大多同时合并胆囊结石。不典型的慢性胆囊炎往往需经胆囊收缩功能试验确认。

📄 **处理指导**

（1）如无症状，可先行观察，并定期复查，动态观察变化，一旦有上述症状，建议去医院消化内科或肝胆外科接受治疗。

（2）日常生活中忌过饱饮食或者吃太油腻食物。另外，可以多食膳食纤维、维生素丰富的蔬菜、水果等食物。同时规律生活，并进行适当运动，以增加胆囊的收缩功能，减少胆汁的淤积。

（3）可在医生指导下，服用利胆药，如消炎利胆片、胆舒胶囊等稀释胆汁，舒张胆囊的平滑肌，使胆囊排泄更加通畅。

2. 胆囊壁增厚（毛糙、欠光滑）

胆囊壁增厚、毛糙和欠光滑是超声显像检查对胆囊炎性改变的一种描述。

📄 **处理指导**

参考"胆囊炎性改变"。

3. 胆囊体积增大

胆囊体积增大通常由胆囊细菌感染和胆汁滞留所致。原因可能包括急性胆囊炎、胆石症和胆囊癌等。另外，还可能由创伤（如外科手术、灼伤等）引起。胆囊增大时，胆囊触诊时可触及肿大的胆囊，明显压痛，并有囊性感或实体感。

📄 **处理指导**

（1）超声显像检查显示胆囊增大，如不明显，且无明确原因和症状，可先行观察，短期内复查，动态观察变化。

（2）如有症状，或有可疑原因，或胆囊增大比较明显，建议去医院消化内科或肝胆外科就诊，进一步行实验室检查（如血常规、尿常规等）和超声显像检查、CT扫描或MRI等影像学检查，明确增大原因，对因对症治疗和处理。

（3）观察和就医期间，忌过饱饮食或者吃太油腻食物，避免摄入酒精等刺激性饮品，避免劳累。

4. 胆囊息肉（胆囊息肉样病变）

胆囊息肉是指胆囊黏膜壁上长出的赘生物，由于胆囊息肉术前难以确定性质，一般称为胆囊息肉样病变。在病理上有良性息肉和恶性息肉之分，以良性息肉更为多见。根据原因和息肉特征，良性胆囊息肉包括胆固醇性息肉、炎症性息肉、腺瘤性息肉、腺肌增生和组织异位性息肉等。其中胆囊腺瘤性息肉是潜在的癌前病变，与胆囊癌的发生有关。与此相比,胆固醇性息肉、炎性息肉及胆囊腺肌瘤等非肿瘤息肉则不会发生癌变。大部分胆囊息肉无明显症状,通常是在常规体检行超声显像检查时发现。少数患者可表现出非特异性的临床症状,如右上腹疼痛、恶心、呕吐、食欲减退等。

现有的超声显像分别率,可以检测到直径小于 3 mm 的胆囊息肉,对于此类息肉还可能出现不同描述,如胆囊壁胆固醇沉积、胆囊壁胆固醇结晶等,其本质就是胆囊壁出现胆固醇沉积,与肿瘤、炎症无关。

📄 处理指导

(1)体检超声显像检查发现胆囊息肉,如无症状,可先行观察,定期复查,动态观察变化。原则上小的息肉,每年复查即可;大于 5 mm 息肉,每半年复查一次;大于 8 mm 息肉,或有上述症状,建议去医院肝胆外科进一步检查评估后选择治疗和处理方案。

(2)忌过饱饮食,避免高脂肪、高胆固醇、辛辣刺激性食物,多食膳食纤维、维生素丰富的蔬菜、水果等食物。避免过度劳累,进行适当运动,以增加胆囊的收缩功能,减少胆汁的淤积。

(3)可在医生指导下,使用黄连、苦参、丹参等清热解毒、活血化瘀的中药进行调理。也可通过针灸疗法刺激穴位(常用穴位包括足阳明胃经和足少阳胆经的足三里、阳陵泉等),调理经络,促进气血运行,有助于舒缓胆囊息肉的症状。

5. 胆囊结石

胆囊结石又称胆石症,多因胆汁滞留或胆固醇、胆色素代谢障碍及胆壁感染所致。脂肪摄入过量、血胆固醇增高、雌激素和孕激素影响、胃切除或胃肠吻合手术后、回肠末段疾病和回肠切除术后、肝硬化、溶血性贫血等因素都可引起胆囊结石。结石在胆囊内形成以后可以刺激胆囊黏膜,引起胆囊的慢性炎症,当结石卡顿在胆囊颈部或者胆囊管后,可以引起继发感染,导致胆囊的急性炎症。由于结石对胆囊黏膜的慢性刺激,还有可能导致胆囊癌。根据结石成分,胆囊结石可分为胆固醇结石、胆色素结石和混合性结石。

胆囊结石大多数无症状,仅在体检时发现,称为静止性胆囊结石。部分胆囊结石可能会出现胆绞痛的症状,表现为右上腹或上腹部疼痛,可伴有恶心和呕吐。疼痛通常在饱餐或进食油腻食物后加重。

胆囊结石的超声图像具有特异性,表现为胆囊腔内稳定的强回声团,其后出现声影,改变体位时可以滚动。有些胆囊结石可因缺少以上 1～2 项特征而漏诊或误诊,如胆囊颈部嵌顿结石因改变体位时不滚动而遗漏;细小结节后方声影不明显而误认为息肉样病变。

📄 处理指导

(1)无症状的胆囊结石一般不需积极手术治疗,可观察和随诊。在观察和随诊期间,一旦出现胆绞痛表现,应立即就医,及时治疗。如结石直径≥3 cm,或伴有胆囊息肉、胆囊壁增厚、胆囊壁钙化或瓷性胆囊或合并糖尿病和有心肺功能障碍等,建议去医院肝胆外科进一步行 CT 扫描和 MRI 等检查,评估决定是否进行手术切除。

(2)忌过饱饮食,避免高脂肪、高胆固醇、辛辣刺激性食物,多食膳食纤维、维生素丰富的蔬菜、水果等食物。避免过度劳累,进行适当运动,以增加胆囊的收缩功能,减少胆汁的淤积。

(3)可在医师指导下服用中药排石汤、消炎利胆片、熊去氧胆酸等。小的结石,由中医专业医生试行耳压或耳针(可取神门、胆囊、交感、胰、十二指肠等穴位)排石。

6. 胆囊壁结晶和胆囊壁胆固醇沉积

胆囊壁结晶和胆囊壁胆固醇沉积是超声显像检查对胆囊壁状态的一种描述,是指胆囊壁有许多胆固醇结晶沉积,主要由胆汁淤滞所致。症状包括腹痛、消化不良、恶心、呕吐和发热等。当胆固醇结晶移动并引起胆总管堵塞时,可能出现黄疸。

📄 **处理指导**

(1)如无症状,可先行观察,并定期复查,动态观察变化,一旦出现上述症状,建议去医院消化内科或肝胆外科接受治疗。

(2)应控制高胆固醇食物的摄入量,多吃富含膳食纤维的食物,加速人体新陈代谢,帮助体内胆固醇排泄。积极参加有氧运动,加速身体的新陈代谢,促进体内脂肪的燃烧,减少胆固醇的形成。

(3)在医生指导下,可以口服他汀类药物,如辛伐他汀或洛伐他汀等,抑制胆固醇的吸收,从而改善胆囊壁上的胆固醇沉积。也可使用熊去氧胆酸类药物,有一定溶解胆固醇性结石的作用。

7. 胆囊缩小/胆囊萎缩

胆囊缩小或胆囊萎缩,主要由于胆囊慢性炎症反复发作,胆囊壁纤维组织增生,导致胆囊腔变小或者是完全消失。另外,肝门部胆管阻塞也可导致胆囊缩小和胆囊萎缩。临床可表现腹胀、右上腹疼痛、进食后不适、恶心、呕吐、消化不良、腹泻和黄疸等。胆囊缩小也有可能是生理性缩小,与超声检查前进食,胆囊排空后尚未生理性充盈有关。

📄 **处理指导**

(1)超声显像检查显示胆囊缩小或胆囊萎缩,如无明确原因和症状,可先行观察,短期内复查,动态观察变化。如有症状,或有可疑原因,建议去医院消化内科或肝胆外科就诊,进一步行实验室检查(如血常规、尿常规等)、CT 扫描或 MRI 等影像学检查,明确缩小原因,对因对症治疗和处理。

(2)避免油腻、油炸和高脂肪食物,如肥猪肉、羊肉、烤鸭、肥鹅、黄油、糕点、奶油蛋糕等。

(3)可通过中医辨证,采用疏肝解郁、清肝利胆、活血化瘀等中药方剂进行调理。也可在医生指导下,使用胆康胶囊、龙胆泻肝丸等中成药;或通过针灸穴位(常用穴位包括胆俞、日月、期门、阳陵泉等)促进局部的血液循环,改善胆囊萎缩情况。

8. 胆囊缺如

胆囊缺如是指在彩超或者 CT 的检查下没有发现胆囊。原因可能是已行胆囊切除术,也可能是胆囊反复的慢性炎症导致胆囊萎缩与正常的组织融合在一起(所以不易鉴别)。先天性胆囊缺如比较少见。

胆囊缺如可出现恶心、呕吐、容易腹泻等消化道症状,尤其在进食油腻食物后更为明显。

处理指导

(1) 已行胆囊摘除,或为先天性胆囊缺如,如无明显症状,建议随访观察即可。如由于胆囊反复慢性炎症导致的胆囊萎缩,建议去医院肝胆外科,通过进一步检查评估后确定是否需要将萎缩的胆囊切除。

(2) 避免油腻、油炸和高脂肪食物,如肥猪肉、羊肉、烤鸭、肥鹅、黄油、糕点、奶油蛋糕等。

(3) 通过中医辨证,采用疏肝解郁、清肝利胆、活血化瘀等中药方剂进行调理;也可在医生指导下,使用胆康胶囊、龙胆泻肝丸等中成药;或通过针灸穴位(常用穴位包括胆俞、日月、期门、阳陵泉等)促进局部的血液循环,改善胆囊萎缩情况。

9. 胆囊内异常回声团块

胆囊内异常回声团块(如强回声、中等回声或低回声)是超声显像检查中一种提示性描述,可能原因包括胆汁浓缩、胆囊结石、胆囊息肉、胆囊炎、胆囊腺肌症以及胆囊癌等。临床表现根据原因而不同。

处理指导

体检超声显像检查发现胆囊内异常回声团块,如无症状,也无明确原因,暂可先行观察,定期进行超声显像复查,动态观察变化。或去医院就诊,进一步行 CT、磁共振等检查,明确病因和对因处理。

10. 胆囊腺肌症

胆囊腺肌症,也称胆囊腺肌瘤病或胆囊腺肌增生病,是一种以腺体和肌层增生为主的良性胆囊疾病,以慢性增生为主,兼有退行性改变。发病原因尚不明确,一般认为与患胆囊结石时胆囊内部长期高压刺激有关。超声显像影像学检查可表现为弥漫型、节段型和局限型三类。胆囊腺肌症本身无特异的临床表现,其症状与胆囊炎相似。

📄 **处理指导**

　　超声显像等影像学检查显示胆囊腺肌症，是重要术前评估手段，但明确诊断需要依靠组织病理学活检。由于胆囊腺肌症具有一定的恶变概率，应去医院肝胆外科就诊，根据超声显像等影像学检查结果和有无临床表现等具体情况，进行综合评估后，决定是否行胆囊切除手术治疗。

11. 胆总管结石

　　胆总管结石是指位于胆总管内的结石。根据其来源可分为原发性胆总管结石和继发性胆总管结石。在胆管内形成的结石称为原发性胆总管结石，其形成与胆道感染、胆汁淤积、胆道蛔虫密切有关。来自胆囊的胆管内结石，称继发性胆管结石。

　　胆总管结石临床表现复杂多样，主要决定于胆总管梗阻和相伴发生的胆管感染程度。典型临床表现是上腹绞痛和对穿性背痛，寒战、高热和随后发生的黄疸三组症状。

📄 **处理指导**

　　体检超声显像和CT检查发现胆总管结石，应去医院肝胆外科就诊，及时采用药物治疗（如利胆剂以促进胆汁排泄）和手术治疗（如取石手术或胆囊切除术）处理。

12. 胆总管扩张

　　胆囊管与肝总管汇接部至十二指肠乳头称胆总管。胆总管扩张常见原因包括胆总管结石、胆总管下端狭窄、胰腺炎、胆总管壶腹部肿瘤、胰头恶性肿瘤等。另外，胆囊切除术后，胆总管也会代偿性轻度扩张。

　　超声显像和CT检查可表现为胆总管囊状扩张（Ⅰ型）、胆总管憩室型（Ⅱ型）、胆总管末端膨出（Ⅲ型）、肝内外胆管囊状扩张（Ⅳ-A型）、肝外胆管多发囊肿（Ⅳ-B型）和肝内胆管多发囊状扩张（先天性肝内胆管扩张症，Ⅴ型）。

　　胆总管扩张临床表现根据原因、扩张类型和扩张程度的不同而异。① 腹痛，多局限于上腹部、右上腹部和肚脐周围，多为绞痛，可表现为持续性、间歇性胀痛和钝痛。腹痛反复发作，发作时伴有恶心、呕吐、厌食等症状。② 上腹部或右腹部肿块。③ 间歇性黄疸。④ 复发性胰腺炎。

📄 **处理指导**

　　建议及时去医院肝胆外科就诊，通过进一步行经皮肝穿刺胆道造影（PTC）、经内窥镜逆行胰胆管造影（ERCP）和实验室检查，明确病因诊断，综合评估对因对症处理。

13. 胆囊切除术后胆总管扩张

胆囊切除术后胆总管扩张原因包括生理性代偿性扩张和病理性扩张。生理性代偿性扩张是由于胆囊切除后,失去了胆囊对胆管内流体压力的缓冲作用,导致胆总管内压力升高,从而引起胆总管代偿性扩张。同时,胆道系统失去原有的胆汁储存功能,胆总管下端开口出现相对狭窄,胆汁潴留而形成。病理性扩张则可能是由于胆管结石残留或复发、胆道感染、胆管损伤,以及胆囊切除术后综合征等疾病造成。

📄 处理指导

建议去医院胆囊切除手术科室就诊,通过进一步检查,明确是生理性代偿性扩张还是病理性扩张。前者一般无临床症状,无需特殊治疗;后者可能出现明显的发热、腹痛或黄疸等症状,需要进一步进行治疗,甚至可能需要再次手术。

14. 胆总管狭窄/梗阻

胆总管狭窄/梗阻原因包括胆道感染、胆管结石、胆道肿瘤(如胆管癌)、癌症转移、胆道蛔虫以及不良生活习惯等。这些原因可能导致胆管壁出现炎症、增生、增厚,从而使管腔狭窄,胆汁无法排出,形成胆管狭窄和梗阻。

临床表现可能包括黄疸、腹痛、发热等,还可能会出现恶心、呕吐、食欲缺乏等症状。

📄 处理指导

体检超声显像和/或CT检查发现胆总管狭窄/梗阻,建议及时去医院肝胆外科就诊,进一步行磁共振(MRI)和内镜逆行胰胆管造影(ERCP)等检查,明确狭窄/梗阻程度,综合评估后选择药物治疗、内镜治疗或手术治疗等处理方法。

15. 胆管占位性病变

胆管占位性病变是体检超声显像、CT检查时,发现胆总管出现异常可疑病变(可能包括胆管癌、胆管囊腺瘤、胆管错构瘤,以及胆总管囊肿、先天性胆管扩张和胆管结石)的一种影像学描述。

📄 处理指导

建议及时去医院肝胆外科就诊,通过进一步行磁共振(MRI)和内镜逆行胰胆管造影(ERCP)等检查,明确占位性质后治疗和处理。

16. 餐后胆囊

餐后胆囊是超声显像检查对进食后胆囊形态的描述。由于进食后胆囊收缩会将胆汁排入肠道,从而造成胆囊容积缩小、壁增厚,是胆囊的一种正常形态。

📄 **处理指导**

建议下次体检应在空腹状态下进行。

17. 胆囊积液（水）

胆囊积液（水）又称胆囊黏液囊肿,通常是由于胆囊内积聚了一定的液体而非正常的胆汁所引起的。发生原因与胆囊结石、胆囊炎、胆囊颈部恶性肿瘤有关。

临床症状与慢性胆囊炎相似,可能包括腹胀、右上腹不适、钝痛、食欲缺乏、厌油腻食物等。有些患者可能症状较轻或无症状。体检时,医生可能会触及肿大的胆囊,肿块活动度大,压痛轻。

📄 **处理指导**

体检超声显像检查显示胆囊积液（水）,建议去医院消化科或肝胆外科就诊,通过进一步检查,明确病因和对因处理。如积液较多,感染较严重,或发生胆道梗阻,可能需要进行穿刺引流以抽出积液;对于由严重的胆囊结石、胆囊癌等因素引起的积液,可能需要进行手术。

18. 胆囊切除术后

📄 **处理指导**

由于胆囊参与人体的消化吸收的过程,胆囊切除后应遵循低盐低脂饮食的原则,避免进食高胆固醇、高油脂的食物,多摄入富含维生素和微量元素的瓜果蔬菜。不可暴饮暴食,避免刺激性食物。可提高优质蛋白食物摄入比例,降低胆汁淤积和继发胆道结石的形成,有利于胆囊手术以后患者的恢复。

三、胰腺

1. 胰腺肿大

胰腺肿大可能由胰腺炎、胰管结石、胰腺囊肿和胰腺癌等多种原因导致。超声显像和 CT 检查可表现为胰腺肿胀、密度降低、周围结构紊乱等。临床表现根据原发病不同而不同,可能出现腹痛、腹泻、腹胀、发热、食欲减退、厌油腻、恶心、想吐、黄疸等症状。

📄 **处理指导**

体检超声显像、CT 检查发现胰腺肿大,应及时去医院普外科就诊,通过血液检查、尿液检查、内镜逆行胰胆管造影（ERCP）等检查,确定肿大的原因和程度。根据病因的不同,治疗方法也有所不同。例如,对于胰腺炎,可能需要在医生的指导下使用药物治疗,如泮托拉唑钠肠溶胶囊、注射用抑肽酶等。对于胰管结石、胰腺囊肿,可能需要在医生的指导下进行手术治疗。对于胰腺癌,可能及早行手术、放疗或化疗等治疗。

2. 胰腺萎缩

胰腺萎缩与不良生活习惯、饮食、年龄因素有关,也可由胰腺感染后炎症反应而引起胰腺坏死、胰腺纤维化导致。心血管疾病会导致胰腺末梢血管出现不同程度的障碍,影响胰腺血液供给而引起胰腺萎缩。可能出现的症状包括消化不良、腹痛、腹泻和腹胀等。

处理指导

（1）如无症状,可定期复查,动态观察变化。出现消化不良、腹痛、腹泻、腹胀等症状,建议去医院消化内科或普外科就诊治疗。

（2）如有过胰腺炎病史,建议去医院进一步检查后评估萎缩程度和对身体的影响,决定下一步治疗方案。

（3）低脂低糖及清淡饮食,应避免暴饮暴食、饮酒。适量活动,避免过度劳累,保持良好的心态和充足的睡眠。积极治疗心血管疾病,控制血糖、血压达理想状态。

3. 胰腺密度异常（减低、增强）

胰腺密度异常（减低、增强）,可能与胰腺炎症、渗出、钙化、脂肪组织浸润、占位性病变等有关。原因包括生理性因素和病理性因素。生理性因素如长期饮酒、过度肥胖、高脂饮食、高龄等,可能导致胰腺内部的脂肪沉积。病理性因素包括胰腺炎、胰腺囊肿、胰腺癌等。

处理指导

彩超检查显示胰腺密度异常,建议去医院就诊,通过上腹部的核磁共振、磁共振胰胆管造影等,以及肿瘤标志物 CA 199 等检查,如排除了胰腺炎、胰腺囊肿、胰腺癌等病理性原因,一般不需要特殊治疗,定期复查,动态观察变化。但应注意调整生活方式,如避免过度饮酒、高脂饮食,多食膳食纤维、维生素丰富的蔬菜、水果等食物,避免熬夜和过度劳累,戒烟戒酒等。

动态观察期间,一旦出现上腹部疼痛、腹胀、厌食等症状,及时去医院就诊。

4. 胰腺囊肿

胰腺囊肿包括单纯性胰腺真性囊肿、胰腺假性囊肿（往往是胰腺炎引起）和肿瘤性囊腺瘤。先天性真性囊肿多见于儿童,常伴有肝、肾囊肿等,后天性真性囊肿多由于胰腺感染、寄生虫病、胰腺肿瘤等引起；假性囊肿通常是胰腺炎并发症，也可由胰腺外伤引起；肿瘤性囊腺瘤，可能与遗传、基因突变等多种因素有关，可发展为囊腺癌。

胰腺囊肿症状包括腹痛等消化系统症状、腹部包块等。由于囊肿压迫，可能出现幽门梗阻、十二指肠淤积、高位肠梗阻、阻塞性黄疸、下腔静脉梗阻症状及下肢水肿、肾盂积水等。纵隔内胰腺假性囊肿可能有心、肺和食管压迫症状，如胸痛、背痛、吞咽困难、颈静脉怒张等。

📄 **处理指导**

（1）体检超声显像、CT检查发现胰腺囊肿，建议去医院胆胰外科或普外科就诊，医生根据病史及病情可能进行包括MRI等影像学检查，以及血液检查等，以明确囊肿性质。

（2）非肿瘤性的较小囊肿，或囊肿形成早期，可先行观察，定期复查。若已伴发感染，应积极控制，加用抗生素治疗并超声显像扫描追踪观察。一旦出现囊肿增大迅速、腹部疼痛、发热、肿块压迫致呼吸困难或进食呕吐者，以早期手术为佳。

（3）避免暴饮暴食、饮酒，低脂低糖清淡饮食；避免过度劳累，适量活动，保持良好的心态和充足的睡眠。

5. 胰管扩张

超声显像检查显示胰管的直径大于3 mm时，可视为胰管扩张。胰管扩张的原因包括炎症（如急性胰腺炎和慢性胰腺炎）、胆结石、肝胆系统以及胰腺的肿瘤、寄生虫，以及胰管内梗阻等。有些可能是先天因素导致的胰管扩张。

胰管扩张症状主要包括腹痛、腹胀、恶心、呕吐、食欲减退、消化不良和黄疸等。

📄 **处理指导**

（1）如无发生胰管扩张明确病史，也无任何症状，考虑先天因素导致，不需要特殊治疗，定期复查，动态观察变化即可。

（2）如有症状，或有可疑病史，建议去医院胆胰外科或普外科就诊，可能需进行胰腺CT增强、胰腺磁共振增强和经内镜逆行胰胆管造影术等检查，以明确病因对因治疗。如炎症引起的胰管扩张，可能需要使用抗生素控制感染，抑制胰腺分泌等药物治疗；由胆结石或肿瘤引起的可能需要进行手术治疗，如ERCP经内镜逆行胰胆管造影术，或在胰管里放置支架等。

（3）忌过饱饮食或者吃太油腻食物，不饮酒，以减少胰腺的负担。注意休息，不要过度劳累，不熬夜，保证睡眠充足，提高自身抵抗力。

6. 胰腺结石（胰管内结石和胰腺实质内钙化）

胰腺结石包括主胰管内结石和胰管小分支结石，超声显像显示在胰腺实质内形成钙化状斑点,发生原因包括酗酒、胆道疾病、慢性胰腺炎以及遗传性因素、甲状旁腺功能亢进、蛋白质缺乏等。

临床可出现上腹疼痛、腹胀、厌食、消瘦等症状。胰管内外分泌功能减低会导致高血糖和脂肪泻,胰管结石继发慢性胰腺炎后形成胰源性门静脉高压症。另外,胰管结石与胰腺癌的发生也有一定关系。

📄 **处理指导**

(1) 体检超声显像、CT 检查发现胰管内结石和胰腺实质内钙化,建议去医院胆胰外科或普外科就诊,可能需再进行 MRI、ERCP(内镜逆行胰胆管造影)等检查,医生结合病史及病情进行综合评估后选择处理方法。

(2) 胰腺实质内钙化,或胰管内很小结石,且无症状,可先行观察,短期内复查;症状较轻者,可尝试使用药物治疗,如解痉止痛药、抗生素等。对于胰管内结石较大、数量较多或症状严重的患者,可能需要手术治疗(如胰管切开取石术、胰腺切除术等)和内镜治疗(如 ERCP 联合取石网篮、气囊等器械进行取石)。

(3) 低脂低糖及清淡饮食,避免暴饮暴食、饮酒;适量活动,避免过度劳累,保持良好的心态和充足的睡眠。

7. 胰腺占位性病变

胰腺占位性病变是影像学检查(超声显像或 CT 扫描)发现胰腺组织肿块的一种提示描述。肿块可能是良性病变(如肿瘤、囊肿),也有可能是恶性病变。

📄 **处理指导**

体检发现胰腺占位,需结合其他检查综合分析。建议及时去胆胰外科或普外科就诊,完善相关检查明确病因,及早进行相关治疗。

四、脾脏

1. 脾门淋巴结增大

超声显像或 CT、MRI 检查发现脾门淋巴结增大(肿大),可能是由局部炎症引起的,也可能是由于呼吸道感染等引起的,还可能是肿瘤转移(如胃癌、结肠癌、胰腺癌等)所致。另外,肝硬化门静脉高压症者也可出现脾门淋巴结增大(肿大)等。

📄 **处理指导**

体检提示脾门淋巴结增大(肿大),建议去胆胰外科或普外科就诊。

2. 脾肿大

脾肿大是指脾体积增大,原因包括感染性脾大和非感染性脾大。非感染性脾大可由淤血(如肝硬化、右心衰竭)、血液病(如白血病、恶性淋巴瘤)、结缔组织病(播散性红斑狼疮、结节性多动脉炎、类风湿关节炎)、网状内皮组织增生症(嗜酸性肉芽肿、高雪氏病)和脾肿瘤等疾病导致。

轻度脾肿大通常没有明显的症状,可能通过体检发现。中度或重度脾肿大,可能出现左上腹不适、腹胀、腹痛等症状。当肿大的脾脏压迫周围组织时,可能出现咳嗽、呼吸困难、吞咽困难等症状。此外,可能伴有发热、贫血、黄疸、出血倾向等症状。

📄 处理指导

体检超声显像和CT检查发现脾肿大,建议去医院普外科就诊,根据病史和临床表现,选择进行实验室检查(血常规、血小板计数、网织红细胞计数、嗜酸性粒细胞计数、肝功能、骨髓检查或骨髓活检检查等)、超声显像心动图、磁共振、内镜、下腔静脉造影等检查,明确原因,对因处理。如感染导致的脾肿大,需要使用抗生素等抗感染药物;血液病导致的脾肿大,需要进行化疗或骨髓移植等。如脾大严重影响生活质量,或者脾脏破裂出血危及生命时,可能需要进行脾切除术。

3. 脾萎缩

脾萎缩原因包括慢性心力衰竭、心脏瓣膜病、脾脏感染、脾脏结石、脾脏囊肿、脾脏肿瘤等。脾萎缩可能导致乏力、气短、无力等症状。如果是心脏瓣膜病所致,可能导致患者出现心慌、气短、呼吸困难以及下肢水肿等现象。

📄 处理指导

体检超声显像和CT检查发现脾萎缩,建议去医院就诊,进一步行包括血常规、尿常规、生化检查、心电图、超声显像心动图、MRI等,以便确定脾萎缩的原因和程度,然后针对原因进行相应的治疗。如果脾萎缩严重,可能需要进行脾脏切除术。

4. 脾缺如

脾缺如原因包括先天性脾脏缺如和后天性脾脏缺如。先天性脾脏缺如十分罕见。后天性脾脏缺如则多是由于外伤造成的脾脏破裂而进行脾脏切除手术所致。大部分情况下,没有脾脏的人其正常生活并不受影响。

📄 处理指导

不需要处理,建议随访观察。日常生活中注意加强营养,保证饮食多样化,补充足够的维生素和微量元素,积极运动,以提高免疫功能,增强体质。

5. 脾囊肿

脾囊肿包括寄生虫性囊肿和非寄生虫性囊肿。寄生虫性囊肿主要由感染棘球绦虫属的包虫囊构成（我国北方畜牧地区较为常见）。非寄生虫性囊肿分真性囊肿和假性囊肿两种，真性囊肿可能是由于腹腔上皮侵入脾实质，或脾脏的管状系统发生囊状扩张。假性囊肿则与创伤、炎症、分娩、脾梗死等因素有关。

症状因囊肿大小和性质而异。小的囊肿通常无明显症状，常在体检时发现。大的囊肿可能压迫和刺激邻近脏器，引起一系列症状，如左上腹不适或隐痛、腹胀、消化不良、便秘等。

📋 处理指导

（1）对于小的无症状囊肿，一般不需要特殊治疗，定期复查即可。对于大的或有症状的囊肿，及时去医院就诊，由医生评估后，确定是否需要手术切除，是部分切除还是全脾切除。

（2）如行手术治疗，应注意术后康复，包括：① 保持伤口清洁干燥，避免感染；② 保持营养均衡，有助于伤口愈合和身体恢复；③ 避免剧烈运动和重体力劳动，以免对手术部位造成压力或损伤。

（3）定期去医院复查，了解囊肿是否复发或是否有其他并发症。

6. 脾血管瘤

脾血管瘤是一种来源于血管内皮细胞的良性肿瘤性疾病，原因包括以下几个方面。① 先天性因素：如先天性动脉组织缺损，可能导致脾动脉中间组织和弹性纤维层萎缩，从而增加发生脾血管瘤的可能性；② 激素水平异常：如果女性在怀孕期间黄体功能不全，可能会导致雌激素和孕激素分泌不足，使脾脏的血管扩张，从而诱发脾血管瘤；③ 外伤因素：如外力对上腹的严重冲击、挤压、切割等，可能对脾脏的血管组织造成损伤，从而诱发脾血管瘤；④ 其他疾病因素：如动脉硬化、高血压、门静脉高压症、免疫功能异常等也可能对脾血管瘤的发病产生重要影响。

症状包括左上腹疼痛、腹部包块、食欲缺乏、恶心、呕吐等。如果脾血管瘤破裂，还可能导致腹腔内出血，出现休克等严重症状。

📋 处理指导

（1）建议及时去医院外科就诊，明确诊断后，根据身体具体情况和血管瘤的大小、位置等因素进行综合评估，采用包括药物、介入和手术等不同治疗。

（2）注意保护腹部免受外力冲击，保持大便通畅，避免剧烈咳嗽。

（3）保持良好的生活习惯，保证充足的睡眠，避免熬夜。适当吃富含优质蛋白的食物，避免辛辣、刺激性食物，避免剧烈运动和体力劳动。

（4）定期去医院复查，如有不适及时就医。

7. 脾内低回声结节

导致脾内低回声结节的原因包括副脾、脾脏结节钙化、脾脏囊肿、局部囊肿、淋巴肿瘤和血管瘤等。这些病症可能导致的症状包括腹部胀痛、恶心、食欲下降以及左上腹疼痛等。

📄 **处理指导**

体检脾脏超声显像发现脾内低回声结节，建议去医院普外科就诊，根据病史和症状进一步行 CT、MRI 和实验室检查，明确病因，然后进行针对性的治疗。例如，副脾和脾脏囊肿可能需要通过手术切除病变组织来治疗；脾脏结节钙化可能需要在医生的指导下使用消融治疗；淋巴肿瘤可能需要手术切除肿瘤并使用化学药物治疗；血管瘤则可能需要进行血管内部植入手术或手术切除。

8. 脾内高回声结节

脾内高回声结节是指在脾脏内部出现的一种异常回声区域，通常由超声显像检查发现。

脾内高回声结节原因包括脾脏的良性或恶性肿瘤、血管病变、囊肿、感染或炎症等。症状取决于结节的性质和大小。较小的结节通常不会引起明显的症状，而较大的结节可能会导致上腹部不适、疼痛、食欲减退、恶心、呕吐、体重下降等。如果结节是由感染或炎症引起的，还可能出现发热、寒战等症状。

📄 **处理指导**

建议去医院普外科就诊，根据病史和症状进一步行 CT 扫描、MRI 检查，明确病因，可能需要进行进一步的实验室检查，如血液检查、肝功能检查等，以排除其他潜在的疾病。

对于较小的良性结节，通常不需要特殊治疗，定期复查即可。对于较大的结节或疑似恶性的结节，可能需要进行手术切除，并进行进一步的病理检查以确定结节的性质。对于由感染或炎症引起的结节，可能需要使用抗生素或其他药物治疗。

9. 脾结石/脾脏钙化灶

脾结石和脾脏钙化灶发生在脾脏管腔、囊腔内。其形成与体内代谢异常（如高钙、高脂血症等）、寄生虫感染（进食未煮熟食物可能导致脾脏寄生虫感染）、外伤、炎症和脾脏淤血（如心功能不全等疾病）等有关。遗传因素也可能导致脾脏内出现多发性小结石。当脾结石堵塞脾脏时，可出现腹痛；结石逐渐增大影响脾脏功能会导致腹胀、恶心、呕吐、食欲缺乏和消化不良等症状。

处理指导

（1）体检超声显像检查、CT 扫描发现脾脏钙化灶，或结石较小且无症状，可先行观察，定期复查，动态观察变化。

（2）结石比较大，或有症状，建议及时去医院普外科就诊，明确病因，并通过综合评估，决定是否行手术治疗等。

（3）注意饮食均衡，避免高脂、高胆固醇的食物，如肥肉、动物内脏等，多吃新鲜蔬菜和水果，戒烟限酒。积极治疗原发病。一旦出现症状，及时去医院就诊。

10. 副脾显示

副脾指正常脾以外存在的、与主脾结构相似、有一定功能的脾组织，多位于脾门附近，也可出现在沿胃大弯大网膜、小肠、大肠系膜、女性的左侧阔韧带和男性左睾丸附近。呈深紫色球形或半球形，大小从数毫米至数厘米不等。数量不等，多为单发。副脾通常无特殊临床表现，偶然可以发生自发性破裂、栓塞和蒂扭转等。

处理指导

体检超声显像或 CT 检查发现副脾，一般无需处理，定期复查即可。一旦出现扭转、破裂出血等情况，需及时手术切除。

11. 游离脾（异位脾）

游离脾，也称为游走脾，先天性原因系发育过程中脾蒂或脾周韧带过长，脾周韧带缺如、松弛所致。后天性原因可能与反复妊娠引起的腹壁松弛、巨脾引起的过度牵拉、创伤导致韧带断裂等因素有关。此外，脾脏原有病变（如慢性疟疾）或脾脏脱垂导致脾蒂扭转、充血也可能导致游离脾。

游离脾主要表现为腹部包块，可能无明显自觉症状。如压迫邻近脏器、压迫胃部可能导致恶心、呕吐、胀闷和嗳气；压迫肠道可能引起急、慢性机械性梗阻症状；压迫盆腔可能导致里急后重、排便不畅或便秘；膀胱或子宫受压可能引起排尿困难或月经不调等。游离脾可能发生脾蒂扭转，导致剧烈腹痛，严重时可能伴有休克。

处理指导

体检超声显像、CT 等检查发现游离脾，如无症状一般不需要特殊治疗，但应定期随访观察。在随访观察过程中，一旦出现压迫症状或发生脾蒂扭转等情况，应及时去医院普外科或急诊就医，可能需要手术治疗，如脾切除术或脾固定术等。

在日常生活中，应注意保护腹部，避免外伤和撞击，以减少脾破裂等并发症的发生。

12. 脾占位性病变

体检超声显像、CT 等检查描述诊断脾占位性病变,是指脾脏内部出现异常的肿块或组织,这些肿块或组织可能是良性的,也可能是恶性的。良性病变包括血管瘤、畸胎瘤、脾囊肿、脾脓肿和寄生虫病等。恶性肿瘤包括淋巴肉瘤、平滑肌肉瘤、脾脏恶性间质细胞瘤或脾转移癌,以及白血病、非霍奇金氏淋巴瘤等全身性癌症的脾脏受累。

📄 处理指导

建议及时去医院就诊,进一步行 MRI 扫描和实验室检查,结合病史评估整体健康状况和疾病的严重程度。可能需要通过穿刺活检明确诊断和确定病变性质。

良性病变若脾囊肿较小且无症状,可定期复查;若囊肿较大或有明显不适,需进行手术切除。脾脓肿则需使用抗生素治疗,必要时进行手术引流。恶性肿瘤需根据病情选择合适的治疗方案,如手术切除、放疗、化疗等。

13. 脾切除术后

脾脏切除后机体免疫力会下降,相对容易继发感染。

📄 处理指导

(1)注意加强卫生,防止感染,注意避免受凉。
(2)多补充维生素,饮食上多选择牛肉、鸡肉、鱼等优质蛋白质和蔬菜、水果、牛奶等。
(3)保持良好的心情,避免不良情绪,保证充足的睡眠。

五、肾脏和肾上腺

1. 重复肾

重复肾是肾及输尿管先天性发育异常畸形,在超声显像及 CT 扫描上,可以一个肾脏有两肾盂和一条分叉的输尿管(不完全性)或两条完全分开的输尿管(完全性)。

一般无并发症,往往在进行泌尿系统全面检查时才会被发现。完全型双重输尿管畸形,输尿管开口于外阴前庭、阴道等处,自幼年就会有遗尿史。

📄 处理指导

无症状者无需手术,发生尿路感染及时用抗生素药物控制感染并定期复查。有血尿、腰痛、点滴性尿失禁和经常发生尿路感染症状者,建议去医院泌尿外科就诊,行膀胱镜、静脉泌尿造影等检查,进行综合评估后采取包括手术治疗在内的方法处理。

2. 融合肾（马蹄肾）

融合肾是指两个肾脏融合成了一个肾脏，主要因胚胎发育异常引起。在超声显像及CT扫描上呈现C形或马蹄形的肾脏，还有表现为L形肾、盘状肾、块肾等。融合肾可能没有任何症状，可以像正常人一样生活，也合并肾积水、感染、结石，出现血尿、腹部胀痛等症状。

📄 处理指导

参考"重复肾"。

3. 异位肾

肾脏正常位置在腹膜后第1～2腰椎之间水平，在胚胎时期肾上升过程中因各种原因未到达正常位置即称异位肾。根据停留部位不同分为盆腔肾、腰部肾、腹部肾及交叉肾异位等。大多数无症状，部分可扪及包块。当并发感染或压迫邻近器官时可引起腹痛、腰痛等症状。

📄 处理指导

超声显像和影像学检查发现异位肾，如无并发症或压迫症状时不必手术处理，但应定期进行肾功能等检查。有症状者，建议去医院泌尿外科就诊，进一步检查评估后采取包括手术治疗在内的方法处理。

4. 肾旋转异常

正常肾脏位于肾窝中，肾盏朝向侧壁，肾盂则开口向中线内侧，当肾盂肾盏方向异常则称之为肾旋转异常。肾旋转异常是一种肾蒂不在正常位置而造成的少见先天性异常，常与异位肾、融合肾等并存。通常无特异性症状，当出现肾积水、肾绞痛、肾结石时才通过检查发现。

📄 处理指导

无症状通常不需要治疗，但应观察随访。一旦出现腰背部疼痛、血尿颜色鲜红、出汗、口渴、心率过速、虚弱、乏力等症状，应及时去医院就诊。

5. 肾肿大

正常肾脏体积长10～12 cm、宽5～6 cm、厚3～4 cm。超声等检查后显示肾脏超过正常范围称肾肿大。肾肿大可分为单侧肾肿大或双侧肾肿大。单侧肾肿大可见于肾肿瘤、肾囊肿、肾盂积水、肾包囊虫病、肾静脉血栓形成、一侧肾不发育或一侧肾患病萎缩后导致健侧肾代偿性肥大等,双侧肾肿大见于急性或急进性肾小球肾炎、肾病综合征、先天性多囊肾、双侧肾盂积水、肾畸形、淀粉样变肾病等。症状根据病因而异。

📄 **处理指导**

已有引起肾肿大明确病史者,应积极治疗和控制原发病,并去医院相关科室复诊。如首次发现,及时去医院肾内科或泌尿外科就诊,进一步检查,明确原因,对因对症处理。

6. 肾柱肥大

肾柱肥大是指人体肾脏内肾柱在融合过程中出现变异,突入肾窦内所导致,容易被误诊为肾脏占位性病变,比如肾囊肿、肾肿瘤等。

📄 **处理指导**

肾脏 B 超、CT 显示肾柱肥大,建议去医院泌尿外科就诊,行增强 CT、核磁共振等相关检查,排除肾脏占位性病变。肾柱肥大一般对身体不会造成不良影响,也不会出现不适的症状,不需进行特殊治疗。

7. 肾萎缩

肾萎缩是由于各种外伤、先天因素或肾脏原发疾病引起的肾单位损伤,整个肾脏体积出现病理性缩小。表现为水肿、高血压、血尿、少尿、无尿、腰背疼痛等。超声显像和影像学检查显示肾脏体积缩小,根据萎缩部位可分为单侧肾萎缩、双侧肾萎缩;根据萎缩程度可分为轻度、中度、重度肾萎缩。

📄 **处理指导**

(1)超声显像和影像学检查显示肾萎缩,建议去医院肾内科就诊,进一步行增强 CT、核磁共振、血尿素氮(BUN)和肌酐等检查,明确病因,评估肾功能状态。

(2)遵医嘱,积极规范治疗和控制原发病。如肾功能不全,应用保肾药物,积极控制血压和血糖,限制蛋白质摄入,以维持肾脏功能等。日常生活中,应规律作息,适量运动,但应避免劳累。

(3)可在中医辨证指导下,应用金匮肾气丸、六味地黄丸等药物温补肾阳、滋阴降火、填精补血。或使用人参健脾丸和参苓白术散等药物来健运脾胃、补益肾脏。若因血脉阻滞所致的肾萎缩,可加用活血化瘀药,如柴胡疏肝散、桃红四物汤等,以促进血液循环,改善症状。若因实火热毒所致的肾萎缩,可用黄连解毒汤、导赤散等方剂清利湿热、泻火通便等。也可配合针灸疗法,选用不同的穴位(包括关元穴、肾俞穴、三阴交穴、太溪穴、照海穴等),以调理气血,促进肾脏功能恢复。

8. 肾盂分离/肾盂积水

肾盂分离是泌尿系统行超声显像检查时描述的词汇,如果超声描述提示肾盂分离,首先考虑有肾积水的存在。正常情况下肾盂分离不超过 1 cm,如果肾盂的分离在 2～4 cm,考虑有中度肾积水。如果肾盂分离超过 4 cm,考虑有重度肾积水。另外,肾脏占位肿块、下尿路或者输尿管梗阻(如结石,输尿管或膀胱有肿块)导致肾脏积水,也会造成肾盂分离。

肾盂分离/肾盂积水多由上尿路梗阻性疾病所致,常见原因为先天性肾盂输尿管交界处狭窄、输尿管结石等,长期的下尿路梗阻性疾病也可导致肾积水,如前列腺增生、神经源性膀胱功能障碍等。

典型症状包括腹背胀痛(由于肾积水牵拉所致)、血尿(结石可能导致血尿)、排尿困难(尿道狭窄引起尿液排出受阻)以及腰部或腹部囊性肿块(由于肾积水导致肾脏体积增大)。其他症状可能包括恶心和呕吐(恶心常为呕吐的前兆,也可单独出现,表现为上腹部特殊不适感,常伴有头晕、流涎症状)。

📄 **处理指导**

(1) 体检超声显像和影像学检查发现肾盂分离/肾盂积水,建议及时去医院泌尿外科就诊,进一步行增强 CT、核磁共振和泌尿系统造影等检查,结合病史,综合分析,明确病因,针对病因进行治疗和处理。

(2) 应通过相关生化指标、尿常规和肾功能等检查,评估肾功能情况。轻度肾积水如果未伴有其他疾病,可暂缓治疗,观察等待,根据病情进展趋势再行决定如何进行后续治疗。严重肾积水应尽快引流尿液,避免对肾脏造成永久性的伤害。重度肾积水,肾实质显著破坏、萎缩、引起肾性高血压或合并严重感染,肾功能严重丧失,而对侧肾功能正常时,可切除患肾。

(3) 在观察和治疗过程中,应保持良好的生活习惯和饮食习惯,不宜过多进食含蛋白质丰富的食物,避免过度劳累,保持充足的睡眠,根据个人情况,适当进行体育锻炼,增强身体素质。

(4) 可在中医辨证指导下,采用渗湿利尿、补肾健脾、活血化瘀等中药方剂进行治疗。常用的中药有山药、薏苡仁、益母草、白茅根等。还可以选择服用具有补肾益气、利水健肾作用的中药方剂,如真武汤、苓桂术甘汤等。另外,可由专业医师通过刺激穴位(常用的穴位有肾俞穴、膀胱俞穴、关元穴、气海穴等),调理气血,疏通经络,从而达到治疗目的。

9. 肾周脂肪影紊乱

肾周脂肪影紊乱是医学影像学中的一个术语,特别是在 CT(计算机断层扫描)或MRI(磁共振成像)等影像检查中可能出现。这一术语描述了肾脏周围脂肪组织的异常表现。在正常情况下,肾周的脂肪组织应该呈现出均匀、一致的影像特征。然而,在某些病理情况下,这些脂肪组织可能会发生变化,导致其在影像上表现为不规则、不均匀或有异常的密度或信号强度。这种情况就被称为"肾周脂肪影紊乱"。

导致肾周脂肪影紊乱的原因括肾脏或肾周炎症、某些类型的肿瘤可能会侵犯肾周脂肪组织、肾脏区域创伤可能会导致肾周脂肪组织的出血水肿等改变。另外,肾血管疾病、肾病综合征等也可能导致肾周脂肪影紊乱。

📋 **处理指导**

需要结合病史、临床表现和其他实验室检查结果来进一步评估其潜在原因,并制订相应的治疗计划,建议去医院泌尿外科就诊。

10. 肾周脓肿

肾周脓肿主要由肾内脓肿破入肾周而成,发病因素与肾内脓肿相同。症状包括尿白细胞增多和脓尿,患侧膈肌可能抬高或固定,伴有或不伴有胸膜渗出,可能有胸痛。另外,由于腰大肌痉挛常导致脊柱侧凸(凹向患侧),弯腰时可出现疼痛。严重的可出现腰部痛性肿块,皮肤红肿。

📋 **处理指导**

(1)建议去医院泌尿外科就诊,明确诊断后切开脓肿引流,也可在超声显像或CT引导下经皮穿刺安置适当大小的引流管。如果经皮引流无效,必须及时切开引流或作肾切除术。对引流物进行细菌培养及药敏试验。

(2)遵医嘱,使用针对最可能的致病菌(如葡萄球菌、大肠杆菌)的抗生素治疗。

(3)保持充足的休息,避免过度劳累,均衡饮食,摄入足够的营养,以增强身体的免疫力。同时,要注意个人卫生,避免感染发生。

11. 肾囊肿

肾囊肿是成年人肾脏最常见的一种结构异常,大多属于良性病变,可以为单侧或双侧,一个或多个,直径一般2 cm左右,也有直径达10 cm的囊肿。原因有遗传因素和先天性发育不良因素,也与肾实质缺血、局部炎症引起肾小管阻塞有关,有的可能是由已存在的肾小管和集合管憩室转变而成。

肾囊肿大多无明显症状,部分由于囊肿本身增大或囊内压力增高、感染等因素引起,可出现腰腹部不适或疼痛、血尿、腹部肿块,甚至高血压、蛋白尿等症状,随着疾病进展可能会有并发症的出现。

📋 **处理指导**

(1)无症状和无并发症的单纯性肾囊肿,通常不需要特殊治疗,定期复查,动态观察变化即可。

（2）当囊肿直径超过 5 cm 或引起疼痛、尿路梗阻、感染、出血等症状时，建议去医院泌尿外科就诊。经专业评估后，行囊液抽吸术并囊内注射硬化剂（如 95％乙醇）或手术治疗。

（3）在观察随访期间，避免近身接触性活动，尤其是碰撞、挤压，以防囊肿破裂。一旦出现腰腹部不适或疼痛、血尿等，及时就医。

12. 肾囊肿伴囊壁钙化

肾囊肿伴囊壁钙化主要是指在进行泌尿系统彩超或者 CT 检查时，发现肾囊肿的囊壁出现钙化斑或者钙化灶，通常是由于肾囊肿局部感染所致，也需排除肾囊肿发生恶性病变。

 处理指导

建议去医院泌尿外科就诊，进一步行增强 CT、磁共振检查，密切观察囊壁变化，积极控制肾囊肿感染，并定期复查。

13. 多囊肾

多囊肾是一种常见的遗传性肾功能紊乱综合征，以双侧肾脏中出现数量众多并且日益增长的充满液体的囊肿为特征。囊肿进行性增大，最终破坏肾脏结构和功能，导致终末期肾功能衰竭。另外，饮食、生活方式和暴露于某些化学物质中可能也与多囊肾发生有关。

随着囊肿增大，会对肾脏及其周围组织产生压迫出现腰痛；囊肿破裂时可出现血尿；当囊肿增大到一定程度时，在腹部可触摸到肿块。常伴有高血压症状。随着病情进展会导致肾功能损害，表现为肌酐升高、尿素氮升高等。

处理指导

（1）体检超声显像和 CT 扫描显示多囊肾，建议去医院泌尿外科就诊，进一步行 MRI 等检查，以明确诊断，并通过血液和尿液检查，评估肾功能和囊肿对肾脏的损害程度。

（2）在医生指导下，积极控制高血压、减轻疼痛、预防感染等。囊肿较大、影响肾功能或引起严重症状时，可能需要考虑手术治疗。

（3）主动定期去医院接受随访，监测囊肿变化和肾功能状况。

（4）保持低盐、低脂、优质蛋白质的饮食，以减轻肾脏负担。适度的运动有助于改善血液循环，但应避免剧烈运动和过度劳累，以免加重肾脏负担。戒烟、限酒、控制体重，有助于减缓多囊肾的进展。应保持积极心态，积极面对病情。

14. 肾钙化灶

肾钙化灶是指超声显像和 CT 检查发现肾脏局部出现了高密度影,提示钙盐沉积在肾脏。肾钙化灶主要由肾慢性炎症机化所致,也可能是机体器官随着年龄增长,含钙物质慢慢沉积的表现。小的钙化灶可能无明显症状,大的钙化灶可能导致腰酸背痛、肾绞痛、尿频、尿急、尿痛等。

📄 **处理指导**

如无症状,定期复查,动态观察变化即可。如钙化灶较大或引发症状,需要根据原发病因进行治疗。可能需要进行排石、溶石等治疗。

15. 肾钙乳症

肾钙乳症是一种特殊类型的尿石症。肾钙乳是指微细的含钙颗粒呈混悬状态存留于肾盏憩室或积水的肾盏内。发生原因与尿路梗阻、尿液浓缩以及慢性炎症有关。一般无特殊临床表现,部分人可表现为腰酸、腰痛。

超声显像检查可以明确肾钙乳的有无,判断钙乳的类型。典型表现为钙乳腔内有泥沙样结石存在,有强回声和明显声影,切面上可见钙液面和麻饼征,随着体位的改变,钙液面可出现改变。CT 检查可见钙液平面征象,表现为线条形或半月形密度增高影,并可随体位的变化发生形态学改变。

📄 **处理指导**

(1)无症状或局部症状轻微的患者,以及病灶直径小于 25 mm、高龄或合并全身其他脏器功能不全而无法耐受手术者,可以进行观察随访,定期行影像学检查动态了解病灶变化情况。

(2)有症状者,建议去医院就诊治疗,方法包括药物治疗(如青霉素、红霉素、屈他维林等)、手术治疗(如体外冲击波碎石术、经皮肾镜取石术等)以及中医治疗(如使用排石汤、金钱草颗粒等中药方剂进行调理)。

(3)注意饮食调理,适当摄入富含维生素的水果和蔬菜,如苹果、香蕉、菠菜等,同时保持充足的水分摄入,以促进新陈代谢和结石的排出。避免诱发因素,如保持尿路通畅、预防尿路感染等,以降低肾钙乳症复发的风险。

16. 肾结石

肾结石是晶体物质(如钙、草酸、尿酸、胱氨酸等)在肾脏内浓度增高,或者合并感染出现的异常物质沉积所致。肾结石形成时多位于肾盂或肾盏,可排入输尿管和膀胱。常规体检(尿常规、超声显像、X 线检查、CT 等)即可发现肾结石有无。

有小的肾结石者可无任何不适症状,也可骤然发生腰腹部刀割样剧烈疼痛,呈阵发性;结石较大,移动度很小,表现为腰部酸胀不适,或在身体活动增加时有隐痛或钝痛。常可出现显微镜下血尿或肉眼血尿。

📄 处理指导

(1) 对于较小的结石(直径小于 0.6 cm),可通过大量饮水、排石药物和适当运动促进结石自行排出。

(2) 注意调整饮食,应根据结石种类和尿液酸碱度而定。草酸钙结石,应避免高草酸饮食,限制菠菜、甜菜、番茄、果仁、可可、巧克力等食物的摄入;特发性高钙尿应限制钙摄入;高尿酸应低嘌呤饮食,避免吃动物内脏,少食海鲜和饮用咖啡等。

(3) 对于病理性因素所导致的尿路结石,还应积极治疗原发病,防止结石形成和复发。

17. 海绵肾

海绵肾是一种先天性肾脏发育异常疾病。表现为肾脏髓质部分的肾小管呈囊性扩张,像海绵一样,中间可夹杂肾结石,称之为髓质海绵。超声显像特征为肾锥体内呈分布一致的高回声区,放射状排列,内部可有成簇的小结石形成,肾皮质回声均匀,肾脏大小接近正常。

大多无症状,往往至成人时偶然发现。主要表现为反复血尿、尿路感染及肾结石,可引起肾绞痛。肾浓缩功能及酸化功能有轻度损害,可有不完全性肾小管酸中毒表现。本病常伴甲状旁腺功能亢进和高尿钙症。

📄 处理指导

(1) 无症状或无并发症者一般不需要治疗。但应多饮水增加尿量,以防止或减少结石形成。

(2) 定期去医院复查,以动态观察变化,一旦形成结石,则予排石治疗,出现尿路感染,需选择适当抗生素,积极予以控制。对单侧肾脏长期出血或感染不能控制,肾结石严重时,可慎重考虑部分或一侧肾切除。

(3) 应避免高草酸、高嘌呤饮食,限制菠菜、甜菜、番茄、果仁、可可、巧克力等食物的摄入,避免吃动物内脏,少食海鲜和饮用咖啡等。对特发性高钙尿患者应限制钙摄入。

18. 肾下垂

肾下垂是指肾脏随呼吸活动所移动的位置超出正常范围,原因包括过度减肥、长期便秘、慢性咳嗽和腹肌无力(造成腹压降低,不能相对固定肾脏)等。部分与生育次数过多和先天性肾窝平、浅,不能相对稳住肾脏,使得肾脏易活动有关。

肾下垂易发生尿路感染和消化系统不适症状。由于较紧张,常伴有失眠、头晕乏力、记忆力减退等。

📄 **处理指导**

（1）无并发症者不需治疗。肾下垂症状严重或有并发症者，可去医院泌尿科就诊治疗，可行肾悬吊固定或注射疗法（使用肾周胶状剂或海绵状制剂造成肾周粘连，以使肾脏固定）。

（2）应积极锻炼腹腰肌，提高腹压以抗阻肾脏的下垂。锻炼腹肌的方法可做仰卧起坐、直腿高举等训练。另外也可以使用肾托、围腰兜带。

（3）积极控制引发肾下垂的因素。可内服中成药如补中益气丸等药。一旦出现尿路感染等症状，及时就医。

19. 肾实性结节

肾脏实性结节可发生在肾皮质、肾髓质和突出肾表面，属于占位性病变，可能是良性的，也有可能是恶性的。超声检查时，可发现病变部位回声较强，CT检查显示占位病变密度较高。往往在体检或其他疾病在进行腹部检查时发现。

📄 **处理指导**

体检超声和CT检查发现肾实性结节，建议去医院进一步行CT增强扫描，必要时进行肾脏组织穿刺活检，明确诊断和处理。如确诊为良性占位性病变（常见为肾脏错构瘤），如肿瘤比较小，无压迫症状，定期观察即可。如为恶性病变，需尽早进行手术切除治疗或进行肾动脉栓塞介入手术。

20. 肾错构瘤

肾错构瘤又称为肾血管平滑肌脂肪瘤，是由异常增生的血管、平滑肌及脂肪组织按照不同比例构成的一种良性肿瘤。超声显像主要表现为高回声的团块，CT通常表现为实性混杂密度肿物。病因与遗传因素有关，属染色体显性遗传病。

肾错构瘤绝大多数无明显的症状。较大的错构瘤，由于压迫十二指肠、胃等器官而出现消化道的不适症状。瘤体如破裂会出现腰腹疼痛和血尿，甚至休克等症状。在某些内外环境因素的影响下，有发生癌症病变的可能性。

📄 **处理指导**

如果无症状，且瘤体较小（<4 cm），可先行观察，定期复查，密切随访。当肾错构瘤体积大于4 cm，或出现疼痛、出血等症状时，应及时去医院泌尿外科就诊，进一步行尿常规、肾功能检测和肾图检查，综合评估后考虑选择动脉栓塞、射频消融或肾切除等手术处理。

21. 肾动脉瘤

肾动脉瘤是指肾动脉局部的血管壁出现了囊性肿块,主要由炎症、动脉硬化、外伤和肌纤维发育不良等引起。先天性肌纤维发育不良,动脉壁薄弱者,血流压力作用于管壁,使其外凸,易发生肾动脉瘤;动脉粥样硬化可导致动脉壁变薄,易引发肾动脉瘤;严重炎症破坏动脉壁,容易导致动脉扩张或动脉瘤。根据形态和部位可分为囊状动脉瘤、梭形动脉瘤、肾内动脉瘤、夹层动脉瘤和假性动脉瘤,其中以囊状动脉瘤最为常见。

主要表现为血压持续性升高、血尿、剧烈腹痛等。肾动脉瘤通常可在体检超声显像和影像学检查中发现。

📋 处理指导

(1)肾动脉瘤严重程度与病情的发展有一定关系,肾动脉瘤直径<1.5 cm 者,如果无明显不适症状,可先不予以处理,但应到医院定期复查,跟踪监测血压,使其控制在正常范围。

(2)肾动脉瘤直径超过 1.5 cm,或有顽固性高血压、血尿、腹痛等症状者,应及时去医院就诊,规范药物治疗,效果不佳者应行手术治疗。

(3)日常生活中避免辛辣刺激、油腻的食物,如辣椒、肥肉等,忌烟、禁酒。保持良好的心态,避免情绪激动。同时要注意不进行激烈活动。

(4)跟踪观察期间,要加强自我健康管理,使用血压仪进行自我血压监测,观察尿液的颜色、味道及是否浑浊等情况。一旦出现头晕头痛、胸闷心悸、恶心呕吐等症状,及时就医。

22. 肾静脉压迫综合征

肾静脉压迫综合征,也称为胡桃夹综合征,是左肾静脉在腹主动脉和肠系膜上动脉间受机械性挤压后,肾静脉血液回流受阻引起的左肾静脉高压现象。诊断应以超声诊断为基础。超声诊断标准为仰位时左肾静脉肾门段扩张的直径超过夹角段直径 2 倍为疑诊,3 倍以上诊断更为可靠。

临床表现主要为血尿和(或)蛋白尿,伴或不伴精索静脉曲张。诊断标准包括:① 一侧性肾出血;② 尿钙排泄量正常(Ca/Cr<0.20 mg/mg);③ 尿中红细胞形态正常(>90%);④ 肾活检呈轻微变化;⑤ 腹部 B 超和 CT 示左肾静脉扩大;⑥ 左肾静脉与右肾静脉之间的压差在 5 cm H_2O 以上。

📋 处理指导

(1)体检超声显像显示肾静脉压迫综合征,建议去医院进行进一步实验室和磁共振血管成像等检查,排除高钙尿症、肿瘤、结石、感染、畸形和肾小球疾病,结合诊断标准以明确诊断。

(2)仅表现为无症状血尿及直立性蛋白尿者,可随访观察而暂不特殊治疗。如果血尿比较严重,而且存在血压高,可能要考虑通过介入的方式植入支架治疗。

（3）日常生活中,应避免剧烈运动,积极预防感冒,以避免诱发血尿反复发作。定期去医院复查。

---

23. 肾占位性病变

肾占位性病变是超声显像和影像学检查怀疑肾脏肿瘤(肾囊肿、错构瘤等)和恶性肿瘤(肾癌、肾母细胞瘤等)的提示性描述,需结合病史,症状和进一步检查综合分析后明确诊断。

📄 **处理指导**

建议及时去医院泌尿外科就诊,通过进一步检查明确占位性病变性质和原因。

---

24. 肾上腺增大

导致肾上腺增大原因有生理性的原因,也有病理性的因素。生理性原因主要是由于情绪长期过度精神紧张、压力过大、休息和睡眠不好,而引起肾上腺出现了异常增生,病理性因素包括免疫和代谢的疾病,如肾上腺感染、特发性醛固酮增多症、皮质醇增多症等。

肾上腺增大表现包括心血管症状(如心悸、心慌、气短、心律不齐等症状,严重时可能出现心力衰竭);神经系统症状(如头晕、头痛、耳鸣、焦虑、多梦、记忆力减退、嗜睡等)和内分泌症状(如低钾血症、食欲下降等)等。

📄 **处理指导**

（1）体检超声显像和影像学检查显示肾上腺增大,建议去医院内分泌科进一步完善化验检查(皮质醇、醛固酮、儿茶酚胺、血钾、钠、氯等),以明确原因。此外,可能需要进行肾上腺核磁共振检查,进一步评估肾上腺增大程度、有无结节以及结节良恶性性质。

（2）排除病理性因素的肾上腺增大,主要应注意调节情绪,主动减轻压力,避免过度精神紧张,按时作息,保证充足睡眠,适量运动,饮食上适当摄入新鲜水果、蔬菜以及富含优质蛋白的食物,如苹果、香蕉、牛奶、鸡蛋等。

（3）如为病理性因素导致的肾上腺增大,应遵医嘱,通过药物和手术,对因对症治疗和处理。

---

25. 肾上腺结节

肾上腺结节多为肾上腺皮质细胞产生异常增殖反应所致。由于肾上腺是分泌肾上腺激素的内分泌器官,增殖形成结节有可能是无功能腺瘤,不引起任何的症状;也有可能有分泌肾上腺激素功能,如过度分泌会造成高血压、低血钾等。另外,需排除恶性结节可能。

肾上腺结节有无症状,以及症状严重程度取决于结节的性质和大小,以及是否过度分泌肾上腺激素。可能出现的症状包括高血压、体重变化、水肿、多毛、皮肤变化(如斑丘疹和含铁色素沉着）和月经紊乱等。

📄 **处理指导**

（1）超声显像和影像学检查显示肾上腺结节较小，且无症状，可先行观察，定期复查，动态观察变化，一旦出现上述症状，及时去医院就诊。

（2）较大结节，或有上述症状，建议去医院内分泌科就诊，进一步行增强 CT、核磁共振检查，以及化验检查，如血液检查、肾上腺激素检查等，以判断结节的性质并评估对身体的影响，对因对症治疗和处理。

（3）日常生活中注意调节情绪，主动减轻压力，避免精神过度紧张，按时作息，保证充足睡眠，适量运动，禁烟酒，避免高盐、高脂饮食，适当摄入新鲜水果、蔬菜以及富含优质蛋白的食物，如苹果、香蕉、牛奶、鸡蛋等。

26. 肾上腺囊肿

肾上腺囊肿多为良性病变，且很少伴有内分泌功能异常。根据病因可分真性囊肿、假性囊肿（主要是肾上腺组织或者是肿瘤出血引起）、寄生虫性囊肿和内皮样囊肿（主要是淋巴瘤以及血管瘤型）。囊肿大小可从数毫米到 20 厘米以上，大多为单侧发病。多数无明显临床症状，很难自主察觉，通常在体检时偶然发现。少数囊肿可能因体积较大，压迫周围器官，从而导致腰腹部不适及肿块、高血压、腹部疼痛、血尿等症状。

📄 **处理指导**

超声显像和影像学检查显示肾上腺囊肿，如囊肿较小（<3 cm），无临床症状囊肿，可不予处理，定期复查，动态观察囊肿大小变化。如囊肿较大，应及时去医院泌尿外科就诊，通过进一步检查，明确病因类型，对因对症处理。有压迫症状，囊肿直径>5 cm 者或包虫囊肿、瘤性囊肿一经发现，需及早手术治疗。

27. 肾上腺包块

肾上腺包块可能是由多种原因引起的，包括肾上腺囊肿、肾上腺腺瘤、肾上腺转移瘤等。包块可能是良性的，也可能是恶性的。症状表现因包块的大小和性质而异。较小的包块可能不会引起明显的症状，而较大的包块可能会导致腰部疼痛、腹胀等症状。此外，如果包块具有分泌功能，还可能导致高血压、低血钾等症状。

📄 **处理指导**

体检超声显像检查和 CT 检查发现的肾上腺包块较小，无引起包块的明确病史，且无症状，可先行观察，近期内复查，以动态观察包块变化；若有临床症状，或包块较大，应及时去医院泌尿外科就诊，通过进一步检查，明确诊断，对因对症处理。

28. 肾上腺实性占位病变

肾上腺实性占位病变是超声显像和影像学检查怀疑肾上腺肿瘤的提示性描述,需结合病史、症状和进一步检查综合分析后明确诊断。建议去医院泌尿外科就诊。

六、输尿管和膀胱

1. 膀胱内残余尿增多

残余尿,也称为残余尿量,是指排尿后膀胱内剩余的尿液量。正常成年人排尿后,膀胱内残余尿量一般在 10 ml 以内。如果残余尿量超过这个范围,特别是超过 30 ml,通常提示存在病理状态。残余尿量是评估膀胱出口梗阻严重程度的一个重要指标,常用于诊断下尿路梗阻等疾病。膀胱内残余尿增多与前列腺增生、前列腺癌、膀胱炎、膀胱颈梗阻或挛缩、尿失禁有关,也有可能为神经性原因。此外,脑外伤、脊髓外伤、糖尿病、脑血管病等造成的神经源性膀胱也可能导致残余尿增多。由于尿液残余膀胱,容易引起膀胱炎症和膀胱结石。

📄 **处理指导**

如有导致膀胱内残余尿增多的明确病史、病因,体检超声显像显示膀胱内少量残余尿,可积极治疗和控制原发病,定期复查。病因不明,或体检超声显像显示膀胱内较大量残余尿,建议去医院泌尿外科就诊,导尿后进行超声波测定,正确评估残余尿量,结合其他检查,明确病因和对因处理。

2. 膀胱壁增厚/粗糙

膀胱壁增厚/粗糙是体检超声显像、CT 扫描检查的一种提示性描述,原因可能包括但不限于尿路梗阻、膀胱炎和膀胱肿瘤。膀胱壁增厚/粗糙的表现包括排尿困难、疼痛不适、血尿和发热等。此外,还会出现腰痛、乏力、食欲减退、体重下降和贫血等症状。

📄 **处理指导**

建议去医院泌尿外科就诊,进一步行磁共振成像和膀胱镜等检查,评估膀胱壁的厚度,观察异常变化,确定增厚/粗糙的原因,根据具体病因进行物理治疗(如热敷、冷敷、超声显像治疗)、膀胱冲洗(用药物冲洗膀胱)和手术治疗(如切除病变组织、缝合膀胱壁、扩大膀胱颈等)。对于由特定原因(如前列腺增生、尿道狭窄或神经源性膀胱疾病)引起的膀胱壁增厚,需要针对这些原因进行相应治疗。

3. 膀胱内异常回声

膀胱内异常回声是体检超声显像、CT 扫描检查的一种提示性描述,原因包括膀胱结石、膀胱炎、膀胱肿瘤、膀胱息肉、尿路结石、前列腺增生、膀胱结核等。

📄 处理指导

建议去医院泌尿外科就诊,进一步行磁共振成像、膀胱镜和实验室等检查,结合病史,综合分析,明确原因后进行相应治疗和处理。

4. 膀胱萎缩

膀胱萎缩原因包括膀胱炎、膀胱结石、膀胱结核、膀胱过度活动症和膀胱肿瘤等。这些疾病可能导致膀胱黏膜充血、水肿,进而引发膀胱萎缩。此外,年龄、神经系统疾病和手术、放疗等因素也可能导致膀胱萎缩。

膀胱萎缩症状主要包括尿频、尿急、尿失禁和尿痛等。这些症状是由于膀胱容积减小,容纳尿液的能力减弱导致。

📄 处理指导

(1)建议去医院泌尿外科就诊,明确原因,并针对病因进行相应的治疗。例如,由长期憋尿引起的膀胱萎缩,可以服用托特罗定片、盐酸黄酮哌酯片等药物来改善;由膀胱结石引起的膀胱萎缩,可以服用排石颗粒、肾石通颗粒等药物来治疗。在医生的指导下,可以服用维生素 E 片、济生肾气丸、金匮肾气丸等药物来增加膀胱容量,抑制膀胱过度活动,从而缓解症状。

(2)改变排尿习惯,适当憋尿,通过训练帮助身体恢复膀胱张力,但不要过度憋尿。同时,多喝水,促进排尿。注意清洁尿道口和会阴部,避免感染。

(3)避免食用辛辣、刺激性食物,保持饮食清淡,有助于减轻膀胱负担。同时应保持心情愉快,避免过度焦虑和压力,有助于缓解膀胱症状。针灸和按摩可以促进膀胱周围的血液循环和新陈代谢,有助于改善膀胱功能。

(4)如果通过改变排尿习惯、服用药物等方法不能完全恢复膀胱功能,可能需要进行手术治疗,如膀胱扩大术、膀胱造瘘等,以增加膀胱贮存功能,从而缓解症状。

5. 膀胱增大(尿潴留)

膀胱增大(尿潴留)原因包括膀胱炎、良性前列腺增生、尿道狭窄和膀胱结石等。症状包括尿频、尿急、尿痛、排尿困难等。当膀胱增大到一定程度时,可能会出现下腹部疼痛和不适感。

📄 处理指导

(1)建议去医院泌尿外科就诊,明确原因,并采取相应的治疗措施。例如,对于膀胱炎,可以使用抗生素进行治疗;对于良性前列腺增生,可以使用药物治疗或手术治疗;对于尿道狭窄,可以进行尿道扩张术或手术治疗;对于膀胱结石,可以进行碎石术或手术治疗。如为生理性膀胱增大,例如憋尿导致的急性增大,正常排尿后膀胱容量便可恢复正常,无需特殊治疗。

（2）平时可在医生指导下,进行盆底肌训练。

（3）保持良好的生活习惯和饮食习惯,避免长时间憋尿,保持尿道通畅等也有助于膀胱的恢复。

6. 膀胱憩室

膀胱憩室是膀胱黏膜经膀胱壁肌层向外膨出的部分,相当于气球的薄弱点鼓出的一个小气球。膀胱憩室有先天性原因,也有后天性原因。后天性膀胱憩室可由尿路梗阻（如结石等导致尿路梗阻,前列腺增大）,增加腹压排尿导致薄弱点膨出。

膀胱憩室症状与憩室的大小和并发症有关。早期可能无明显症状,随着憩室增大,可能出现尿频、尿急、尿不净、尿中断、无痛血尿、尿潴留、便秘等。如果憩室压迫膀胱颈及尿道,可能导致下尿路梗阻。此外,憩室无肌缩力可导致尿液引流不畅,易伴有输尿管膀胱反流,进而出现一侧或双侧肾积水。

📄 处理指导

（1）体积较小、无排尿异常的膀胱憩室,可以不治疗,定期复查即可。

（2）体积较大或有症状及并发症的憩室,可能需要进行手术治疗。建议去医院泌尿外科就诊,进一步检查评估后决定是否手术及手法方法（包括憩室切除和膀胱成形术等）。

（3）在医生指导下,积极治疗和控制结石、前列腺增大等导致膀胱憩室的疾病。

7. 膀胱息肉样病变

超声显像检查显示膀胱黏膜增生,形成息肉样改变。原因包括慢性炎症、膀胱结石、异物刺激以及年龄增长和长期服用药物等。膀胱息肉样病变可出现血尿、尿频等症状。

📄 处理指导

建议去医院泌尿外科就诊,进一步行膀胱镜检查,评估息肉的大小、位置以及与周围组织的关系,可能需要组织活检以明确诊断和处理。药物治疗主要使用抗感染药物如头孢呋辛钠、左氧氟沙星等来控制炎症。对于药物治疗效果不明显或息肉较大的情况,可以考虑手术治疗,如经尿道膀胱镜电切术等。

8. 膀胱结石

膀胱结石往往是肾脏结石脱落到膀胱内所致。尿液中钙质等成分可以使脱落到膀胱内的结石进一步增大。另外,尿液潴留、尿路感染、膀胱异物与膀胱结石的形成也有密切关系。

大部分膀胱结石可无症状，当结石位置位于尿道入口或者进入尿道时，可出现会阴部疼痛、血尿等症状。

📄 处理指导

（1）可在医生指导下服用排石颗粒、尿石通丸等药物进行治疗。

（2）如服用药物无效，或症状明显，或超声显像和影像学检查显示结石较大，应及时去医院泌尿外科就诊，可行尿道膀胱镜碎石或经尿道膀胱结石取出术和冲击波碎石术。

（3）注意纠正结石成因，膀胱感染应及时使用抗生素治疗。日常生活中，多饮水，适当摄入新鲜水果和蔬菜，补充维生素 C，少吃含草酸盐的食物（豆类、甜菜、芹菜等），同时控制含钙量高的食物摄入。根据自身情况进行适量运动。

9. 膀胱实性占位病变

体检超声显像和影像学检查显示膀胱占位性病变，是指膀胱内出现了异常的组织或肿块的一种提示性描述。膀胱实性占位病变可能包括良性和恶性肿瘤、膀胱结石、膀胱囊肿和膀胱憩室等。其他如腺性膀胱炎、膀胱白斑、膀胱淀粉样变，甚至晚期的膀胱结核等，也可能导致膀胱占位性病变。

📄 处理指导

建议去医院泌尿外科就诊，通过进一步行膀胱镜检查观察膀胱内部的病变情况，并进行组织活检以明确诊断和处理。

10. 输尿管扩张

由于尿路梗阻引起输尿管上段或全程输尿管膨大，称输尿管扩张。体检超声显像检查和 CT 检查显示输尿管内径异常增加。输尿管扩张原因包括先天性和后天性。先天性如巨输尿管、输尿管末端肌肉结构发育异常、胎儿乙醇综合征等。后天性扩张往往有导致输尿管梗阻的因素，如输尿管结石、输尿管息肉、输尿管恶性肿瘤及创伤等。

输尿管扩张一般无特异性临床表现，大多主诉腰酸、胀痛，也可出现腰腹部包块、血尿、顽固性尿路感染、肾功能不全等。

📄 处理指导

建议去医院泌尿外科就诊，进一步行静脉尿路造影、磁共振成像、逆行性肾盂造影、内镜和实验室（血钙、尿酸、肌酐等）检查，结合病史，以明确病因，并判断扩张程度和对身体的影响，对因对症处理。

输尿管扩张的处理方法主要包括药物治疗和手术治疗。药物治疗主要以镇痛为主，如使用布洛芬缓释胶囊、盐酸坦索罗辛缓释胶囊等,继发感染者可以使用甲硝唑片、阿莫西林胶囊等抗感染药物。手术治疗主要用于恢复输尿管的通畅性,如经皮肾造瘘术、输尿管膀胱再植术等。

11. 输尿管狭窄

输尿管狭窄原因包括感染性狭窄、结石或肿瘤导致的狭窄和医源性损伤(如使用输尿管镜或钬激光等设备导致输尿管黏膜缺血或缺失)。此外,暴力打击、车祸、外伤等也可能导致输尿管狭窄。

输尿管狭窄由于尿液排出受阻,尿液在输尿管内积聚,增加输尿管内压力,可引起腰痛。另外,可出现血尿(尿液中带有血液)、尿痛(排尿时出现灼热感或疼痛)和尿潴留(排尿困难或无法排尿)等症状。

📄 处理指导

体检超声显像检查和CT检查显示输尿管狭窄,建议去医院泌尿外科就诊,进一步行静脉尿路造影、逆行性肾盂造影等检查,结合病史,以明确病因,判断狭窄严重程度后对因对症处理。

先天性输尿管狭窄,可以通过针灸、按摩等方式进行辅助治疗,促进尿液排出。由炎症刺激引起的输尿管狭窄,可以在医生的指导下服用阿莫西林胶囊、盐酸左氧氟沙星胶囊等药物进行消炎治疗。由结石引起的输尿管狭窄,可以通过输尿管镜碎石取石手术或开放手术取石进行治疗。

12. 输尿管积水

输尿管积水原因包括输尿管梗阻、输尿管狭窄和膀胱输尿管反流等。其中,输尿管梗阻可能是由于结石、肿瘤、感染等导致的,而输尿管狭窄则可能是由于先天性畸形、炎症、手术等原因造成的。膀胱输尿管反流是一种尿液反流到输尿管和肾脏的情况,也可能导致输尿管积水。

输尿管积水症状可能包括疼痛(如腰部或上腹部突发的剧烈疼痛,呈阵发性发作)、血尿、尿频、尿急、尿痛、高热等。

📄 处理指导

体检超声显像检查和CT检查显示输尿管积水,建议去医院泌尿外科就诊,进一步行静脉尿路造影和逆行性肾盂造影等检查,以判断肾脏、输尿管和膀胱等部位是否存在病变,以及病变严重程度。

处理输尿管积水方法包括一般治疗、药物治疗、手术治疗等。一般治疗包括多喝水、饮食清淡等,有助于促进新陈代谢和疾病恢复。药物治疗方面,根据病因不同,可能需要使用抗生素类药物(如盐酸左氧氟沙星胶囊、阿莫西林胶囊等)、排石药物(如排石颗粒、肾石通颗粒等）。如果病情严重或无法通过保守治疗方法缓解,可能需要进行输尿管狭窄段切开成形术、输尿管端侧吻合术等手术。

13. 输尿管结石

原发输尿管结石很少见,一般是肾结石在排出过程中,暂时受阻在输尿管的狭窄处导致,并可在停留部位逐渐长大。常伴有明显的症状,如肾绞痛、血尿,输尿管结石还常造成梗阻和肾积水。

📄 **处理指导**

（1）体检超声显像和影像学检查发现输尿管结石,应积极治疗。建议去医院泌尿外科就诊处理。如小于5 mm,可在医生指导下,先行服用排石中药,配合解痉镇痛药物、输尿管松弛药物等。如排石不成功,或大于5 mm结石,可以选择体外碎石,也可选输尿管镜取石。如果结石太大、体外碎石或输尿管镜治疗失败,可选择传统手术切开取石。

（2）治疗后,应进行复查,以确保结石完全排出并监测肾功能。

（3）保持充足的水分摄入,每日至少保证1 500 ml的尿量,尤其在夜间也要适当饮水。注意调整饮食结构,减少高蛋白质、高盐、高胆固醇食物的摄入,增加膳食纤维的摄入。适当的运动可以促进身体代谢,有助于结石的排出和预防。

14. 输尿管占位性病变

输尿管占位性病变通常是指在输尿管内出现的异常组织或肿块,其可能的原因包括良性肿瘤和恶性肿瘤（如输尿管癌）。其他如输尿管结石导致管腔狭窄引起的输尿管囊肿、长期炎症感染等因素导致的输尿管息肉、输尿管囊肿增生以及周围器官肿瘤压迫等都可能在超声显像和影像学检查时,显示为输尿管占位性病变。

📄 **处理指导**

建议去医院泌尿外科就诊,通过进一步行尿路造影、输尿管镜等检查,明确诊断和对因处理。

七、前列腺、睾丸、附睾

1. 前列腺增生（前列腺肥大）

前列腺增生也称前列腺肥大,是前列腺的一种良性病变。主要与随着年龄增长体内雄激素与雌激素的平衡失调有关。另外,吸烟、肥胖及酗酒、家族史、人种及地理环境与前列腺增生的发生也存在一定关系。

尿频尿急是前列腺增大早期症状,表现为排尿频率增加、夜尿增多,排尿迟缓、断续、终末滴沥，排尿时间延长，以及排尿终末常有尿不尽感。随着前列腺增生加重，会出现无法控制尿液的情况。前列腺增生后表面血管怒张，用力排尿时可能导致血管破裂，通常出血量少。增生的前列腺可压迫膀胱颈部或尿道，引起下尿路梗阻，出现残余尿，逐渐发展为尿潴留，并可并发结石、感染、肿瘤等。严重时可能导致肾积水和肾功能不全。

📄 **处理指导**

（1）无症状或症状不明显的前列腺增生，每年也应进行1～2次超声显像复查，以动态观察前列腺大小和形态等变化。如增大明显，或有明显症状，应去医院泌尿外科就诊，进一步选择行尿常规、血液常规以及生化检查和磁共振、肾功能、尿流率、同位素肾图和膀胱尿道镜等检查，以综合评估前列腺增生程度和对身体、生活带来的影响，决定是否需要手术治疗。

（2）日常生活中，注意自我健康管理，保持良好的心情，树立坚定的信心，消除焦虑情绪，转移对前列腺疾病的注意力。饮食上忌辛辣食物，多吃西红柿等水果、蔬菜。戒烟限酒，适当进行体育锻炼，尤其是加强盆腔肌肉的运动，避免长期久坐、骑自行车等。避免过频性生活。多饮水，多排尿，保持大小便通畅。小便后可进行小腹按摩，有利于促进膀胱排空，减少残余液和促进膀胱功能恢复。

（3）可以在医生指导下使用药物治疗，如5α-还原酶抑制剂（如非那雄胺、度他雄胺）来控制前列腺的体积，或α受体阻滞剂（如坦索罗辛、多沙唑嗪）来缓解症状。有细菌感染时，需要给予抗生素（如左氧氟沙星）以消除炎症。

（4）可在中医指导下，选用不同的中药进行治疗。常用的中药包括活血化瘀、清热解毒、利尿通淋等类药物，如血府逐瘀胶囊、前列舒通胶囊等。也可通过刺激特定的穴位，调和气血、疏通经络，从而改善前列腺增生的症状，或通过泡澡的方式让药物（如泽泻、车前子、当归等）成分进入体内，达到治疗疾病的目的。

2. 前列腺结石/前列腺钙化灶

前列腺有很多倒长的腺管，如腺管堵塞，腺体排出不畅，会在腺管里面形成尿盐结晶，小的结晶可以叫前列腺钙化，大的结晶为结石。原因主要为前列腺慢性炎症。另外，尿液反流时尿液中的钙盐和其他物质可能会反流进入前列腺，形成结石。长期久坐、缺乏运动、饮食不均衡等不良生活方式也可能导致前列腺结石的形成。

前列腺结石的表现因结石的大小和位置而异。前列腺钙化，或小的结石可能不会引起明显的症状（有些小结石可随尿排出），而较大的结石则可能导致尿频、尿急、尿痛、血尿、排尿困难等症状。此外，前列腺结石还可能引起性欲低下、血精或阳痿等性功能障碍。

📄 **处理指导**

（1）前列腺钙化和无症状的小结石，不需要特殊治疗，定期复查即可。

（2）有症状的大结石，建议去医院泌尿外科就诊，通过进一步检查评估后进行药物治疗、手术治疗等。药物治疗通常包括使用抗生素来控制感染,以及使用排石药物来促进结石的排出。手术治疗通常适用于结石较大或药物治疗无效的情况。

（3）观察和治疗期间,绝对忌酒,多喝水,少食辛辣刺激性食品;避免久坐,适量运动,不可憋尿。

3. 前列腺囊肿

前列腺囊肿有先天性囊肿和后天性囊肿之分。先天性囊肿是胎儿发育期间由于遗传因素、环境因素异常导致前列腺畸形或发育异常,后天性囊肿多由于前列腺腺泡不完全梗阻形成的潴留性囊肿,原因可能与频繁性交、强迫性生活中断和过度禁欲导致前列腺被动充血有关。另外,前列腺炎、后尿道炎和长期留置导尿管也可导致前列腺囊肿发生。

前列腺囊肿症状依囊肿的大小而不同,轻者可完全无症状,重者可表现有会阴部有下坠感、尿急尿频、排尿费力、尿线细、睾丸疼痛以及射精痛、出现血精和性功能障碍等。囊肿内并发感染时,可出现脓尿。

处理指导

（1）超声显像和CT检查发现前列腺囊肿,如较小,无症状,可先行观察,定期复查,动态观察变化。

（2）如囊肿较大,或有症状,建议去医院泌尿外科就诊,通过进一步检查,明确原因,积极对因对症治疗的同时,根据综合评估,决定是否进行前列腺囊肿切除术。

（3）观察和治疗期间,保持规律生活,避免久坐,适量运动,不可憋尿。应绝对忌酒,多喝水,少食辛辣刺激性食品。也可在医生指导下,进行局部理疗,或用热水袋敷于耻骨上或会阴部。

4. 前列腺异常回声

前列腺异常回声是彩超检查时的影像学变化。前列腺异常回声原因包括前列腺钙化、慢性前列腺炎、前列腺结石、前列腺增生以及前列腺癌等。这些病症可能导致前列腺内部回声不均匀,出现强回声斑等情况。

处理指导

建议及时到泌尿外科就诊,完善相关检查,明确异常回声原因后对因治疗和处理。

5. 前列腺结节

前列腺结节原因包括前列腺炎、前列腺增生、前列腺癌等。这些疾病可能导致前列腺组织发生异常增生或癌变,从而形成结节。症状因个体差异而不同,常见的症状包括尿频、尿急、尿痛、尿不尽、排尿困难等。此外，还可能出现血尿、射精疼痛、性欲减退等症状。

📄 处理指导

（1）建议及时去医院泌尿外科就诊，通过直肠指诊、尿常规、肿瘤标记物、盆腔 CT 等检查，以明确病因和结节的性质。根据检查结果，制订相应的治疗方案。如果是良性结节，如前列腺炎或增生所致，通常采取药物治疗，如使用非甾体抗炎药（如布洛芬）控制症状。对于前列腺癌所致的前列腺结节，需要采取综合性的治疗方式，包括手术、放疗、化疗等。

（2）保持良好生活习惯和适度运动有助于促进康复。注意调整饮食、保持心理健康、避免过度劳累等。

（3）定期随访和复查，如是前列腺癌患者，术后需要定期复查，以便及时发现并处理可能出现的复发或转移。

6. 前列腺占位性病变

前列腺占位性病变是指在进行影像学检查时，发现前列腺内存在异常增生或肿物的情况。这种病变可能是良性的，也可能是恶性的，其中良性病变多为前列腺增生，恶性肿瘤主要是前列腺癌。

📄 处理指导

建议及时到泌尿外科就诊，完善相关检查，明确良、恶性病变后选择治疗和处理方案。

7. 附睾结节

附睾结节是附睾内突起的囊袋状物，其表面覆盖着柱状上皮细胞，并含有精子。发生原因包括慢性附睾炎、附睾积液、附睾结石、精索静脉曲张、阴囊损伤和前列腺炎或前列腺增生。其他如先天畸形、感染或炎症、肿瘤等都有可能引起附睾结节。附睾结节多发生于附睾头部，患侧阴囊肿大，触摸附睾较硬，无明显疼痛，部分可能出现坠胀或轻微疼痛。附睾结节较大时，可以触摸到质地较硬的肿块，伴随疼痛或轻微疼痛。

📄 处理指导

（1）体检超声显像和 CT 检查发现附睾结节，建议到泌尿外科就诊，完善相关检查明确病因。

（2）如果附睾结节小且未引起不适，可以先行观察，定期复检。大的附睾结节或已引起不适可能需要手术治疗。

（3）可采用局部照射、温水坐浴、局部按摩等方法，促进附睾部位气血运行，促进结节及炎性物质消退。日常生活中，应避免吸烟、喝酒和刺激性大的食物，保持小便通畅，不憋尿。

8. 附睾囊肿

附睾囊肿是指发生在附睾部位小的囊性肿物。发生原因包括性刺激、睾丸附睾慢性感染、损伤或性传播疾病、输送精子的管道部分梗阻等。一般并无明显症状或特殊不适，主要表现是阴囊坠胀感。附睾头部可触及一圆形或卵圆形肿物，表面光滑，有的有疼痛的感觉。

📄 处理指导

（1）如果无症状与不适感，一般不需要进行治疗，定期复查即可。

（2）如果出现症状或囊肿增大，影响生理功能及心理，或者已经生育且没有生育要求，可以考虑手术治疗。

（3）日常生活中避免久坐，杜绝手淫等不良习惯。

9. 睾丸鞘膜积液

睾丸鞘膜积液是指睾丸的鞘膜内有乳糜状或血性或浑浊的积液。睾丸鞘膜积液分原发性和继发性，原发性原因目前还不明确，可能是由于鞘膜分泌增加、吸收减少，或鞘膜腔淋巴管系统存在缺陷所致；继发性原因大多是由于外伤、肿瘤、炎症等引起。另外，丝虫病和血吸虫病也可能引起鞘膜积液。

睾丸鞘膜积液的主要表现为阴囊内出现囊性肿块，积液量少时可能无不适，积液量多时可能会感到阴囊下垂、发胀和牵引痛。如果积液量巨大，则阴茎可能缩入包皮内，影响排尿、性生活和行走。

📄 处理指导

体检超声显像检查发现睾丸鞘膜积液，建议及时到泌尿外科就诊，完善相关检查，明确病因。原发性鞘膜积液，如积液量少，且无不适，可先行观察，定期复查，以动态观察变化。继发性鞘膜积液，或积液量多时，在积极治疗原发病的基础上，可能需要行手术治疗。

八、腹腔

1. 膈下、腹腔游离气体

超声显像和影像学发现膈下游离气体或腹腔游离气体，一般提示腹腔空腔脏器（如胃肠道）穿孔或腹腔产气杆菌感染，行腹膜透析者也常常会有腹腔游离气体。可有明显腹痛、发热等症状，但年迈者机体反应能力差，症状会不明显。

📄 **处理指导**

> 应立即赴医院急诊科就医。

2. 腹腔积液(腹水)

正常状态下,人体腹腔内有少量液体(一般少于 200 ml),对肠道蠕动起润滑作用。任何病因导致腹腔积液增加,超过 200 ml 时,即为腹腔积液。常见于肝硬化、门静脉高压症、腹膜转移癌(肝癌、卵巢癌多见)、肾病综合征、胰源性腹腔积液或结核性腹膜炎、部分心血管疾病如慢性右心衰等。临床表现为弥漫性腹部隆起及相应原发病症状。

📄 **处理指导**

> 通常有腹水者,提示有原发病且已有一段时间,建议谨遵医嘱治疗,并复查检测。如是急性心衰、急性腹膜炎或腹部外伤、宫外孕等急症,应拨打"120"紧急送医院救治。

3. 膈下脓肿

膈下脓肿可以因体内任何部位的感染而继发,大部分为腹腔脓性感染的并发症。常见于急性阑尾炎穿孔、胃十二指肠溃疡穿孔,以及肝胆等的急性炎症。

主要症状包括全身感染症状和脓肿部位疼痛可能表现为体温升高、脉率增快,以及全身性感染中毒症状如发热、乏力、衰弱、消瘦、盗汗等。

局部症状则可能包括脓肿部位的持续性钝痛、上腹部胀满不适、上腹或下胸部隐痛,以及可能牵扯肩背部或后腰部疼痛。此外,脓肿刺激膈肌时,可引起顽固性呃逆。膈下感染还可通过淋巴引起胸膜、肺部反应,出现胸腔积液、咳嗽、胸痛等症状。

📄 **处理指导**

> (1) 体检超声显像或 CT 检查发现膈下脓肿或疑有膈下脓肿病变,应及时去医院外科就诊,进一步明确诊断,并积极配合医生治疗原发病,使用针对膈下脓肿的药物抗感染、止痛治疗,必要时进行手术治疗等。
>
> (2) 康复期间,应注意休息,避免过度劳累,以免影响身体的恢复。
>
> (3) 应摄入足够的营养,包括蛋白质、维生素和无机盐等,以促进身体的康复。

4. 胃窦部胃壁增厚

超声显像或 CT、MRI 等检查发现胃窦部胃壁增厚,提示胃窦部有病变。一般有以下三种可能情况。① 正常胃壁:在收缩的状态下可以增厚,实际上是健康状况,没有疾病状态;② 胃窦部有炎症:炎症导致胃壁水肿、增厚,如胃炎或溃疡病;③ 胃肿瘤:胃癌可致胃壁的恶性增生而增厚。

📄 处理指导

　　检查发现胃窦部胃壁增厚时,需结合其他检查综合分析。建议及时去胃肠外科或普外科就诊,完善相关检查,明确病因,及早进行相关治疗。

5. 十二指肠憩室

　　十二指肠憩室一般认为是十二指肠肠壁局部肌层先天性发育不全形成,也可随着年龄的增长肠壁肌层发生退行性变,加上肠腔内压力增高的长期作用,使肠壁的薄弱区向肠壁外突出所致。大多数十二指肠憩室并不产生症状而于影像学检查时发现,仅少数病人可出现梗阻、穿孔、出血等而表现腹痛等症状。

📄 处理指导

　　若无不适症状,无需治疗,但应定期复查;有症状者应去普外科或胃肠外科就诊治疗。

　　日常生活中应保持良好的饮食习惯,戒除烟酒。

6. 肠管积气、积液

　　影像学检查发现肠管积气、积液情况时,一般提示有肠梗阻;同时可能会伴随出现腹胀、恶心、呕吐、腹痛等症状。原因包括慢性胃肠炎(胃肠蠕动变慢,炎性液体分泌增多,造成一些气体、液体无法及时排出)、肠粘连、肠道肿瘤等。

📄 处理指导

　　建议及时去胃肠外科或普外科就诊,确定原因,并进行相应的治疗。

7. 肠系膜淋巴结增大

　　肠系膜淋巴结增大是指位于肠系膜上的淋巴结增大的情况,常见原因有感染、炎症、肿瘤等,还可能与其他因素有关,如代谢紊乱、结缔组织病等。

📄 处理指导

　　检查发现肠系膜淋巴结增大时,需结合其他检查综合分析。建议及时去胃肠外科或普外科就诊,完善相关检查,明确病因,及早进行相关治疗。

8. 结肠肠壁增厚

　　结肠肠壁增厚不是疾病诊断,而是影像学描述。常见原因包括肠道急慢性炎症(如急性肠炎、克罗恩病、溃疡性结肠炎等）、结肠息肉或肿瘤等疾病。可能会出现腹痛、腹泻甚至黏液脓血便等症状。

📄 **处理指导**

体检发现结肠肠壁增厚时，需结合其他检查综合分析。建议及时去胃肠外科或普外科就诊，完善相关检查，明确病因，及早进行相关治疗（手术）。

9. 直肠内软组织影

直肠内软组织影是一种影像学描述，提示可能存在肿瘤性病变，包括良性与恶性病变，良性病变包括直肠息肉、直肠腺瘤和血管瘤等，恶性病变主要为直肠癌（腺癌、鳞癌等）。临床可能有大便习惯异常改变及大便性状改变。

📄 **处理指导**

检查发现直肠内软组织影时，需结合其他检查（如肠镜检查及病理结果）综合分析。建议及时去胃肠外科或普外科就诊，完善相关检查，明确病因，及早进行相关治疗（手术）。

10. 腹膜后肿块

腹膜后肿块原因包括腹膜肿瘤、腹膜结节、腹膜囊肿、腹膜炎（可能导致局部出现黏膜充血和水肿，进而引起肿大或肿块）等。另外外伤可能导致腹膜软组织受损，伴随黏膜和毛细血管损伤，进而引起淤血堆积和肿块。

📄 **处理指导**

建议及时去医院就诊，通过影像学、肿瘤标志物等检查，明确诊断和治疗。例如，对于腹膜炎，可以在医生的指导下使用抗生素等药物治疗。对于外伤，可以通过按摩和热敷等方法改善。对于腹膜囊肿和腹膜结节，可能需要配合医生进行手术或微创手术治疗。对于腹膜肿瘤，可能需要通过外科手术切除，并可能需要进行进一步的磁共振和活检穿刺检查以明确诊断。

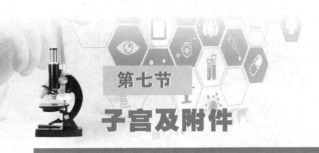

第七节

子宫及附件

1. 宫内早孕

宫内早孕指的是精子与卵细胞相结合(受孕)之后,细胞不断分化在子宫内形成胚胎及其附属物的早期阶段,一般是指子宫内妊娠的前 14 周。大多数情况下,宫内早孕会出现食欲缺乏、乏力、嗜睡、恶心、呕吐等相关的不适症状,对此不必过于紧张,可以尝试去接受这些妊娠的生理变化,这种早孕反应会在 12 周左右自行消失。

📄 **处理指导**

(1) 注意卫生,少上街或串门,避免接触有病的人群,避免感染。

(2) 保持心情愉快、思想放松。

(3) 为了避免或减少早孕反应引起的恶心、呕吐等胃肠道不适,可采用少吃多餐的办法,注意饮食清淡,不吃油腻和辛辣食物,但一定要坚持进食,可以吃带酸味的食品(如杨梅、柑橘、醋等)以增加食欲,帮助消化,也可服用一些复合 B 族维生素和维生素 C 或钙剂,以补充其营养。

2. 孕囊样结构

宫内孕囊样结构是精子和卵子结合成受精卵,在子宫内膜上着床形成的,这是一种正常的妊娠生理表现。孕囊样结构在超声显像检查中显示为宫腔部位圆形或椭圆形的囊状结构,其周边部位有环状的高回声,囊内可以见到卵黄囊及胎心闪动。

假孕囊是指在未受孕的情况下,超声显像检查显示子宫腔内出现的类似孕囊样结构,其内不出现卵黄囊及胎心闪动。假孕囊可能是由于子宫内膜炎、子宫内膜息肉、宫外妊娠等因素引起的。其他原因还包括多囊卵巢综合征、子宫肌瘤、葡萄胎、子宫腺肌病等,伴随症状可能包括下腹痛、发热、阴道分泌物异常等。

📄 **处理指导**

(1) 建议去医院妇产科进行血液检查或尿液检查来判断人绒毛膜促性腺激素

（HCG）的数值，以确定是否怀孕。如果确认为怀孕，一般不需要进行特殊治疗，但需要定期到产科检查。

（2）如果血液人绒毛膜促性腺激素（HCG）检查阴性，医生可能需进行宫腔镜检查，同时做诊断性刮宫，并将囊性结构摘除送病理化验。

（3）由炎症或其他原因引起的宫内孕囊样结构，经过治疗后，需要定期进行复查，以确保康复情况良好。对于有确切停经史的育龄期女性，超声显像未检测到宫内孕囊样结构，而血或尿 HCG 阳性，则应考虑宫外妊娠（宫外孕），需立即就医。

3. 宫内置环

宫内置环是一种常用的女性避孕方法，通过将节育环放置在子宫内，达到阻止受精卵着床的目的。在计划生育年代是一种节制生育的措施；而在鼓励生育年代，则可视为一种造成不孕不育的因素。

超声显像检查是对宫内节育环进行检测的首选方法。超声显像检查可显示：

① 常宫内置环：子宫腔内显示强回声灶，其切面形态与所置节育环切面形态一致，环的上缘抵达宫腔顶端。

② 环位下移：宫内环位下移，通常指的是宫内节育器位置向下发生了改变，不再处于原来的位置。原因可能包括宫内节育器过大或过小、宫颈口松弛、剧烈运动（如跳绳、篮球、足球等剧烈运动，或性生活过于剧烈）和月经量大（可能会对宫内节育器造成冲刷）等。其他因素，如盆腔炎、子宫内膜炎、子宫腺肌病、子宫肿瘤等导致子宫变大，或进行子宫内损伤操作等情况，也可能会造成宫内节育器下移。由于环位下移可导致月经改变，包括不规则阴道流血，经量增多或者减少，甚至闭经。当宫内节育器从子宫壁向下移动时，可能会导致带器妊娠的现象发生。

③ 其他环位异常：如嵌入肌层、穿孔等。

📄 **处理指导**

对于需节育女性，如无下腹部的坠胀、腰酸、阴道出血等症状，每年定期检查即可。

X 线和超声显像体检发现宫内环位下移者，应该去医院重新放置宫内节育器，并在放置初期尽量减少剧烈活动。对于拟生育女性，如体检发现宫内节育环，应去医院取出。

4. 子宫增大

除生理性的妊娠外，子宫增大主要原因包括多产后慢性子宫复旧不全、卵巢功能障碍（雌激素分泌水平高）、子宫肌瘤、子宫腺肌病、子宫内膜异位症和子宫内膜息肉、盆腔淤血和子宫肌层血管硬化等。症状通常包括月经异常、盆腔疼痛和尿频等。

超声显像检查是评价子宫大小的首选方法。通过测量子宫大小，对子宫形态的勾画、内部结构的分析，可以区分子宫是单纯性增大，还是由于子宫肌瘤、子宫腺肌病等原因所致。

📄 **处理指导**

　　子宫单纯性增大，未影响月经量者，可以不作处理。由于各种疾病原因引起的子宫增大，建议去医院妇科就诊，通过宫腔镜、刮宫探查宫腔、刮取宫腔内容物协助病理检查等，明确子宫增大原因和对因处理。

5. 子宫畸形

　　子宫畸形是一种女性生殖器官发育异常的情况，包括子宫双角畸形、子宫单角畸形、子宫双体畸形、子宫单体畸形和子宫发育不全等类型。子宫畸形原因包括遗传因素、染色体异常、母亲在怀孕期间擅自服用某些激素类药物（如己烯雌酚片、炔雌醇环丙孕酮片、戊酸雌二醇片等）等。超声显像妇科体检是发现子宫畸形的主要途径。

📄 **处理指导**

　　对于已过育龄期或已生育过的女性，超声显像体检发现子宫畸形，可以不作处理。对于有生育要求者，如检查发现子宫畸形，建议去医院妇科就诊，通过宫腔镜、子宫输卵管造影、核磁共振等检查，判断子宫畸形类型，观察宫腔形态和子宫内膜情况，以及双侧输卵管通畅情况，进行综合评估后确定是否需要进行吻合、修复等手术。

6. 子宫腔异常回声

　　子宫腔异常回声是超声显像检查的一种描述术语，通常提示子宫腔内有赘生物或残留物。子宫腔异常回声原因包括子宫内膜增生、子宫内膜炎、子宫内膜息肉、子宫黏膜下肌瘤、子宫内膜癌、宫腔内肿瘤、宫腔粘连、宫腔内出血以及宫腔异物等。此外，近期进行过人工流产或药物流产，术后复查超声显像也可能提示宫腔异常回声，这通常与流产术后组织残留有关。

　　子宫腔异常回声表现因具体原因而异。例如，子宫内膜增生可能出现不规则阴道出血、月经周期延长、下腹坠胀等症状；子宫内膜炎可能导致食欲缺乏、头痛、高热等症状；而子宫内膜息肉可能表现为白带增多、月经不调、不规则阴道流血等。

　　超声显像体检是发现子宫腔异常回声的主要途径，并且可以对异常回声原因做出初步分析。

📄 **处理指导**

　　建议去医院妇科就诊，通过宫腔镜检查、诊刮术等，以进一步确定具体原因和对因处理。例如，对于子宫内膜增生，可能需要在医生指导下服用黄体酮胶囊、地屈孕酮片等药物进行治疗；对于盆腔炎，可能需要使用头孢呋辛酯片、甲硝唑片等药物进行治疗；对于子宫内膜息肉、子宫肌瘤或子宫内膜癌等可能需要进行手术治疗。同时，对于流产术后组织残留引起的异常回声，可能需要口服益母草颗粒等药物治疗或再次行清宫术。

7. 子宫肌瘤

子宫肌瘤主要由子宫平滑肌和结缔组织组成。其发生与激素水平,尤其是雌激素水平(雌激素可以刺激肌瘤生长)密切相关。另外,遗传因素、年龄、肥胖、初潮年龄、生育状况和饮食习惯等也都可能影响子宫肌瘤的发生。

子宫肌瘤可无任何症状,往往在超声显像检查时发现。有的可表现为月经周期缩短、经期延长、经量增多等。当肌瘤较大时,可在腹部触及肿块。另外,肌瘤压迫输尿管时可出现尿频、尿急、排尿困难和便秘等症状,部分可能出现下腹坠胀、腰酸背痛等。子宫肌瘤可能影响受精卵着床,导致不孕。

超声显像检查是发现子宫肌瘤的主要途径,可以对肌瘤大小、数目、位置作出评估。对于月经量过多的女性,需通过超声显像检查评价肌瘤与子宫内膜的关系。

📄 **处理指导**

(1) 对较小的子宫肌瘤,且无任何症状,定期复检,动态观察变化即可。

(2) 子宫肌瘤较大,或有月经异常和压迫症状,应去医院就诊,进行宫腔镜、子宫输卵管碘油造影检查和诊断性刮宫,评估决定处理方案。对于症状较轻者,可选择药物治疗,如激素类药物、口服避孕药等。对于症状较重、肌瘤较大或生长迅速的患者,可选择手术治疗,如肌瘤剔除术、子宫切除术等。

(3) 保持乐观心态,积极面对疾病,保持营养均衡,多摄入蛋白质、维生素等营养物质。保持规律作息,进行适度运动等。尽量避免可能导致子宫肌瘤的诱发因素,如肥胖、长期精神压力等。

---

8. 子宫腺肌病

子宫腺肌病是子宫内膜腺体和间质侵入子宫肌层形成弥漫或局限性的病变。子宫腺肌病除具有遗传倾向外,病原体感染子宫内膜引发的炎症、多次人工流产导致子宫内膜受损、长时间熬夜睡眠不足导致内分泌失调,雌激素分泌增多等都是子宫腺肌病发病因素。

子宫腺肌病可能导致腹部疼痛(特别是在月经期间),也可能表现为月经量增多、月经周期延长等。子宫腺肌病可能影响受精卵的正常着床,导致不孕。

通过超声显像检查检测子宫大小、形态和实质回声均匀程度,可对子宫腺肌病作出评估,并可对子宫肌瘤和腺肌症进行鉴别。

📄 **处理指导**

(1) 对于轻度子宫腺肌病,无症状者,可定期复查,动态观察变化。绝经期的子宫腺肌病,一般不需处理。

(2) 对于症状较严重,或有生育要求且长时间不孕的子宫腺肌病者,建议去医院妇科就诊,通过磁共振、子宫输卵管造影、肌层针刺活检等检查,结合临床症状进行综合评估,确定处理方案。选择方案包括在医生指导下，尝试药物治疗，如孕三烯酮胶囊、注射用醋酸曲普瑞林等，但需要注意药物的副作用。对于局灶性子宫腺肌症的年轻患者，可以考虑切除病变组织而保留子宫的手术。对于病情严重、年龄偏大、无生育要求的患者，可以考虑进行子宫切除术。

（3）采用中医艾灸等方法可以缓解症状。

（4）保持有规律的生活方式，清淡和低脂肪饮食，不要吃辛辣生冷的食物；可以适当锻炼身体，禁止剧烈运动，多喝水，调节心情，保持良好情绪。

9. 子宫内膜异位症

子宫内膜异位症分宫内和宫外，宫内即同子宫腺肌病，宫外常见巧克力囊肿、腹壁切口肿块等。子宫内膜异位症具有一定的家族聚集性，另外医源性种植，如剖宫产手术或阴道分娩时的医源性操作可能导致子宫内膜细胞种植在手术切口处。腹腔内炎症、内分泌功能异常、免疫因素等也可能与子宫内膜异位症的发生有关。

临床可表现为疼痛，常于经前 1～2 天开始，经期第 1 天最剧烈，之后逐渐减轻。另外，可出现经量增多、经期延长或月经淋漓不净，不孕或流产、原发性或继发性不孕。如发生肠道内异位症可见腹痛、腹泻或便秘。

📄 处理指导

（1）体检超声显像检查显示子宫内膜异位症，建议去医院进行肿瘤标记物 CA12‒5 值测定，以及盆腔磁共振成像以了解病变范围、起源和侵犯的结构。必要时进行腹腔镜以明确诊断。

（2）医生根据异位情况评估，可能使用药物治疗（如醋酸甲羟孕酮片、米非司酮片、醋酸甲地孕酮片等），或手术治疗（腹腔镜手术进行病灶切除和粘连分离，或进行半根治手术，或根治性手术）。

（3）适时生育有助于减少子宫内膜异位症的发生。避免月经期同房。有盆腔炎症的女性应及时治疗。减少如人工流产等医源性损伤。

10. 子宫肌层血管扩张

子宫肌层血管扩张是指子宫肌层内的血管直径超过正常值的现象。超声显像检查可显示子宫肌层静脉血管增粗。子宫肌层血管扩张有可能是在月经来潮前引起，或在妊娠期间，子宫需要更多血液供应以支持胎儿的发育导致子宫肌层血管扩张。导致子宫肌层血管扩张的其他病理因素包括子宫内膜感染、子宫内膜异位症、子宫腺肌病、子宫肌瘤和盆腔炎、盆腔静脉淤血综合征等。

子宫肌层血管扩张常见症状有下腹部疼痛、阴道出血、分泌物增多、痛经等。

📄 **处理指导**

（1）轻微子宫肌层血管扩张，如果无明显的症状，通常无需特殊治疗，观察即可。

（2）病理因素引起的子宫肌层血管扩张，应去医院积极治疗原发疾病。

（3）注意自我观察和定期复查，动态观察变化。一旦出现腹部疼痛等症状，应及时就医，判断有无血管破裂等情况，以便及时处理。

（4）勤换洗内裤，保持阴部卫生干净清洁，尽量不要穿紧身的内裤。可以适当锻炼身体，但禁止剧烈运动。

11. 宫颈息肉

宫颈息肉是宫颈组织增生所致的局限性赘生物，可能与慢性炎症、宫颈感染等因素有关。另外，雌激素的刺激可能促进宫颈息肉的发生和发展。

多数宫颈息肉无明显症状，仅在妇科检查时发现。部分可能出现白带增多、接触性出血（如性交或排便后出血）等症状。超声显像检查可显示宫颈息肉大小和形状各异，可能呈细长状、舌状或其他形状，颜色可能为鲜红色或粉红色。

📄 **处理指导**

（1）对于较小的宫颈息肉，无明显症状者，可定期复查，暂不处理，但需定期随访。

（2）对于较大或有症状的宫颈息肉，建议去医院妇科就诊，通过窥阴器观察宫颈、取宫颈息肉组织进行病理检查，明确息肉性质和良恶性变化，以便决定进一步处理方法。

（3）积极治疗慢性宫颈炎等妇科疾病，避免长期慢性炎症刺激。

12. 宫颈囊肿

宫颈囊肿也被称为纳氏囊肿，是由于宫颈长期受到慢性炎症的刺激，导致宫颈腺体分泌不通畅，分泌物在宫颈腺体堵塞而形成的囊性病变。多数是生理性的，也可由于宫腔操作病史（如人流、上环、分娩等）导致的局部黏膜损伤，手术后伤口滋生细菌进入宫颈局部，长期慢性炎症刺激形成。其他因素如不洁的房事习惯、自身免疫力低下等因素也可能导致宫颈囊肿发生。

早期症状不明显，通常在妇科检查时发现。随着囊肿的生长，可能出现小腹疼痛、小腹不适、白带增多、白带色黄、白带异味、月经失常等症状。有时性生活会发生疼痛。

当囊肿影响到激素分泌时，可能出现阴道不规则出血或体毛增多等症状。囊肿发生蒂扭转时，会有严重腹痛腹胀、食欲降低、恶心及发热等症状。较大的囊肿可能对膀胱附近组织造成压迫，引起尿频和排尿困难。

超声显像检查可显示宫颈实质内的囊状无回声灶。

处理指导

（1）较小宫颈囊肿，如无症状，考虑单纯性囊肿者，不需要特殊处理，定期复查即可。

（2）囊肿较大，或有上述症状，建议去医院妇科就诊，进一步行 TCT、超声显像、HPV - DNA 检测和宫颈涂片等检查，必要时进行阴道镜检查，明确原因。根据具体情况采用包括药物、激光、电凝、冷冻或手术等治疗处理。

（3）日常生活中注意保持外阴清洁，经常换内裤，避免用刺激性的清洁液清洗阴道，尤其月经期应勤换卫生巾，避免滋生细菌。避免高危性生活。一旦出现腹痛腹胀、发热、尿频和排尿困难等症状，及时就医。

13. 宫颈肌瘤

宫颈肌瘤形成可能与遗传基因、雌激素水平异常和子宫内膜异位有关。另外，不良的生活习惯、肥胖等，都可能增加宫颈肌瘤发生的风险。

宫颈肌瘤会导致白带不同程度的增多，有时会伴有脓性白带及宫颈出血、糜烂等症状。宫颈肌瘤较大时，可能会压迫邻近器官，引起尿频、尿急、下腹坠胀不适、便秘等症状。

处理指导

（1）体检超声显像检查发现宫颈肌瘤，如较小且无症状或症状轻微的患者，可以选择观察，定期复查该肿瘤的扩大情况。

（2）对体积较大，或有明显症状，建议去医院妇科就诊，通过激素水平、MRI 等进一步检查，明确原因，评估病情后，选择药物治疗或手术切除处理。

（3）保持愉悦平和的心情，保持性生活和谐，适当增加体育锻炼，控制体重。多吃水果、蔬菜及全麦食品，少吃脂肪和高蛋白食物，少喝咖啡，戒烟酒。避免滥用含有雌激素的用品（如避孕药、保健品、丰胸产品等）。

14. 宫腔积液

宫腔积液又称子宫积液。除在排卵期前后有少量生理性积液外，其余均为病理性的，主要原因包括子宫出血，子宫内膜炎，子宫颈管粘连、堵塞和生殖器畸形。可表现为下腹坠痛，同时可有白带增多以及血性分泌物。超声显像检查可用于评价宫腔内有无积液及积液的多少。

处理指导

（1）排卵期前后子宫腔有少量积液属于生理性，观察即可，不必处理。

（2）宫腔积液较多且原因不明，或不在排卵期前后，建议去医院妇科就诊，通过进一步检查，明确原因，对因治疗。

（3）成年女性无月经，子宫腔内有大量积液者，有处女膜闭锁可能，需手术治疗。

15. 多囊卵巢

多囊卵巢在医学上称为多囊卵巢综合征,临床表现为肥胖、多毛、闭经和不孕等。多囊卵巢综合征是由于持续性的卵巢不排卵以及高雄激素水平引起的。在正常情况下,人体下丘脑和垂体分泌卵泡刺激素和黄体生成素,作用于卵巢后,卵巢会分泌雌激素、孕激素,同时也产生少量的雄激素。这些激素的协调作用,使得卵泡能够正常发育,每个月会形成至少一个优势卵泡,然后有规律性地排卵,从而形成月经。在多囊卵巢者体内,这种激素平衡被打破。卵巢激素分泌紊乱,雌激素、孕激素以及雄激素分泌失调,雄激素比例增多。这种内分泌失调导致卵泡正常发育受阻,大部分卵泡停滞在窦卵泡阶段,无法形成优势卵泡,从而无法排卵。同时,卵母细胞甚至闭锁消失,造成月经异常、不孕等问题。近年研究表明,多囊卵巢综合征与 2 型糖尿病、血脂代谢异常、心血管疾病等代谢紊乱也有关联。超声显像检查显示双侧性卵巢增大,囊内充满大量液体。

📄 **处理指导**

(1)对于超声显像表现为卵巢多囊样改变,但月经正常者,可先观察,不作处理。

(2)对于有临床表现的多囊卵巢者,建议及时去医院妇科就诊,进行雄激素、黄体生成素、卵泡刺激素等检查,了解体内相关激素水平变化,以确定处理方案。治疗的主要目标是恢复卵巢的正常功能,调整内分泌,促进卵泡的正常发育和排卵,从而恢复月经和生育能力。

(3)通过饮食控制、适当运动以及行为干预等,将体重控制在合理范围,以减轻或预防多囊卵巢综合征所引起的不适。必要时可使用胰岛素增敏剂等。特殊情况下,如药物治疗无效或怀疑有其他并发症时,可能需要手术治疗。

16. 卵巢黄体囊肿

卵巢黄体囊肿是一种生理性囊肿,在卵巢排卵后形成。卵巢排卵后 1 周左右,卵巢黄体生成,其功能达到最高峰,此时黄体血管极具脆性,易于出血形成血肿,血液成分吸收后可以呈囊肿样改变。另外,女性怀孕后,黄体生成素增加,可能会形成黄体囊肿,称为黄素化囊肿。这种囊肿有助于维持女性早期妊娠,直到孕 12 周左右胎盘基本形成,黄体功能才会逐渐被胎盘功能所替代。病理性原因包括黄体生成素或促性腺激素水平异常、盆腔感染性和长期使用孕激素或雌激素。

大多数无明显症状,但随着囊肿增大,可能会出现下腹坠胀、隐痛、腰骶部酸痛等下腹不适的症状。另外,可感到大小便频繁,出现白带增多、月经失常等。小腹内出现坚实且无痛的肿块,有时在性生活时会感到疼痛。当出现黄体囊肿破裂导致腹腔内大出血时,会出现心悸、头晕、口干、眼花、昏厥等休克症状。超声显像检查是发现黄体囊肿的主要途径,其超声显像表现有明显的月经周期性变化。囊肿周围有较多游离性液性暗区,受检者同时合并剧烈腹疼,是急性黄体破裂的主要诊断依据。

处理指导

（1）生理原因引起的卵巢黄体囊肿改变，在月经来潮后会自然消退，无需特殊处理。必要时需进行血 HCG 检查，明确是否怀孕。

（2）避免剧烈运动以免导致囊肿破裂，定期就医复查，监测囊肿生长情况。一旦发生心悸、头晕、口干、眼花、昏厥等症状，应及时去医院妇科就诊。

（3）疑为病理性原因（滋养细胞肿瘤合并的黄素囊肿应另述），建议去医院妇科就诊，进行超声显像、CT 检查，必要时进行后穹隆穿刺和腹腔镜检查，经综合评估，确定对因对症治疗方案。

（4）保持良好的生活习惯和作息，避免熬夜，保证充足的睡眠。避免长期服用含有激素类药物，以免导致体内激素水平紊乱。避免频繁性生活，以减少对腹部的刺激。

17. 卵巢巧克力囊肿

卵巢巧克力囊肿也称为子宫内膜囊肿，是子宫内膜异位症在子宫外（盆腔）的一种表现。主要由于子宫内膜细胞异位盆腔子宫外脏器所致。异位的子宫内膜细胞会随着月经周期的变化而发生周期性出血，这些血液不能像正常月经一样排出体外，而是被包裹在卵巢内或卵巢周围而形成囊肿。囊肿内血液长时间积累，逐渐变得黏稠，颜色类似巧克力，故称为"巧克力囊肿"。发生原因与长时间的内分泌失调（雄激素分泌过多）、频繁的性生活、输卵管堵塞、妇科疾病导致子宫内膜碎片脱落后引流不畅等有关。另外，精神压力过大，影响女性内分泌功能，也会增加患病风险。

症状通常表现为进行性加重的痛经。其他可出现性交疼痛、月经量增多、经期延长或月经不规律。囊肿较大时，可能出现下腹部不适或疼痛。超声显像检查是检出卵巢巧克力囊肿的主要途径，表现为盆腔内一侧或双侧性囊性肿块，其边界不光整，内部透声不好，其大小、透声度可随月经周期发生变化。

 处理指导

（1）囊肿较小，症状不明显者可不作处理，定期做超声显像复查即可。

（2）症状较重者，应去医院根据专科医生的建议进行相应的治疗。治疗方法可能包括药物治疗、手术治疗等，具体取决于囊肿的大小、症状严重程度以及患者的年龄和生育需求等因素。

（3）日常生活中应保持规律的作息，避免熬夜，保持充足的睡眠。经期要特别注意个人卫生，避免感染。

18. 畸胎瘤

畸胎瘤来源于胚胎性腺的原始生殖细胞，与体内生殖细胞在发育过程中出现异常分化有关，多见于卵巢、睾丸等部位，大多数为良性。其发病原因不明，可能与家族史、生殖器先天缺陷等有关。

多数畸胎瘤早期无明显的症状,随着肿瘤的生长,不同部位的畸胎瘤会出现不同的临床症状,如卵巢畸胎瘤可有腹痛、腹部包块、腹胀等,睾丸畸胎瘤会出现睾丸肿块或疼痛,骶尾部畸胎瘤则可出现便秘。畸胎瘤恶变者或未成熟畸胎瘤晚期可表现为消瘦、严重贫血等恶病质征象。

大多数卵巢畸胎瘤都是在超声显像检查时偶然发现,其中绝大多数属于良性的囊性畸胎瘤。超声显像检查可显示单侧或双侧附件区囊-实混合性肿块,具有光滑囊壁,囊内有皮脂样物质构成的无回声区,大多有由毛发、脂肪形成的高回声团,也可出现由骨骼、牙齿组织形成的强回声灶,所以在超声显像影像上有特异性。

📄 **处理指导**

(1) 超声显像检查发现卵巢畸胎瘤,建议结合甲胎蛋白和癌胚抗原检查综合考虑,此外,CA12-5也可作为辅助诊断的指标。

(2) 如果瘤体较小,无任何不适,肿瘤指标检测正常,可定期复查;如果瘤体较大并伴有不适,或肿瘤指标明显增高,建议去医院妇科就诊,通过超声显像、磁共振成像、CT扫描等检查,进一步明确肿块的具体位置、大小以及与周围组织的关系。

(3) 可通过手术切除治疗,如畸胎瘤剥除术。发生恶性病变除手术切除外,可能还需给予化疗药物治疗,以降低复发概率。

19. 盆腔占位性病变

盆腔占位性病变可能包括卵巢囊肿、子宫肌瘤、盆腔脓肿、子宫浆膜下肌瘤、卵巢巧克力囊肿以及卵巢恶性肿瘤等。症状根据不同的疾病类型和严重程度而有所不同。

📄 **处理指导**

体检超声显像或影像学检查发现盆腔占位性病变,建议及时去医院妇科就诊,通过进一步检查,明确诊断和治疗。

20. 盆腔积液

盆腔积液可分为生理性盆腔积液(如排卵时、月经期)和病理性盆腔积液两种。病理性盆腔积液大都发生在盆腔炎、附件炎、子宫内膜异位症或邻近脏器炎性病变等之后。

盆腔少量积液时,超声显像检查可显示仅局限于子宫—直肠间隙的游离性液性暗区。其前后间距一般小于2 cm。随着盆腔积液量增多,游离性液性暗区前后间距增大,并向两侧附件区漫延,大量积液可向上蔓延至腹腔。

盆腔积液可能会出现小腹一侧或两侧的下坠疼痛,腰骶部也可能出现类似症状。

处理指导

（1）生理性盆腔积液不需要特殊治疗，少量的盆腔积液可以自行吸收，观察即可。

（2）盆腔积液增多，并考虑为病理性者，应去医院就诊，通过进一步检查，明确病因，对因对症处理。可能采用药物治疗、手术治疗和物理疗法等。

（3）注意卧床休息，增加营养，避免过度劳累，保持良好的生活习惯和饮食习惯，如进食清淡、易消化的食物，避免辛辣、刺激的食物。

21. 子宫切除术后

处理指导

可进行盆底肌训练，通过有意识地收缩肛门，或通过瑜伽等锻炼方式，来增加盆底肌的力量，防止脏器下垂。

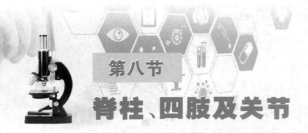

第八节
脊柱、四肢及关节

1. 骨量减少和骨质疏松

骨量减少指单位体积内骨组织有机成分正常，而钙盐含量减少。影像学检查显示骨样组织钙化不足，常见骨小梁中央部分钙化，而周围环绕一层未钙化的骨样组织。如骨量减少得不到控制，正常钙化骨组织的有机成分和钙盐含量等比例减少，骨矿成分和骨基质等比例不断减少，则出现骨质疏松。影像学检查显示骨质变薄，哈氏管扩大，骨小梁变细和减少。骨量减少原因包括遗传因素、内分泌失调、营养不足、缺乏运动、长期使用药物等。此外，也与慢性疾病、胃肠道疾病、风湿性疾病等有关。骨质疏松临床上分原发性、继发性和特发性三种类型。原发性骨质疏松主要发生在绝经后女性和老年人群中；继发性骨质疏松是由于某些疾病或药物引起的骨质疏松；特发性骨质疏松则是指原因不明的骨质疏松。

骨量减少可能没有不适和临床症状。骨质疏松主要表现为乏力、疼痛、易骨折，骨质疏松还可能导致脊柱畸形、胸廓畸形等,影响患者的呼吸功能和生活质量。

📄 **处理指导**

（1）注意通过食物补钙,如牛奶及奶制品、海产品和绿叶蔬菜中含有较为丰富、可供人体吸收的钙离子。另外宜摄入充足的食物蛋白（鸡蛋、瘦肉、牛奶、豆类和鱼虾）。

（2）不吸烟,少饮酒,积极参加适宜的运动锻炼,应注意防止用力过大、不当和摔跤。

（3）多晒太阳,可补充活性维生素 D_3（如骨化三醇）。

（4）有继发原因或骨质疏松严重者,特别是老年人和女性更年期者,建议去医院专科诊治。

2. 骨质软化

骨质软化是指普遍性骨密度下降,影像学检查一般会显示骨骼密度降低、骨小梁显著减少而且模糊不清,骨皮质变薄,骨髓腔则会相对变宽。主要病因与维生素 D 缺乏、钙吸收障碍、营养不足、运动较少、缺乏紫外线照射等因素有关。

临床可出现周身乏力、全身酸痛不适、腰部和髋关节显著疼痛等症状,同时可伴有行走困难、胸肋部压痛、股内收肌群肌肉痉挛的现象。骨质软化可产生多种畸形,如漏斗型骨盆、下肢弯曲等,严重者还会在骨骼内部形成囊性变,并且可发生骨折。

📄 **处理指导**

参考"骨量减少和骨质疏松"。

3. 骨质破坏

影像学检查显示骨质破坏是指原有骨结构被炎症、肿瘤或其他病理组织所代替。引起骨质破坏原因包括各种原发或继发骨肿瘤性病变,炎症性病变如骨结核、布鲁氏菌病等,以及重度骨性关节炎等。

主要症状和体征表现为局部疼痛、运动障碍和全身症状如乏力、贫血、消瘦等。如果骨质破坏得不到及时治疗,可能会导致骨骼变形、病理性骨折等严重后果。如果是恶性肿瘤引起的骨质破坏,还可能危及患者的生命。

📄 **处理指导**

建议及时去医院就诊,配合医生进行相关检查,明确病因,评估病情后对因对症治疗和处理。就医治疗期间,应减少活动,保持正确的姿势。

4. 骨膜增生

骨膜增生也称为骨膜反应,是因骨膜受刺激出现水肿、增厚并致骨膜内层成骨细胞活动增加,最终形成骨膜下新生骨。骨膜增生类型包括反应性骨膜增生、真性骨膜增生和侵袭性骨膜增生。骨膜增生常见于炎症、肿瘤、外伤等情况。

主要表现为疼痛、活动受限、肌肉萎缩、局部肿块及其他相关症状,如发热、乏力等。随着病情的发展,关节疼痛和活动受限可能会逐渐加重,导致关节僵硬和畸形,严重影响关节功能。长期活动受限和疼痛会导致肌肉萎缩和无力,进一步影响患者的日常生活和工作能力。

📄 **处理指导**

(1) 影像学上显示骨膜增生,如无不适和症状,可先行观察,定期复检,以动态观察变化。

(2) 如有上述症状,或在观察期间出现疼痛、活动受限、发热、乏力,应及时就医,进一步检查,明确病因,评估病情后对因对症治疗和处理。

(3) 在观察或就医期间,应加强营养摄入,减少活动,避免劳累,注意局部保暖,保持正确的姿势,调整好心态,积极配合医生诊治。

5. 骨内/软骨内钙化影

骨内/软骨内钙化影是指在影像学检查中观察到骨或软骨内部有钙质沉积的迹象,可分为生理性钙化及病理性钙化。生理性钙化指随着年龄的增长,骨和软骨组织出现钙化的现象,这是正常的老化过程。而病理性钙化指钙化的发生可能与炎症、创伤、代谢性疾病、肿瘤等病理因素有关。

临床上可出现疼痛、肿胀、僵硬、畸形及肌肉萎缩等症状。随着钙化的进展,关节的活动范围可能会受限,如果钙化未得到及时治疗,疼痛可能会持续或加剧。严重病例可能导致关节畸形、肌肉萎缩、骨质疏松等并发症。

📄 **处理指导**

如无不适和症状,可先行观察,定期复检,以动态观察变化。如有上述症状,或在观察期间出现疼痛、肿胀等症状,应及时就医,进一步检查,明确病因,对因对症治疗和处理。

6. 骨骼变形

骨骼变形是指骨骼结构发生变化而引起的一种疾病。常见于先天发育异常、继发于其他疾病的骨骼变形、外伤而导致的畸形。先天性骨骼变形常见的有先天性脊柱侧弯、先天性 O 型腿、先天性 X 型腿、先天性马蹄内翻足等,一般无法治愈,只能通过手术和物理治疗的方式缓解。外伤所致的骨骼畸形可以通过使用特殊器械,如夹板、膝盖甲、支撑等缓解疼痛,减少骨骼畸形。

处理指导

影像学检查显示骨骼变形，建议去医院骨科就诊，查明原因，并对骨骼变形对身体和生活质量的影响进行评估后，选择治疗和处理方案。

7. 颈纤维环钙化

影像学检查显示颈纤维环钙化是指颈椎椎管内椎间盘后方出现的组织钙化，CT 平扫图像上能够清楚地看到。颈纤维环钙化属于一种退行性病变，主要与长时间负重活动、久坐久站、外伤等有关。若局部钙质沉积，就可能会引起纤维环钙化。

纤维环钙化往往合并椎间盘的变性，容易发生髓核突出。当出现纤维环钙化压迫神经时，容易产生脊柱部位疼痛以及活动受限，甚至出现神经系统的症状，如上肢放射性麻木和疼痛。

处理指导

（1）根据身体状况，选择一定的运动方式，延缓退行性病变，避免久坐久站，选择合适的枕头和床垫睡眠，以维持脊柱的生理曲度。注意局部保暖，多晒太阳，可补充活性维生素 D_3（如骨化三醇）。

（2）有压迫神经时，应去医院骨科进一步检查，评估对脊髓神经有无压迫及压迫程度，决定是否进行手术治疗。

（3）可去中医相关科室，采用局部按摩、理疗和针灸治疗。

8. 颈椎韧带钙化

影像学检查显示颈椎韧带钙化是指颈椎前纵韧带/后纵韧带内出现钙质沉积。多由颈部发生了外伤、颈椎退行性的改变、长期低头伏案工作、长时间韧带反复受牵拉导致。

颈椎韧带钙化可出现颈部疼痛及活动时有颈部发钝、僵硬的情况，钙化的韧带还容易压迫颈部的神经血管，从而引起明显的头痛、头晕及胳膊、手部麻木的情况，严重影响病人的生活质量。

处理指导

（1）纠正和改善睡眠及工作中的不良体位，端正坐姿，定时休息，做颈肩部肌肉锻炼，在医师指导下开展运动，如游泳、打太极拳、练八段锦等。

（2）避免摔倒，避免没有相关资质的人员进行颈部按摩，注意保暖，避免颈部受冷风吹。

（3）出现颈部肌肉酸胀、疼痛、麻木，可用些止痛剂、镇静剂、维生素（如 B_1、B_{12}），或采用温热敷、手法按摩、理疗。一旦出现头晕、恶心、呕吐等不适，及时就医。

9. 颈椎退行性变

影像学检查显示颈椎退行性变是指颈椎部位的软骨出现磨损,且周围的肌肉组织出现粘连、椎体出现钙化与增生。颈椎退行性变是颈椎结构衰变及功能衰退的表现,随着年龄的增长,颈椎退行性变一般不可避免,但长期处于低头负荷状态是其主要原因。

颈椎退行性变如没有伤害神经,可以没有不适,或仅出现颈部肌肉酸胀、疼痛、麻木、不舒服、容易疲劳等。

📄 处理指导

(1)避免长期低头以减轻颈部负荷,积极进行运动,可在专业人士指导下进行"颈操"活动。

(2)饮食均衡搭配,多选择蛋类、奶类、瘦肉等含优质蛋白质的食物,适当补充钙质,多晒太阳,必要时可口服硫酸氨基葡萄糖和硫酸软骨素等。

(3)颈部肌肉酸胀、疼痛、麻木时,可用些止痛剂、镇静剂、维生素(如 B_1、B_{12}),或采用温热敷、手法按摩、理疗,一旦出现头晕、恶心、呕吐等不适,及时就医。

10. 颈椎骨质增生

影像学检查显示颈椎骨质增生即俗称的骨刺,又称骨赘,是由于长期慢性损伤引起组织增生,产生钙质沉着变成骨质而形成的。颈椎骨质增生的发生与年龄增加、劳损与不良姿势、头颈部外伤、风寒湿因素和颈椎结构的发育不良有关。

颈椎骨质增生轻则出现颈项不适,酸楚疼痛,重则可合并脊髓、椎动脉、神经根等受累而出现相应症状。因骨质增生引起椎管狭窄可造成管内脊髓神经和脑动脉长期受压,致使神经传导和血流受阻,可引起大脑长期供血不足、营养不良,逐渐萎缩、坏死,产生阿尔茨海默病。

📄 处理指导

(1)避免长期低头以减轻颈部负荷,避免受寒,积极进行运动,可在专业人士指导下进行"颈操"活动。出现颈项不适、酸楚疼痛,可用些止痛剂、镇静剂、维生素(如 B_1、B_{12}),或采用温热敷、手法按摩和理疗等。

(2)出现头晕、恶心、上肢放射性麻木和疼痛等脊髓神经和脑动脉压迫症状时,及时去医院骨科就诊,进行颈椎 MRI 检查,评估增生和压迫状况,以决定处理方案。

(3)饮食均衡搭配,多选择蛋类、奶类、瘦肉等含优质蛋白质的食物,适当补充钙质,多晒太阳,必要时可口服硫酸氨基葡萄糖和硫酸软骨素等。

11. 颈椎生理曲度变直和颈椎反弓

颈椎应有正常的生理弯曲。影像学检查显示正常的生理弯曲变直,如向相反方向弯曲,称为颈椎反弓。常见病因包括高枕(睡觉时睡高枕)及持续用电脑、看手机使颈椎长期处于低头负荷状态。颈椎先天性的畸形和肿瘤(如神经纤维瘤)也可能是颈椎反弓的病因。

颈椎生理曲度变直和颈椎反弓早期可以没有不适,也可出现颈部肌肉酸痛、肩部冷、容易疲劳、头晕、恶心等症状。颈椎反弓可能压迫神经出现肢体麻木、放射痛、肢体无力等症状。

📄 处理指导

(1)改变不良习惯,避免长期低头伏案工作,积极进行运动,可在专业人士指导下进行"颈操"活动、理疗、按摩,对颈部肌肉、韧带进行整复松解。

(2)颈椎反弓有明显症状时,特别有压迫神经者,建议去医院骨科就诊,进行颈椎MRI等检查,决定是否需要手术治疗。

(3)日常生活中,进行自我健康管理,一旦出现头晕、恶心、呕吐等不适,及时就医。

12. 颈椎不稳

颈椎不稳也称颈椎失稳,通俗讲就是颈椎之间活动度过大。颈椎 X 线检查中,如果相邻椎体上椎体下缘与下椎体上缘间夹角>11°,或者相邻椎体间移位超过 3.5 mm,即可确定为颈椎不稳。颈椎不稳是颈椎退变的结果,也是颈椎进一步退变的病因。包括上颈椎不稳(又分为枕颈不稳、寰枢椎不稳)和下颈椎不稳。

颈椎不稳常出现颈、肩部疼痛不适、背部僵硬、困乏,严重时可刺激颈部神经,引起上肢麻木,感觉及运动功能损害,部分可出现头晕、恶心等。颈椎不稳可加速颈椎退变,导致颈椎骨质增生、韧带肥厚等改变,刺激神经、血管、食管等组织结构,形成临床上讲的各型颈椎病。

📄 处理指导

(1)如果无明显的症状(比如颈、肩部疼痛不适,背部僵硬),可先行观察,不需要特殊治疗。但应避免颈部不适当的运动和过度转动,必要时(如开车和坐车)可戴颈托。避免长期低头以减轻颈部负荷。

(2)有症状要及时去医院骨科就诊,医生视病因及病情不同而酌情选择手术或非手术疗法,原则上应先试以非手术疗法,无效时方考虑手术,非手术疗法包括推拿手法治疗、牵引、理疗、针灸、药物、局部封闭和功能锻炼等。

(3)注意饮食均衡搭配,多选择蛋类、奶类、瘦肉等含优质蛋白质的食物,适当补充钙质,多晒太阳,必要时可口服硫酸氨基葡萄糖和硫酸软骨素等。

13. 颈椎滑脱

颈椎滑脱是指某个椎体相对于其相邻的椎体产生了滑移。影像学检查显示椎体向前滑动,也有向后滑动和向侧滑动。可能与肥胖、慢性疲劳、先天发育、外伤或退行性变等因素有关。主要表现为肩颈部、上肢的酸痛或僵硬,当椎动脉、脊髓神经、交感神经受压时可引起一系列临床症状。

处理指导

一旦出现颈椎滑脱,建议立即拨打"120"紧急送医院就医。就医途中,头颈要尽量保持固定不动。

14. 颈椎融合

人体正常颈椎在相邻椎体之间充填椎间盘组织,两节椎体间通过椎间盘组织进行软性连接,当椎间盘组织钙化后变成骨性组织,两节椎体之间的软性连接变成了骨性连接,就称为颈椎融合。颈椎融合有先天性颈椎融合畸形(也称颈椎分节不良)原因,也有为治疗颈椎病而采取的颈椎融合术。

颈椎融合者外观上颈部会稍短些,可能伴有其他部位的畸形。一般无症状,有的可出现颈部疼痛、活动受限、头晕、恶心、呕吐等。

处理指导

如有临床表现,并已经影响到工作和生活,建议去医院骨科就诊。先天性颈椎融合畸形或可以选择手术治疗。

15. 颈椎椎间孔狭窄

椎间孔又称为骨性神经管,是神经根离开颈椎时的骨性通道,位于关节突关节与钩椎关节之间。椎间孔内含有神经根、血管和脂肪组织。颈椎间盘退变、颈椎关节突退变、钩椎关节骨质增生、后纵韧带骨化、颈椎曲度改变等是颈椎椎间孔狭窄的常见病因。

处理指导

轻度狭窄,无症状,可先行观察,有症状应去医院骨科就诊,进行保守治疗(体位、牵引疗法、手法治疗、药物治疗、物理治疗),保守治疗无效且症状严重者,可选择手术治疗。

16. 符合直背综合征表现

影像学检查显示符合直背综合征表现是指胸椎曲度变得十分平直,生理性弧度消失,胸廓的前后径变短。由于胸腔有效容积减小,纵隔内容可受到挤压,而产生心脏和大血管受压移位等一系列改变。直背综合征是一种不明原因的胸段脊柱发育障碍,一般无明显症状,对身体也不造成多大危害,部分可能会出现面色苍白、发绀、气紧、咳嗽和多汗等症状,易患呼吸道感染等。

📄 **处理指导**

（1）平常活动中尽量避免胸背部受到冲击等伤害。可进行适当锻炼以达到一定程度的康复纠正，如可以仰卧垫上，两臂侧举，随即吸气，用力挺胸、收腹、抬头，稍停 2～3 秒钟，然后呼气还原，一般需要重复 20 次左右。

（2）饮食均衡搭配，多选择蛋类、奶类、瘦肉等含优质蛋白质的食物，适当补充钙质，多晒太阳。

（3）一旦出现面色苍白、发绀、气紧、咳嗽和多汗等不适，及时就医。

17. 脊柱侧弯

脊柱侧弯，又叫脊柱侧凸，是指脊柱横向弯曲的脊柱畸形。影像学检查显示脊柱的一个或数个节段向冠状面侧方弯曲，或伴有椎体旋转的脊柱畸形。脊柱侧弯与姿势不良、椎间盘突出、脊柱肿瘤、炎症、下肢不等长、髋关节挛缩等有密切的关系。

典型症状表现为背部鼓包、双肩不等高和胸廓不对称等，当胸廓严重畸形时，可导致肺受压而变形，引发呼吸困难等症状。

📄 **处理指导**

（1）无明显症状或者是症状轻微，通常不需要进行特殊治疗，定期进行复查即可。但应注意保持良好的姿势，主要是坐姿要端正，避免长期处于不良姿势。

（2）日常生活中应避免使用单肩书包、拉杆书包等，以免脊柱受力不均衡、脊柱扭转。

（3）如果出现明显的症状，则需要引起重视，及时去医院骨科就诊，接受规范治疗。

18. 脊柱畸形

脊柱畸形是脊柱结构发育异常，或者偏离了正常所在的位置，是脊柱生物力学平衡被严重破坏后，机体自我调节所致。脊柱畸形可分为特发性、先天性和后天获得性，发生可能与遗传、创伤、手术、疾病等因素有关。影像学检查可显示平背畸形、后凸畸形和脊柱侧凸畸形等。

主要表现为驼背、姿态不对称、双肩不等高、身材矮小等。严重脊柱畸形可引起胸腔容积下降，心肺功能下降，出现活动耐力下降、气促、心悸等，部分可出现腰痛。

📄 **处理指导**

（1）无明显症状或者是症状轻微，通常不需要进行特殊治疗，定期进行复查即可，大部分情况下会随着年龄的增加而慢慢地减轻。

（2）比较明显的脊柱畸形通常需要手术治疗，生长期儿童可酌情考虑支具治疗。疼痛明显者，可遵医嘱服用药物（非甾体抗炎药、塞来昔布），以缓解症状。

（3）如果出现明显症状，则需要引起重视，及时去医院骨科就医，接受规范治疗。

19. 腰椎间隙变窄

腰椎间隙变窄在影像学检查中显示相邻两腰椎体间的距离变小,是人体老化、椎间盘退化的自然现象。也与长期从事体力劳动、腰部负重、姿势不良、外伤等原因有关。另外,也可能与先天性发育异常有关。

📄 **处理指导**

(1) 如果无明显的症状(比如腰痛、腿疼、腿麻),不需要特殊治疗。如果出现神经压迫症状,应去医院骨科就诊,通过积极的营养神经、脱水消肿以及消炎镇痛药物对症处理,若保守治疗没有效果,需要进行手术。

(2) 日常生活中要端正身体姿势,避免过度弯腰,避免过度负重,适当地睡硬板床休息,进行适当的腰背部肌肉功能锻炼,能够有效地减轻椎间盘退变程度以及减缓椎间盘退变速度。

(3) 饮食均衡搭配,多选择蛋类、奶类、瘦肉等含优质蛋白质的食物,适当补充钙质,多晒太阳。

20. 腰椎退行性变

腰椎退行性变是腰椎间盘、腰椎关节软骨和周围韧带自然老化及功能退化引起的一种生理过程,腰部外伤与过度劳累、缺乏运动、缺少钙和维生素 D、不正确的站姿和坐姿等可以加快腰椎老化退行性变的进程,引起一系列疾病和症状。

腰椎退行性变早期症状不明显,随着退行性变不断进展,可出现腰部疼痛、酸软无力、僵硬、不适感等症状。

📄 **处理指导**

(1) 症状不明显,无需特殊处理,可以通过保守治疗、物理治疗和康复治疗,达到延缓退行性变的进程。如果出现了明显的症状,则需要引起重视,及时去医院骨科就医,接受规范治疗。

(2) 禁止久坐久站、长期弯腰、负重,避免外伤,避免经常剧烈运动。可在医生指导下,加大腰部周围韧带、肌肉的锻炼。

(3) 饮食均衡搭配,多选择蛋类、奶类、瘦肉等含优质蛋白质的食物,适当补充钙质,多晒太阳,必要时可口服硫酸氨基葡萄糖和硫酸软骨素等。

21. 腰椎间盘突出

腰椎间盘突出是指腰椎在退行性病变的基础上,受到外力的作用,引起纤维环破裂,髓核经纤维环薄弱处向外突出,突出部纤维环部分或完全破裂。大多数髓核向后方或向外后方突出,压迫硬脊膜囊或神经根,引起一系列临床症状。主要表现有腰痛、肢体麻木感、单侧下肢放射性疼痛或双侧下肢放射性疼痛、麻木。

📄 **处理指导**

（1）如无症状，也应高度重视，采取自我康复措施，包括避免床垫过软，不久坐，不长久弯腰和过度负重，不做直腿弯腰又用力的动作（如拖地板）。在提重物时注意不要直腿弯腰，可以先慢慢屈髋屈膝蹲下，待拿起重物后再进行缓慢的起立。注意腰间保暖，不要长时间待在空调下。白天腰部可戴腰围（如腰痛治疗带等），有利于腰椎的恢复。

（2）如有症状，建议去医院骨科就诊，进一步检查评估后决定处理方案。保守治疗可用药物治疗（止痛药、脱水剂、激素、肌肉松弛药物）和物理治疗（牵引治疗、理疗、推拿、按摩、针灸治疗）。期间必须卧床休息，直到症状完全缓解。一般需卧床3周，3周后戴腰围起床活动。严重突出者通常采用手术治疗，将突出的髓核等摘除。

（3）饮食规律、合理，即以高蛋白、高维生素食物为主，选择营养价值高的植物或动物蛋白，少食多餐，保持营养均衡吸收，要补充钙和各类维生素，要禁食辛辣、刺激食物，戒烟、酒。

22. 椎体陈旧性压缩性骨折

椎体陈旧性压缩性骨折是指之前由于存在负重增加或者暴力挤压而出现压缩性骨折，现阶段已经愈合，只有进行影像学检查时能够发现骨折愈合的痕迹，表现为陈旧性压缩性骨折。多发于脊柱胸腰段，通常是由外伤或老年性骨质疏松造成的。

📄 **处理指导**

（1）如无症状，可先行观察，定期观察，期间避免过度运动，避免摔倒和进行局部按摩。

（2）如有疼痛者，特别是有老年性骨质疏松者，应去医院骨科进行脊柱MRI检查，评估是否需要行PVP（经皮椎体成形术）或PKP（经皮椎体后凸成形术）。

（3）多晒太阳，适当补充钙质，建议补充活性维生素D_3（如骨化三醇）。

23. 关节肿胀

关节肿胀常由关节腔积液或关节囊及其周围软组织充血、水肿、出血所致。多见于外伤、关节和骨骼疾病、感染性疾病等。主要表现为关节及周围组织存在肿胀、发红表现，可伴有疼痛、功能障碍等症状。

📄 **处理指导**

一般关节外伤（扭伤）后肿胀，应注意休息，限制受伤脚活动；局部冰敷；加压包扎；临时固定；并应警惕是否存在骨折、韧带断裂等结构破坏，必要时急诊处理。

非关节外伤肿胀，建议去医院骨科就诊，进一步检查，明确原因，对因对症治疗和处理。

24. 关节破坏

关节破坏是指关节软骨及其下方的骨质成分被病理组织侵犯、代替。X线、CT、MRI

检查均有特异性表现。常见于创伤、营养不良、炎症性病变、内分泌失调、肿瘤等。

📄 **处理指导**

导致骨质破坏的原因有很多，建议及时去骨科就诊，在医生指导下查明病因，并进行治疗。如果关节破坏是由于炎症性疾病引起的，需要控制感染，清除病灶。如果关节破坏是由于骨质疏松引起，可以抗骨质疏松治疗。如果关节破坏是由骨肿瘤引起，可能需要手术治疗。

25. 膝关节半月板损伤

膝关节半月板损伤往往由外伤、不适当的过度运动等原因造成。磁共振（MRI）检查将膝关节半月板损伤分为三度：一度仅存在半月板表面的一些凹陷性的损伤；二度为半月板内部的一些破裂损伤，破裂没有到达半月板的表面，仅局限在内部；三度为半月板内部有损伤，且损伤达到半月板的表面，是半月板损伤中最重的。

膝关节半月板损伤可表现为膝关节肿胀、疼痛及不能行走等。

📄 **处理指导**

（1）应及时去医院骨科就诊，根据不同损伤程度选择保守治疗或手术治疗。

（2）关节局部制动，抬高患肢，配合针灸理疗，伤处给予外敷活血化瘀的膏药，尽快促进半月板愈合。

（3）损伤轻度者疼痛时可适当服药（如布洛芬、氨基葡萄糖等），适当补充维生素 D 制剂及钙剂。不要爬高、爬楼、下蹲、坐矮凳子，尽量使用坐厕，并注意膝关节保暖。

26. 骨龄异常

骨龄是骨骼年龄的简称，借助于骨骼在 X 线摄像中的特定图像来确定。通常要拍摄人左手手腕部的 X 线，通过 X 线观察左手掌指骨、腕骨及桡尺骨下端的骨化中心的发育程度，来确定骨龄。

骨龄测试不仅可以确定儿童的生物学年龄，而且还可以通过骨龄及早了解儿童的生长发育潜力以及性成熟的趋势，通过骨龄还可预测儿童的成年身高。

骨龄异常常是儿科某些内分泌疾病表现之一。许多疾病将影响骨骼发育，或使其提前或使其落后，如肾上腺皮质增生症或肿瘤、Alreb-ert 综合征、性早熟、甲亢、卵巢颗粒细胞瘤等将导致骨龄提前；而卵巢发育不全（Turner 综合征）、软骨发育不全、甲减等将导致骨龄明显落后。

📄 **处理指导**

骨龄和儿童身高之间有着极其密切的相互关系，各年龄阶段的身高和成年后的身高具有高度的相关性，若骨龄异常应及时就医。

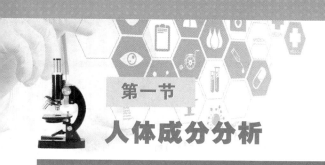

第五章 其他检查

第一节
人体成分分析

人体成分分析是通过测定体内总水分、细胞内外水分、体脂肪、体蛋白、无机盐等成分,推算出脂肪比、肥胖度、身体质量指数、基础代谢率、标准肌肉、标准体重、体重控制、脂肪控制、肌肉控制、目标体重以及水肿系数等,能有效评价身体是否健康,特别对肥胖诊断、营养状况和骨质疏松状态的评估、疾病后体内成分变化的了解有一定的指导和参考意义,为体重控制、减脂、肌肉训练和营养平衡等提供科学有效的依据。受检者人体成分分析异常,应根据既往身体状况或疾病史,结合本次体检的其他指标,综合分析异常原因和临床意义。

📄 **处理指导**

(1)有明确或疑似疾病所致人体成分分析异常的,建议去医院相关专科就医。

(2)人体成分分析异常主要反映为脂肪比异常或肥胖者,参考"体质指数(BMI)增高和肥胖"建议。

(3)人体成分分析异常主要反映为营养失衡和身体质量指数下降者,可参考"体质指数(BMI)减低和消瘦"建议。

(4)希望通过体重控制、减脂、肌肉训练和营养平衡来改善身体状况的,可通过人体成分分析变化,来评估效果。

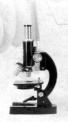

第二节
肺功能检测

肺功能检测主要包括肺容积功能和肺通气功能。该检查的主要目的是检测呼吸道的通畅程度以及肺容量的大小。与 X 线胸片、CT 等检查相比,肺功能检查更侧重于了解肺部的功能性变化,是呼吸系统疾病的重要检查手段。可早期检出肺、呼吸道病变(如慢性支气管炎、肺气肿、支气管哮喘、间质性肺病等);鉴别呼吸困难的原因,判断气道阻塞的部位;评估肺部疾病的病情严重程度;有助于明确 COPD 的严重程度,并依据疾病严重程度制订相应的治疗方案;对于长期吸烟的人,定期进行肺功能检查有助于观察肺功能受损的情况,并督促患者下决心戒烟。另外,在评估劳动强度耐受力等方面有重要的价值。

肺功能检测结果包括肺活量、潮气量、补吸气量、补呼气量、深吸气量、残气量、功能残气量、每分钟静息通气量和残气量/肺总量比值等指标,其数值用来反映肺功能状态。

📑 处理指导

(1)注意摄入健肺食品(白萝卜、燕窝、梨、杏仁、百合、白果、银耳、玉竹等)。

(2)根据自身条件,坚持进行有助于提高肺活量、增强免疫力的运动,如慢跑、打太极拳、快走、登山等。

(3)建立健康科学的生活方式,戒烟限酒,不过度劳累,不到空气污染的地方,慎用可能会伤肺的药。保持心情舒畅,去除不良情绪,遇事心态平和。

(4)肺功能检测功能下降,特别有吸烟史和呼吸道疾病者,建议去呼吸科进一步检查和接受科学干预治疗。

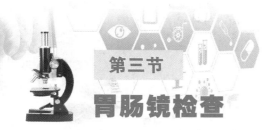

第三节
胃肠镜检查

　　胃肠镜检查是一种用于检查胃肠道疾病的医学手段，它可以直接观察到胃肠道内部的情况，可以及早发现胃肠道肿瘤，提高早期肿瘤的发现率和治愈率；观察胃肠道炎症、溃疡等病变的严重程度和范围，有助于制订合适的治疗方案；对于胃肠道出血等紧急情况，胃肠镜检查可以及时找到出血部位并进行止血。胃肠镜检查还可以用于胃肠道疾病的预防和随访，对于有胃肠道疾病史的患者，定期进行胃肠镜检查可以及早发现病变并进行干预。

📋 处理指导

　　（1）胃肠镜检查显示有食道黏膜、胃十二指肠黏膜和肠黏膜异常（不规则、糜烂、溃疡、出血、水肿、萎缩），应及时去医院消化专科进行相应治疗。

　　（2）检查显示食道疝、食道憩室、胃肠息肉、胃十二指肠占位、结直肠占位和克罗恩病等情况，应及时去胸外科或普外科进一步检查和处理。

　　（3）日常生活中做到禁烟禁酒，避免刺激性食物。

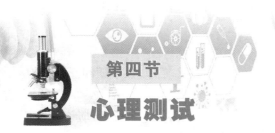

第四节
心理测试

　　心理测试是基于心理学原理，通过一定操作方式测试人的心理。心理测试有三个特点：相对性、间接性和客观性。心理测试有很多种。有能力测试，也称智商测试，例如韦氏智力测验;有人格测验,了解人的整个心理的过程,包括情绪、行为和认知等;有成就测验,测一些人的职业倾向,适合做什么工作。体检人群的心理测试主要用于筛查有无焦虑和抑郁症或焦虑和抑郁倾向,也是判断心理疾病躯体化和亚健康诊断的重要依据。一般应根据测验量表得出的分值判断焦虑、抑郁、躯体化和亚健康的严重程度。

📄 **处理指导**

（1）通过面对面教育提高对焦虑、抑郁、心理疾病躯体化的认知水平,以调动自身的主观能动性,用积极的人生姿态面对工作、生活。

（2）积极参与各类有益的活动,主动融入集体和社会,得到家庭、集体、社会群体心理上的支持。

（3）有意识地主动减轻工作和生活上的思想压力,尽量避免和正确对待"不良事件",减少生活中"不良事件"对自己心理和身体带来的负面影响。

（4）主动求医,接受专业医生的心理疏导,需要药物干预时,严格遵守医嘱,规律服药,并按时复诊,以便医生了解治疗反应和效果后优化治疗方案。

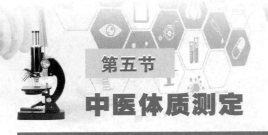

第五节

中医体质测定

中医体质学者根据人体形态结构、生理功能、心理特点及反应状态,对人体体质进行了分类,每个人所处的环境不同,日常生活不同,体质也不同,认清自己的体质,才能对症下药。

体质判定：

（1）平和质（A型）：阴阳气血调和,体态适中、面色红润、精力充沛;性格随和开朗;平素较少患病;对外界环境适应能力较强。

（2）气虚质（B型）：元气不足,以疲乏、气短、自汗等气虚表现为主要特征;肌肉松软不实;性格内向,不喜冒险;易患感冒、内脏下垂,不耐受风、寒、暑、湿邪。

（3）阳虚质（C型）：阳气不足,畏寒怕冷、手足不温;肌肉松软不实,性格多沉静、内向;易患痰饮、肿胀、泄泻等病;耐夏不耐冬,易感风、寒、湿邪。

（4）阴虚质（D型）：阴液亏少,口燥咽干、手足心热;性情急躁,外向好动;易患虚劳、失精、不寐等病;耐冬不耐夏,不耐受暑、热、燥邪。

（5）痰湿质（E 型）：痰湿凝聚，形体肥胖、腹部肥满、口黏苔腻；性格偏温和、稳重；易患消渴、中风等病；对梅雨季节及湿重环境适应能力差。

（6）湿热质（F 型）：湿热内蕴，面垢油光、口苦、苔黄腻；容易心烦急躁；易患疮疖、黄疸、热淋等病；对夏末秋初湿热气候、湿重或气温偏高环境较难适应。

（7）血瘀质（G 型）：血行不畅，肤色晦黯、舌质紫黯；易烦健忘；易患癥瘕及痛证、血证；不耐受寒邪。

（8）气郁质（H 型）：气机郁滞、神情抑郁、忧虑脆弱；性格内向不稳定，敏感多虑；易患脏躁、梅核气等；对精神刺激适应能力差，不适应阴雨天气。

（9）特禀质（I 型）：先天失常，以生理缺陷、过敏反应等为主要特征；易患过敏性疾病、遗传性疾病、胎传性疾病等；适应能力差。

📄 **处理指导**

应根据自己的体质类型，调整包括起居、饮食、运动、心态等生活方式，不盲目进补或擅自服用中成药或各种偏方，根据自己的体质，或在中医师诊断开处方后使用。

（1）平和质（A 型）：进行适度运动，劳逸结合；顺应四时阴阳起居；食物多样化，不偏食、不过饥、不过饱；保持良好心态；一般不需药物调养。

（2）气虚质（B 型）：可进行散步、慢跑、打太极拳、练五禽戏等运动；起居宜柔缓，夏当避暑，冬当避寒；精神清净以养藏，少思，不躁动；可常食益气健脾食物（如小米、大麦、山药、大枣、土豆、香菇、鸡鹅兔牛肉等），少吃生萝卜、空心菜等耗气食物等；可用甘温补气之品如人参、山药、黄芪等进补。肺气虚，可选补肺汤；脾气虚可选四君子汤或参苓白术散；肾气虚，宜服肾气丸。

（3）阳虚质（C 型）：可做舒缓柔和的运动，如散步、慢跑、打太极拳及练五禽戏、八段锦等；夏季多进行日光浴，夏眠不直吹电风扇及空调，冬天避免在大风、大雪及空气污染的环境中锻炼；要善于调节自己的情绪，消除不良情绪的影响，保持轻松愉悦的心情；饮食上可多食羊肉、狗肉、鸡肉，少吃西瓜等生冷食物；进补宜选用补阳祛寒、温补肝肾之品（如人参、鹿茸、蛤蚧、海狗肾、肉苁蓉、补骨脂、杜仲等），中成药可选用右归丸、金匮肾气丸。心阳虚，宜选桂枝甘草汤加肉桂；脾阳虚者宜选理中丸或附子理中丸。

（4）阴虚质（D 型）：可进行动静结合的运动，如打太极拳、练八段锦等，少参加争夺胜负的文娱活动，不熬夜，节制性生活，居室应保持安静，夏应避暑，冬要养阴，保持生活规律，遇事要冷静，不着急；可多食甘凉滋润食物，如梨、银耳、百合、木瓜、无花果，少吃葱、姜、蒜、辣椒等；可选用女贞子、五味子、旱莲草、黄精、枸杞子等滋阴清热、滋补肝肾中药，中成药可选用六味地黄丸、大补阴丸。心阴虚，可服天王补心丸；心脾阴虚，可服慎柔养真汤；肺阴虚，可服百合固金汤；肝阴虚，可服一贯煎。

（5）痰湿质（E 型）：可进行散步、慢跑、球类、游泳、练八段锦，以及各种舞蹈运动，活动量应逐渐增加，积极参加各种户外活动，多听轻松音乐，以动养神；应少食甜黏油腻食物，少喝酒，可多食如白萝卜、葱、姜、白果、红小豆等健脾利湿、化痰祛湿的食物；中药可选用半夏、茯苓、泽泻、瓜蒌、白术、车前子等温燥化湿。若肺失宣降，可选用二陈汤；若肾不温化，可选苓桂术甘汤；若脾不健运，可选用六君子汤或香砂六君子汤。

（6）湿热质（F型）：可进行如中长跑、游泳、爬山、球类等，若身体条件允许，运动强度应加大；居住环境宜干燥通风，避免过劳熬夜，放松身心；多吃黄瓜、西红柿、绿豆、薏苡仁、苦瓜等食物，少喝酒，少吃葱、姜、蒜、辣椒等辛辣食物；中药可选用黄芩、黄连、龙胆草、栀子等甘淡苦寒、清热利湿之品，方药可选茵陈蒿汤、龙胆泻肝汤等。

（7）血瘀质（G型）：多做一些有益于心脉的活动，如舞蹈、太极拳、八段锦、保健按摩等；居住环境宜温不宜凉，应保持作息规律，睡眠充足，精神愉悦；可常食红糖、丝瓜、玫瑰花、酒、桃仁等活血化瘀的食品，多吃醋，酒可少量常饮，宜喝山楂粥、花生粥；成方可选用四物汤，中药可选用当归、川芎、怀牛膝、鸡血藤等活血养血的药物。

（8）气郁质（H型）：可进行跑步、爬山、武术、游泳等活动，要主动寻找快乐，多听轻松开朗的音乐，多参加社交活动；室内要常通风；少饮酒，多食如佛手、橙子、韭菜、茴香菜、大蒜等行气食物；中药可选用香附、川楝子、小茴香、青皮等，成药可选用越鞠丸以疏肝理气解郁。

（9）特禀质（I型）：饮食宜清淡、均衡；粗细搭配适当；荤素配伍合理。少吃荞麦、鹅肉、鱼、虾、蟹、酒、辣椒、浓茶、咖啡等辛辣、腥发及含致敏物质的食品和饮品。